超声
在康复医学的应用

主　编　郭瑞君

人民卫生出版社

图书在版编目（CIP）数据

超声在康复医学的应用/郭瑞君主编. —北京：
人民卫生出版社,2020
ISBN 978-7-117-30168-8

Ⅰ.①超… Ⅱ.①郭… Ⅲ.①超声波诊断-应用-康
复医学-研究 Ⅳ.①R49

中国版本图书馆 CIP 数据核字（2020）第 110025 号

人卫智网	www.ipmph.com	医学教育、学术、考试、健康，购书智慧智能综合服务平台
人卫官网	www.pmph.com	人卫官方资讯发布平台

超声在康复医学的应用

主　　编：郭瑞君
出版发行：人民卫生出版社（中继线 010-59780011）
地　　址：北京市朝阳区潘家园南里 19 号
邮　　编：100021
E - mail：pmph @ pmph.com
购书热线：010-59787592　010-59787584　010-65264830
印　　刷：北京顶佳世纪印刷有限公司
经　　销：新华书店
开　　本：787×1092　1/16　　印张：24
字　　数：599 千字
版　　次：2020 年 8 月第 1 版　2020 年 8 月第 1 版第 1 次印刷
标准书号：ISBN 978-7-117-30168-8
定　　价：249.00 元
打击盗版举报电话：010-59787491　E-mail：WQ @ pmph.com
质量问题联系电话：010-59787234　E-mail：zhiliang @ pmph.com

编 者 （按姓氏笔画排序）

马　超	中山大学孙逸仙纪念医院	陈　涛	北京积水潭医院
马秀清	唐山市丰润区人民医院	陈　捷	上海交通大学附属第六人民医院
王月香	中国人民解放军总医院	陈定章	中国人民解放军空军军医大学第
王嘉琪	中国台北荣民总医院		一附属医院
尹　莉	首都医科大学附属北京朝阳医院	武百山	首都医科大学宣武医院
卢　漫	四川省肿瘤医院	周　雁	北京积水潭医院
毕　胜	国家康复辅具研究中心附属康复	郑元义	上海交通大学附属第六人民医院
	医院	宓士军	唐山市丰润区人民医院
吕秀章	首都医科大学附属北京朝阳医院	姜立新	上海交通大学附属第六人民医院
朱红军	苏州大学附属第一医院	曹　文	首都医科大学附属北京朝阳医院
伍少玲	中山大学孙逸仙纪念医院	崔立刚	北京大学第三医院
孙　宏	首都医科大学附属北京朝阳医院	郭瑞君	首都医科大学附属北京朝阳医院
李一丹	首都医科大学附属北京朝阳医院	梁晓宁	首都医科大学附属北京朝阳医院
李铁山	青岛大学附属医院	喻　勇	中山大学附属第三医院
杨卫新	苏州大学附属第一医院	傅先水	中国人民解放军总医院第四医学
邱　逦	四川大学华西医院		中心
邱宏仁	中国台北荣民总医院	雷凯荣	同济大学附属杨浦医院
张华斌	清华大学附属北京清华长庚医院	窦祖林	中山大学附属第三医院
张玲玲	首都医科大学附属北京朝阳医院		

前　言

　　自 20 世纪 90 年代后期，肌肉骨骼超声技术(简称肌骨超声)在国内迅速发展，并在临床不断被推广应用，在许多疾病的诊断及治疗中成为首选或者金标准，如外周神经疾病、肌肉肌腱急慢性损伤、风湿及类风湿疾病的早期诊断及鉴别诊断。康复医学近年来发展迅速，随着人口老龄化、分级诊疗制度的开展以及精准医疗的出现，医学影像学尤其是超声医学在康复医学中作用显得十分重要。目前我国康复医学界多依靠传统物理检查，其治疗的盲目性、随意性、无针对性及判断疗效的客观指标缺失越来越引起重视。肌肉骨骼超声具有无创、方便、实用的优点，可作为康复医学的首选影像学检查；超声定位及超声引导穿刺可成为康复医师"第三只眼"，在手法治疗、康复仪器治疗、注射治疗以及运动康复等方面有不可替代作用。康复医师要掌握两个技术，一是超声治疗技术，二是肌电图。

　　2015 年 6 月 23 日在无锡，郭瑞君教授与励建安教授见面并达成一致意见，在全国康复医师中培训肌骨超声诊疗技术。此培训的目的是使康复医师把超声作为一项重要治疗手段和技术，并由超声医师完成超声诊断以及超声报告。同时，希望尽快编写《超声在康复医学的应用》专著以及相关培训教材和大纲。2016 年 3 月在广州，郭瑞君教授与李建军教授详细座谈有关培训具体内容。2017 年 4 月 1 日在广州国际康复大会期间，郭瑞君教授与岳寿伟教授、黄东峰教授见面再次强调培训教材、大纲以及超声在康复医学中的应用专著的重要性和迫切性并正式成立全国肌骨超声应用协作组，成员不仅来自中国大陆以及中国台湾，还包括美国。组长郭瑞君，副组长黄东峰，学科包括超声、康复、疼痛、麻醉、骨科、中西医结合等专业，并在成都、南京、上海、广州、山东、北京等省市开展肌骨超声培训，遍及全国各地。三年来，全国肌骨超声应用协作组培养了一支康复医师应用超声的队伍并且不断壮大。鉴于培训任务繁重，亟需有关培训大纲和教材以及相关学术专著。为此，全国肌骨超声应用协作组牵头，联合肌骨超声专家、康复、疼痛、骨科及中西医结合专家等共同编写《超声在康复医学中的应用》以及配套培训教材及大纲，可谓是一次可视化超声临床应用的 MDT。本书不仅是康复医师、疼痛医师、麻醉医师、中西医结合等临床医师把可视化超声诊疗技术作为一种工具的参考书，更为不同层次的医师尤其是入门者配备了相应的培训教材以及教学大纲，希望对临床医生尤其是康复、疼痛、中西医结合等从事可视化超声诊疗技术有所帮助，更希望临床医生从开始就规范、正规应用可视化超声诊疗技术。

　　真诚感谢所有的参编人员以及北京朝阳医院超声医学科同仁辛勤劳动及付出。由于编写时间仓促和编者水平有限，错误和不足在所难免，恳请读者批评指正。

郭瑞君

2020 年 5 月于北京

目　录

第一章

超声诊断基础

　　高频线阵实时探头的使用以及用以提高图像分辨率相关技术的发展,大大提高了超声成像评价肌肉骨骼系统的能力。这些技术包括超高近场分辨率、电子聚焦和极高频探头(5~15MHz)。这些品质在扫查肌腱和肌肉时尤为重要,因为肌肉和肌腱通常位置比较表浅且内部结构具有独特的声学特征。与过去的超声成像技术相比,实时超声成像增加了扫查的灵活性,便于多切面成像。而且,彩色血流灵敏度的提高使得各种炎症、肿瘤及外伤等导致的血流变化得以显示。与 CT 或 MRI 相比,尽管诊断超声对骨关节和软组织成像在某种程度上存在不足,但由于超声成像具有安全、舒适、便宜及省时等优点且能够提供相当丰富的诊断信息,其地位正不断得到提高。另外,超声成像的实时性使检查过程中采用动态诱发动作检查及实时监视软组织的介入过程成为可能。

第一节　声波的基本特性和基本概念

　　声波是机械波的一种。声波产生的条件,一是需要声源(波源),二是需有能够传播这种机械振动的介质。波动(简称波)是振动在介质中传播的过程。机械振动在介质中传播形成机械波,例如水波、声波。

　　波动只是振动状态的传播,介质的质点并不随波前进。如果各质点振动方向和波的传播方向相互垂直,这种波则称为横波。纵波是指质点振动方向和波的传播方向平行的一种波,介质中各个质点沿着波的传播方向振动,形成疏密相间的质点分布波形。声波是一种纵波。

　　波从波源出发,在介质中向各个方向传播,在某一时刻,由波动到达的各质点所联成的面称波前或波阵面,波前上各点具有相同的振动相位。波前的形状决定了波的类型,波前为平面的称为平面波;波前是球面的称为球面波。

　　声波在介质中传播的速度称为声速,一般用 c 表示。声速的大小取决于介质的密度和弹性模量。人体软组织的平均声速约为 1 540m/s,和水的声速相近。在超声诊断的频率范围内,软组织的声速基本上不随超声波的频率变化。不同的软组织声速有所不同。不同的软组织的声速虽然不相同,但差别不大。软组织的声速与其成分(如多种蛋白质、脂肪和水的含量)有密切的关系。一般地说,声速随组织中蛋白质含量增加而增加,随水分和脂肪含量增加而减低。

　　波动传播时,同一方向上两个相邻的相位相差为 2π 的质点之间的距离,即一个完整波的长度,称为波长,用 λ 表示。波动传过一个波长距离所需的时间,称为波的周期,用 T 表示;单位时间内通过某点的完整波的数目称为频率,用 f 表示,单位为赫兹(Hz)。各波动参数存在以下关系:$c=f \cdot \lambda$,$T=1/f$。已知软组织中的声速约为 1 540m/s,因此在软组织中 1MHz 的超声波的波长约为 1.5mm,常用的 3MHz 的超声波的波长约为 0.5mm,7MHz 的超声波的波长约为 0.2mm。

声波以频率划分,可分为次声波、声波和超声波三大类。超过 20kHz 的声波是超声波。

声阻抗(acoustic impedance)定义为介质中波阵面一定面积上的声压与通过该面积的体积速度的复数比值。声阻抗率(specific acoustic impedance)是指介质中某点的声压与质点速度的比值。介质的声特性阻抗(acoustic characteristic impedance,Z)定义为平面自由行波在介质中某点的声压与质点速度的比值,其值等于介质的密度与介质的声速的乘积,即:

$$Z = \rho \cdot c$$

声特性阻抗反映了介质一种声学特性,其单位为瑞利(Rayl)或 kg/m² · s。不同的软组织的声特性阻抗值差别不大,但软组织与空气及骨之间的声特性阻抗值差别很大。

第二节　超声波的基本物理特性

上节有关机械纵波的一些基本关系对超声波都适用。随着频率的升高,超声波具有一些特殊性质。

一、超声波的方向性

对机械波来说,频率越低,其波长越长,波动的特性越显著,但方向性却越差;频率越高,波长越短,波传播的方向性越显著。超声波有很好的指向性,可在较小的目标上,产生有规律的反射信号,这就是利用超声波回声探测的基础。高频超声波在界面进行反射和折射时,其规律与光波相似。

二、超声波的传播特性

超声波在弹性介质中传播时与光波类似,也有波的叠加、干涉、反射、折射、透射、散射、衍射以及吸收、衰减等特性。

1. 反射与折射　高频率的超声波是一种平面波,在均匀介质中传播时,沿传播方向作直线传播。当超声波从一种介质传播到另一种介质时,由于两种介质的声特性阻抗 Z 的不同,在两种介质之间形成一个声学界面,如果该界面尺寸大于超声波波长,则一部分超声波能量从该声学界面处反射,回到原介质,形成反射波,另一部分超声波能量进入到另一介质,形成折射(透射)波(图 1-2-1)。

当超声波垂直投射到声学界面时,若声学界面两侧介质的声特性阻抗分别为 Z_1 和 Z_2,入射声波(声强为 I)投射到达界面,则有声强为 I_1 的反射声波返回到前一介质,反向传播。有声强为 I_2 的折射声波进入第二种介质中沿同方向继续传播。则声强反射系数(IRC):

$$IRC = \frac{I_1}{I} = \left[\frac{Z_2 - Z_1}{Z_2 + Z_1} \right]^2$$

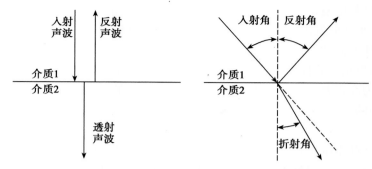

图 1-2-1　超声波在界面上的反射与折射
左图:入射声波垂直入射;右图:入射声波以一定角度入射

声强折射系数(ITC):

$$ITC = \frac{I_2}{I} = \frac{4Z_1 Z_2}{(Z_1 + Z_2)^2}$$

由上述关系式可知:若两种介质的声特性阻抗差别越大,反射就越强。由于能量守恒,反射波能量与折射波能量之和应等于入射波能量,因此,反射越强,进入到第二种介质的声波能量就越弱。利用反射产生的超声回波信息可用来诊断。回波的强弱,是反映了界面两边介质的声特性阻抗差异的程度。实际上,超声波投射到声学界面时,并不一定是垂直入射,声波的反射和折射还与投射角度有关,在此不再赘述。

2. **衍射与散射**　声波传播时遇到的障碍物的尺寸与声波相近(1~2个波长)时,声波可绕过这一障碍物界面边缘向前传播、偏离原来方向,这一现象称为衍射或绕射。距离越近障碍物,衍射现象越明显,声波远离障碍物后仍按直线传播。声波传播遇到线度小于波长的粒子,微粒吸收声波能量后,向四周辐射声波,这种现象称为散射,这些粒子称为散射体。在散射波中,把与声波的前进方向反方向上的声波称为背向散射(back scatter)。散射截面时用以反应散射强度的重要参数。散射截面大实际上就表明单位声强产生的散射功率大。

3. **惠更斯(Huygens)原理**　波动的传播是由于介质中质点之间的相互作用力(弹性力),连续分布的介质中任何一点的振动源引起相邻各点的振动,因此在波动传播到的任何一点都可看作新的波源。惠更斯于1690年提出了有关波动的著名原理,它的内容就是:介质中波动传到的各点都可看作是一个新的波源——子波源,在其后的任意时刻,这些子波的包络就是新的波前(波阵面)。应用惠更斯原理,可由某一时刻波阵面的位置,用几何作图法确定下一时刻波前(波阵面)的位置,波前(波阵面)的法线方向就是波的传播方向。因此,控制振动源相互间的振动时间超前或落后就可以使波束向左或向右偏转,而控制超前或落后时间的值就可以控制波束偏转的角度,这就是后面提到的相控阵探头扫描和电子聚焦的原理。

4. **波的干涉现象**　声波在介质中传播时,当两列(或更多列)声波在空间某点相遇,将彼此叠加,该处质点的振动将是各个波所引起的分振动的合成,在任一时刻质点的位移是各个波在该点所引起的分位移的矢量和。换言之,每个波都独立地保持自身原有的特性对该点的振动给出自己的一份贡献,就像没遇到其他波一样。这种波动传播的独立性的事实,称为波的叠加原理。一般地说,振幅、频率、相位等都不相同的几列波在某点的叠加是很复杂的,而波的干涉是其中最主要也是最简单的一种。当频率相同,振动方向相同,相位相同或相位差恒定的两个波源发出的两列波同时作用于介质的某点产生波的叠加,由于传播途径的不同,使某些地方振动始终加强,而在另一地方始终减弱以致抵消,这种现象称波的干涉现象。产生干涉现象的波称为相干波,相应的波源称相干波源。两列相干波到达某点所经过的路程差,称为波程差。在两个相干波源为同相位时,在两个波叠加的区域内,波程差等于零或等于波长的整数倍的各点,振幅最大,在波程差等于半波长的奇数倍的各点,振幅最小。

5. **声衰减**　声波在介质中传播时,质点振动的振幅将随传播距离增大而减小,声强也随距离增大而减小,这种现象称为声衰减。在均匀介质中声衰减服从指数规律。声衰减的原因主要有三方面:介质对声波的吸收是声衰减的原因之一,声波的散射声波在介质传播中部分机械能量不可逆地转化为其他形式的能量,使声波具有的能量减少。声衰减的第二个原因是声波的散射,声波在介质中传播时,介质中存在着散射体,使一部分超声能量改变了传播方向,使主传播方向的能量减少。声散射引起的衰减决定于介质的性质和散射目标的情况(大小、形状、分布等),也与超声频率有关,研究表明声散射衰减系数与超声频率的四次方成正比。声束扩散是声衰减的第三个原因,随传播距离的增加,声波向传播轴线周围横向扩散,因此引起单位面积上的声波能量(声强)减小。这种扩散衰减可通过声聚焦在一定的范围内得到克服。

为了得到高分辨率的图像应该尽量选用高的频率,但是频率高的超声波比频率低的超声波衰减大,因此可探测的距离小。所以我们必须在探测距离和空间分辨率之间折中,针对不同的场合选取合适的频率。例如腹部检查需要比较大的探测深度,因此我们只能选用较低的频率。而在检查浅表小器官时,由于探测深度不大,可以选用较高的频率,以得到比较高的分辨率。

第三节　超声波的发射和接收

临床医学中应用超声波进行疾病的诊断和治疗,一个重要的问题是超声波的发生和接收。虽然目前已有了多种方法可以产生超声波,例如机械法、电声转换法、激光法等,但在医学中最常用的是电声转换法中的压电式换能法。通过压电换能器将高频电磁振动的能量转换为机械振动(超声)的能量,发射超声波,同时也可以把超声振动的能量转换为电磁能量,通过信号处理,完成超声的接收。

1. **正压电效应**　某些各向异性的材料,在外部拉力压力的作用下引起材料内部原来重合的正负电荷中心发生相对偏移,在材料表面上出现符号相反的表面电荷。这样,由机械力的作用产生了电场。这种将机械能转变为电能的效应称为正压电效应。超声接收换能器用的就是正压电效应,将来自人体的回声信号转化为电压。

2. **逆压电效应**　在压电材料表面沿着电轴方向加上电压,由于电场作用,引起材料内部正负电荷中心位移,这一极化位移使材料内部产生应力,从而导致宏观上的几何形变,这种将电能转变为机械能的效应叫逆压电效应。超声波发射换能器采用了逆压电效应,将电压转变为声压,并向人体发射。

压电效应是可逆的,压电材料既具有正压电效应,又具有逆压电效应。医学超声设备中,常采用同一压电换能器作为发射和接收探头,但发射与接收必须分时工作。

第四节　脉　冲　波

前面的讨论大多是针对某一频率的连续波进行的。声学理论中的大部分内容也是讨论连续波的。但是,超声诊断设备中除了连续多普勒模式使用连续波外,都使用脉冲波。连续波也称简谐波,简谐波是在整个时间范围内频率和幅度固定的波,现实世界中并不存在这种理想的信号。间隔性发出的短促波称为脉冲波。脉冲波就是持续时间很有限的信号,即在一个有限的范围 $t_1 \sim t_2$ 之间有信号,之外信号为零(或非常小)。$t_1 \sim t_2$ 是信号长度,也称为脉冲宽度,简称脉宽。数学中的傅立叶变换理论指出,任何一个信号都可以看作是由许多不同频率、幅度和初始相位的简谐信号叠加而成,或者说,运用傅立叶变换可以把复杂的信号分解成许多简谐信号的和。在一般情况下,这些简谐信号的数目是无穷多的,它们的频率是连续变化的,因此它们的相加在数学上要用积分表示。把信号分解成简谐信号的叠加后,我们就可以分析信号是由哪些频率的简谐信号组成的。各种频率的简谐信号在整个信号中占的比重,也就是各种简谐信号在频带内的分布情况就是信号的频谱,这种分析方法就是谱分析,也叫作频域分析。

以下简单介绍几个用来描述脉冲波基本特征的常用参数:

脉冲重复频率(pulse repetition frequency,PRF):单位时间内脉冲波的数量。单位:Hz或 kHz。

脉冲重复周期(pulse repetition period,PRP):一个脉冲开始发射到下一个脉冲开始发射所需时间(图 1-4-1)。单位:秒、毫秒。

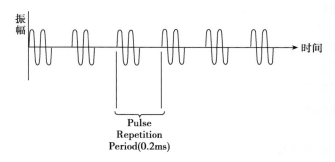

图 1-4-1　脉冲重复频率为 5kHz 的脉冲波波形示意图,图示其脉冲重复周期(pulse repetition period)为 0.2 毫秒

脉冲重复间期(pulse repetition interphase):一个脉冲发射结束到下一个脉冲开始发射所需时间。单位:秒、毫秒。

空间脉冲长度(spatial pulse length,SPL):每个脉冲的总的波长度。SPL=脉冲的总波长=脉宽×声速。

超声诊断中的脉冲常常是由一定频率范围之内的简谐信号叠加而成的,即幅度谱和复频谱在一段频率范围。这个频率范围为信号的频带,称为带宽。频带的中心称为中心频率。

根据谱分析的概念,脉冲波的性质是由组成它的简谐信号的性质决定的。窄带信号的性质非常接近于中心频率的简谐信号的性质。窄带信号的脉宽和带宽成反比,它们的乘积为常数。对于一般的信号,脉冲越短,带宽越宽。脉冲短有利于提高图像的纵向分辨率。因此为了提高纵向分辨率应该尽量采用高的中心频率和宽的相对带宽。脉冲波传播时,它所包含的连续波的频率也是不变的,但是由于介质对于不同频率的超声波有不同的衰减作用,高频的超声波比低频的衰减得快,因此脉冲的中心频率会降低,带宽也会减小(图 1-4-2)。

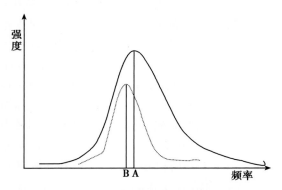

图 1-4-2　超声波衰减致中心频率降低

实线代表脉冲波发射时的频谱,A 点为其中心频率;虚线代表脉冲波衰减后的频谱,B 点为其中心频率

第五节　超声探头

在各种超声诊断仪器中发出和接收超声波的器件是超声探头。大多数超声诊断仪器中的探头既作发射,又作接收,既向人体内发射超声波,又接收体内反射和散射回来的声波。发射时探头把电能转换成声能,接收时又把声能转换为电能,因此探头又称超声换能器。探头的核心是以压电材料制成的压电晶片。压电材料具有压电效应,当它受到外力作用发生形变时,其表面会产生电压和自由电荷。对它施加电场时它会产生应力,发生形变。超声诊断常用的压电材料是压电陶瓷。压电片的两个表面镀有电极,引出导线,与仪器中的发射和接收电路连接。当发射电路发出电信号激励压电片时,压电片发生振动,同时向介质发出超声波。由介质传播回来的超声波带动压电片振动,在电极上产生电信号,进入接收电路放大处理。

压电陶瓷的声速和密度都比较高,因此它的声阻抗率比软组织的大几十倍。因此软组织和压电片之间的界面上声反射系数特别大,如果让压电片和软组织直接接触,软组织中传来的声波的能量大部分会反射回去,只有一小部分进入压电片,转换为电能。同样,压电片内的振动能量在两个表面之间来回反射,维持比较长的时间,使进入软组织中的声脉冲幅度小,时间拖得很长。这种现象称为压电陶瓷和软组织的声学不匹配,不利于提高仪器的性能。为了改善压电片和软组织之间的匹配性,在压电片的前表面贴一层或多层匹配层(图 1-5-1)。单层匹配层的声阻抗率应该介于压电片和软组织之间,多层匹配层的声阻抗率从略低于压电片的声阻抗率逐层过渡到略高于软组织的声阻抗率。为了能灵活地改变匹配层的声参数,匹

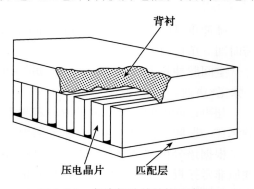

图 1-5-1　超声探头的结构示意图

配层常用环氧树脂类材料加其他改性材料配制,也可选用塑料和金属材料。匹配层的形状和压电片的相同,厚度大约是超声波波长的1/4。

当用电脉冲激励压电片或声波从介质传入使其振动时,它的振动时间常比激励的电脉冲或传入的声脉冲长。这是由于压电片的余振引起的。这种现象会使发射的声脉冲和接收的电信号拉长,降低纵向分辨率。为了减少这种效应,压电片的背面有背衬(图1-5-1),背衬通常用环氧树脂和金属粉末配制而成,它的声阻抗率与压电片的接近。当压电片受电信号或超声波激励振动时,相当一部分能量传入背衬而被散射吸收,不再返回压电片。这样能缩短压电片的余振,增加探头的带宽。背衬的形状也和压电片一样,厚度比较大,为十几至几十毫米。

为了达到超声成像的目的,仪器产生的声束必须在人体内部扫描,实现声束扫描的技术有两种,机械扫描和电子扫描。

一、机械扫描探头和聚焦

机械扫描通常使用一个或几个聚焦单探头,用机械的方法如马达带动,使其摆动或旋转,探头发出的声束在成像区域扫描。仪器工作时,一方面记录探头的方向,同时接收回波,两者结合,得到各个位置的回波,处理后成像。为了使探头运动时能保持和人体的耦合,常把探头装在一个充满液体的小盒里,探头发出的扫描声束经过液体透过静止的盒壁与人体耦合。机械扫描的聚焦探头有许多优点,其电路部分比较简单,它的横向分辨率在顺着扫描的方向和垂直于扫描的方向(有时称为侧向)是一样的。同时,它也有一些缺点。首先其机械运动部分影响了使用寿命。其次机械驱动的方式不如电子扫描灵活,扫描速度也不能太快,特别是不能满足彩色血流图的步进式的扫描。

二、电子扫描探头、电子聚焦

电子聚焦和扫描使用阵列探头,下面以常用的线阵探头为例说明它的结构和工作原理。

在线阵探头里有许多压电单元等间隔地排列成一条直线。每个单元和单探头相似,也由压电片、引线、匹配层和背衬组成,但它的压电片的尺寸很小,只有零点几毫米。阵列探头的每次发射或接收总是由全部或部分单元共同完成的。在发射时,如果参与工作的各个单元在不同的时刻发出声脉冲,叠加以后就有可能得到聚焦的总声场。因此超声波从各单元到焦点的传播时间也是不一样的。我们按照各单元的传播时间决定每个单元的发射时间,传播时间长的先发射,传播时间短的晚发射,使各单元发出的声脉冲同时到达聚焦点。为了实现电子聚焦和扫描,激发时要在不同的时刻激励各个单元,接收时要对各个单元的信号作不同的延迟(图1-5-2)。在超声诊断仪里有许多相互独立的发射和接收电路,称为通道。通过电子开关的选择,在每次发射和接收时各个通道分别和一个或两个单元连接。每次工作时只有少数单元(8~16个)参加,例如第一次工作时由第一~八个单元参加,第二次工作时由第二~九个单元参加。每次形成的声束都和线阵垂直。这样通过单元的切换使声束在空间平行地扫描,每次发射声束在空间平移了一个单元间隔的距离。

另一种常用的阵列探头是相控阵探头,它的前表面比较小(20~30mm),适于通过小的声窗作检查。相控阵探头每次工作时所有的单元都参加,通过改变每个单元的激发时间和接收延迟改变声束的方向,使声束在空间扫描出一个扇形。由于时间的变化相当于波形的相位变化,因此这种方式可以看成由信号的相位控制声束的方向,这也就是这种探头名称的

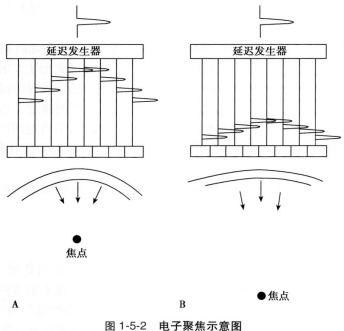

图 1-5-2 电子聚焦示意图
A 和 B 分别表示不同的延迟模式致焦点位置不同

由来。还有一种形状介于线阵和相控阵之间的凸阵探头,它的单元也排成一段圆弧,但圆弧的半径比相控阵的大,它的尺度介于线阵和相控阵之间。它的扫描方式和线阵的接近但每次工作时声束的方向略有变化。它的扫描区域是介于扇形和矩形之间的一个图形。凸阵探头多用于腹部,因为使用方便而广受欢迎。

电子聚焦技术与机械扫描探头结合,出现了一种环阵探头。这种探头仍然采用机械扫描的方式,但是它的压电片不是单个的圆片,而是由几个同心的圆环组成。在各个圆环上加上时延不同的脉冲,就可以在不同的深度聚焦。环阵探头可以在横向和侧向达到同样的聚焦效果。为了适应不同的需要,超声探头的种类非常多,内窥探头是插入人体使用的超声探头。内窥探头种类很多,主要有经食管检查心脏用的,经直肠、尿道和阴道的,还有血管内用的。一般它们更接近检查的器官,避开了皮肤、皮下脂肪等传播组织,因此检查深度比较小,可以选用更高的频率,得到更精细的图像。但是它们的体积必须很小,因此技术要求很高。内窥探头也有机械扫描和电子扫描两种,其基本组成部分和工作原理与上面介绍的体外探头是一样的。

面阵探头是一种三维成像用的探头。上述线阵探头的单元排成一段直线,而面阵探头的单元排成一个平面,因此它可以在三维空间内扫描,形成三维图像。

三、超声探头的分辨率

空间分辨率是超声探头的一个重要指标。假设人体内有两个小目标,如果它们之间的距离比较大,超声仪器就能区分它们。如果它们之间的距离很小,仪器就可能把它们当作一个目标。仪器能够区分的最小距离称为空间分辨率,简称分辨率。分辨率和方向有关。沿声束方向的分辨率称为轴向分辨率(也称纵向分辨率),沿扫查平面与声束垂直方向的分辨率称为侧向分辨率(也称横向分辨率),垂直于扫查平面且与声束垂直方向的分辨率称为切面分辨率(也称厚度分辨率)。

　　超声仪器是依靠回波脉冲的到达时间来确定目标的距离的。如果在声束方向有两个距离不同的目标,它们之间的距离为 d,当仪器发射的脉冲被它们反射回来,会产生两个回波脉冲,它们的到达时间相差 $2d/c$,这里 c 是介质的声速。如果这个时间差小于探头的脉冲宽度(ΔT),两个回波脉冲就会互相重叠,仪器不能分辨。因此仪器的纵向分辨率 d 大约等于: $d = \dfrac{c \cdot \Delta T}{2} = \dfrac{SPL}{2}$。由于脉宽和带宽($B_{tr}$)成反比,即 $\Delta T = 1/B_{tr}$,因此纵向分辨率和带宽成反比。由此可见要提高纵向分辨率,就需要缩短探头的脉宽,或增加探头的带宽。实际上,带宽与探头的中心频率(f_0)成正比,即 $B_{tr} = b \cdot f_0$,这里 b 为常数,它反映探头晶片的特性。目前商用探头的 b 值为 $0.5 \sim 0.7$,因此,探头的纵向分辨率

$$d = \frac{c \cdot \Delta T}{2} = \frac{c}{2B_{tr}} = \frac{\lambda}{2b} \approx \lambda$$

　　由此可见,纵向分辨率大约等于超声波的波长,由于超声波频率越高越容易获得短脉冲,因此超声波频率越高,波长越短,分辨率越高。我们知道超声波的衰减具有频率依赖型,脉冲波中的高频成分更易衰减,从而造成脉冲波的带宽减小,因此探头的纵向分辨率会随传播距离增加降低。

　　超声成像诊断通过声束扫描得到目标的横向位置。当在人体内扫描的声束照射到一个目标时,就会产生回波。我们根据回波出现时的声束方位确定目标的横向位置。假设有探头距离相等的两个靠近的目标,显然,如果目标之间的距离比声束的宽度小,它们的回波就会出现在同一个声束中,仪器不能区分它们的空间位置。因此,最小的横向分辨距离大约等于声束宽度。为了提高横向分辨率,必须发射窄声束。

　　为了提高横向分辨率,超声诊断设备都采用聚焦探头。聚焦探头发出聚焦声束。在探头表面各点发出声场向正前方的一点会聚,在离探头一定距离处形成焦点。在焦点前后一段范围内声束很窄,幅度很大,称为焦柱。通过焦柱后声场扩散。聚焦可以采用透镜聚焦或电子聚焦实现。

　　除纵向分辨率和横向分辨率外,还有一个和它们都垂直的方向的分辨率,称为切面分辨率。最小的切面分辨距离大约等于声束的厚度。通过对切面方向侧向聚焦的方式可以提高切面分辨率。一般的线阵的电子聚焦不能达到切面方向侧向聚焦的目的,通常的方法是在探头前表面贴柱面的聚焦声透镜,或采用圆柱面的压电片,柱面的母线和线阵方向平行从而实现切面方向侧向聚焦。近年来推出的 1.5 维的新型探头可以在一定程度上实现切面方向侧向聚焦,从而提高切面分辨率。

第六节　超声成像模式

　　超声探头将回声信号转换为电磁信号后,必须将这些包含了许多信息的射频信号经过解调、滤波、相关运算、模数转换等过程,将所需要的信号信息分别以不同的模式成像,以供临床医师作出诊断。目前常用或曾经常用的几种超声成像模式有 A 型诊断法、B 型诊断法、M 型诊断法和 D 型诊断法。

　　1. A 型诊断法　又叫示波法。当声束在人体组织中传播遇到两层不同声特性阻抗的邻

近介质界面时,在该界面上就产生反射(回声),每遇到一个界面,产生一个回声,该回声在示波器的屏幕上以波的形式显示出来。界面两边介质的声特性阻抗差愈大,其回声的波幅愈高;反之,界面的声特性阻抗差愈小,其回声的波幅愈低。若声束在没有界面的均匀介质中传播,即声特性阻抗差为零时则出现无回声的平段。A型诊断法,就是根据回声波幅的高低、多少、形状及有无进行诊断。

2. B型超声诊断法　其工作原理与A型超声诊断法基本相同,都是利用回声原理做诊断,即发射脉冲超声进入人体,然后接受组织界面的回声作为诊断的依据。B型诊断法与A型诊断法不同之处有三点:第一,B型超声仪将A型仪的幅度调制显示(amplitude modulation display)改进为辉度调制显示(brightness modulation display),它将回声脉冲电信号放大后送到显示器的阴极,使显示的亮度随着回声信号的强弱而变化。第二,B型仪探头发射的声束必须进行扫查。加在显示器垂直方向的时基扫描与声束同步,从而构成一幅二维切面声像图。第三,医生根据由此得到的一系列人体切面声像图进行诊断,而不是用A型法得到的波型作诊断。B型超声显示的是切面图像,具有直观性好、容易掌握、诊断方便等优点。

3. M型超声诊断　其工作原理与B型相同。在B型切面上任意取一声束取样线,在水平偏转板上加上一对慢扫描锯齿波,使取样线上的回声光点沿水平方向展开代表时间扫描,回声光点在垂直方向上移动代表深度扫描。由于探头位置和取样线固定,声束穿越的各层组织界面随着组织的位置移动而得到的回声辉度随着水平扫描而构成相应的动态曲线,即称为M型超声扫描,最常用于超声心动检查,评价瓣膜及心肌的运动状态。

4. D型超声诊断　其是利用声波的多普勒现象成像和分析。多普勒现象是超声多普勒诊断的物理基础。一般地说,波源和观察者之间的相对运动会使观察到的波动的频率发生变化,这种现象称为多普勒现象。在超声诊断中采用的是反射模式,不动的超声波探头向人体内发出超声波,遇到血流等运动目标时发生反射,反射波携带了目标运动的信息。这种反射波再被探头接收,经过处理,给出诊断。具体的多普勒信号分析处理的方法见下节。

高频线阵探头是用于检查肌肉骨骼系统的最佳选择。7～10MHz探头比较低频探头更加适用于骨骼肌肉检查。较低频探头(3.5～5MHz)穿透力较好,适用于检查较深部结构。与机械扇扫探头相比,线阵探头具有良好的近场分辨率。此外,线阵探头近场视野相对较宽,有助于评价表浅部位异常;同时,绝大部分的平行肌腱和肌肉纤维符合发生几何镜面反射条件,这样能更好地描绘病变结构并避免伪像。

高频线阵探头扫查肢体时一个不足之处是其视野较窄,一般为4～6cm宽。采用大部分仪器具备的分屏拼图技术可能获得12cm宽的视野。现在的高端超声诊断仪均有拓展视野超声成像技术(有时称为全景超声或宽景超声),采用这种技术可以获得包括远离病变的关节、肌肉和血管的全景图。

此外还有谐波成像模式,包括组织谐波成像和造影谐波成像,使图像的分辨率和穿透力都有显著提高。基波中心频率为f经人体组织传播回来的目标回波中含有基波(f)和谐波($2f$),接收系统仅选通中心频率为$2f$的谐波信号在谐波领域内进行各种处理。

第七节　多普勒效应和多普勒超声成像技术

多普勒效应是超声多普勒诊断的物理基础。波源和观察者之间的相对运动会使观察到的波动频率发生变化,这种现象称为多普勒效应。这是一种在声波、光波等各种波动现象中普遍存在的物理现象。光波的传播速度很快,因此光波的多普勒现象要用狭义相对论的方法研究。声源、介质和观察者的运动以及声波的传播的具体方式会影响多普勒效应的具体表现。在超声诊断中采用的是反射模式,不动的超声探头向人体内发出超声波,遇到血流等运动目标时发生反射,反射波携带了目标运动的信息。这种反射波再被探头接收,经过处理,给出诊断。

在超声场中,由于目标的运动或振源的运动,接收信号的频率发生改变,频率移动的大小与运动的速度成正比,这就是超声诊断中应用的多普勒原理。如血流的运动,红细胞使散射回波发生频移,体外检测频移的大小,就可知血流的运动速度。

1. **根据多普勒原理测量血流速度的原理** 在医学超声中,通常使用反射式探头,假设发射超声频率为 f_0,接收频率为 f_λ,则频移 f_D 大小:

$$f_D = f_\lambda - f_0 = \frac{2V}{c} f_0 \cos\theta$$

式中 c 为声速, v 为血流速度, θ 为声束与血管的夹角。

心脏、瓣膜、血管壁以及血流都是人体中的运动体,用超声在体外扫查会产生多普勒效应,接收、处理回波信号,就可达到无损检测的目的。特别是对血流流速的无损检测有重要的临床意义。

2. **多普勒信号的解调** 以回波信号(高频信号)中解出频移信息(低频信号)称为解调。目前常用的有检波器和乘法器解调两类,前者检出了频移中的幅度信息,而丢失了其相位信息,因而不能决定速度的方向,但因该方法简单,易于实现而在简易型设备中得到应用,如多普勒听诊器等。

乘法器解调则是目前主要的方法。令超声多普勒回波信号与参考信号相乘,经过低通滤波器,滤去高频分量,可得出输出信号,从而达到了解调的目的。

3. **多普勒信号的频率分析** 由于解调后的多普勒信号代表了目标运动速度,可用一些曲线和图表来表示这些信息。

血管中的流速剖面:在血管中流速各处不同,中心处最大,管壁处为零,存在径向分布。血管壁狭窄时流速剖面将变得更为复杂,并可能破坏层流状态,出现湍流或涡流。

用频谱图显示的是声束采样体积中血流的流速分布,不同位置、不同的采样体积所得到的结果将是不一样的。

4. **连续波(CW)多普勒和脉冲(PW)多普勒** 连续波多普勒是利用两个探头或一个探头中的两组单元,其中一个探头或一组单元发射陆续波,另一个探头或一组单元接受反射回的信号,并对接收到的所有信息进行分析后,以时间-频率(速度)频谱形式将所有信息叠加在同一频谱图上。连续波多普勒常用在不需要区分血流深度,只需检血流有否、大小、方向及分布的场合,如超声听诊器,胎心胎动超声监护,也用来检测血流速度特别高的场合。

脉冲多普勒是用脉冲采样的方式来分析血流信号的多普勒频移。在脉冲重复间期通常采用对控制电子门控制技术来调节取样容积的位置和大小,因此具有深度分辨力高的特点。通过调节电子门的开放时间的早晚和持续时间的长短,来调节取样容积的位置和大小。脉冲多普勒通过电子门控制技术选择,测量不同的深度,不同的范围内的血流分布。其有两个限制:①最大距离与最大测量速度之间的限制,最大距离与最大测量速度的乘积要不超过某一特定的值。②距离分辨率与速度分辨率之间存在矛盾,欲距离分辨率高,此时采样门窄(采样容积小),则速度分辨率就低,反之亦然。另外,由于脉冲占空比小,接收信号的信噪比比较差,要求发射能量加大,但又受安全因素约束。20 世纪 40 年代,克劳德·艾尔伍德·香农(Claude Elwood Shannon)证明:在一定条件下,用离散的序列可以完全代表一个连续函数。因此脉冲多普勒用脉冲采样的方式分析多普勒信号,是可行的,但要符合采样定理。采样定理的定义为:一个频率为 f 连续信号,可以由小于或等于 $1/2f$ 的均匀时间间隔 Δt 上的取值唯一地确定。采样定理写成数学表达式即为:

$$\Delta t \leqslant 1/2f$$

在脉冲多普勒中, $\Delta t = PRP = 1/PRF$ 。

因此,根据采样定理,脉冲多普勒要求最大频移($fmax$)小于 $PRF/2$ 。 $PRF/2$ 称为奈奎斯特(Nyquist)频率。同理,下述的彩色多普勒成像也是采用脉冲波,因此也受到奈奎斯特频率的限制。

　　5. **彩色多普勒成像**　脉冲多普勒与二维超声相结合出现的彩色多普勒成像,可显示血流二维分布的动态情况,采用超声多普勒技术,根据血流动力学理论,对血管中的血流作出直观、迅速和准确的诊断,在临床中得到广泛的应用,多普勒超声在 20 世纪 50 年代中期开始发展,在 70 年代开始用于临床,随后进一步迅速发展起来。以后,从连续式非方向性多普勒功能到连续方向性脉冲距离选通门式多普勒系统都得到进一步发展,功能也迅速地得到完善。多功能超声设备使用同一探头可以得到 B 型扫查的 B 型声像图,又可以得到图像中任意取样点的多普勒信息,将 B 型显示和多普勒技术相结合,避免了单纯使用多普勒超声的盲目取样问题,从而可以获得确切部位的血流运动信息,使多普勒诊断更为准确可靠。80 年代初期,该类设备又发展起来彩色编码多普勒血流成像技术,它可以在实时的 B 型图像中显示心脏或取样区域中细小血管中的血液流动情况,并以彩色来显示血液流动方向,使超声诊断系统从形态学进入到与血流动力学相结合的"形态生理学"诊断范围。

　　超声信号经过探头发射和接收后,对接收的回波信号进行正交解调得到解析的回声多普勒信号,在该信号中由于存在一些运动组织或器官的回波信号,并且信号幅度远远大于血流回波信号的幅度,但是信号的多普勒频移较血流信号低,所以通过一个具有一定高通特性的壁滤波器进行滤波,然后将得到的血流多普勒信号进行自相关平均血流速度和方差估计,最后将得到参数作彩色血流成像的色彩参数使用,像素的色彩与血流速度参数的关系在一般系统中是这样规定的:正向血流方向表示朝向探头的血流,反之就是负向血流;正向速度值采用红色像素分量,负向速度值采用蓝色像素分量,而速度的方差值为像素的绿色分量。如果血流的速度是恒定的,则没有绿色分量,红色的程度越深表示血流的速度越快,蓝色像素表示负向血流,蓝色的程度越深表示血流的速度越快;当血流中有湍流时,绿色分量的加入使血流图五彩缤纷;而且采用图像一侧用彩色条来表示血流速度,进一步得到定量的描述。这就是彩色血流多普勒成像系统的基本工作原理。实际上,不可能获得空间域上的连续信号,只能通过脉冲发射和空间采样获得空间采样序列,自相关算法实质上就是利用空间某点的 N 个回波采样值,比较该点回声信号的相位差来计算信号的平均频率和方差。

第八节 超声波的生物效应和超声诊断的安全性

自从超声诊断开始应用于临床,诊断超声就被认为是安全的。迄今为止,也没有任何临床资料和流行病学研究表明,诊断超声的应用可以对人体造成有害的生物学效应。然而,有相当多的研究发现,一定剂量的诊断超声可以对实验动物或培养细胞/组织产生有害的效应。而且,近二十年来,许多新的超声诊断技术都是通过提高声输出的办法得以实现,一些新型的超声诊断设备的声输出甚至高达早期的诊断设备声输出的八倍。声输出的提高增加了发生有害的生物学效应的可能性。因此,超声工作者应该对超声波的生物效应和超声诊断的安全性有一定的了解。

超声波在生物组织中传播,就会对生物组织产生作用,当超声波的输出强度达到一定程度时就可能对组织造成伤害,致使生物组织发生功能、状态和结构改变,即超声波的生物效应。为了分析超声诊断的安全性,首先要研究超声波通过生物软组织时产生的效应。从根本上说超声波对于生物组织的效应是物理效应,大体上可分为热效应和机械效应两大类。

1. **超声波的热效应** 超声波在介质中传播时,它的部分能量会经过摩擦、热传导等过程转化为热能,使介质的局部温度升高。介质温度的升高和超声波的剂量有关。超声波开始照射时,温度逐渐升高,温升和照射时间基本上成正比,与介质的密度和比热成反比。当超声波照射的区域温度升高时,热量通过组织热传导和血流向周围组织扩散,温差越大,扩散越快,因此当温度升到一定程度后,温升速率逐渐变慢。最后超声波转化的热量和向周围组织扩散的热量达到平衡,温度不再升高。平衡温度与超声强度和介质性质有关,声强越大,平衡温度越高。

通常认为温度升高不超过1℃是超声诊断的安全线。对于一般的超声诊断设备,其产生的温度升高不会超过1℃,因此是安全的。不同的工作模式产生温度升高的情况不同。频谱多普勒和M型工作方式的声束在体内是固定的,因此它产生的温度升高比B型超声和彩色血流图扫描的模式高。不同组织的声吸收系数不同。血液、羊水和尿液等体液的声吸收很小,比纯水略大,接近于零。在这些体液中超声波产生的温度升高很小。成人的骨骼声吸收最大,它几乎把所有射入的声能转化为热能而吸收。当声束照射在骨骼上,就会产生很高的温度升高。软组织、皮肤和软骨的声吸收由小到大介于液体和骨骼之间。

超声波的频率对超声的热效应也有影响。频率越高,声吸收越大,温度升得也越高。高频超声的穿透深度小,因此频率增高会使皮肤和浅层组织的温升增加。同时,使用者可能因为得不到预期的穿透深度而增加设备的输出强度,可能导致更大的温度升高。

2. **超声波的机械效应、空化效应** 超声波是一种弹性波,它使传播介质中的质点发生机械运动,由此产生的作用称为超声波的机械效应。

声波在液体或软组织等介质中传播时,介质中的声压不断起伏变化。当声压为负时,局部压力减小,液体汽化,产生气泡。这个现象称为空化现象。根据超声波的强度大小,空化效应分为稳态和瞬态两种。当超声波的声强比较小,频率比较高的时候,气泡随着声压的起伏不断膨胀和缩小,做周期性的呼吸式的振动或脉动,称为稳态空化。稳态空化并不剧烈,一般不产生破坏作用。当声强超过某一阈值,气泡的振动十分激烈。当声压为负时气泡迅速膨胀,破裂成许多小气泡。这种现象称为瞬态空化。瞬态空化是否发生依赖于许多因素,包括声压、频率、聚焦、脉冲波形以及介质的性质。空化和声强的时间平均值没有直接关系,而取决于负声压的峰值。峰值负压基本上可用脉冲发射时间内声强的均值衡量,这个均值称为脉冲均值。声场中脉冲均值最大值称为空间峰值脉冲均值(I_{SPPA}),它可以用作确定和控制空化的声强指标。

空化阈值与生物组织中空化核的情况有关。在含有气泡或杂质的组织中空化阈值要比纯净的介质低得多。因此使用声学造影剂会增加空化的可能性。通常认为,在超声诊断频率的范围空化阈值高于$(I_{\text{SPPA}})1\text{W}/\text{cm}^2$,而一般诊断设备的声强$(I_{\text{SPPA}})$小于$0.1\text{W}/\text{cm}^2$,因此不会发生瞬态空化。

还有一些和空化无关的机械效应。如果声强足够大,超声波可能产生比较大的剪切力,生物组织的机械运动可能超过其弹性极限,造成组织断裂和粉碎。超声波的辐射压力会产生微小的流动,在组织中可能影响通过生物膜的物质传输。辐射压力也可能使体液流动,还可能使体液中的不同的悬浮微粒(包括小气泡)产生不同的位移,在驻波声场中微粒还可能凝聚。但是对于超声诊断使用的声强很低的超声波,这种机械运动非常弱,一般不会产生宏观的效果。

3. **超声诊断安全阈值**　研究工作证明,超声波的生物效应决定于超声剂量,即超声的强度和照射时间的乘积。在一定的剂量下它不会产生有害的作用。为了保证超声诊断的安全性,各国先后制定了有关的法规限制超声诊断使用的最大剂量。美国医用超声学会在1987年声明,当非聚焦的超声强度(I_{SPTA},空间峰值时间平均声强)小于$100\text{mW}/\text{cm}^2$,或聚焦的超声强度(I_{SPTA},空间峰值时间平均声强)小于$1\text{W}/\text{cm}^2$时,诊断超声波对人体不会产生明显的生物效应。国际电工委员会标准(IEC 61157-1992)和由其转化而成的我国国家标准(GB 16846-1997)对超声诊断设备的声输出作出了明确限定,即峰值负压小于1MPa,输出声束声强小于$20\text{mW}/\text{cm}^2$,空间峰值时间平均声强(I_{SPTA})小于$100\text{mW}/\text{cm}^2$。另外,对于非聚焦超声,当照射时间(总时间,包括脉冲发间隔的时间)大于1秒并小于500秒时,或聚焦超声照射时间小于50秒时,只要声强与照射时间的乘积小于$50\text{J}/\text{cm}^2$,也未证明对人体产生明显的生物效应。

目前积累的资料表明,合理使用超声诊断给患者带来的好处远远超过了任何可能存在的风险。由于人们普遍的重视和得力的措施,在运用超声诊断的几十年中始终未发现过超声诊断设备对患者或医生产生任何有害作用的证据。从这个意义上说,超声诊断是安全的。

美国医学超声学会等组织提出 ALARA(as low as reasonably achievable)原则受到广泛认可,这个原则要求在保证获得必要的超声诊断信息的前提下,用尽可能小的声强、在尽可能短的时间完成检查。ALARA 原则文字上很简洁,但它要求使用者更好地了解超声诊断各种模式的工作原理,超声波的生物效应和对组织的可能损害,对使用者提出了更高的要求。这个原则要求使用者承担更大的责任来保证安全性,而这种责任原先主要是由生产厂家根据有关法规来承担的。

为了帮助使用者随时了解设备输出的超声可能产生的生物效应,美国食品和药品管理委员会、美国医学超声学会等组织制定了超声输出指数显示标准,要求在超声诊断仪上醒目地实时显示超声输出指数。超声输出指数分两类,机械指数(MI)和热指数(TI),它们分别表示当时的输出超声对生物组织产生机械作用和温升的可能性。大部分的实验研究表明,超声的机械效应与声压成正比,与工作频率的平方根成反比,因此机械指数定义为:

$$MI=\frac{P}{C_{MI}\cdot\sqrt{f}}$$

式中 P 是峰值负压, f 是频率。$C_{MI}=1\mathrm{MPa}\cdot\mathrm{MHz}^{-1/2}$,其目的是使 MI 成为一个没有单位的数值。

热指数表示超声波产生温升的情况。热指数(TI)的定义为:

$$TI=\frac{W}{W_1}$$

式中 W 和 W_1,分别是实际的声强和使平均衰减为 0.3dB/MHz·cm 的组织升高 1℃ 时的输出声强。在这个概念中未包括血液的流动、时间等要素。

因为同样的声强在不同的组织中产生的温升是不同的,因此有三种不同的热指数。软组织热指数(TIS)用于均匀的软组织,颅骨热指数(TIC)用于接近体表的骨骼,如头部的检查。骨热指数(TIB)用于超声波焦点位于体内骨骼中的情况,如中晚期胎儿检查。

机械指数只是机械效应产生的可能性的估计,机械指数越高,可能性越大。但是并不能说机械指数超过多少就一定产生机械作用。同样,热指数只是温度升高的相对标志,只表明温度升高的可能性,只能说热指数越大,温度升高的可能性也越大。通常认为 MI 和 TI 的值低于"1"时是安全的,这种情况下超声检查不会造成有害的生物学效应。美国食品和药品管理委员会则规定诊断超声的 MI 的上限为 1.9(眼科检查为 0.23)。

毫无疑问,作为超声科医师,不仅应该关注技术与设备的有效性,而且必须时刻将安全性问题铭刻在心。这既是医生的职业道德,也是医生应该承担的法律责任。超声医师应该将世界卫生组织的以下建议作为临床指导思想:

(1) 只有在医学上具有明确理由时,才对人体使用诊断超声。

(2) 以商业展示和获得实验图像为目的时,不应用超声辐照人体,特别是孕妇。

(3) 在确保获得良好图像质量和取得必要临床诊断信息的前提下,应将超声诊断设备的声输出强度控制在尽可能低的程度。

第九节 临床超声成像概述

诊断超声采用的描述性术语相对简洁清晰。病变被分为囊性和实性两类。囊性结构代表含液性的肿物,比如肾囊肿、胰腺假性囊肿,或正常器官比如膀胱。囊性器官或肿物如果内容物不含其他杂质的话就表现为无回声。含杂质的液体通常可能是感染或出血后改变,一般表现为无回声内部含有低回声,有时也伴有分隔形成或结节样软组织出现。由于液性结构不能阻挡声波透射,因此会在液性区域的后方出现很强的回声累积,称为后方回声增强。实性肿物和大部分器官的实质表现为不同类型的中等程度回声,比如肝实质、未妊娠子宫和甲状腺。大部分新生物和感染性肿物的内部回声表现复杂,可以同时含有囊性和实性成分。这通常是组织坏死、出血或炎性残渣的表现,病变本身是囊性还是实性可以根据这些物理原理相关知识来确定。

气体和骨反射大部分的声能,因此妨碍了超声成像。正因为这个原因,胸腔大部分脏器都无法显示。同样,肠气有时会影响腹腔脏器和腹膜后脏器的显影。这些特性还可以作为一个优点用于评价由于骨折引起的轻微的轮廓异常。

超声成像初期主要用来鉴别临床或放射影像发现的肿物的是囊性还是实性。尽管这仍是超声诊断的一项重要工作,但囊实性的鉴别只是超声组织定征的一个方面。对病变的灰阶类型进行分析有时可以对病变的作出组织学的判断。例如,脂肪一般趋向为偏强回声。另外,淋巴瘤和某些神经源性肿瘤,尽管病理上是实性肿瘤,但超声表现却是极低回声,酷似囊肿。不幸的是,尽管超声组织定征的实验工作已有多年,但仍没有确切可靠的超声声像测量数据与相应的特征组织相对应。

　　超声成像可以用于检查许多结构,特别是表浅结构,这其中以用以评价肌腱的病变最为常用,在超声成像评价肌腱的时候应该强调超声的各向异性特征。肌腱由致密结缔组织构成,周围包绕疏松结缔组织并排列成束状,这些腱束互相呈线状平行排列。灰阶超声被这些结构反射后成像即表现为典型的各向异性:当线阵探头垂直肌腱的长轴扫描时,肌腱表现为强回声,而当扫描角度减少 2°~7°时,肌腱表现为与肌肉相等的回声,而且随着扫描角度的进一步减小,肌腱的回声会越来越低(图 1-9-1)。这一现象正是超声检查一些弧形肌腱(如棘上韧带、腓侧韧带)比较困难的原因。

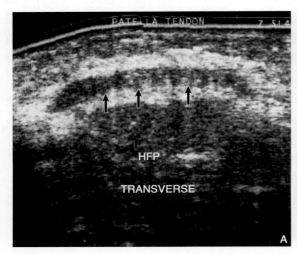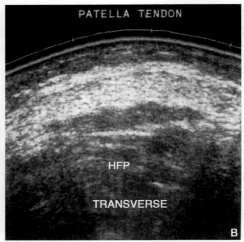

图 1-9-1　各向异性

各向异性是评价肌腱和韧带病变时必须重视的一个重要声学特性。当探头沿着肌腱或韧带走行扫查时,应该显示为强回声。图 A 为髌腱的横断,显示探头没有完全沿髌腱走行扫查,髌腱就显示为低回声(黑箭头),这容易误认为局灶性肌腱腱病。注意 Hoffa 脂肪垫(HFP)。当探头如图 B 中那样位置放置恰当的话,低回声消失,肌腱显示为均质的强回声

　　超声检查无创、无痛苦、廉价、高效,没有放射性造影剂带来的风险。就目前已知,临床应用水平的能量和频率的超声脉冲对机体或生殖细胞不会产生有害效应。超声成像特别适用于系列随诊检查以判断特定治疗区域的变化情况。由于超声成像可以对病变作出三维定位,因此超声成像可以用来引导经皮引流或活检以及确定放射治疗通道。

（张华斌）

第二章

超声仪器的使用与调节

第一节　超声探头的选择

超声检查时,要根据所要扫查靶目标位置的深浅和类型来选择相应的探头。探头选择的原则:在保证超声穿透力的前提下,尽量选择频率较高的探头以提高超声图像的轴向分辨力。临床工作中常用的探头如下:

一、线阵探头(图2-1-1)

主要用于颈部、四肢血管、肌肉、肌腱、周围神经等软组织的检查,探头频率为6.0~15.0MHz。

二、凸阵探头(图2-1-2)

主要用于腹部脏器及血管的检查,常用频率为2~5MHz。

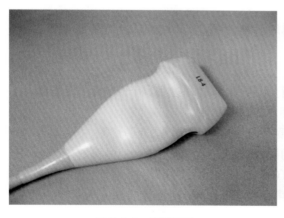 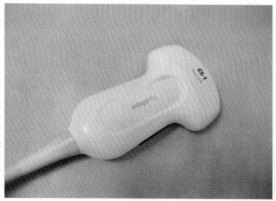

图2-1-1　线阵探头　　　　　　　　图2-1-2　凸阵探头

三、电子相控阵扇形扫描探头(图2-1-3)

主要用于成人心脏及经颅多普勒超声检查,常用频率为1.5~2.5MHz。

四、腔内超声探头(图2-1-4)

主要用于经直肠或经阴道超声检查,常用频率为5~10MHz(图2-1-4)。

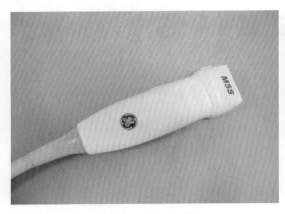

图 2-1-3　扇扫探头

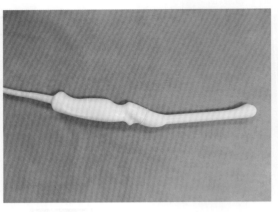

图 2-1-4　腔内超声探头

第二节　超声仪器的调节

仪器的调节主要包括灰阶超声、彩色多普勒超声、频谱多普勒超声的调节。

一、预设条件的使用

目前使用的超声仪器,针对不同的检查部位,已预设了相应的检查条件(exam preset),如血管(vascular)、肌骨(musculoskeletal)等,检查者可根据所要检查的结构直接选用。但在检查过程中,检查者如认为效果不满意,还可以做进一步的调节。

二、灰阶超声的调节

灰阶超声的调节主要包括二维增益、时间增益补偿、深度、动态范围、聚焦数量及位置、图像的左右翻转和上下翻转、一键优化等。

（一）灰阶增益（2D gain）

1. 灰阶增益主要针对回波信号的幅度进行调节,为后处理过程,用于改变图像亮度。

2. 增益过高或过低都有可能造成漏诊(图 2-2-1)。

3. 增益的调节可因人、因部位而异,也会受环境亮度的影响。

4. 检查过程中应随时调节,以取得满意的图像效果。

（二）时间增益补偿（time gain control,TGC）

1. 时间增益补偿主要补偿因深度造成的声衰减,通过调节使图像的亮度均匀。

2. 多由 8~10 个键组成。

3. 一般将这些键平行放置在中间位置即可(图 2-2-2)。

4. 近场抑制　用于由于近场有强反射界面出现的情况。

5. 远场抑制　用于远场有强反射界面出现的情况,如膀胱后方。

6. 远场增强　用于补偿近场或中场引起的衰减,如脂肪肝。

（三）深度（depth）

1. 该键调节检查深度,可通过旋钮或上下拨动"depth"键来调节(图 2-2-3)。

2. 深度不易调得过大,因深度较大时,由于声束扩散的影响,容易造成远场的侧向分辨

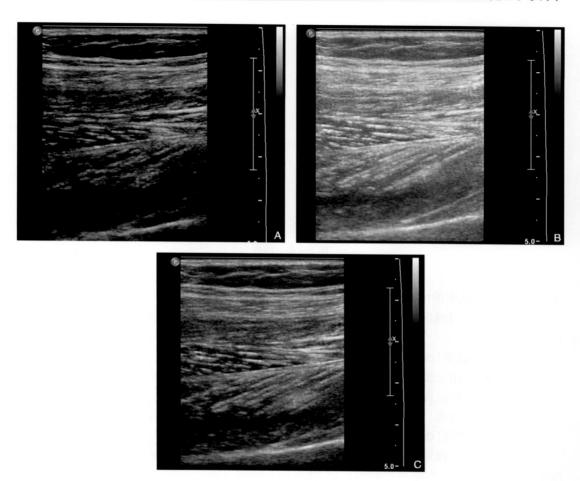

图 2-2-1　灰阶增益

A：显示增益过低,导致图像较暗;B：显示增益过高,导致图像过亮;C：显示增益合适,图像亮度合适

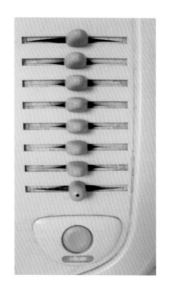

图 2-2-2　时间增益补偿键

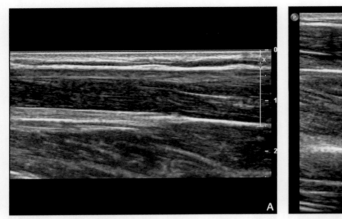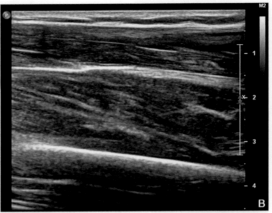

图 2-2-3 深度

A：深度为 2.5cm；B：深度为 4.5cm

率降低,亦可降低图像的帧频。

3. 深度可影响图像的帧频,深度大则帧频低,因接收的回波信号需穿越的距离长,导致成像时间延长。

（四） 输出功率（power）

1. 输出功率用于改变探头发射超声波的总能量。

2. 增加功率可以提高超声穿透力,也可增加图像亮度。

3. 出于安全考虑,一般使用能得到满意图像质量的最低能量输出。

（五） 动态范围（dynamic range,DR）

1. 动态范围为相对于探头接收的回波信号幅度而言探头能够接收的最大有用信号电压幅度与最小有用信号幅度之间的差异,代表探头接收有用信号的能力。一般为 60～80dB。

2. 动态范围过低可影响图像的细微分辨率。

3. 动态范围过高可导致噪声信号混入从而引起干扰。

（六） 聚焦数量（focus number）、位置（position）

1. 聚焦的目的为在某个深度范围内使发射或接受的超声束变窄,从而提高图像的侧向分辨力。通常可将聚焦点调整在所要检查结构的水平（图 2-2-4）。

2. 聚焦数量不宜过多,因聚焦数量较多时,可降低超声图像的帧频。这是由于在发射声束的方向通常只能进行 1 次聚焦,为了实现多次聚焦就需要在整个方向上发射多条脉冲波,从而增加成像的时间。

（七） 一键优化

1. 可自动对灰阶超声及多普勒的显示进行调节,以方便操作,提高工作效率。

2. 但这种调节有一定限度,如通过该键调节后仍不能满足检查需要,常需要手动进行调节。

三、彩色多普勒的调节

彩色多普勒的调节主要包括:彩色多普勒增益、壁滤波、彩阶、脉冲重复频率、基线、彩色翻转、取样框大小及位置、取样框方向等。

（一） 彩色多普勒增益（CD gain）

1. **作用** 用于改变彩色多普勒信号输出的幅度,主要表现为彩色图像总体亮度的变化。

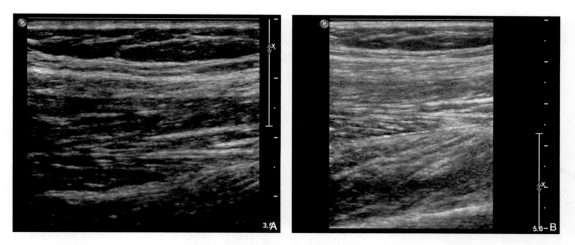

图 2-2-4　聚焦位置
A：显示聚焦点位于较浅部位；B：显示聚焦点位于较深部位，以利于对深部组织的显示

2. 彩色多普勒增益过高可导致血流信号溢出血管外从而形成"溢出伪像"，降低增益或改变声束与血流的夹角后，上述伪像会减弱或消失。彩色多普勒增益过低可导致血管内的血流信号充盈不良（图 2-2-5）。

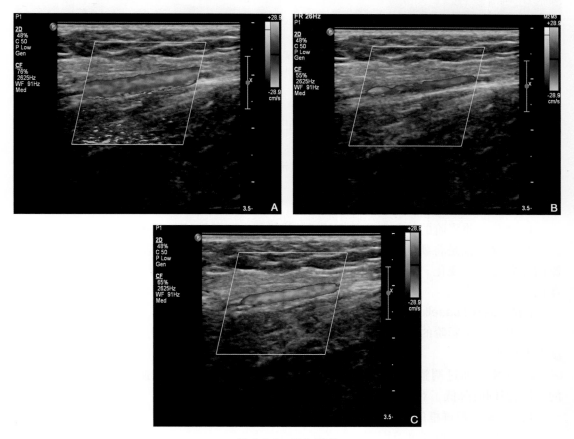

图 2-2-5　彩色增益
A：增益过高，导致溢出伪像；B：增益过低，导致血流显示不良；C：增益合适，血流显示良好

（二）壁滤波（filter）

1. 作用　消除血管壁或心脏壁运动的低频而高强度的噪声信号。但不利之处为会将低速的血流信号滤除,因此检查低速的血流信号时应将壁滤波设置为较低水平。

2. 壁滤波设置为125Hz适用于中等血管,250Hz适用于大血管,500～1 000Hz适用于心脏。

3. 增加壁滤波的频率,可导致彩阶基线两侧的红蓝彩色间距增宽,因低速血流信号的显示受到了抑制。降低壁滤波的频率,可导致彩阶基线两侧的红蓝彩色间距减小,因显示低速血流信号的能力增加(图2-2-6)。

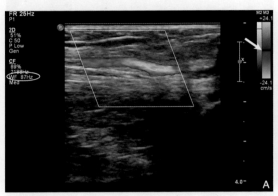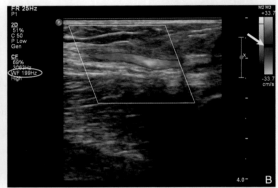

图2-2-6　壁滤波

A:壁滤波较低时,彩阶基线两侧的红蓝彩色间距较窄;B:壁滤波增高时,彩阶基线两侧的红蓝彩色间距增宽

（三）脉冲重复频率（PRF）

1. 对于彩色多普勒,PRF的数值为彩阶正向和负向最大频移之和,通常以流速的数值显示。

2. 调节原则　将PRF调至血管管腔内血流信号不出现彩色混叠现象为宜,使血管内血流充盈好,无混叠(图2-2-7)。

（四）彩色反转（invert或reverse）

1. 作用　将彩阶的红色和蓝色相对于基线进行上下翻转(图2-2-8)。

2. 意义　仅是将朝向或远离探头的血流颜色用相反的色彩来表示,不代表血管内血流的方向发生了变化。一般将朝向探头的血流设置为设为红色,背离探头的血流设置为蓝色。

（五）基线（baseline）

1. 基线位于彩阶的红蓝色彩之间,一般位于中间,调节后彩阶上下两侧红蓝色彩的长度会发生改变。

2. 功能　通过调整基线的位置,可增加单侧血流显示的最高流速值,但最多可达原来的2倍,但同时降低了对另一侧血流信号显示的能力(图2-2-9)。

（六）彩色取样框的大小和位置（size,position）

1. 调节原则　取样框范围刚好覆盖感兴趣区的范围。

2. 取样框过大和其深度增加,会降低图像的帧频,使图像的实时性变差。

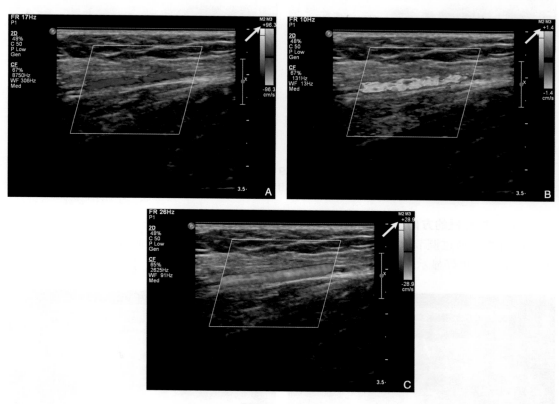

图 2-2-7 PRF

A:PRF 过高时,血流显示不良;B:PRF 过低时,血流出现混叠;C:PRF 大小合适时,彩色显示良好

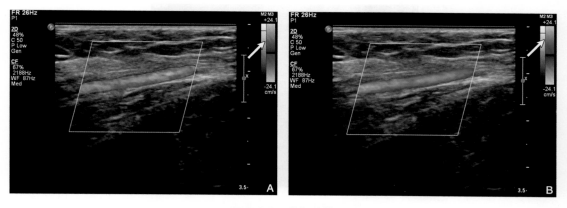

图 2-2-8 彩色反转

A:一般将朝向探头的血流设为红色;B:色彩翻转后改为朝向探头的血流为蓝色

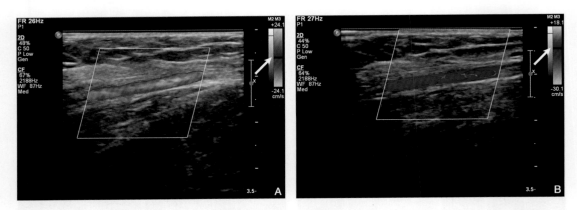

图 2-2-9　基线

A：显示基线水平位于中央；B：显示将基线水平向上调节

（七）取样框的方向

1. **作用**　通过调节取样框的方向（steer），以减小多普勒声束与血流之间的夹角，以利于血流信号的更好显示（图 2-2-10）。

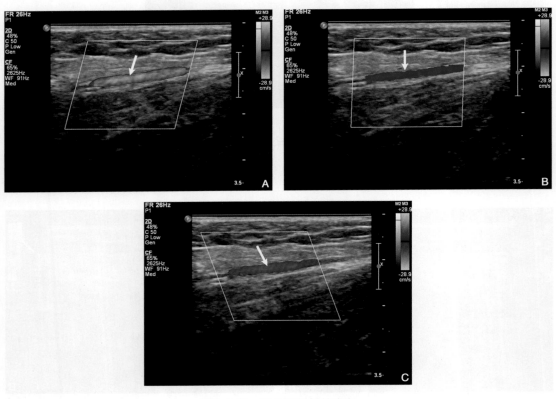

图 2-2-10　彩色取样框的方向

A：取样框的方向偏左；B：取样框的方向正中；C：取样框的方向偏右

2. **不利方面**　由于声束偏转，多普勒信号的衰减会增加，同时可能会影响声束的传播。

四、频谱多普勒的调节

频谱多普勒主要包括脉冲多普勒(pulse wave, PW)和连续多普勒(continuous wave Doppler),脉冲多普勒主要应用于血管超声检查,而连续多普勒主要应用于心脏超声检查。因此,此处仅对脉冲多普勒的调节进行描述。脉冲多普勒的调节主要包括:脉冲多普勒增益、壁滤波、脉冲重复频率、基线、取样容积大小、深度、多普勒取样线、取样线的方向。脉冲多普勒频谱的显示:纵坐标代表多普勒频移的大小,朝向探头为正值,反之为负值;横坐标代表时间,单位为秒。

(一) 脉冲多普勒增益(PW gain)

1. 作用　用于调节多普勒频谱输出的幅度,即显示的频谱的亮度。

2. 以频谱图像显示合适为宜,过大则噪声信号增大,表现为频带增宽,甚至出现镜面伪像(图2-2-11)。

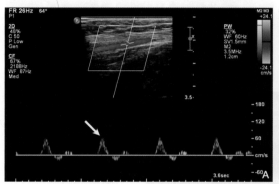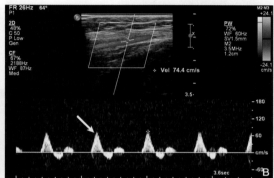

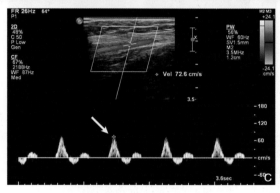

图 2-2-11　脉冲多普勒增益

A:脉冲多普勒增益过低,导致频谱显示不良;B:脉冲多普勒增益过高,导致出现噪声;C:脉冲多普勒增益合适

3. 调节方法　先增大增益,然后逐渐缩小,至噪声信号导致的杂波信号刚刚消失为宜。

(二) 壁滤波(wall filter)

1. 作用　消除血管壁或心脏壁运动的低频而高强度的噪声。

2. 不利方面　同时也将一些低速血流的多普勒信号滤除掉。因此,检查低速血流时,需适当降低壁滤波的水平。

（三）脉冲重复频率（pulse repetition frequency,PRF 或 scale）

1. PRF 为频率概念,其与检测的流速之间有一定的对应关系。因此目前一般用直观的流速来代替相应的频率。

2. **作用**　通过调整 PRF,以确定可显示的最大血流速度。

3. 探测高速血流时,应增加 PRF,以避免产生混叠;探测低速血流时,应降低 PRF,以有利于低速血流速度的显示与分析（图 2-2-12）。

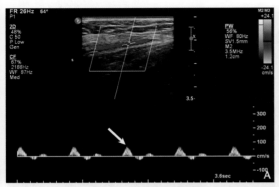
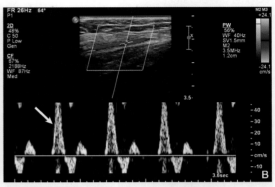
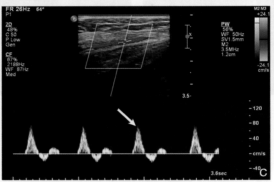

图 2-2-12　PRF

A:PRF 过高,频谱显示较小;B:PRF 过低,频谱出现混叠;C:PRF 合适,频谱显示良好

（四）频谱反转（invert 或 reverse）

1. **作用**　将频谱图的上、下方向进行反转（图 2-2-13）。

2. 可根据检查者自身的习惯将频谱方向任意反转,但波形本身的形态并不会发生变化,亦不影响对血流速度的测量。一般将朝向探头的信号设置为基线以上,背离探头的信号设置为基线以下。

（五）基线（baseline）

1. 基线表示流速为零的水平,一般位于频谱图的中央。

2. 向上调节时,会增加基线下方能够显示的最高频移,但会降低上方波形的最高频率;向下调节时,则相反（图 2-2-14）。

（六）脉冲多普勒取样线（cursor）及其方向（steer）

1. 按下 PW 或 cursor 键后,屏幕上出现的一条直线即为多普勒取样线,其上有一小等号

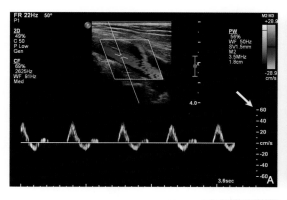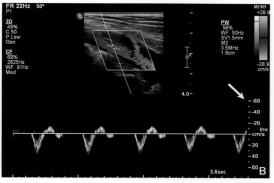

图 2-2-13　频谱反转

A：一般将朝向探头的信号设置为基线以上；B 频谱翻转后，将背离探头的信号设置为基线以上

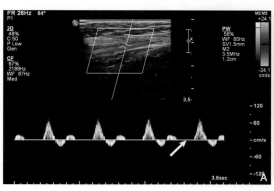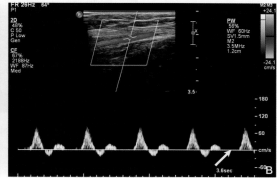

图 2-2-14　基线

A：一般将基线设在中央；B：将频谱基线位置向下调整

为取样容积(sample volume,SV)。

2. 通过 steer 按钮可改变这条取样线的方向。但调整范围有效，一般只能在左、右、中三个方向进行调节，目的是将多普勒角度调整在 60°以内(图 2-2-15)。

（七）取样容积大小(SV)的大小和位置

1. SV 的可调范围一般为 1~10mm。测量血管狭窄处血流速度时，一般采用 1~2mm；测量静脉血流速度时，一般采用比较大的范围，可调为血管宽度的 1/3~1/2。

2. **取样容积的位置**　一般放置在血管中央流速较高的部位或需要测量的血管的狭窄部位。

（八）多普勒角度(Doppler angle)的确定

多普勒角度为多普勒声束方向与血流方向之间的夹角。调整该键的目的为正确测量多普勒角度的大小，以用于后处理时计算血流速度。

1. 旋转 angle 键的标尺，将之放置在与待测的血流方向平行的位置上，此时显示的角度即为多普勒角度(图 2-2-16)。

2. 观察多普勒角度的大小，如角度<60°，则测量值有效；如角度>60°，则误差太大，测值无效，需调整探头的位置以重新测量。

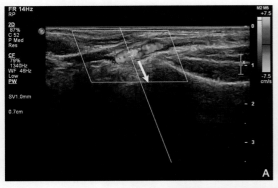
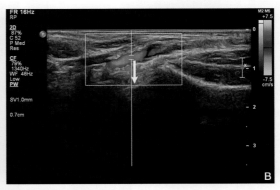
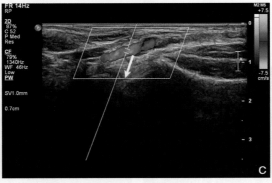

图 2-2-15　脉冲多普勒取样线

A：脉冲多普勒取样线的位置偏右；B：脉冲多普勒取样线的位置位于正中；C：脉冲多普勒取样线的位置偏左

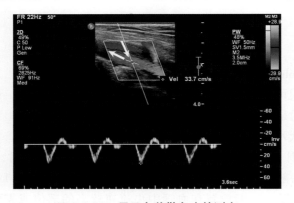

图 2-2-16　显示多普勒角度的测定

（王月香）

参 考 文 献

唐杰,温朝阳.腹部和外周血管彩色多普勒诊断学.3版.北京:人民卫生出版社,2010.

第三章

关节超声及其在康复医学的应用

第一节 手腕部超声检查

腕关节是人体最复杂的关节,手及腕部肌肉、肌腱、神经走行复杂,软组织病变细微,CT、MRI 等影像检查不易显示。高频超声分辨率高,可清晰显示手及腕部的软组织,如肌腱、韧带、神经、滑膜及关节软骨、骨皮质表面,并可根据解剖部位进行多方位、多平面扫查,彩超可清晰显示病变内血供情况。超声检查过程中还可动态观察肌腱、关节等的实时运动,有着CT、MRI 等检查不可替代的优势。

一、扫查技术

患者坐位或者平卧位,腕关节处于中立位。手及腕部组织表浅,应选高频线探头,探头频率应高于 10~12MHz。一般采用直接接触扫查法。当扫查区域表面不平整或病变极其表浅时可加用水囊,亦可在检查部位表面涂抹较厚的耦合剂,利用水囊或较厚的耦合剂作为声窗。

扫查过程中尽量保持声束与组织垂直,避免各向异性伪像。采取横断面、纵断面依次扫查,有助于鉴别肌腱与神经并帮助辨认不同的肌腱。应在纵断面扫查时观察某条肌腱的实时运动情况。

二、声像图解剖

手腕部有桡腕关节、腕骨间关节和腕掌关节等,腕骨有 8 块,近侧列腕骨由桡侧向尺侧分别为舟骨、月骨、三角骨、豌豆骨,远侧列腕骨为大多角骨、小多角骨、头状骨、钩骨。腕关节又称桡腕关节,桡腕关节近端凹状关节面由桡骨关节面和尺骨头下方的三角纤维软骨关节盘构成,远端凸状关节面由舟骨、月骨和三角骨的关节面共同构成。腕骨间关节为腕骨之间的微动关节。腕掌关节由远侧列腕骨与 5 个掌骨底构成。

手腕掌侧面:主要检查腕管结构,腕骨形成腕管的底部及侧壁,屈肌支持带(腕横韧带)构成腕管顶部,被检者手掌向上平放于检查床上,探头横切显示腕管近端和远端切面(图 3-1-1)。腕管近端屈肌支持带桡侧附着于舟骨,尺侧附着于豌豆骨;舟骨、月骨、三角骨和豌豆骨构成腕管的骨性底部及侧壁。腕管远端屈肌支持带桡侧附着于大多角骨,尺侧附着于钩骨;大多角骨、小多角骨、头状骨、钩骨构成腕管的骨性底部及侧壁。屈肌支持带横断面声像图显示为略呈弧形的薄层强回声带。

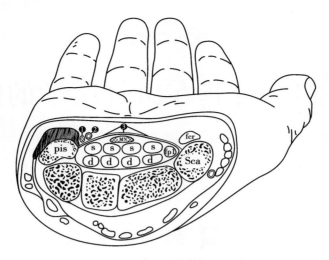

图 3-1-1　正常近端腕管解剖示意图

腕管内包含拇长屈肌腱、2~5 指浅、深屈肌腱和正中神经,正中神经位于最浅处

Sca:舟骨;Pis:豌豆骨;fcr:桡侧腕屈肌腱;fpl:拇长屈肌腱;s:第 2~5 指浅屈肌腱;d:第 2~5 指深屈肌腱;MN:正中神经。①尺神经;②尺动脉;③腕横韧带

　　正中神经在腕管内位置最表浅,紧贴于屈肌支持带深方。正中神经纵切面声像图特征与肌腱相似,但回声较低,横切面呈椭圆形,可显示神经内部呈细密的筛孔状低回声,为神经束;周边线状高回声为神经束膜。正中神经外侧为拇长屈肌腱,正中神经深侧为 4 条指浅屈肌腱和 4 条指深屈肌腱,肌腱纵切面呈纤维束状高回声结构,肌腱横切面为卵圆形,其内呈密集细点状高回声(图 3-1-2)。主动或被动屈伸手指时,可见肌腱的实时滑动。

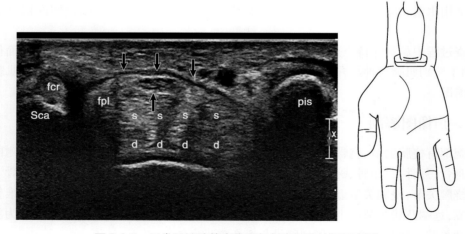

图 3-1-2　正常近端腕管声像图与超声探头放置示意图

腕管内含拇长屈肌腱、2~5 指浅、深屈肌腱和正中神经,正中神经位于最浅处

Sca:舟骨 pis:豌豆骨 fcr:桡侧腕屈肌腱 fpl:拇长屈肌腱 s:第 2~5 指浅屈肌腱 d:第 2~5 指深屈肌腱 正中神经(↑) 腕横韧带(↓)

　　手掌部指浅屈肌腱位于指深屈肌腱浅侧,掌指关节位置指浅屈肌腱逐渐变扁平,在近节指骨底位置,指浅屈肌腱开始逐渐分为两束,围绕指深屈肌腱的侧方转至其背侧,两束彼此交叉至对侧,最后止于中节指骨底。拇长屈肌腱被桡侧滑囊包裹,其他肌腱为尺侧滑囊

包裹。

手腕部掌侧尺神经与尺动脉、尺静脉伴行,走行于尺侧腕屈肌腱的桡侧、腕横韧带浅处的 Guyon 管内(图 3-1-3)。

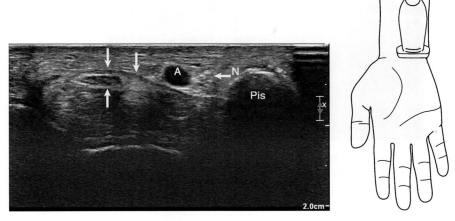

图 3-1-3 腕部 Guyon 管及尺神经、尺动脉声像图与超声探头放置示意图
Pis:豌豆骨 A:尺动脉 N:尺神经(←) 腕横韧带(↓) 正中神经(↑)

手腕背侧面:腕关节背侧由伸肌支持带发出分隔,形成 6 个腔室(骨纤维管道)供不同伸肌腱通过,每个腔室内都有一个腱鞘包绕其内的一个或多个肌腱,由于 6 个腔室不在同一平面,需从桡侧至尺侧依次扫查腕部 6 个腔室及腔室内的伸肌腱(图 3-1-4)。

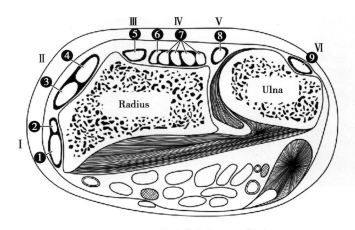

图 3-1-4 正常腕背部解剖示意图
Ⅰ:第一腔室 Ⅱ:第二腔室 Ⅲ:第三腔室 Ⅳ:第四腔室 Ⅴ:第五腔室 Ⅵ:第六腔室。①拇长展肌肌腱 ②拇短伸肌肌腱 ③桡侧腕长伸肌肌腱 ④桡侧腕短伸肌肌腱 ⑤拇长伸肌肌腱 ⑥示指伸肌肌腱 ⑦指伸肌肌腱 ⑧小指伸肌肌腱 ⑨尺侧腕伸肌肌腱

第一腔室:内有拇长展肌肌腱和拇短伸肌肌腱。腕关节在中立位,手尺侧放于检查床上,探头放置在桡骨茎突表面横断面显示第一腔室,可显示支持带与桡骨茎突之间的拇长展肌肌腱和拇短伸肌肌腱的短轴切面,部分患者可显示中心分隔将腔室分为两部分(图 3-1-5)。

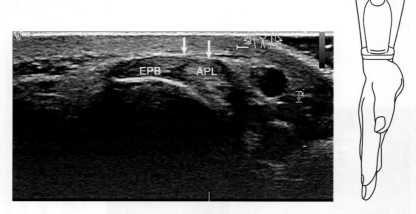

图 3-1-5　腕背部第一腔室横切面声像图与超声探头放置示意图
显示拇长展肌肌腱和拇短伸肌肌腱短轴切面
APL:拇长展肌腱　EPB:拇短伸肌腱

　　第二腔室:内有桡侧腕长伸肌腱及桡侧腕短伸肌腱。手掌平放在检查床上,探头放在腕部桡侧横断面显示桡侧腕长伸肌腱和桡侧腕短伸肌腱,第二腔室位于第一腔室尺侧,位于Lister 结节的桡侧,Lister 结节显示为桡骨背侧的强回声突起(图 3-1-6)。

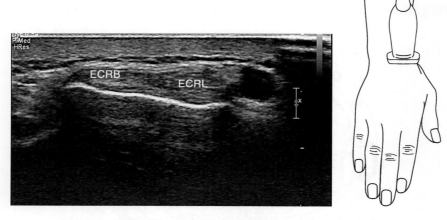

图 3-1-6　腕背部第二腔室横切面声像图与超声探头放置示意图
显示桡侧腕长伸肌腱、桡侧腕短伸肌腱短轴切面
ECRB:桡侧腕短伸肌腱　ECRL:桡侧腕长伸肌腱

　　第三腔室:内有拇长伸肌腱。将手掌平放在检查床上,探头置于桡骨 Lister 结节处,Lister 结节位于第二和第三腔室之间,拇长伸肌腱位于 Lister 结节尺侧。找到拇长伸肌腱后由近端向远侧横断面连续扫查,可见随着拇长伸肌腱向远端走行,自尺侧至桡侧从桡侧腕长伸肌腱和桡侧腕短伸肌腱浅处跨过(图 3-1-7)。
　　第四腔室及第五腔室:第四腔室及第五腔室常规一起检查,第四腔室内有指伸肌腱及示指伸肌腱;第五腔室内有小指伸肌腱。将手掌平放在检查床上,探头横断放置在腕背部中间

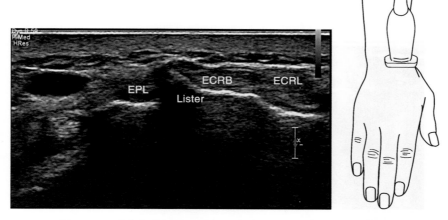

图 3-1-7　腕背部第三腔室横切面声像图与超声探头放置示意图
显示拇长伸肌腱及 Lister 结节
EPL:拇长伸肌腱　ECRB:桡侧腕短伸肌腱　ECRL:桡侧腕长伸肌腱

位置,观察第四及第五腔室,可令患者交替屈伸每一手指,检查者固定其他手指动态扫查,有利于区分不同肌腱(图 3-1-8)。

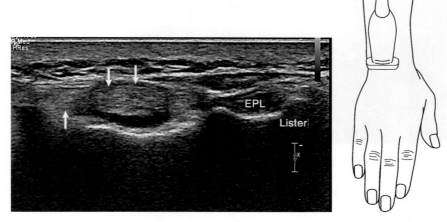

图 3-1-8　腕背部第四腔室及第五腔室横切面声像图与超声探头放置示意图
EPL:拇长伸肌腱　指伸肌腱及示指伸肌腱(↓)　小指伸肌腱(↑)

　　第六腔室:内有尺侧腕伸肌腱。手侧放,腕关节轻度向桡侧偏斜,尺侧向上,探头置于尺骨茎突,显示尺侧腕伸肌腱位于尺骨远端后内侧浅凹处(图 3-1-9)。

　　桡腕关节及腕骨间关节:手掌平放在检查床上,探头纵切面显示桡腕及腕骨间关节滑膜隐窝,观察有无关节积液及滑膜增厚,正常人可见少许关节积液,厚度不超过 2mm(图 3-1-10)。

　　指伸肌腱:指伸肌腱在手背及指背位置较浅,检查时局部可多放耦合剂作为声窗显示效果更好,伸肌腱分为中央束和两条侧束。中央束止于中节指骨底及关节囊,在中节指骨中远侧两条侧束逐渐汇成一束,止于远节指骨底及关节囊。

　　手掌部指浅屈肌腱位于指深屈肌腱浅面,继而指浅屈肌腱和指深屈肌腱走行在指纤维

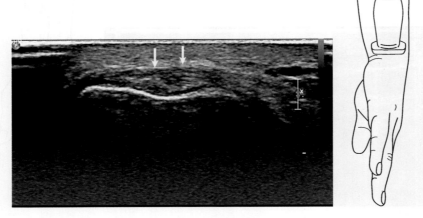

图 3-1-9　腕背部第六腔室横切面声像图与超声探头放置示意图
尺侧腕伸肌腱(↓)

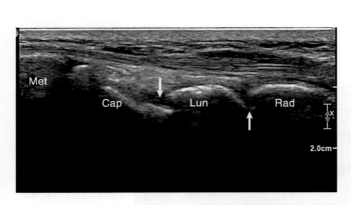
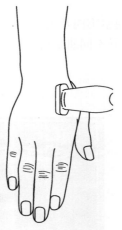

图 3-1-10　正常腕关节背侧纵切面声像图
桡腕关节(↑)、腕骨间关节(↓)
Rad:桡骨；Lun:月骨；Cap:头状骨；Met:掌骨

鞘内,在掌指关节至近节指骨中段水平时,指浅屈肌腱逐渐分为两束,分为两束的指浅屈肌腱围绕指深肌腱的侧方而至其背侧,最后止于中节指骨底部。指深屈肌腱止于远端指骨底部(图 3-1-11)。

手部关节关节包括掌指关节、近端指间关节和远端指间关节,关节近端关节面呈球面(掌骨头和指骨头),远端关节面呈略微凹面(指骨底)。掌指关节、近端指间关节和远端指间关节均有掌侧韧带和侧副韧带加强,掌侧韧带也称掌侧纤维软骨板或掌板,掌板由厚而坚韧的纤维软骨构成。超声表现为指向关节腔的倒三角形高回声结构。在掌指关节,掌板附着于掌骨颈和近节指骨底。每个手指屈肌肌腱均被滑液鞘包裹,并被纤维鞘固定在指骨上,纤维鞘由指屈肌腱腱鞘增厚形成,在手指长轴不同部位厚度不同,其中包括 5 个环状滑车,滑车两侧止于指骨边缘,当腱鞘内屈肌腱活动时,滑车可以使肌腱紧贴指骨。A1 滑车、A3 滑车、A5 滑车分别位于掌指关节、近端指间关节及远端指间关节,A2 滑车位于近

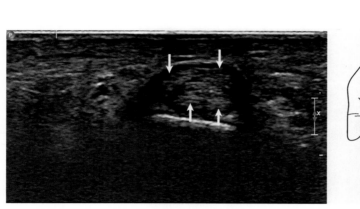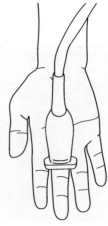

图 3-1-11　正常手指近节指屈肌腱横断面声像图与超声探头放置示意图

指浅屈肌腱(↓)位于指深屈肌腱(↑)浅侧

节指骨中部、A4 滑车位于中节指骨中部,环状滑车超声表现为屈肌腱旁线状弱回声(图 3-1-12、图 3-1-13)。

三、腕管综合征

腕管综合征是正中神经在腕管内受压而表现出的一组症状和体征,是周围神经卡压综合征中最常见的一种。腕管是腕掌侧一个骨纤维管道,由腕横韧带和腕骨组成。指深、浅屈肌腱及正中神经、拇长屈肌腱从腕管内通过。在此硬韧的骨性纤维管内,通过的组织排列十分紧密。腕管内腱鞘囊肿、肌腱炎、滑膜增厚、肿瘤、外伤水肿等任何增加腕管内压的因素,均可导致正中神经受压而导致大鱼际肌萎缩及桡侧三个半手指掌侧面感觉异常。

腕管综合征超声可显示正中神经在腕管压迫近端肿胀,超声图像横断面积大于 $10mm^2$ 有诊断意义(图 3-1-14)。腕管段,神经受压变扁平(横径/前后径大于 3),神经受到腕横韧

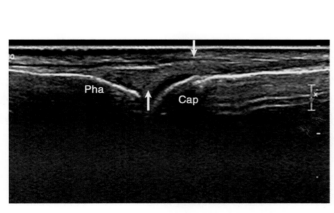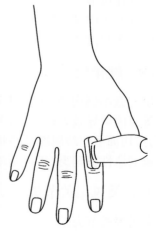

图 3-1-12　正常示指掌指关节背侧声像图与超声探头放置示意图

掌指关节由掌骨头及近端指骨底组成

Cap:掌骨;Pha:近端指骨;指伸肌腱(↓);关节囊(↑)

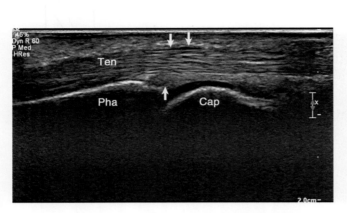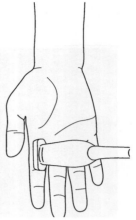

图 3-1-13　正常示指掌指关节掌侧声像图与超声探头放置示意图

掌指关节由掌骨头及近端指骨底组成,可见掌板强回声(↑),粗箭头所示为关节囊及关节腔,滑车(↓)
Cap:掌骨　Pha:近端指骨　Ten:指屈肌腱

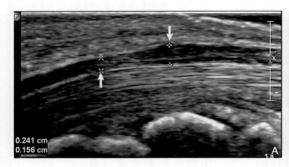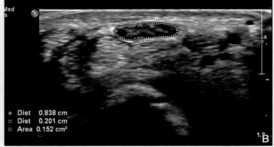

图 3-1-14　腕管综合征声像图

A.正中神经受压处近端增粗(↓),受压处变细(↑)B.腕管处正中神经受压变扁,正中神经回声减低

带卡压处还可显示"切迹征"。正中神经回声减低,内部结构不清。超声诊断腕管综合征的直接证据是正中神经肿胀增粗,并可根据神经的声像图变化评价手术效果。一些超声检查阴性的患者仍需肌电图检查。

四、腱鞘炎

反复微小创伤、慢性劳损或骨性结构对肌腱的摩擦、类风湿关节炎、痛风性关节炎及感染性等原因可导致腱鞘炎,超声表现为肌腱肿胀增粗,回声减低,可见环绕肌腱的腱鞘水肿、增厚,横切面呈包绕肌腱的环状低回声区,内可探及较丰富血流信号(图 3-1-15)。感染等原因造成的急性腱鞘炎,还可见环绕肌腱的液性暗区。

五、类风湿关节炎

类风湿关节炎是一个以累及周围关节为主的系统性自身免疫疾病。其特征性表现为对称性多关节炎,关节滑膜的慢性炎症可引起关节软骨、软骨下骨及关节周围组织侵蚀破坏,最终导致关节畸形、强直和功能障碍。类风湿关节炎可以发生在任何年龄,但更多见于30 岁以后。女性发病为男性的 3 倍。

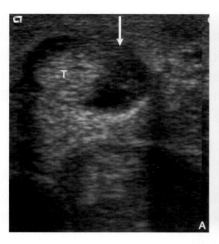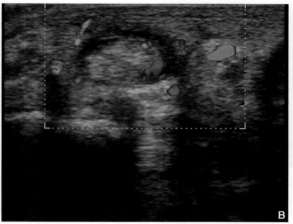

图 3-1-15　示指屈肌腱腱鞘炎声像图
A.横断面显示肌腱周围腱鞘滑膜增厚(↓),B.示内可见点线状血流信号

　　类风湿关节炎关节的基本病理改变是滑膜炎,表现为滑膜微血管增生,滑膜增厚,滑膜间质炎性细胞浸润。在以上病理基础上,这些细胞及血管侵犯软骨或骨组织,形成侵袭性血管翳,软骨破坏明显。修复期可形成纤维细胞增生及纤维性血管翳等。60%~70%类风湿关节炎病人以隐匿方式起病,在数周或数月内逐渐出现近端指间关节、掌指关节、腕关节等四肢小关节肿胀、僵硬。患者的关节肿胀主要是由于关节腔积液、滑膜增生及组织水肿而致。

　　滑膜炎属类风湿关节炎早期改变,超声表现为滑膜增厚,不光滑,局部呈结节样突入关节腔,呈低回声,滑膜内血管翳形成,血流增加,关节间隙增宽,伴或不伴有关节积液(图 3-1-16、图 3-1-17)。

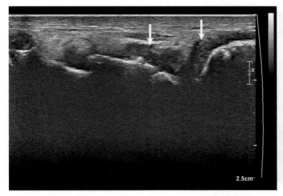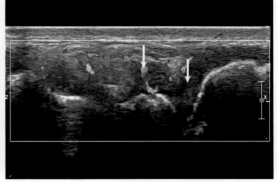

图 3-1-16　腕关节类风湿滑膜炎声像图
↓示关节腔内滑膜增厚

图 3-1-17　腕关节类风湿滑膜炎彩超声像图
显示关节腔内滑膜增厚(↓),增厚滑膜内血流信号较丰富

　　类风湿关节炎病情进展期,超声可发现骨侵蚀和软骨破坏。超声表现为关节软骨面不光滑、变薄,骨皮质呈虫蚀状,在腕关节最常见的受侵部位是月骨、三角骨和头状骨,以及尺骨茎突(图 3-1-18)。多数类风湿关节炎患者会出现手腕部腱鞘滑膜炎,最易侵犯的肌腱有

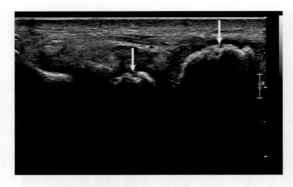

图 3-1-18　腕关节类风湿滑膜炎伴骨侵蚀声像图
↓示局部骨皮质破损、粗糙不光滑

桡侧腕伸肌腱、指伸肌腱、尺侧腕伸肌腱和指屈肌腱等。超声表现为腱鞘增厚、回声减低，血流信号增多。腱鞘内积液，随病程进展肌腱破坏可出现肌腱增粗、回声减低，纤维结构模糊，血流信号增多等声像图改变。

六、肌腱断裂

手及腕部的创伤性损伤可导致肌腱断裂，超声检查可以明确撕裂的部位和断端回缩的位置。肌腱断裂超声表现为肌腱回声的连续性中断，动态扫查失去运动功能。肌腱断裂近端回缩肿胀，呈不规则的低回声。肌腱断裂缺损区由周围的纤维组织填充，呈低回声，无正常的肌腱结构（图 3-1-19、图 3-1-20）。创伤还可导致肌腱部分撕裂，肌腱连续性尚存在，可见肌腱局限明显变细，肌腱表面不规则，周围可见局限积血。

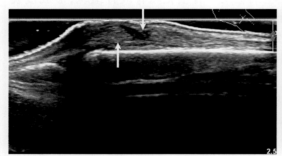

图 3-1-19　示指伸肌腱断裂声像图
纵切面显示指伸肌腱连续性中断，断端回缩
（↑），局部血肿呈低回声（↓）

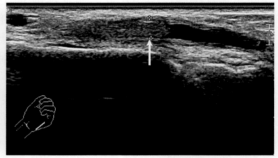

图 3-1-20　小指屈肌腱断裂声像图
纵切面显示小指屈肌腱连续性中断，断端回缩（↑）

七、手腕部肿瘤及瘤样病变

（一）腱鞘囊肿

腱鞘囊肿，实际上不是一种真正的肿瘤，是手腕部最常见的肿物，最常见于腕背，紧贴于肌腱、肌肉或关节囊旁。身体其他部位的关节囊、腱鞘、韧带上也可以生长，但在手腕部的发病率最高。腱鞘囊肿的真正病因不清，目前多数理论认为囊肿继发于腱鞘结缔组织局部营养不良、退行性变而形成囊肿。囊内含有胶冻状的稠厚液体，其成分为透明质酸和蛋白质，囊壁为致密硬韧的纤维结缔组织，囊壁不含真正的滑膜上皮。

腱鞘囊肿大小差异很大，体积过小者，临床触诊不清称作"隐型腱鞘囊肿"，多需依靠超声检出。腱鞘囊肿的声像图表现为囊壁光滑的无回声肿物，内部多无分隔，回声清亮，后方回声增强明显（图 3-1-21）。陈旧囊肿内部回声增多，可见分隔，可类似实性肿物回声。

（二）腱鞘巨细胞瘤

腱鞘巨细胞瘤是由腱鞘、滑囊或肌腱周的滑膜组织增生所致，以滑膜样增生的单核巨细胞为主,也称为局限型色素沉着绒毛结节性滑膜炎,病因不明,可能与炎症、局部创伤有关,好发于 30~50 岁。多发生在手指,好发于腱鞘,好发于掌指关节及其远端,临床表现为生长缓慢质韧肿物,患者可有轻微疼痛及压痛。超声显示为团块状或分叶状实性低回声肿物,边界较清晰,内回声均匀,肿物与肌腱关系密切并可包绕肌腱,可压迫或侵蚀相邻骨质,CDFI显示肿瘤内部可见星点状或树枝样血流信号(图 3-1-22~图 3-1-24)。

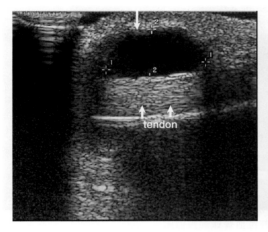

图 3-1-21　右示指屈肌腱旁腱鞘囊肿声像图
囊肿壁薄光滑(↓),内呈无回声,后方回声增强

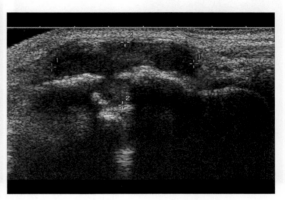

图 3-1-22　测量标记示紧贴指骨腱鞘巨细胞瘤,呈边界清晰的实性低回声肿物,箭头示指骨骨皮质受侵凹陷

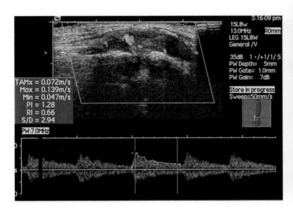

图 3-1-23　腱鞘巨细胞瘤声像图,肿瘤周边及内部可见较丰富血流信号

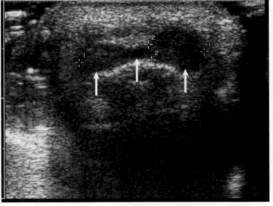

图 3-1-24　左手中指腱鞘巨细胞瘤(↑)呈"哑铃状"生长,包绕中指屈肌腱

(三) 血管球瘤

血管球瘤源于皮肤中的血管球组织,好发于手指甲床下,由类似血管球的平滑肌上皮细胞构成。临床主要表现为刺痛或烧灼样痛,局部按压或寒冷刺激可诱发。

血管球是位于皮肤中的一种正常组织、在手掌侧、手指足趾上分布较多。小动脉在形成毛细血管以前,分出小分支进入血管球,在其中与静脉直接相连,此种动静脉结合处,外被以纵横的平滑肌细胞,其中间有血管球细胞,该细胞为一种上皮样细胞。整个血管球被一种精细的成胶原网所包绕,其中有多量无髓鞘的感觉神经纤维及交感神经存在,最外有纤维组织包膜。血管球的功能,可能有控制末梢血管舒缩,调节血流量、血压及体温的作用。正常的血管球成为血管球瘤的原因尚不清,有些病例中,外伤可能为其诱因。超声显示肿瘤多为类圆形或椭圆形,瘤体边缘规整,与周围组织界限清晰。肿瘤内部多显示为较均匀低回声,多可探及丰富的血流信号,呈"火球状",并可取到低阻的动脉频谱,这可能与血管球瘤内动脉小分支与静脉直接相连有关,导致动脉血流阻力较小。

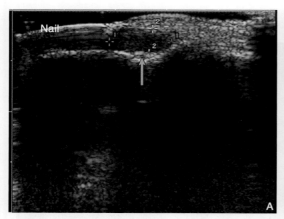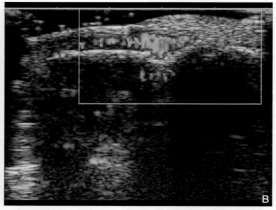

图 3-1-25 左示指甲床部位血管球瘤声像图

A:示指甲床部位血管球瘤声像图;测量标记示肿瘤呈椭圆形实性低回声,边缘规整,末节指骨骨皮质受压凹陷(↑),B:肿瘤内血流信号丰富

(陈 涛)

第二节 肩关节超声检查

一、肱二头肌长头肌腱腱鞘炎及脱位

(一)病理及临床

肱二头肌长头肌腱起自肩胛骨的盂上结节,在关节内下行,通过结节间沟穿出,再向下形成肌腹后与起自喙突的短头肌腱的肌腹汇合。主要作用是屈肘及使前臂旋后。

1. **肱二头肌长头肌腱腱鞘炎** 多因肩关节反复和大范围的转肩运动,使该肌腱不断在结节间沟内滑动,时间一长导致磨损受伤,有时则因一次突然的用力牵拉受伤。临床表现为肌腱处不同程度的压痛,屈肘或使肌腱收缩时加重。

2. **肱二头肌长头肌腱脱位** 该类患者结节间沟多较浅,小结节发育不良,肩关节外展外旋发力时可使横韧带撕裂,致肱二头肌长头肌腱从结节间沟脱出。

(二)检查方法及正常声像图

一般推荐的体位是患者面向检查者,坐在可以调节高度的旋转椅上。受检者坐于检查者对面,肘关节屈曲90°,手掌面向上。探头置于肱骨大结节和小结节之间做横切面,显示肱横韧带长轴及位于结节间沟的肱二头肌长头肌腱(图 3-2-1A)。可由检查者左手握住受检者腕部并轻轻调整其角度,使结节间沟调整至正前位。探头上下位移可显示不同水平位置的二头肌腱短轴(图 3-2-1B,C)。

在生理状态下肱二头肌长头肌腱的腱鞘内可显示少量滑液,位于内侧即肱骨小结节一

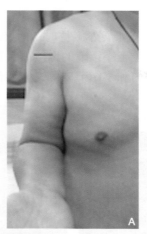

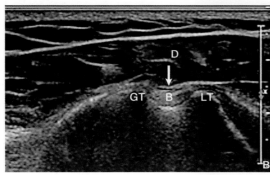

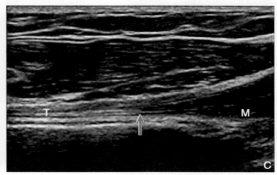

图 3-2-1　肱二头肌长头肌腱短轴及肱横韧带

A:检查方法;B:正常声像图(GT:大结节;LT:小结节;B:肱二头肌长头肌腱;箭头:肱横韧带;D:三角肌);C:正常声像图长轴切面(T:肌腱;M:肌腹;箭头为连接处)

侧(图 3-2-2)。

（三）病理声像图

1. 肱二头肌腱腱鞘炎　表现为腱鞘内积液,横切面上呈包绕肌腱周围的无回声液体,是肌腱和腱鞘分离(图 3-2-3),也可表现为腱鞘的内壁增厚,为腱鞘内层的滑膜组织增生,急性

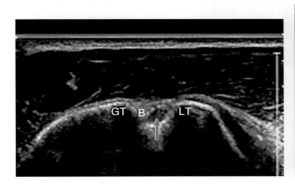

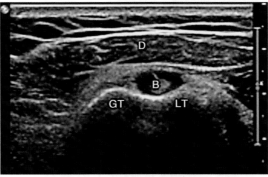

图 3-2-2　生理状态下肱二头肌腱腱鞘内的少量滑液

GT:大结节;LT:小结节;B:肱二头肌长头肌腱;箭头示内侧少量滑液

图 3-2-3　肱二头肌腱腱鞘炎,横切面见包绕肌腱的液体

GT:大结节;LT:小结节;B:肱二头肌长头肌腱

期可见滑膜内的血流信号（图3-2-4）。

2. **肱二头肌腱脱位**　当肩关节外展外旋位时,在大结节和小结节之间做横切面,显示结节间沟内肱二头肌肌腱缺失,移位至小结节的内侧。多数为不全脱位,即可以在不同体位下实时探查,发现肌腱在结节间沟内和小结节内侧之间移位（图3-2-5）。

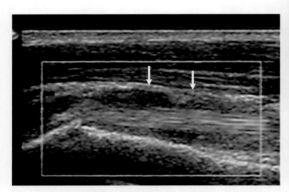

图3-2-4　腱鞘炎,长轴显示腱鞘壁增厚（箭头）

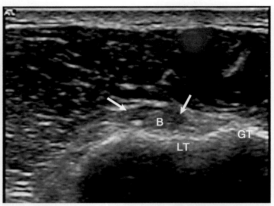

图3-2-5　肱二头肌长头肌腱不全脱位
左肩横切面,显示肌腱（箭头,B）从结节间沟内移位至内侧,即小结节一侧;LT:小结节

二、肱二头肌长头肌腱断裂

（一）病理及临床

一次突然的收缩可使二头肌牵拉力过大,超过其负荷而断裂。有些患者是因为二头肌肌腱反复磨损使肌腱变性,或反复封闭注射激素类药物使肌腱变性,在此基础上更易断裂。肌腱和肌腹连接处是断裂的好发部位。

临床表现:发生于肌腱和肌腹连接处的断裂,在断裂处有压痛,但不运动时疼痛症状常不明显,因而容易忽视。断裂的肌腹常向下回缩,使该部位隆起形成包块。肩关节的活动障碍也不很严重。

（二）检查方法及正常声像图（参见本章第一节）

（三）病理声像图

该病典型的超声表现,为沿长轴探查

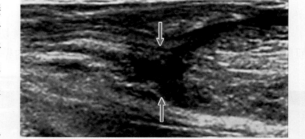

图3-2-6　肱二头肌长头肌腱-肌腹连接处断裂
箭头示断裂处可见无回声积血,肌腹向下回缩

可见在肌腱-肌腹连接处中断,裂口内可见无回声积血,肌腹向下回缩形成包块（图3-2-6）。

三、三角肌下-肩峰下滑囊炎

（一）病理及临床

三角肌下-肩峰下滑囊是人体最大的滑囊,位于深方的肩袖与前方的肩峰和三角肌之间。正常人该滑囊内有极少量滑液,对肩袖及肱骨头和大结节起保护作用,防止运动时肩峰与肩袖的摩擦。

肩关节尤其是肩袖冈上肌腱急性和慢性损伤,以及运动时滑囊被反复摩擦或撞击,是造成该滑囊炎的最常见原因,其次为类风湿及其他免疫性或代谢性疾病,化脓性滑囊炎少见。各种外伤(如肱骨骨折)手术后也可继发该病。

该病的主要症状是肩疼,关节活动受限,尤其外展动作受限,患者往往严重影响生活质量。滑囊内积液、滑膜壁增厚及钙盐沉积等为主要病理表现。

(二)检查方法及正常声像图

肩峰下滑囊位于三角肌与肩袖之间。由于该滑囊覆盖范围大,应尝试不同体位及位置,显示滑囊厚度最大和滑液最多的切面。在冈上肌腱的短轴切面和长轴切面分别观察该滑囊,位于肩袖肌腱表面和三角肌之间,正常声像图为前后两层线状高回声,之间有很小的无回声缝隙,整个厚度小于2mm(图3-2-7)。

(三)病理声像图

滑囊内积液、壁增厚、钙化沉积是该病主要声像图表现,以滑囊积液最常见,壁分离前后径大于2mm,则为病理情况。

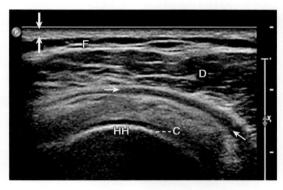

图 3-2-7 正常肩峰下滑囊声像图
宽箭头:皮肤;F:皮下脂肪;D:三角肌;细箭头:三角肌下-肩峰下滑囊;C:透明软骨;HH:肱骨头

滑囊积液聚集在3个位置:上臂及肩关节内旋时,积液位于冈上肌腱末端,大结节附着处前方;关节外旋时,积液位于肩胛下肌腱前方;中立位时,积液位于结节间沟处的肱二头肌腱前方。三种情况下积液均位于三角肌深方(图3-2-8)。

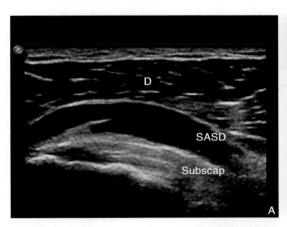
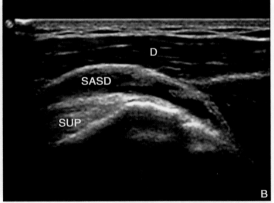

图 3-2-8 三角肌下-肩峰下滑囊炎声像图
A:三角肌下滑囊积液;B:肩峰下滑囊积液伴囊壁增厚;SASD:滑囊;D:三角肌;Subscap:肩胛下肌腱;SUP:冈上肌腱

四、肩袖损伤

(一)病理及临床

肩袖指冈上肌、冈下肌、小圆肌和肩胛下肌4块肌肉及肌腱,前3者肌腱附着于肱骨大结节,肩胛下肌腱附着于肱骨小结节,4 块肌腱从内侧、外上侧、后侧几个方向包绕肱骨头及肩关节,形似袖口,故称肩袖。肩袖上方有肩峰和三角肌覆盖,前者与后两者之间有一滑囊,为肩峰下-三角肌下滑囊,对肩袖起缓冲和保护作用。

肩袖损伤是最常见的肩关节病变,主要好发于冈上肌腱(占 80%),也可累及其他三个肌腱。分为急性肩袖撕裂和慢性退行性变(tendinosis),二者可互为因果:肩袖微小撕裂可继发慢性改变,包括肩袖玻璃样变性、瘢痕形成、钙化沉积等;在慢性肌腱病的基础上,更易发生撕裂。

冈上肌腱损伤后表现为肩疼,患肢外展受限。肩袖部分撕裂与慢性肌腱病症状重叠,诊断较难,超声和 MRI 是主要诊断手段。

(二) 检查方法及正常声像图

1. 肩胛下肌腱 屈肘 90°,肘部紧贴外胸壁,肩关节外旋位,探头置于肱骨小结节内侧横切,显示肩胛下肌腱的长轴,最外侧止于小结节(图 3-2-9A)。探头上、下平移直至肌腱宽度的边界。在此基础上探头旋转 90°,可显示肌腱短轴(图 3-2-9B)。在短轴切面可见强回声的肌腱内间隔低回声的肌肉组织,为正常现象(图 3-2-10)。

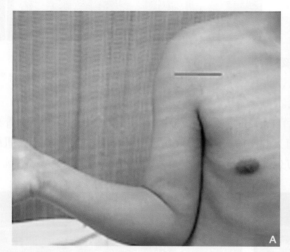
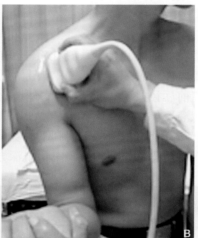

图 3-2-9 肩胛下肌腱检查体位
(A:长轴;B:短轴)

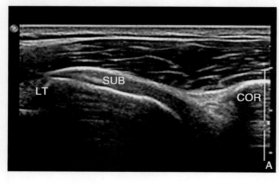
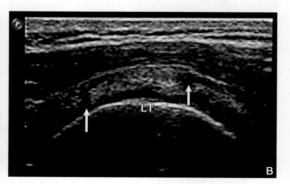

图 3-2-10 肩胛下肌腱正常声像图
A:肩胛下肌腱正常声像图(长轴切面);B. 肩胛下肌腱正常声像图(短轴)
SUB:肩胛下肌腱;LT:肱骨小结节;COR:喙突;箭头:肌腱内的肌肉组织

2. 冈上肌腱 冈上肌腱的检查可有两种体位：第一种是患者上肢置于身后，屈肘，手掌贴在髂嵴上缘（图3-2-11），在该体位下冈上肌腱与肱二头肌腱为平行走行，前者位于后者后外侧。检查者可坐于患者侧面或对面，该体位更易于显示肌腱-肌肉连接处。第二种体位是使患者肩关节尽可能内旋，屈肘同时前臂后伸，手背紧贴对侧的后背，肘部紧贴外胸壁，肘窝与胸壁不留空隙（图3-2-12）。后一种体位使冈上肌腱更多地移向前方，适于检查者坐于患者正对面检查。由于在肩关节最大内旋位时冈上肌腱处于被拉直的紧张状态，该体位更易发现微小撕裂。但某些肩袖损伤或关节粘连的患者无法做到该体位的要求。

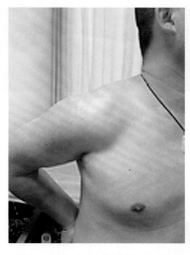
图3-2-11 冈上肌腱检查体位1

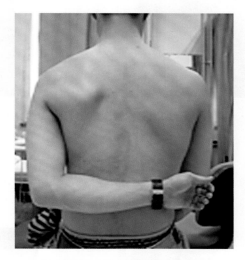
图3-2-12 冈上肌腱检查体位2

（1）冈上肌腱的短轴切面：如前述，先显示肱二头肌长头肌腱短轴的关节内部分，以此作为识别冈上肌腱的方法，向后外侧移动探头，则显示冈上肌腱的短轴切面（图3-2-13）。正常形态为向前方凸起的圆弧形，肌腱深方为肱骨头（圆形的强回声伴声影）。冈上肌腱后外侧为冈下肌腱。在冈上肌腱的前方为三角肌，呈低回声。肌腱浅方称"滑囊面"，深方称"关节面"，中间为"腱体"。对于肌腱内病变进行描述时要规范其层次。

（2）冈上肌腱的长轴切面：在图3-2-13基础上探头旋转90°，纵切面显示冈上肌腱长轴（图3-2-14），从上至下分别可见圆形的肱骨头表面、向深方略凹陷的解剖颈和向浅方隆起的肱骨大结节（图3-2-15）。上述骨性标志可作为描述肌腱内异常区域（如钙化灶）的定位点，如钙化灶位于距大结节上缘…cm处。

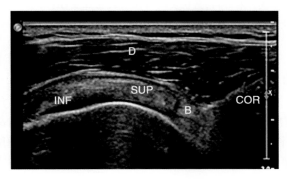
图3-2-13 冈上肌腱短轴声像图
B：肱二头肌长头肌腱；SUP：冈上肌腱；INF：冈下肌腱；COR：喙突；D：三角肌

（3）冈下肌腱及小圆肌腱检查：受检者坐位，手自胸前置于对侧上臂前方。检查者坐于后方或侧方，以肩胛骨后面先触及肩胛冈（图3-2-16A），以此为体表标志，探头置于冈下窝纵切，可显示冈下肌肌腹和其下方的小圆肌肌腹（图3-2-16B）。

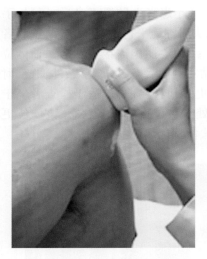

图 3-2-14　冈上肌腱检查方法

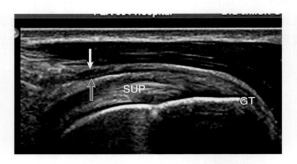

图 3-2-15　正常冈上肌腱长轴声像图
SUP：冈上肌腱；GT：肱骨大结节；箭头：肩峰下滑囊

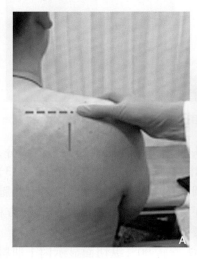

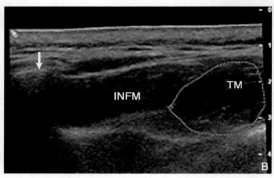

图 3-2-16　冈下肌和小圆肌短轴声像图
A：肩胛冈标志及冈下窝肌腹检查方法，蓝色虚线为肩胛冈，蓝色实线为探头放置位置；B：冈下肌和小圆肌；虚线示肩胛冈；INFM：冈下肌肌腹；TM：小圆肌肌腹；箭头：肩胛冈

在识别冈下肌和小圆肌肌腹的基础上，探头旋转 90°，沿肌腹向外侧追踪，分别显示冈下肌腱和小圆肌腱长轴，二者均止于肱骨大结节后缘（图 3-2-17）。

（三）病理声像图

1. 肩袖撕裂　主要为冈上肌腱，浅层为滑囊面撕裂，深层为关节面撕裂，可见肌腱内部分纤维缺失，以大结节上方 1cm 处最常见（图 3-2-18，图 3-2-19）。全层撕裂时可见肩袖全层缺失，裂口内有积血（图 3-2-20）。全层撕裂的继发征象为三角肌下滑囊与关节腔相通，或表面的三角肌疝向深方。

2. 肩袖钙化性肌腱炎　肌腱纤维纹理不清晰，回声增强，可探及斑片状或泥沙样钙化（图 3-2-21）。常伴有三角肌下滑囊积液，临床称"肩袖撞击综合征"。

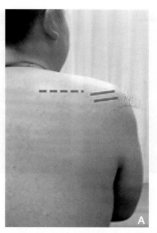

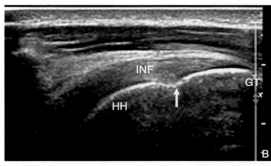
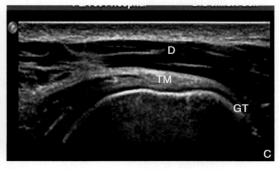

图 3-2-17　冈下肌腱和小圆肌腱

A：冈下肌腱和小圆肌腱检查方法；B：冈下肌腱长轴声像图；C：小圆肌腱长轴声像图。虚线：肩胛冈，两条红线分别为检查冈下肌腱和小圆肌腱的探头位置，INF：冈下肌腱；HH：肱骨头；GT：大结节；D：三角肌；TM：小圆肌腱

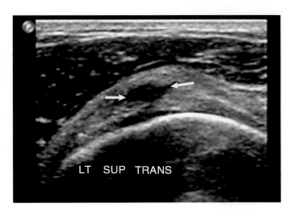
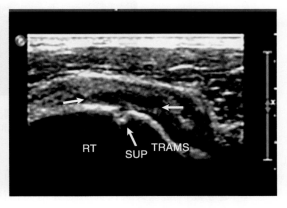

图 3-2-18　冈上肌腱部分撕裂

箭头所指为冈上肌腱中间层撕裂（LT、SUP、TRANS：左侧冈上肌腱横切面）

图 3-2-19　冈上肌腱深方（关节面）部分撕裂（箭头所指）

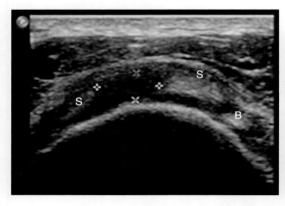

图 3-2-20 冈上肌腱全层撕裂：短轴切面

S：冈上肌腱，+…+示撕裂范围及积血。
注：肩袖部分撕裂的临床分度：* Ⅰ度：深度
小于 3mm；Ⅱ度：深度 3~6mm；Ⅲ度：深度大于
6mm 或大于肌腱厚度 50%

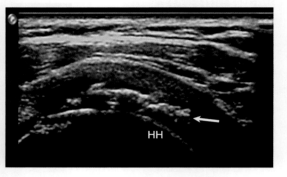

图 3-2-21 肩袖钙化性肌腱炎

冈上肌腱内大量强回声钙化灶（箭头）；
HH：肱骨头

五、肩关节的超声引导下介入操作

（一）超声引导下肩袖钙化的针刺捣碎治疗

1. 适应证 肩袖（主要是冈上肌腱）的斑状钙化引起的疼痛和功能障碍。

2. 步骤 患者体位及检查方法同前述第一部分冈上肌腱的检查。

穿刺针可用 21G 或 22G PTC 针。常规消毒皮肤。

实时超声引导下针尖抵达钙化灶后，反复从不同方向刺破和捣碎钙化灶，直至钙化破碎
（图 3-2-22）。

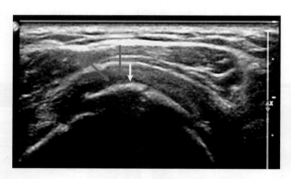

图 3-2-22 超声引导下冈上肌腱钙化针刺捣碎治疗

冈上肌腱短轴切面，短箭头示钙化灶，红色的长箭头示进
针和捣碎方向

（二）超声引导下腱鞘和滑囊内封闭注药

1. 适应证 肱二头肌长头肌腱腱鞘炎、肩峰下滑囊炎。

2. 步骤 体位为坐位，检查方法参考上述相关部分。

常规消毒皮肤后，显示腱鞘或滑囊最厚的切面，超声引导下实时将 PTC 针刺入腱鞘或滑
囊积液内，穿刺针接注射器，先抽吸积液，再将类固醇与 1% 利多卡因混合液注入（图 3-2-23，
图 3-2-24）。

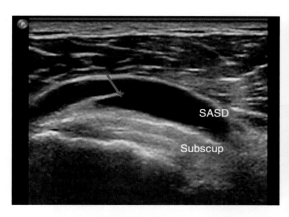

图 3-2-23　肩峰下滑囊炎超声引导下抽吸及注药

短轴切面,箭头为进针入路
SASD:滑囊;Subscup:肩胛下肌腱

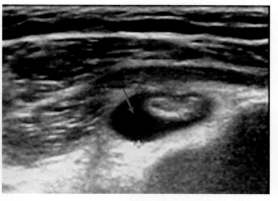

图 3-2-24　肱二头肌长头肌腱腱鞘炎超声引导下抽吸及注药

短轴切面,箭头为进针入路

（傅先水）

第三节　肘关节超声检查

一、肘关节前部

此区主要检查肘关节的骨性部分、关节隐窝及软组织,软组织主要包括肱二头肌、肱肌及其肌腱,以及正中神经、桡神经和骨间后神经等。

（一）肘关节

1. 局部解剖　肘关节由肱骨远端、尺骨近端和桡骨头组成。肱骨远端的外侧部分为肱骨小头,与桡骨头构成肱桡关节;肱骨远端的内侧部分为肱骨滑车,与尺骨冠突构成肱尺关节;尺骨近端与桡骨头构成尺桡关节。肘关节周围有关节囊包裹。肱骨远端前面有两个隐窝,内侧的称冠突窝,外侧的称桡骨窝,分别对应尺骨冠突和桡骨头。

2. 体位与探头位置　超声检查时患者坐于检查者对面,肘关节伸直放于检查床上,掌心向上。探头在肘关节前方做横断面和纵断面扫查,范围包括关节上下各5cm的区域(图3-3-1A)。

3. 正常声像图　在肱骨远端水平,横切面图显示强回声波浪形的肱骨骨皮质,外侧为肱骨小头,内侧为肱骨滑车,表面覆盖薄层低回声,为关节透明软骨(图3-3-1B)。肘前桡侧纵切面显示肱骨小头和桡骨头,尺侧纵切面显示肱骨滑车和尺骨冠突,弧形强回声为骨皮质,表面薄层低回声为关节软骨。尺侧纵切面还可观察肱肌(图3-3-1C,D)。

4. 异常声像图　正常情况下,关节腔可有少量液体积聚,多首先出现在关节前隐窝,深度不超过2mm。随着液体量的增多,在关节其他部位也可探及无回声区,在探头加压时,由于液体流动,无回声可变薄或消失。关节滑膜增生表现为关节区域探及低回声,彩色多普勒超声大多可在低回声内探及血流信号,探头加压时低回声滑膜基本不被压缩。上述两种情况下,关节囊均会向浅部隆起(图3-3-2,图3-3-3)。

（二）肱二头肌远端肌腱

1. 局部解剖　肱二头肌近端有长、短两头,长头起于肩胛骨盂上粗隆,短头起于肩胛骨

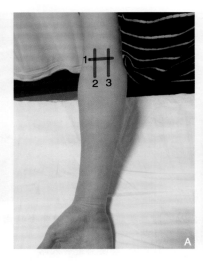

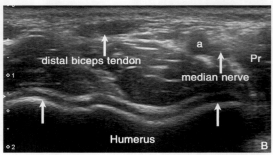

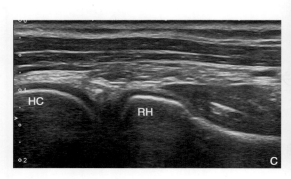

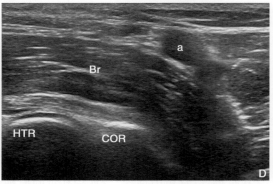

图 3-3-1 肘前区超声扫查

A:位置 1 为肱骨远端关节端横切面,位置 2 为桡侧纵切面,位置 3 为尺侧纵切面;B:肱骨远端关节端横切面声像图;C:肘前区桡侧纵切面声像图;D:肘前区尺侧纵切面声像图。白箭头:关节软骨;a:肱动脉;Pr:旋前圆肌;HC:肱骨小头;RH:桡骨头;HTR:肱骨滑车;COR:冠突;Br:肱肌;distal biceps tendon:肱二头肌远端肌腱;median nerve:正中神经;Humerus:肱骨

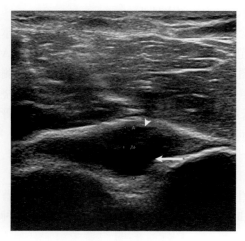

图 3-3-2 肘关节前方滑膜增厚伴积液

白箭头:无回声积液区;箭头:增厚的低回声滑膜组织

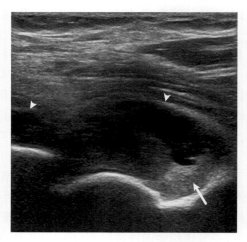

图 3-3-3 肘关节前方滑膜增厚

白箭头:增厚的滑膜组织;箭头:隆起的关节囊

喙突,两头于上臂中部汇合成肌腹,远端以共同肌腱止于桡骨粗隆。

2. **体位与探头位置**　肘关节伸直放于检查床上,前臂尽量外旋使肌腱更好地显露(图3-3-4A)。探头首先在肘关节前方横切,找到肱二头肌远端肌腱后探头转为纵切,并逐渐向远端追踪,直至肌腱附着于桡骨粗隆处。超声观察肱二头肌远端肌腱病变以纵切面为主。

3. **正常声像图**　横切面上,肱二头肌远端肌腱呈扁椭圆形结构,由于各向异性伪像,大多呈低回声。在近端位置表浅,容易辨认。纵切面显示肌腱长轴,由近端向远端走行过程中,肌腱位置由浅至深,探头远端适当加压可消除各向异性伪像,肌腱呈致密高回声(图3-3-4B)。

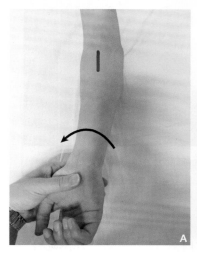
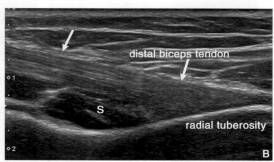

图 3-3-4　肱二头肌远端肌腱

A:扫查时前臂外旋,探头置于肘关节远侧纵切(蓝色短线处);B:肘前部纵切面显示肱二头肌远端肌腱长轴;白箭头:肱二头肌远端肌腱;S:旋后肌;distal biceps tendon:肱二头肌远端肌腱;radial tuberosity:桡骨粗隆

4. **异常声像图**

(1) 肌腱炎:不恰当的锻炼或风湿免疫性疾病累及该肌腱时,导致肌腱发生炎症性改变,声像图表现为肌腱增粗,回声减低,多普勒超声可在肌腱内探及血流信号(图3-3-5)。

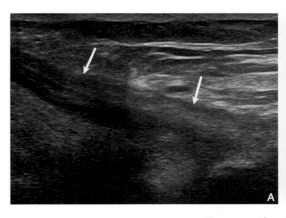
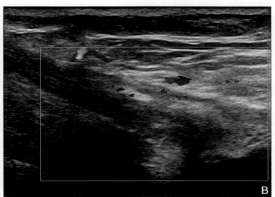

图 3-3-5　肱二头肌远端肌腱炎

A:纵切灰阶图示肱二头肌远端肌腱增厚肿胀,回声减低;B:彩色多普勒血流图示肌腱内探及少许血流信号

（2）肌腱断裂：肌腱遭受暴力或强力收缩时，可造成肌腱完全性或部分性断裂，声像图表现为肌腱纤维完全或部分性断裂，肌腱断端回缩，断端间可见积血、积液，周围软组织水肿（图3-3-6）。

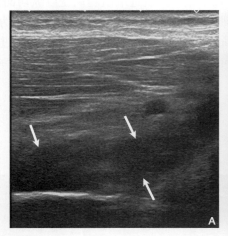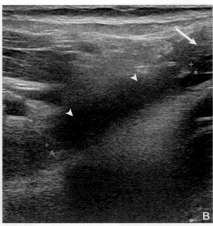

图 3-3-6　肱二头肌远端肌腱断裂

A：白箭头：肱二头肌远端肌腱的远侧断端，肌腱增厚，外形不规则；B：白箭头：肱二头肌远端肌腱的近侧断端，箭头：肌腱断端间空虚，可见无回声积液

（三）正中神经

1. 局部解剖　正中神经在上臂远端位于肱动脉内侧，随后逐渐往外侧走行，在肘部位于旋前圆肌的两个头之间，此处为神经易受到卡压处。

2. 体位与探头位置　肘关节伸直平放于检查床上。探头在肘关节前方做连续的横断面扫查。

3. 正常声像图　正中神经横断面呈筛网状结构，在旋前圆肌水平形态较扁平（图3-3-7）。

4. 异常声像图　如神经在旋前圆肌两头之间受到卡压，则称为旋前圆肌综合征，神经受压处明显变细，卡压近侧的神经增粗，神经外膜增厚，回声增高，神经束回声减低（图3-3-8）。

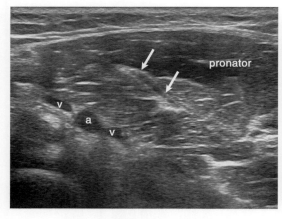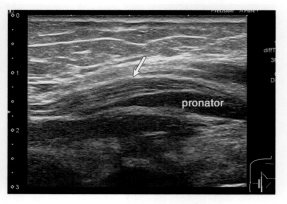

图 3-3-7　旋前圆肌水平正中神经横切面

白箭头：正中神经；pronator：旋前圆肌；a：肱动脉；v：肱静脉

图 3-3-8　旋前圆肌综合征

白箭头：增粗的正中神经；pronator：旋前圆肌

（四）桡神经

1. **局部解剖**　桡神经在肘部经过肱骨外上髁前方，在肱肌与肱桡肌之间下行，随后分为浅支和深支。浅支经肱桡肌深面，至前臂桡动脉的外侧下行；深支穿旋后肌至前臂后区，又称前臂骨间后神经。深支在入旋后肌时，经过一纤维组织环，即 Frohse 腱弓，容易受压迫产生神经卡压症状。

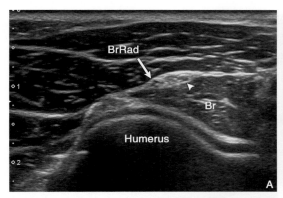
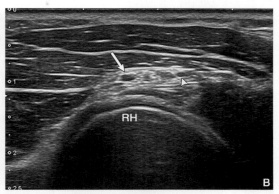
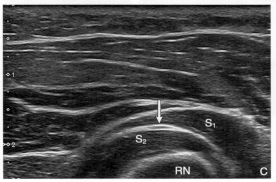

图 3-3-9　桡神经主干及其分支声像图

白箭头:桡神经深支(前臂骨间背侧神经);箭头:桡神经浅支;BrRad:肱桡肌;Br:肱肌;Humerus:肱骨;RH:桡骨头;RN:桡骨颈;S_1:旋后肌浅头;S_2:旋后肌深头

2. **体位与探头位置**　肘关节前方偏桡侧横断面扫查可对桡神经进行连续追踪探测，由近及远显示桡神经主干及其两个分支。

3. **正常声像图表现**　正常桡神经横断面也呈圆形筛网状结构，在分叉水平神经干呈椭圆形，其两个分支由于神经干较细，内部的神经束结构较难显示（图3-3-9）。

4. **异常声像图**　桡神经深支受卡压是临床较常见的卡压综合征，在声像图上表现为旋后肌内的桡神经深支受压变细，而近端神经肿胀增粗，超声触诊可加重患者症状（图3-3-10）。

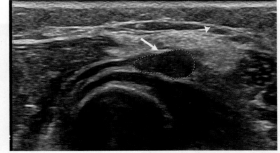

图 3-3-10　前臂骨间背侧神经增粗横断面声像图

患者前臂外伤后 5 年，白箭头:增厚的前臂骨间背侧神经;箭头:旋后肌浅头纤维化改变,肌纤维纹理消失,回声增高

二、肘关节外侧

此区主要检查伸肌总腱、肱骨外上髁、桡侧副韧带和肱桡关节等。

（一）伸肌总腱及肱骨外上髁

1. **局部解剖**　前臂后群多个伸肌以伸肌总腱共同连接于肱骨外上髁，该肌群包括桡侧腕短伸肌、桡侧腕长伸肌、指总伸肌、小指伸肌、尺侧腕伸肌和旋后肌等，功能是伸腕并桡偏。

2. **体位与探头位置**　被检查者坐在医生对面，肘关节屈曲90°放于检查床上，或者双上肢前伸，拇指向上双手合十，类似"祈祷"体位（图3-3-11A）。触诊扪及肱骨外上髁，探头以此为标志作冠状面扫查，即可获得伸肌总腱长轴图像。

3. **正常声像图**　伸肌总腱长轴呈"鸟嘴样"高回声结构，内部可见致密平行排列的肌腱纤维结构，回声分布均匀，内部无血流信号（图3-3-11B）。其附着处的强回声为肱骨外上髁，表面光滑。探头旋转90°，可对肌腱附着端行横断面扫查。

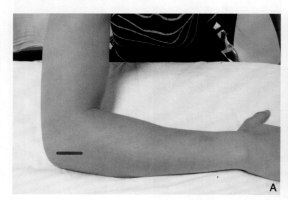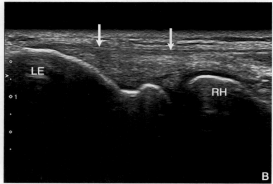

图3-3-11　肘关节外侧扫查

A：探头位置；B：肘关节伸肌总腱纵切面声像图；白箭头：伸肌总腱；LE：肱骨外上髁；RH：桡骨头

4. **异常声像图**　伸肌总腱炎是临床常见病症，其病因是由于伸肌总腱反复的伸缩用力，引起肌腱炎症、变性甚至撕裂，从而产生疼痛症状，俗称"网球肘"。声像图表现为伸肌总腱增厚肿胀，回声强度减低，肌腱纤维结构模糊，超声触诊疼痛加剧。撕裂时肌腱纤维可见部分或完全性中断，病程较长者肌腱内可形成钙化，炎症处于活动期时肌腱内可探及丰富的血流信号。伸肌总腱强力收缩引起肱骨外上髁撕脱骨折时，超声可显示游离碎骨片（图3-3-12）。

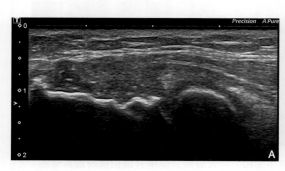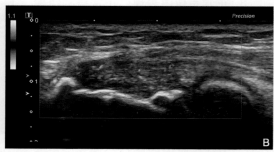

图3-3-12　伸肌总腱炎

A：伸肌总腱长轴切面显示肌腱增厚，回声减低，肌腱纤维层次消失，肱骨外上髁骨皮质毛糙；B：多普勒血流图示肌腱内血流信号丰富

（二）肘关节桡侧副韧带

1. 局部解剖　桡侧副韧带为肘关节囊桡侧增厚加强的部分,由肱骨外上髁向下扩展,止于桡骨及其环韧带外侧,位于伸肌总腱深面,但与伸肌总腱无明确分界。

2. 体位与探头位置　同伸肌总腱检查。

3. 正常声像图表现　在伸肌总腱深部一薄层纤维膜状结构,连接于肱骨外上髁与桡骨之间(图3-3-13)。

（三）肱桡关节

1. 局部解剖　肱桡关节由肱骨小头和桡骨头构成,在关节外侧的浅部填充有少量滑膜组织。桡骨头周围有环状韧带,防止桡骨头脱出。

2. 体位与探头位置　在桡骨头水平做横切面扫查。

3. 正常声像图　桡骨头呈光滑弧形强回声,桡骨头表面可见高回声环状韧带包绕桡骨头(图3-3-14)。在前臂被动旋前或旋后时动态观察桡骨头有助于评价桡骨头的功能,并能增加隐匿性骨折的检出率。有关节积液时可显示环状隐窝。

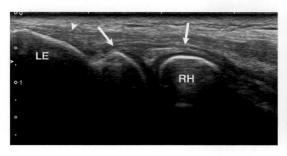
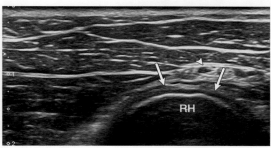

图3-3-13　肘关节外侧副韧带纵切面声像图
白箭头:外侧副韧带;箭头:伸肌总腱;LE:肱骨外上髁;RH:桡骨头

图3-3-14　肘关节外侧桡骨头水平横切面声像图
白箭头:环状韧带;箭头:桡神经深支;RH:桡骨头

三、肘关节内侧

此区主要检查屈肌总腱、肱骨内上髁、尺侧副韧带等。

（一）屈肌总腱及肱骨内上髁

1. 局部解剖　屈肌总腱为前臂前群的多个屈肌以共同起点连接于肱骨内上髁,包括桡侧腕屈肌、尺侧腕屈肌、掌长肌及指浅屈肌等,功能是屈腕关节。

2. 体位与探头位置　患者坐于医生对面,身体向检查侧倾斜,前臂放于检查床上并尽量外旋,肘关节伸直或稍屈曲状态(图3-3-15A)。以肱骨内上髁为体表标志,探头在肘关节内侧做冠状切。

3. 正常声像图表现　屈肌总腱的长轴图像,回声与伸肌总腱相似,但一般较短而薄,肌腱附着处的强回声即为肱骨内上髁(图3-3-15B)。

4. 异常声像图表现　屈肌总腱反复受力可导致非特异性炎症,为较为常见的运动损伤,又称"高尔夫球肘""学生肘"等。声像图表现与伸肌总腱炎相似,肌腱增厚,内部回声不均匀减低,血流信号增多。病程较长者也可出现钙化,肱骨内上髁骨皮质表面不光滑、凹凸不平(图3-3-16)。对于症状不典型者,双侧对比可提高诊断准确性。

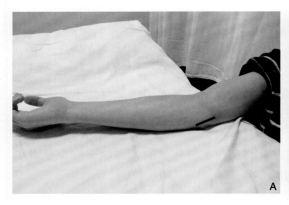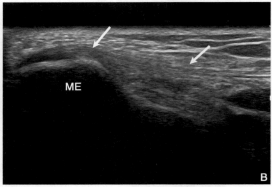

图 3-3-15　肘关节内侧扫查

A：探头位置；B：肘关节内侧屈肌总腱纵切面声像图；白箭头：屈肌总腱；ME：肱骨内上髁

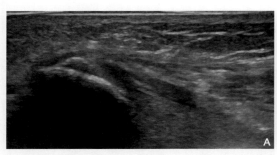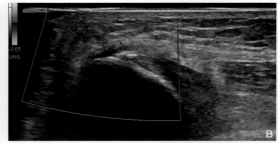

图 3-3-16　肘部屈肌总腱炎

A：灰阶图示屈肌总腱增厚，回声不均匀减低，附着端可见钙化；B：彩色多普勒图示肌腱周边见少许血流信号

（二）尺侧副韧带

1. **局部解剖**　尺侧副韧带为肘关节囊尺侧增厚加强的部分，起于肱骨内上髁下缘，向下呈扇形扩展，止于尺骨滑车切迹内侧缘。

2. **体位与探头位置**　同屈肌总腱检查。也可在患者仰卧位并保持肩关节外展外旋而肘关节屈曲状态下进行检查。

3. **正常声像图表现**　呈薄层纤维膜状结构，位于屈肌总腱深部的是尺侧副韧带的前束，连接于肱骨内上髁与尺骨滑车之间（图 3-3-17）。

4. **异常声像图表现**　尺侧副韧带撕裂是肘部外伤常见病，动态检查有助于尺侧副韧带损伤的检出，如肘关节被动外翻时，内侧关节间隙增大可提示尺侧副韧带撕裂或松弛（图 3-3-18）。

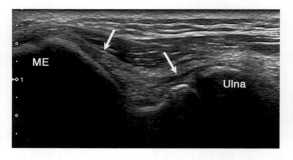

图 3-3-17　肘关节内侧副韧带纵切面声像图

白箭头：内侧副韧带；ME：肱骨；Ulna：尺骨

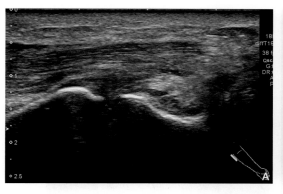
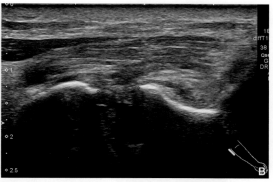

图 3-3-18　肘关节内侧副韧带撕裂
A:静息位,肘关节内侧间隙较小;B:肘关节外翻位,内侧间隙明显增大,并可见关节积液

四、肘关节后区

此区可检查肱三头肌腱、肘管及尺神经、鹰嘴滑囊等。

(一) 肱三头肌腱

1. 局部解剖　肱三头肌的近端有三个头,共同向下以一坚韧的肌腱止于尺骨鹰嘴,主要功能为伸肘关节。

2. 体位与探头位置　患者屈肘90°并将手掌撑于检查床上。探头以尺骨鹰嘴为体表标志,平行上臂做纵切(图 3-3-19A)。

3. 正常声像图表现　尺骨鹰嘴呈弧形强回声,表面光滑,肱三头肌腱附着于鹰嘴,为高回声结构,附着端呈鸟嘴样,肌腱内部可见平行排列的肌腱纤维,近端与肌纤维延续(图 3-3-19B)。

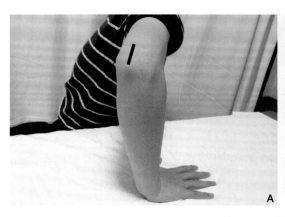
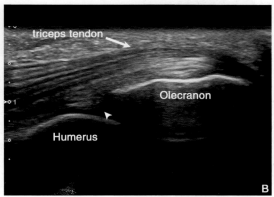

图 3-3-19　肘关节后区扫查
A:探头位置;B:肘关节肱三头肌腱纵切;白箭头:肱三头肌腱;箭头:关节后隐窝;triceps tendon:肱三头肌腱;Humerus:肱骨;Olecranon:鹰嘴

4. 异常声像图表现　运动损伤或慢性劳损可导致肱三头肌腱炎,声像图表现为肌腱增厚,回声减低,分布不均匀,肌腱内血流信号增多(图 3-3-20)。

(二) 鹰嘴滑囊

1. 局部解剖　肘后区有两个潜在的鹰嘴滑囊,一个位于皮肤与肱三头肌腱之间,另一

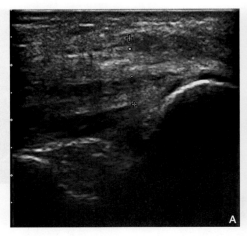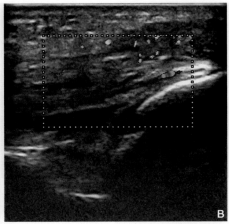

图 3-3-20　肱三头肌腱炎
A:灰阶图示肱三头肌腱明显增厚,回声不均;B:彩色多普勒血流图示肌腱内血流信号丰富

个位于肱三头肌腱与鹰嘴骨质之间。

2. **体位与探头位置**　同肱三头肌腱检查。

3. **正常声像图表现**　正常时超声不显示鹰嘴滑囊。

4. **异常声像图表现**　在外伤、风湿性疾病等情况下,滑囊出现炎症改变,囊内液体积聚,囊壁增厚,多普勒超声可在囊壁上探及血流信号(图 3-3-21)。

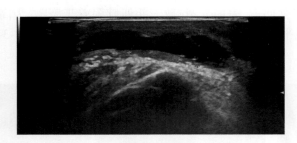

图 3-3-21　尺骨鹰嘴皮下滑囊积液
灰阶图示鹰嘴皮下滑囊壁增厚,囊内液体积聚

(三)　肘管

1. **局部解剖**　肘管是肘后一重要骨纤维通道,其内侧壁为肱骨内上髁及尺侧腕屈肌的肱骨头,外侧壁为尺骨鹰嘴和尺侧腕屈肌的尺骨头,后壁为连接尺侧腕屈肌两头的三角韧带,前壁为尺侧副韧带。

2. **体位与探头位置**　体位同肱三头肌腱检查,或患者坐于医生对面,身体向检查侧倾斜,前臂放于检查床上并尽量外旋,探头放置于肱骨内上髁与尺骨鹰嘴之间横切。

3. **正常声像图表现**　尺神经呈椭圆形低回声,位于肱骨内上髁与尺骨鹰嘴强回声之间(图 3-3-22)。

4. **异常声像图表现**

(1)肘管综合征:典型的尺神经受压点位于尺侧腕屈肌两头附着点水平,声像图可见尺神经在肘管近端增粗,神经外膜回声增高,神经束回声减低,少数患者可在神经干内发现血流信号(图 3-3-23)。与对侧比较,尺神经截面积的增大有助于肘管综合征的诊断。有时超声可发现引起神经卡压的原因,如滑膜囊肿、骨赘、骨折碎片等。

(2)尺神经位置异常:正常情况下,尺神经走行于肘管内,也有部分正常人的尺神经位于肱骨内上髁的内侧,称尺神经脱位。如尺神经仅在肘关节屈曲时移位至内上髁内侧,称尺神经半脱位,多数人无不适症状,也有部分患者由于尺神经反复与内上髁摩擦,产生神经症

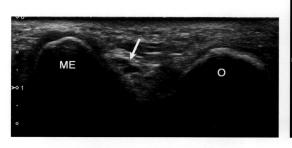 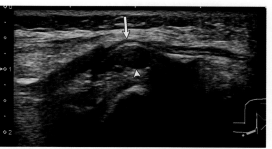

图 3-3-22　肘管横切面声像图　　　　　　　　图 3-3-23　肘管综合征

白箭头:尺神经;ME:肱骨内上髁;O:尺骨鹰嘴　　　箭头:关节滑膜囊肿;白箭头:尺神经受深部
　　　　　　　　　　　　　　　　　　　　　　　囊肿卡压变细,近端神经增粗

状。超声动态检查半脱位的尺神经时,在横切面上显示肱骨内上髁、尺骨鹰嘴和尺神经,检查时避免探头重压皮肤,以免阻碍尺神经滑出肘管(图 3-3-24)。

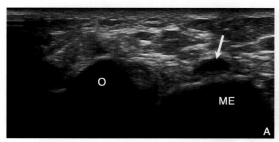 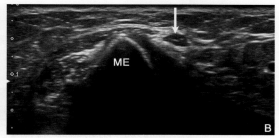

图 3-3-24　尺神经半脱位

白箭头:尺神经;A:肘关节伸直位,尺神经位于肱骨内上髁与尺骨鹰嘴之间;ME:肱骨内上髁;O:尺骨鹰嘴;B:屈肘关节屈曲位,尺神经移位至肱骨内上髁内侧

（郑元义　姜立新　陈捷）

第四节　髋关节超声检查

一、髋前区

　　此区检查的主要结构为髋关节及其前隐窝、髋臼唇、髂腰肌及其肌腱、髂腰肌滑囊、大腿近段肌肉的起点(股直肌和缝匠肌)、股动静脉、股神经等。

（一）髋关节

　　1. **局部解剖**　髋关节由髋臼和股骨头构成。髋臼周缘有关节唇即髋臼唇增加关节窝的深度。髋关节的关节囊厚而坚韧,上方附于髋臼唇,下方前面附于转子间线,后面包被股骨颈内侧的 2/3,股骨颈外侧 1/3 在囊外。

　　2. **体位与探头位置**　检查时患者仰卧位,髋关节和膝关节伸直。将探头平行于股骨颈,斜矢状位扫查(图 3-4-1A)。

　　3. **正常声像图表现**　可显示股骨颈的强回声骨皮质回声及覆盖于其上的关节囊回声。正常股骨颈前方的髋关节前隐窝厚度为 4~6mm,包括前关节囊的前层、后层及髋关节腔内少量生理性液体(图 3-4-1B)。

4. **异常声像图表现** 髋关节炎时,关节腔可见扩张,其内可见积液和/或滑膜增生(图 3-4-2),增生的滑膜多呈低回声,有时其内可见血流信号增多。

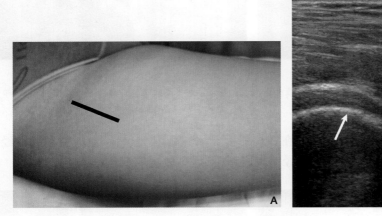

图 3-4-1 髋关节前隐窝

A:探头位置;B:超声显示髋关节前隐窝(∗)、股骨头(长箭头)和股骨颈(短箭头)

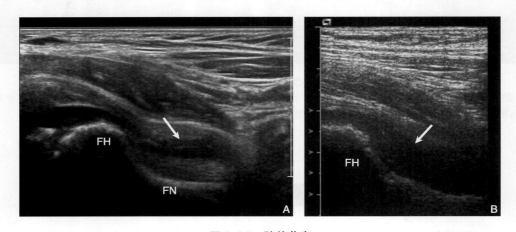

图 3-4-2 髋关节炎

A:髋关节腔积液(箭头);B:髋关节炎
FH:股骨头;FN:股骨颈;纵切面显示髋关节腔滑膜增生,呈实性低回声区(箭头)

(二) 股直肌

1. **体位与探头位置** 检查股直肌起点时,探头首先横切放置在髂前下棘处,可见股直肌的直头紧邻髂前下棘浅侧,而斜头则位于髋臼的外侧面(图 3-4-3A,B),然后再进行纵切面超声检查。

2. **正常声像图表现** 股直肌直头呈纤维状高回声结构,而斜头时由于其向近侧的深方走行,可因各向异性伪像而呈低回声(图 3-4-3C,D)。将探头移至髋外侧检查,可使该肌腱的各向异性伪像消失。横切面向下追踪探查,可见股直肌的直头肌腱移行为该肌肉的浅层腱膜,而斜头移行为该肌腱的中央腱(图 3-4-3E)。

3. 异常声像图表现 股直肌起点处易发生肌腱病或钙质沉积而引起患者疼痛症状,应注意对此部位的检查。超声显示股直肌肌腱内可见一个或数个强回声斑,后方伴声影或无明显声影(图 3-4-3F)。

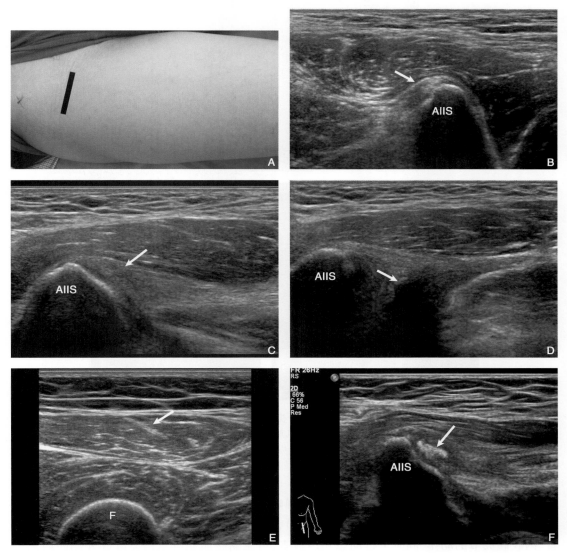

图 3-4-3 股直肌

A:探头位置;B:髂前下棘处(AIIS)横切显示股直肌肌腱起点处(箭头);C:纵切面显示股直肌直头(箭头);D:纵切面显示股直肌斜头因各向异性伪像而呈低回声(箭头);E:超声显示股直肌中央腱(箭头);F:股骨,F 显示股直肌肌腱内强回声钙化灶(箭头);AIIS:髂前下棘

(三)髂腰肌

1. 局部解剖 髂腰肌由髂肌和腰肌组成,经腹股沟韧带的深部出盆腔,经髋关节的前内侧止于股骨小转子。

2. 患者体位与探头位置 探头纵切,放置在股骨头与髋臼交界处,于髋臼唇的前内侧可见髂腰肌腱(图 3-4-4A)。

3. **正常声像图表现**　正常髂腰肌腱呈条带状高回声,位于髂腰肌肌腹的后部,邻近髋关节囊(图3-4-4B),向远侧可见肌腱附着于股骨小转子(图3-4-4C)。

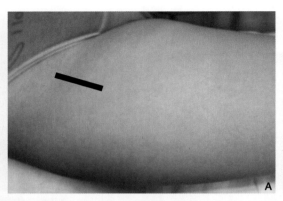

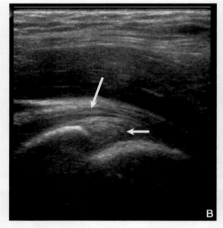
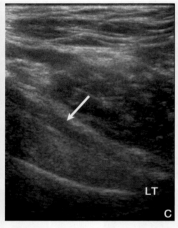

图3-4-4　股骨头处髂腰肌肌腱

A:探头位置;B:超声显示股骨头前方髂腰肌肌腱(长箭头),其深方可见髋臼盂唇呈三角
形等回声(短箭头);C:显示髂腰肌肌腱(箭头)远端附着于股骨小转子(LT)

4. **异常声像图特征**

(1) 髂腰肌肌腱弹响:检查髂腰肌肌腱弹响时,探头横切放置在腹股沟韧带上方,显示髂腰肌及其肌腱横切面及髂耻隆起(图3-4-5),并让患者做屈曲、外展、外旋髋关节,继而伸直、内收髋关节的动作,同时进行动态超声检查,可见髂腰肌肌腱从髂耻隆起外侧向内侧运动过程中,其在髂耻隆起受阻,继而越过髂耻隆起而向内侧运动。

(2) 髂腰肌滑囊积液:髂腰肌滑囊位于髂腰肌肌腱与髋关节囊之间,正常情况下滑囊超声难以显示,当滑囊内有积液或滑囊壁增厚时超声可显示(图3-4-6)。

(四) 股三角

1. **局部解剖**　股三角内有血管神经束,从内向外依次为股静脉、股动脉和股神经。

2. **患者体位与探头位置**　患者仰卧位,髋关节伸直。探头横切放置在腹股沟韧带中段下方,可显示股静脉、股动脉和股神经。横切面超声可较容易显示股神经,呈筛网状结构,位于髂肌和腰大肌之间的沟内,并位于髂筋膜的深方(图3-4-7)。股动脉呈圆形,动态观察可见搏动。股静脉管壁较薄,探头加压后管腔可变扁。

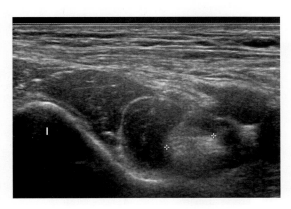

图 3-4-5　腹股沟韧带上方髂腰肌肌腱

横切面显示髂腰肌肌腱(标尺)位于髂腰肌肌腹的后部。I:髂骨

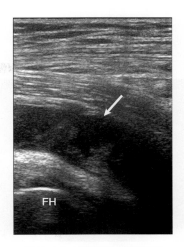

图 3-4-6　髂腰肌滑囊积液

纵切面于髂腰肌深部可见囊性包块(箭头),内部透声差。FH:股骨头

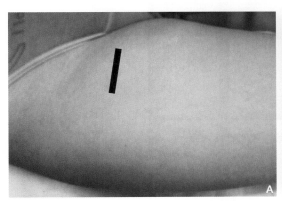

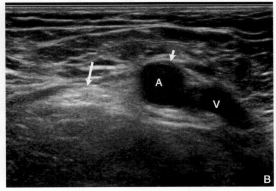

图 3-4-7　腹股沟韧带下方股动静脉及股神经

A:探头位置;B:超声横切显示股神经(长箭头),呈细网状回声,位于股动脉(短箭头)外侧;V:股静脉;A:股动脉

二、髋关节内侧

主要检查内收肌群。

(一) 患者体位与探头位置

患者仰卧,髋部外旋和外展,膝屈曲 45°,呈蛙式位。探头横切面放置在腹股沟韧带中段下方(图 3-4-8A)。

(二) 正常声像图表现

于股动、静脉内侧可见耻骨肌(图 3-4-8B),耻骨肌再向内可见三层内收肌:浅面偏外侧为长收肌,浅面偏内侧为股薄肌,中间层为短收肌,深面为大收肌(图 3-4-8C)。肌肉呈低回声,其内可见多条短线状高回声,为肌肉内的肌束膜回声。

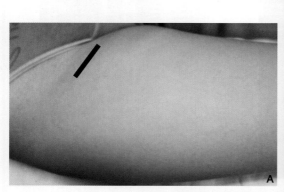
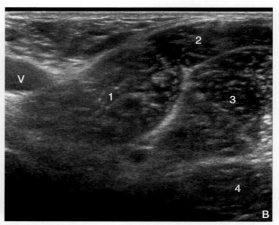
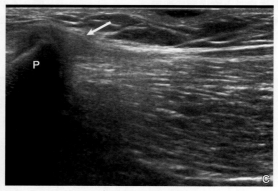

图 3-4-8 大腿上段内收肌群横切面

A:探头位置;B:显示股静脉内侧依次为耻骨肌(1)、长收肌(2)、长收肌的深方依次为短收肌(3)、大收肌(4);C:纵切面显示长收肌(箭头)起自耻骨(P)

三、髋关节外侧

此区主要检查股骨大转子处的肌腱及其周围的滑囊。

(一)患者体位与探头位置

患者侧卧位,腿伸直,患侧朝上。探头横切放置在股骨大转子上(图 3-4-9A)。

(二)正常声像图表现

横切面可见臀小肌肌腱止于股骨大转子的前骨面,臀中肌肌腱的前部分止于外侧骨面,臀中肌肌腱的后部分止于后上骨面(图 3-4-9B,C,D)。此部位检查还包括臀小肌下滑囊、臀中肌下滑囊和转子囊(臀大肌下滑囊),上述滑囊均位于相应肌腱与其在股骨大转子附着处之间。

(三)异常声像图表现

臀中肌肌腱和臀小肌肌腱肌腱病时,超声显示为肌腱增厚(图 3-4-10),回声减低,内部纤维结构显示不清,有时肌腱内可见钙化灶或撕裂。

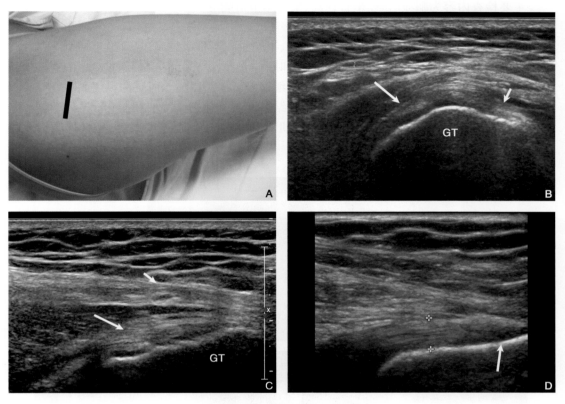

图 3-4-9 股骨大转子处肌腱

A：探头位置；B：横切面显示股骨大转子处臀小肌肌腱（短箭头）和臀中肌肌腱（长箭头）；C：纵切面显示臀小肌肌腱（长箭头）和髂胫束（短箭头）；D：纵切面显示臀中肌肌腱的前部（标尺）

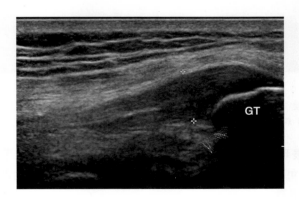

图 3-4-10 肌腱病

显示臀中肌肌腱增厚（标尺），回声减低。GT：股骨大转子

四、髋关节后部

主要检查内容为腘绳肌腱、坐骨神经、坐骨结节滑囊等。

（一）腘绳肌腱

1. **局部解剖**　腘绳肌由股二头肌的长头、半腱肌和半膜肌组成，起自坐骨结节。

2. **患者体位与探头位置**　患者俯卧，腿和膝伸直。探头可首先横切面放置在坐骨结节上（图 3-4-11A）。显示腘绳肌肌腱横切面后，继而旋转探头以显示肌腱的纵切面。

3. **正常声像图表现**　显示强回声的坐骨结节和其外侧的腘绳肌肌腱（图 3-4-11B）。向下追踪探查，可见由股二头肌长头肌腱-半腱肌腱形成的联合腱、半膜肌腱、坐骨神经形成的三角形结构（图 3-4-11C）。

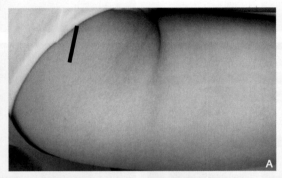

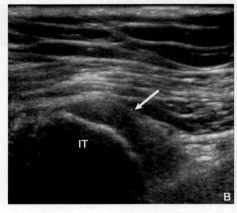 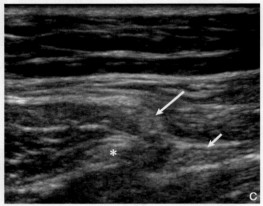

图 3-4-11　腘绳肌腱

A：探头位置；B：显示坐骨结节处腘绳肌腱（箭头）；C：横切面显示由股二头肌长头肌腱-半腱肌腱形成的联合腱（长箭头）、半膜肌腱（＊）、坐骨神经（短箭头）形成的三角形结构

4. **异常声像图表现**　腘绳肌肌腱病时可见腘绳肌腱近坐骨结节附着处增厚（图 3-4-12A），回声减低，有时可见钙化灶（图 3-4-12B）。伴有撕裂者，于肌腱内部可见无回声裂隙。

（二）坐骨结节滑囊

1. **局部解剖**　坐骨结节滑囊位于坐骨结节与臀大肌之间。正常滑囊内仅有少量滑液，超声难以显示。

2. **患者体位与探头位置**　患者俯卧，腿和膝伸直。探头可横切面放置在坐骨结节上（图 3-4-11A）。

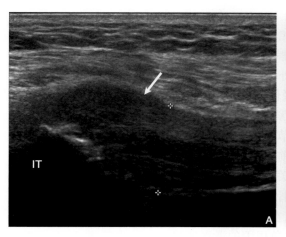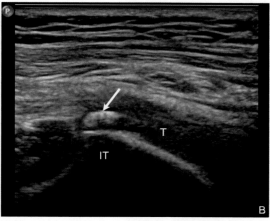

图 3-4-12　腘绳肌肌腱肌腱病

A：可见腘绳肌肌腱显著增厚，回声减低（箭头）；B：另一患者，于腘绳肌肌腱近端可见强回声钙化灶（箭头）；IT：坐骨结节；T：腘绳肌肌腱

3. **正常声像图表现**　正常滑囊内仅有少量滑液，超声难以显示。

4. **异常声像图表现**　滑囊内出现积液时，于坐骨结节旁可见囊性包块，内为无回声，或可见沉积物呈低回声，随体位改变而移动（图 3-4-13）；慢性期囊壁可见不同程度增厚。

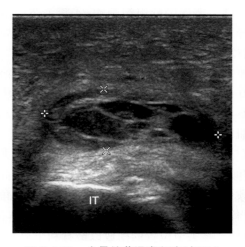

图 3-4-13　坐骨结节滑囊积液（标尺）
IT：坐骨结节

（王月香）

第五节　膝关节超声检查

膝关节是人体最大、最复杂的关节，由股骨下端、胫骨上端及髌骨构成。与膝关节相关的主要骨性标记：①股骨内、外侧髁：腓肠肌内、外侧头肌腱和前、后交叉韧带附着；②胫骨内侧髁：半膜肌腱、胫侧副韧带附着；③胫骨上段：内侧面有缝匠肌、股薄肌和半腱肌肌腱附着；④腓骨头：股二头肌腱和腓侧副韧带附着。膝关节的主要辅助结构有韧带、滑囊、滑膜和半

月板等。

膝关节囊薄而松弛，周围有韧带加强，以增加关节的稳定性。膝关节的韧带分囊外和囊内两种，囊外包括胫侧副韧带、腓侧副韧带和髌腱，囊内包括前交叉韧带和后交叉韧带。囊的前壁有股四头肌肌腱、髌骨和髌腱。股内外侧肌腱附着于髌骨边缘和髌腱，向下至胫骨髁，形成髌内外侧支持带。关节囊的内侧有胫侧副韧带，起自股骨内上髁，向下附着于内侧半月板、胫骨内侧髁，与关节囊和内侧半月板紧密相连。关节囊的外侧有腓侧副韧带，起自股骨外上髁，向下延伸至腓骨头的前方，与关节囊之间有疏松结缔组织形成的间隔。关节内有前、后交叉韧带，分别起于胫骨髁间隆起的前、后方，止于股骨外侧髁的内侧面和胫骨内侧髁的外侧面。在股骨内、外髁和胫骨内、外髁关节面之间有两块半月形的软骨板，即内、外侧半月板。半月板的主要功能是缓冲股骨与胫骨间的撞击力，保护膝关节的稳定。

膝关节的滑膜是全身最宽阔和最复杂的，在髌骨上缘的上方，滑膜向上突起形成与关节腔相通的髌上囊，实际为关节腔的延伸。膝关节周围的滑囊还包括髌前皮下囊、髌下深囊和髌下浅囊，还有胫侧副韧带下滑囊及鹅足腱滑囊等。

膝关节的肌肉：前方有股四头肌，后方有腘窝上方的股二头肌、半膜肌和半腱肌，以及下方的小腿三头肌（腓肠肌内外侧头及比目鱼肌）。坐骨神经在腘窝上方分为胫神经和腓总神经。除少数结构，如部分前交叉韧带、后交叉韧带和半月板受骨骼遮挡超声检查有一定困难外，膝关节多数结构，包括肌肉、肌腱、侧副韧带、滑囊、神经，超声均可清晰显示。

膝关节超声检查主要应用于四个方面：①免疫或代谢等病变所致的膝关节炎；②膝关节的运动性及外伤性损伤；③膝关节周围软组织肿物；④膝关节周围神经病变。此外，在介入治疗方面，还可在超声引导下进行膝关节腔和滑囊积液的抽吸、局部药物注射、滑膜穿刺活检及其他软组织肿物的活检。

超声检查时，根据所要观察目标的深度，可采用相应频率的探头。如髌腱、鹅足腱、髌骨表面及表浅滑囊可采用10~12MHz线阵探头，股四头肌肌腱、胫侧副韧带、腓侧副韧带、半月板等可用频率为7~10MHz探头，半月板后角等可用频率5~7MHz探头，后交叉韧带、明显肿胀的小腿三头肌、股四头肌等可用5MHz探头。

检查时应注意将声束与观察目标垂直以避免各向异性伪像，尤其在肌腱或韧带止点处，纤维走行方向改变以一定倾斜角度附着在骨骼上，该处易产生各向异性伪像，即出现回声明显减低或回声缺失，而导致假阳性。检查过程中应不断调整探头角度。

在膝关节超声检查过程中，应根据检查目标随时调整患者体位、关节位置及探头位置。一般患者取仰卧位或俯卧位。膝关节位置的摆放以最有利于显示关节内和关节周围结构为原则，如屈曲位有利于检查股四头肌肌腱、髌上囊、关节软骨等；而关节内侧结构则需保持两腿分开，关节伸展。探头的位置应至少保证在长轴和短轴两个方向上显示扫查结构，正确的扫查以熟知解剖结构为基础。

通常，将膝关节分为前区、内侧区、外侧区和后区四个区域进行检查。在扫查过程中，注意观察肌腱、韧带等分别在紧张和松弛状态下的声像图表现，对可疑有病变的部位应与健侧对比。

一、膝关节前区

（一）股四头肌肌腱

1. **解剖**　股四头肌肌腱由股直肌、股内侧肌、股外侧肌、股中间肌的4个肌腱相合组成，止于髌骨上方(图 3-5-1)。肌腱分为 3 层：最表浅层为股直肌肌腱，其纤维大部分覆盖髌骨前面的粗糙面，向下延伸为髌腱；中间层为股内侧肌及股外侧肌肌腱；深层为股中间肌肌腱。股四头肌是伸膝的主要结构，其肌力比腘绳肌大 2~4 倍。

2. **检查体位**　仰卧位，膝关节屈曲 20°~30°，可以在腘窝处放置小枕头，使股四头肌肌腱和髌腱完全伸展以避免各向异性伪像。

3. **探头位置及检查技巧**　以髌骨作为体表标志，探头置于髌骨上方中线上显示股四头肌肌腱。检查范围应从肌肉-肌腱连接处到肌腱远端髌骨附着处。

4. **正常声像图表现**　超声可显示股四头肌肌腱的三层结构，为边界清晰的纤维条带样强回声结构，位于皮下脂肪层深方，其远端附着于髌骨上缘，附着

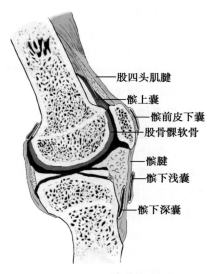

图 3-5-1　膝关节解剖

处由于各向异性回声稍减弱。观察肌腱的不同的层有利于区分肌腱的全层(三层)或部分层(一~二层)撕裂。注意股直肌的肌肉肌腱连接处较其他三块肌肉的肌腱位置高，显示股四头肌肌腱近端横断面时，其余三块肌肉显示为肌腹水平。股四头肌肌腱附着于髌骨处为附着点炎的好发部位(图 3-5-2)。

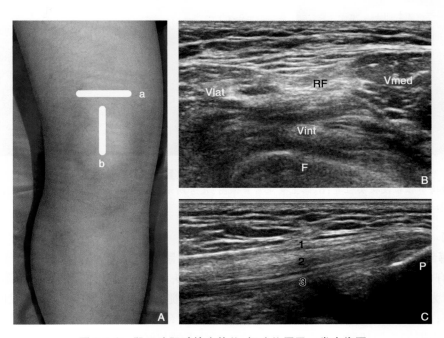

图 3-5-2　股四头肌腱检查体位、探头位置及正常声像图

A：股四头肌肌腱检查体位；a：股四头肌肌腱近端横断面探头位置；b：股四头肌肌腱纵断面探头位置。B：股四头肌肌腱近端横断面正常声像图，可见股直肌的肌肉肌腱连接处较其他三块肌肉的肌腱位置高；C：股四头肌肌腱纵断面正常声像图，可见股四头肌肌腱由三层结构构成。RF：股直肌腱；Vlat：股外侧肌；Vmed：股内侧肌；Vint：股中间肌；F：股骨；P：髌骨。1、2、3 分别为股直肌腱、股内侧肌和股外侧肌肌腱、股中间肌肌腱

（二）髌上囊

1. 解剖　膝关节前区有多个滑膜囊，其中最大的为髌上囊，位于髌骨上方、股四头肌肌腱深面，髌上脂肪垫与股骨前脂肪垫之间。其上界在髌骨上缘上方5~7cm，两侧达股骨下段两侧中部，与关节腔相通，在关节腔积液时，可见髌上囊积液。正常髌上囊内仅有少量滑液起润滑作用。膝关节腔前部积液除位于髌上囊外，还可位于髌骨两侧的内侧及外侧隐窝内。

2. 检查体位　仰卧位，屈膝30°，必要时股四头肌肌腱作等长收缩。

3. 探头位置及检查技巧　探头置于髌骨上方，沿着股四头肌肌腱长轴进行检查。超声检查髌上囊时，应避免过度加压，防止少量积液被推挤而造成假阴性。

4. 正常声像图表现　股四头肌肌腱深面为髌上脂肪垫，股骨的前方为股骨前脂肪垫，二者均为稍强回声。髌上囊位于股四头肌肌腱与髌上脂肪垫与股骨前脂肪垫之间，正常时显示为薄的S型无回声。生理状态下可见髌上囊内有少量滑液，探头挤压时可见流动，积液一般不超过5mm。由于仰卧位时，髌上囊并不是位于最低位，因此还应仔细检查髌骨内侧和外侧隐窝以发现少量积液。检查髌上囊有无滑膜增厚时，可将探头放置在髌上囊位置，并用力按压，液体可被压缩和移动，滑膜不能被压缩或移动。由于髌上囊与关节腔相通，检查髌上囊可以了解膝关节关节腔内的病变，并可在超声引导下定位抽吸。膝关节伸直位时，股四头肌肌腱等容收缩或踝关节抗阻力背屈可将膝关节腔内积液挤向头侧以便髌上囊内积液的显示（图3-5-3）。

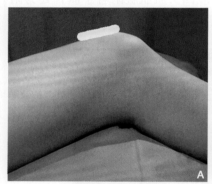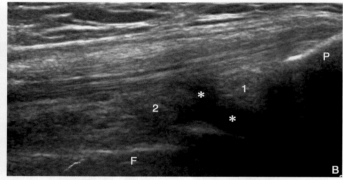

图 3-5-3　髌上囊检查体位、探头位置及正常声像图
A：髌上囊检查体位及探头位置；B：髌上囊正常声像图；星号所示为正常髌上囊；1：髌上脂肪垫；2：股骨前脂肪垫；P：髌骨；F：股骨

（三）髌腱（髌韧带）及髌腱周围滑囊

1. 解剖　髌骨位于膝关节前方，是人体最大的籽骨，为三角形的扁平骨。上缘宽阔，称为髌底，有股四头肌肌腱附着，内外两缘较薄，有股四头肌肌腱和髌内外侧支持带附着；侧缘向下移行为髌尖，有髌韧带附着。髌骨前面凸隆而粗糙，有许多血管孔，此面被股四头肌肌腱所覆盖；后面为光滑的关节面，完全为关节软骨覆盖，与股骨的髌面相对，参与膝关节的构成。髌腱由股四头肌肌腱向下移行而成，位于髌骨下端与胫骨粗隆（也称为胫骨结节）之间，深面为髌下脂肪垫（Hoffa脂肪垫）。髌前皮下囊位于髌骨前方的深层皮下组织内，在髌骨下份和髌腱上份与皮肤之间。髌下浅囊，位于髌腱下端与皮肤之间。髌下深囊，位于髌腱下端深面与胫骨之间。这三个滑囊均与关节腔不相通。

2. 检查体位　患者仰卧，膝关节轻度屈曲20°~30°。

3. **探头位置及检查技巧** 探头置于髌骨下端与胫骨之间,观察髌腱的长轴切面。由于髌腱外形宽扁,检查时必须纵断面和横断面结合扫查,以避免仅进行纵断面扫查而导致边缘处病变(如细微撕裂等)漏诊。检查髌腱时,因肌腱病常发生于腱的起止点处,应注意对其起止点处进行重点检查。除进行灰阶超声检查外,还要对病变处进行彩色及能量多普勒检查,以观察局部血流状况。检查血流时,应在肌腱松弛状态下进行,因肌腱紧张时可影响超声对局部血流的显示,还要注意探头切勿加压。检查时应注意声束垂直于髌腱以避免各向异性伪像。此部位还应检查髌腱深面的髌下脂肪垫、髌前皮下囊、髌下浅囊和髌下深囊。检查皮下滑囊时,探头一定要轻放,否则会将少量积液挤到别处。

4. **正常声像图表现** 正常髌腱纵断面呈典型的纤维条带样强回声,附着处增厚,髌骨端相对更为粗大,横断面为扁平强回声,边界清晰。肌腱附着处由于各向异性,回声稍减弱。髌腱的深方有 Hoffa 脂肪垫,超声表现为弱回声团,内可见条索样强回声。Hoffa 脂肪垫的深面为膝关节髌下隐窝,正常时不能观察到液体,当膝关节滑膜炎较重时,在髌下隐窝内可见无回声和/或弱回声区。髌腱远端深面和胫骨之间为髌下深囊,正常状态下可探及少量液体,一般 1~2mm,超声表现为小的三角形无回声区,不要误诊为滑囊炎。当髌下深囊滑囊炎时,可见囊内积液增多,并可见弱回声的增厚滑膜。髌前皮下囊与髌下浅囊为潜在的滑膜囊,正常情况下不能显示,滑囊炎时可见无回声和/或弱回声区(图3-5-4)。

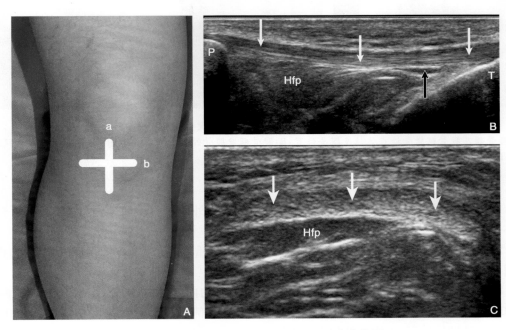

图 3-5-4 髌腱检查体位、探头位置及正常声像图
A:髌腱检查体位;a:髌腱纵断面探头位置;b:髌腱横断面探头位置。B:髌腱纵断面正常声像图,C:髌腱横断面正常声像图。白色细箭头所示为正常髌腱纵断面,白色粗箭头所示为正常髌腱横断面,黑色细箭头所示为正常髌下深囊。Hfp:Hoffa 脂肪垫;P:髌骨;T:胫骨粗隆

(四) 股骨髁及股骨髁软骨

1. **解剖** 股骨下端为两个膨大的隆起,向后方卷曲,为股骨内侧髁及外侧髁。两髁的下面和后面都有关节面与胫骨上端相关连,前面的光滑关节面接髌骨,称为髌面。在后面,两髁之间有一个深凹陷,称为髁间窝。内侧髁的内侧面和外侧髁的外侧面各有一个粗糙

隆起,分别称为内上髁和外上髁。股骨髁软骨为覆盖于股骨髁表面的透明软骨,正常厚度1.8~2.5mm,一般股骨内髁软骨较外髁及髁间窝软骨薄。

2. **检查体位**　膝关节最大屈曲位,在此体位,可以清楚显示股骨髁及股骨髁软骨,股四头肌肌腱被股骨髁向前方推挤,并呈弧形覆盖股骨髁软骨。

3. **探头位置及检查技巧**　探头置于膝前正中部横切。

4. **正常声像图表现**　正常股骨髁表现为光滑强回声结构,股骨髁软骨呈前后缘锐利的一个清晰的弱回声或无回声带,髁间窝处的软骨最厚,股骨内外侧髁处的软骨稍薄,软骨-骨界面回声比软骨-滑膜腔界面回声强。注意不要将股骨髁软骨误认为关节积液。检查关节软骨时,除观察软骨的厚度外,还应注意软骨表面及软骨内有无异常回声(图3-5-5)。

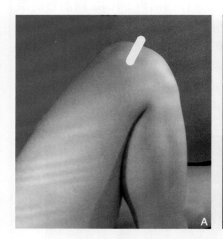 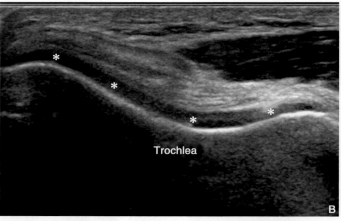

图3-5-5　股骨髁及股骨髁软骨检查体位、探头位置及正常声像图

A:股骨髁及股骨髁软骨检查体位及探头位置;B:股骨髁及股骨髁软骨正常声像图;星号所示为股骨髁软骨;Trochlea:股骨髁

(五) 前交叉韧带

1. **解剖**　前交叉韧带起自胫骨髁间隆起前部和内外侧半月板前角,斜向后外上止于股骨外侧髁内侧面。

2. **体位检查**　膝关节屈曲位,以减少骨性结构的重叠,有利于显示髁间窝前部。屈曲范围可以从45%~60%到完全屈曲。

3. **探头位置及检查技巧**　探头置于髌下正中线的内侧,探头的上端向外,下端向内旋转30°(检查右侧膝关节,探头逆时针旋转30°,检查左侧膝关节时,探头顺时针旋转30°)。由于前交叉韧带较深,可用较低频率探头检查。

4. **正常声像图表现**　超声仅能显示前交叉韧带中远段,为带状弱回声区(图3-5-6)。

二、膝关节内侧区

(一) 髌内侧支持带

1. **解剖**　髌内侧支持带可分为浅、深两层。浅层较薄,向上与股内斜肌腱膜相延续,向前内侧越过髌骨和髌韧带前面与髌外侧支持带浅层相延续,向后与覆盖股薄肌、缝匠肌的筋膜相连,向下附着于胫骨内侧缘。深层又包括:内侧髌股韧带、内侧髌胫韧带和内侧髌半月

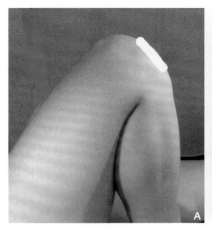
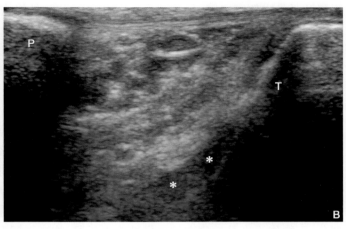

图 3-5-6　前交叉韧带检查体位、探头位置及正常声像图

A:前交叉韧带检查体位及探头位置;B:前交叉韧带正常声像图;星号所示为前交叉韧带;P:髌骨;
T:胫骨

板韧带。

2. **检查体位**　患者仰卧位,膝关节屈曲 20°~30°,检查时轻度外翻。

3. **探头位置及检查技巧**　探头横切面放置在髌骨上半部分与股骨内侧髁之间。

4. **声像图表现**　正常髌内侧支持带与深面的关节囊不易区分开,为条状强回声,内有平行的线状结构。当声束与支持带纤维走行不垂直时,回声减低。髌内侧支持带的撕裂较为常见,撕裂多发生在髌骨缘或股骨缘(图 3-5-7)。

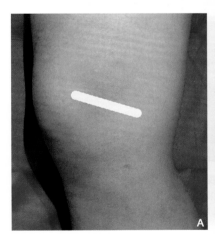
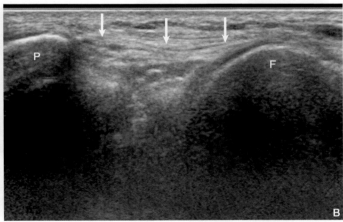

图 3-5-7　髌内侧支持带检查体位、探头位置及正常声像图

A:髌内侧支持带检查体位及探头位置;B:髌内侧支持带正常声像图;箭头所示为髌内侧支持带;P:髌骨;
F:股骨

（二）胫侧副韧带及内侧半月板

1. **解剖**　胫侧副韧带起自股骨内上髁,向下附着于内侧半月板、胫骨内侧髁,与关节囊和内侧半月板紧密结合。半月板的主要功能为缓冲股骨与胫骨间的撞击力,保护膝关节的稳定。膝部半月板内外各一,为保护膝关节稳定的重要结构之一。内侧半月板位于股骨内侧髁及胫骨内侧髁之间,呈半圆形,前端窄后端宽,外缘中部与关节囊及胫侧副韧带紧密相连,因此胫侧副韧带损伤常导致内侧半月板损伤。

2. **检查体位**　患者仰卧位,膝关节屈曲 20°~30°,检查胫侧副韧带时轻度外翻。

3. **探头位置及检查技巧**　探头纵切,上方置于股骨内上髁处,下方置于胫骨内侧髁处。动态观察胫侧副韧带及内侧半月板体部的完整性。

4. **声像图表现**　胫侧副韧带上端附着于股骨内上髁,超声显示为 3 层结构:浅层为偏高回声的纤维层状结构,为胫侧副韧带的浅层,厚 2~4mm,宽 1~2cm;中间层为弱回声,为脂肪组织或胫侧副韧带滑囊;深层为偏高回声,为胫侧副韧带深层,包括股骨-半月板韧带和半月板-胫骨韧带,与内侧半月板融为一体。胫侧副韧带较薄弱,容易损伤。内侧半月板冠状切面呈三角形强回声结构,尖端朝向关节腔,底部紧邻呈线状偏高回声的关节囊。显示内侧半月板体部后,将探头继续向前移动,以显示半月板前角。注意超声检查只能观察半月板的一部分,不能作为半月板病变的可靠性检查手段,临床怀疑有半月板病变而超声没有阳性发现时,应做 MRI 检查(图 3-5-8)。

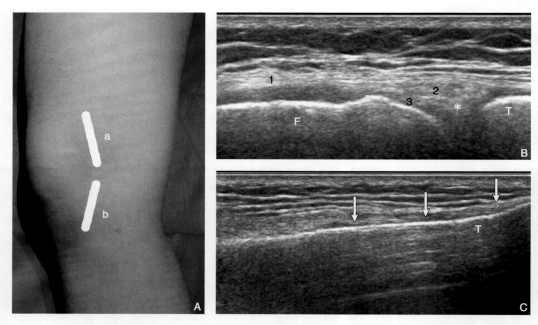

图 3-5-8　胫侧副韧带、半月板及鹅足腱检查体位、探头位置及正常声像图
A:胫侧副韧带、半月板及鹅足腱检查体位;a:胫侧副韧带、半月板探头位置;b:鹅足腱探头位置;B:胫侧副韧带、半月板正常声像图;C:鹅足腱正常声像图;1、2、3 分别代表胫侧副韧带的三层结构,星号所示为内侧半月板,箭头所示为鹅足腱。F:股骨;T:胫骨

(三)　鹅足腱及其滑囊

1. **解剖**　鹅足腱是由缝匠肌、股薄肌和半腱肌组成的联合腱,附着于胫骨近端内侧,位于胫侧副韧带胫骨附着处的前下方,从上向下依次为缝匠肌肌腱、股薄肌肌腱、半腱肌肌腱。其深面与胫骨之间为鹅足腱滑囊。

2. **检查体位**　患者膝关节屈曲 45°,检查者将手放在足内侧,对抗足的屈膝和内旋,使鹅足腱紧张以便更好地显示。

3. **探头位置及检查技巧**　检查时首先显示胫侧副韧带在胫骨远端附着处,其浅侧可见鹅足腱的较小的椭圆形结构,此时将探头上端向后旋转45°后,可显示鹅足腱长轴。

4. **声像图表现** 观察鹅足腱长轴,纤维条带样强回声,当声束与鹅足腱纤维走行不垂直时,回声减低。在胫骨附着处超声难以将这3个肌腱区分开。鹅足腱滑囊正常状态下一般不显示,滑囊炎可见此处滑囊积液或滑膜增厚(图3-5-8)。

三、膝关节外侧区

(一) 髌外侧支持带

1. **解剖** 髌外侧支持带分为深浅两层,浅层较薄,由髂胫束浅层纤维和股外侧肌腱纵向延续纤维相互交错排列而成。起自髂胫束的纤维有三个走向,上部纤维向前止于髌骨外侧缘,中部纤维向前内越过髌骨和髌韧带前面,与髌内侧支持带相延续,下部纤维行向前下止于髂胫束结节前面的胫骨外侧面。股外侧肌腱纵向延续纤维是股外侧肌腱纤维的延续,沿髌骨外侧缘纵行向下与髌韧带相融合。深层包括外侧横韧带、外侧髌胫韧带和上髁髌韧带三个独立的结构。

2. **检查体位** 患者膝关节屈曲20°~30°。

3. **探头位置及检查技巧** 探头置于髌骨外缘与股骨远端之间横切,可显示髌外侧支持带。

4. **声像图表现** 正常髌外侧支持带与深面的关节囊不易区分开,正常为条状强回声,内有平行的线状结构。当声束与支持带纤维走行不垂直时,回声减低(图3-5-9)。

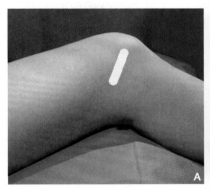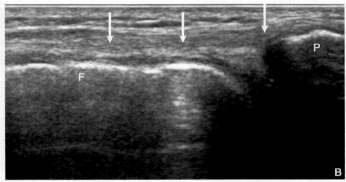

图3-5-9 髌外侧支持带检查体位、探头位置及正常声像图

A:髌外侧支持带检查体位及探头位置,B:髌外侧支持带正常声像图,箭头所示为髌外侧支持带。P:髌骨;F:股骨

(二) 腓侧副韧带及腘肌腱

1. **解剖** 腓侧副韧带起自股骨外上髁,向下延伸至腓骨头的前方,与关节囊之间有间隙,附着于腓骨头。腓侧副韧带与外侧半月板之间无联系,两者被疏松结缔组织相隔。腘肌腱位于腓侧副韧带的深面,包含于关节滑膜之中。此处有膝关节外侧隐窝,为膝关节腔与腘肌腱腱鞘相通处。腘肌腱沟为此区重要的标志,为股骨外上髁下方的一个骨性凹陷,腘肌腱走行于其中。

2. **检查体位** 腿内旋,膝关节保持屈曲20°~30°。

3. **探头位置及检查技巧** 检查时以腓骨头为解剖学标志,探头与股骨长轴约呈45°,下缘放置于腓骨头,上缘向前旋转直到显示腓侧副韧带的长轴。

4. **声像图表现** 腓侧副韧带超声表现为带状强回声,厚 3~4mm,其远端腓骨头附着处稍增厚,回声欠均匀,与各向异性伪像有关。腓侧副韧带近段深面可见腘肌腱,为强回声结构,出现各向异性伪像时回声减弱。膝关节腔积液时,可出现在腘肌腱腱鞘的后、内、下部,包绕腘肌腱(图 3-5-10)。

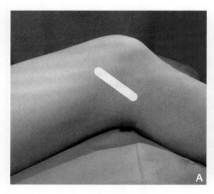
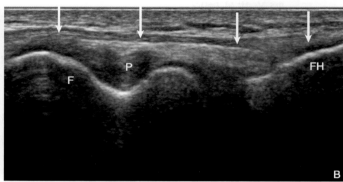

图 3-5-10 腓侧副韧带检查体位、探头位置及正常声像图

A:腓侧副韧带检查体位及探头位置,B:腓侧副韧带正常声像图,深面可见腘肌腱,箭头所示为腓侧副韧带。F:股骨;FH:腓骨头;p:腘肌肌腱

(三) 髂胫束及滑囊

1. **解剖** 髂胫束为阔筋膜张肌远端腱膜组织,位置表浅,位于膝关节外侧的前中 1/3,附着于胫骨 Gerdy 结节。髂胫束深面与胫骨之间有同名滑囊。

2. **检查体位** 腿内旋,膝关节保持屈曲 20°~30°。

3. **探头位置及检查技巧** 在上述腓侧副韧带断面基础上,探头尾侧向内倾斜约 45°,显示髂胫束的止点。

4. **声像图表现** 髂胫束位置表浅,超声表现为紧贴于皮下脂肪组织深方的薄层纤维状强回声,远端附着于胫骨 Gerdy 结节。检查时,应注意双侧对比。应重点观察髂胫束走行于股骨外侧髁的部分,此区是"髂胫束摩擦综合征"的病变部位,该病变是膝外侧痛的最常见原因。髂胫束滑囊正常不显示,或探及极少量滑液,深约 1mm(图 3-5-11)。

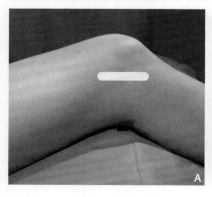
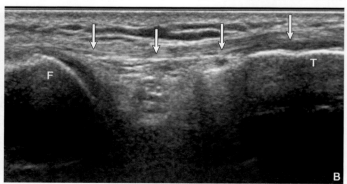

图 3-5-11 髂胫束检查体位、探头位置及正常声像图

A:髂胫束检查体位及探头位置,B:髂胫束正常声像图,箭头所示为髂胫束。F:股骨外侧髁;T:胫骨 Gerdy 结节

（四）外侧半月板

1. **解剖**　外侧半月板位于股骨外侧髁及胫骨外侧髁之间。外侧半月板较小,呈环形,中部宽阔,前、后部均较狭窄。前端附着于髁间前窝,位于前交叉韧带的后外侧。后端止于髁间后窝,位于内侧半月板后端的前方,外缘附着于关节囊。

2. **检查体位**　患者膝关节屈曲 20°~30°。

3. **探头位置及检查技巧**　探头纵切,上方置于股骨外上髁处,下方置于胫骨外侧髁处。

4. **声像图表现**　外侧半月板呈三角形强回声结构,尖端指向关节腔,底部朝向腓侧副韧带,与腓侧副韧带之间可见疏松结缔组织将两者隔开(图 3-5-12)。

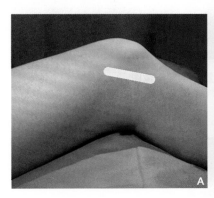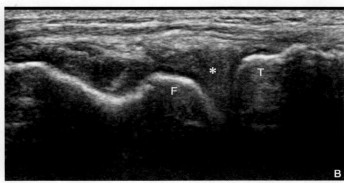

图 3-5-12　外侧半月板检查体位、探头位置及正常声像图

A:外侧半月板检查体位及探头位置,B:外侧半月板正常声像图,星号所示为外侧半月板。F:股骨外侧髁;T:胫骨外侧髁

四、膝关节后区

（一）股二头肌肌腱

1. **解剖**　腘窝的外侧壁上界为股二头肌,包括长头和短头两个头。股二头肌肌腱由股二头肌移行而来,附着于腓骨头。腓侧副韧带和股二头肌肌腱均止于腓骨头,两者呈 V 形排列,腓侧副韧带偏前,股二头肌肌腱偏后。

2. **检查体位**　患者俯卧,膝关节伸直。

3. **探头位置及检查技巧**　探头从腓骨头向上纵切,可清晰显示股二头肌肌腱及肌腹。

4. **声像图表现**　超声表现为纤维条状强回声,附着于腓骨头。股二头肌肌腱为急慢性运动创伤的好发部位,尤其是股二头肌的肌肉肌腱连接处,此处为运动撕裂损伤的常见部位(图 3-5-13)。

（二）半膜肌肌腱

1. **解剖**　半膜肌肌腱下端有几个附着点,包括腘窝斜支、直头和斜支,主要附着在胫骨的后内侧。

2. **检查体位**　患者俯卧,膝关节伸直。

3. **探头位置及检查技巧**　检查时探头放置在膝关节内侧,可显示胫骨骨皮质的一个局部凹陷,为半膜肌肌腱沟,半膜肌肌腱的直头附着于此。

4. **声像图表现**　半膜肌为附着于胫骨半膜肌肌腱沟的纤维条状强回声。半膜肌肌腱滑囊炎时可见肌腱附着处周围的积液(图 3-5-14)。

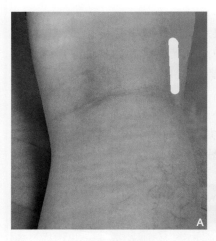
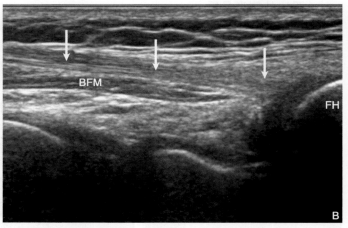

图 3-5-13 股二头肌肌腱检查体位、探头位置及正常声像图

A:为股二头肌肌腱检查体位及探头位置,B:箭头所示为股二头肌肌腱正常声像图。BFM:股二头肌肌腹远端;FH:腓骨头

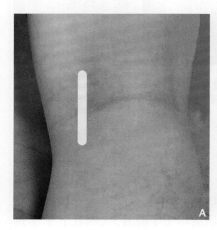
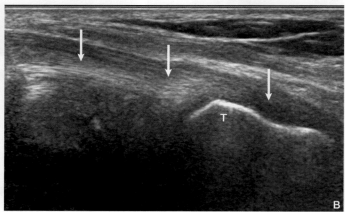

图 3-5-14 半膜肌肌腱检查体位、探头位置及正常声像图

A:半膜肌肌腱检查体位及探头位置,B:半膜肌肌腱正常声像图(箭头)。T:胫骨

(三)膝后内侧区肌腱

1. **解剖** 包括缝匠肌、股薄肌、半腱肌和半膜肌肌腱。

2. **检查体位** 患者俯卧,膝关节伸直。

3. **探头位置及检查技巧** 检查时探头放置在膝关节横切。

4. **声像图表现** 缝匠肌在最内侧,此处尚未移行为肌腱,因此为肌肉回声,其外侧为股薄肌肌腱,再外侧为位于浅面的半腱肌肌腱和位于深面的半膜肌肌腱(图 3-5-15)。

(四)半膜肌-腓肠肌滑囊

1. **解剖** 位于半膜肌肌腱和腓肠肌内侧头肌腱之间。

2. **检查体位** 患者俯卧,膝关节伸直。

3. **探头位置及检查技巧** 首先可在小腿后中部横切,可见腓肠肌内侧头和外侧头位于比目鱼肌浅侧。然后探头在内侧头的内侧向上移行至腘窝,可见半膜肌肌腱紧邻腓肠肌内侧头肌腱的内侧。

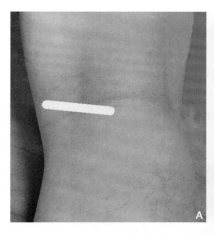
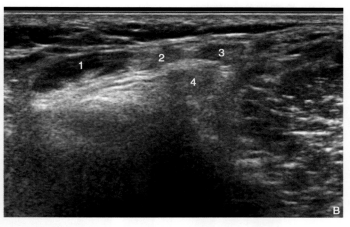

图 3-5-15 膝后内侧区肌腱检查体位、探头位置及正常声像图

A:膝后内侧区肌腱检查体位及探头位置,B:膝后内侧区肌腱正常声像图。1,2,3,4 分别代表缝匠肌、股薄肌肌腱、半腱肌肌腱和半膜肌肌腱

4. **声像图表现** 半膜肌-腓肠肌滑囊位于半膜肌肌腱与腓肠肌内侧头肌腱之间,由于腓肠肌内侧头肌腱与半膜肌肌腱走行相互倾斜,横断面时如一个肌腱呈强回声,另一个肌腱可能由于各向异性伪像而呈弱回声。正常人半膜肌-腓肠肌滑囊内可没有或探及少量积液,呈逗号样,伸向关节腔。病理情况下,积液增多,称为腘窝囊肿,又称 Baker 囊肿,常见于类风湿关节炎、骨关节炎等(图 3-5-16)。

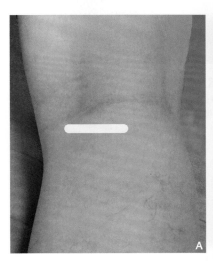
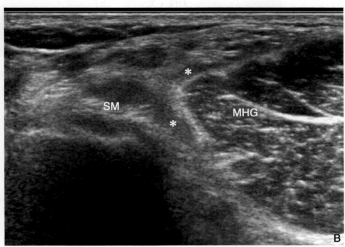

图 3-5-16 半膜肌-腓肠肌滑囊检查体位、探头位置及正常声像图

A:半膜肌-腓肠肌滑囊检查体位及探头位置,B:半膜肌-腓肠肌滑囊正常声像图(星号)。MHG:腓肠肌内侧头;SM:半膜肌肌腱

(五) 半月板后角

1. **解剖** 内侧半月板附着于胫骨髁间窝后区,位于外侧半月板后角后方,后交叉韧带附着点的前内侧,后角较前角宽。外侧半月板后角附着于胫骨外侧髁间结节后方,位于内侧半月板后角附着点之前,前后角大小基本一致。

2. **检查体位**　患者俯卧位,腿伸直。

3. **探头位置及检查技巧**　在膝关节后方的内侧和外侧分别做纵切面,分别显示内侧半月板和外侧半月板后角。

4. **声像图表现**　内侧半月板的后角紧紧附着在呈线状强回声的关节囊上,其间无任何其他组织;外侧半月板的后角则不同,因为外侧半月板的中后部与关节囊之间隔以腘肌肌腱及关节后部隐窝,显示为外侧半月板与关节囊之间的弱回声结构,易被误诊为半月板撕裂(图3-5-17)。

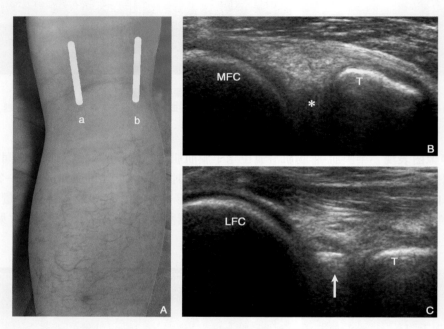

图 3-5-17　半月板后角检查体位、探头位置及正常声像图
A:半月板后角检查体位;a:内侧半月板后角探头位置;b:外侧半月板后角探头位置。
B:内侧半月板正常声像图(星号);C:外侧半月板正常声像图(箭头)。MFC:股骨内上髁;LFC:股骨外上髁;T:胫骨

(六)后交叉韧带

1. **解剖**　后交叉韧带起自胫骨髁间隆起后部及外侧半月板后角,斜向前内上,止于股骨内侧髁外侧面,较粗大。后交叉韧带能够防止胫骨向后移位。韧带损伤常与胫侧副韧带或半月板损伤同时发生。

2. **检查体位**　患者俯卧位。

3. **探头位置及检查技巧**　探头置于腘窝中部,首先显示胫骨长轴断面,随即探头足侧向腘窝外侧方向旋转约30°可显示后交叉韧带长轴。对于肥胖患者,可以通过适当降低探头频率来增加穿透性。

4. **声像图表现**　正常后交叉韧带长轴上显示为髁间窝后部的弱回声带状结构,呈“鸟嘴”样,其远端及骨附着部均清晰可见。其周围为关节腔内呈强回声的脂肪组织。此位置还可观察膝关节后隐窝,正常时不能探及明显液体(图3-5-18)。

(七)腓总神经

1. **解剖**　腓总神经沿腘窝上外缘经股二头肌内缘下行,至腓骨头后方绕过腓骨颈,向

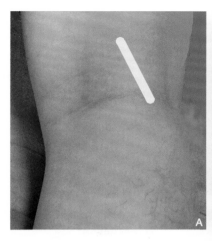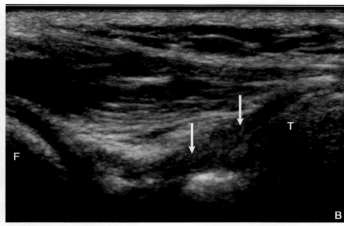

图 3-5-18 后交叉韧带检查体位、探头位置及正常声像图
A:后交叉韧带检查体位及探头位置,B:后交叉韧带正常声像图(箭头)。F:股骨;T:胫骨

前穿腓骨长肌起始部,分为腓浅神经及腓深神经两终支。由于腓总神经绕行腓骨颈处位置表浅,且与骨膜紧贴,故腓骨颈骨折易导致腓总神经损伤。

2. **检查体位** 屈膝 20°~30°。

3. **探头位置及检查技巧** 在膝外后区,探头从上至下作一系列横切,即腘窝的外上壁至外下壁之间,可显示不同位置腓总神经的横断面。

4. **声像图表现** 腓总神经呈筛网状结构,在腘窝水平以上及外侧髁水平的切面,腓总神经在股二头肌的内侧,探头再向下移,可分别观察腓总神经在腓骨头水平(位于腓肠肌外侧头外侧)及腓骨颈水平(位于腓骨长肌深面)声像图(图 3-5-19)。

(八)腘血管神经束

1. **解剖** 腘血管神经束位于腘窝正中央,由深至浅包括腘动脉、腘静脉和胫神经。

2. **检查体位** 患者俯卧位。

3. **探头位置及检查技巧** 探头置于腓肠肌内侧头和外侧头之间横切。

4. **声像图表现** 可见腘动脉、腘静脉血管声像图及胫神经筛网状结构声像图(图 3-5-20)。

(九)髁间窝

1. **解剖** 股骨后方,股骨内外侧髁之间有一深凹陷,叫做髁间窝。

2. **检查体位** 患者俯卧位。

3. **探头位置及检查技巧** 探头置于腘窝中部横切。

4. **声像图表现** 位于股骨内外侧髁之间,呈高回声,其内为前后交叉韧带和脂肪组织。当前交叉韧带撕裂时,髁间窝的外侧壁可见血肿回声(图 3-5-21)。

(十)腓肠豆

1. **解剖** 腓肠豆是位于腓肠肌外侧头肌腱内的一个籽骨,见于 10%~30% 的正常人。

2. **检查体位** 患者俯卧位。

3. **探头位置及检查技巧** 探头置于腘窝外侧横切。

4. **声像图表现** 超声显示为腓肠肌外侧头肌腱内的一个小的弧形强回声结构,表面光滑,后方伴声影(图 3-5-22)。

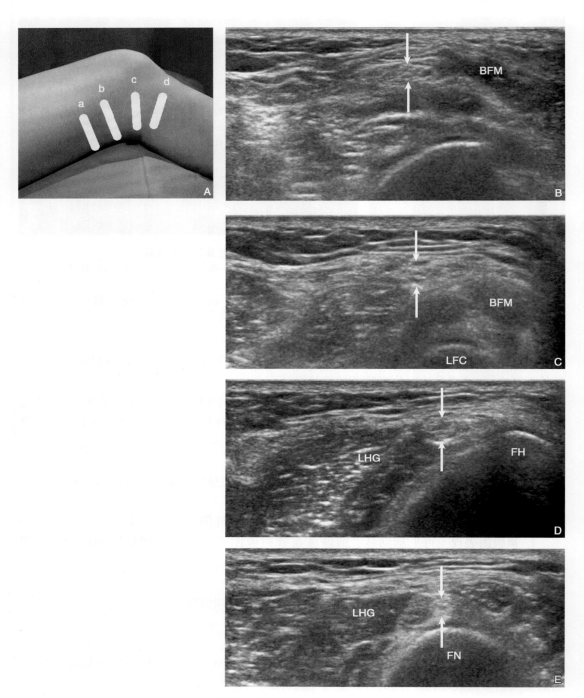

图 3-5-19 腓总神经检查体位、探头位置及正常声像图

A:腓总神经检查体位;a:腘窝以上水平腓总神经探头位置;b:股骨外侧髁水平腓总神经探头位置;c:腓骨头水平腓总神经探头位置;d:腓骨颈水平腓总神经探头位置。B:腘窝以上水平腓总神经正常声像图;C:股骨外侧髁水平腓总神经正常声像图;D:腓骨头水平腓总神经正常声像图;E:腓骨颈水平腓总神经正常声像图。箭头所示为腓总神经。可见腘窝水平以上及外侧髁水平腓总神经在股二头肌的内侧,腓骨颈水平腓总神经与骨膜紧贴。BFM:股二头肌;LFC:股骨外侧髁;LHG:腓肠肌外侧头;FH:腓骨头;FN:腓骨颈

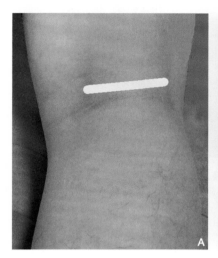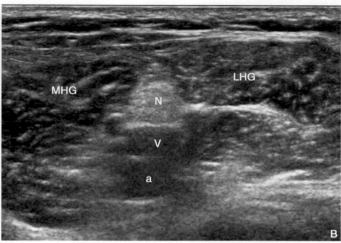

图 3-5-20 腘血管神经束检查体位、探头位置及正常声像图

A:腘血管神经束检查体位及探头位置,B:腘血管神经束正常声像图。N:胫神经;V:腘静脉;a:腘动脉;
MHG:腓肠肌内侧头;LHG:腓肠肌外侧头

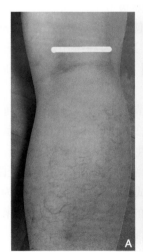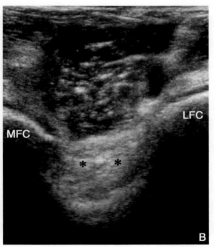

图 3-5-21 髁间窝检查体位、探头位置及正常声像图

A:髁间窝检查体位及探头位置,B:髁间窝正常声像图,星号所示为髁
间窝内脂肪组织。MFC:股骨内侧髁;LFC:股骨外侧髁

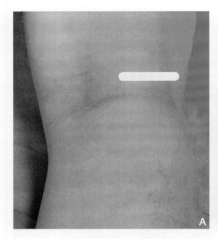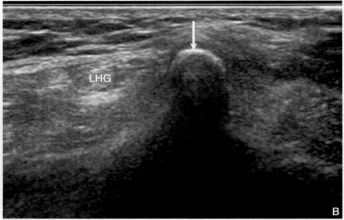

图 3-5-22　腓肠豆检查体位、探头位置及正常声像图

A:腓肠豆检查体位及探头位置，B:腓肠豆正常声像图(箭头)。LHG:腓肠肌外侧头

五、膝关节疾病

(一) 膝关节积液及滑膜增生

1. 病因及病理　膝关节积液及滑膜增生是多种膝关节疾病的共同病理改变。病因很多，常见的病因有类风湿关节炎、膝关节结核、化脓性膝关节炎、创伤性关节炎和创伤性关节积血、骨关节炎、色素沉着绒毛结节性滑膜炎、痛风性关节炎、反应性关节炎、膝关节滑膜软骨瘤病等。

膝关节积液的病理改变在关节滑膜，炎症时滑膜充血、水肿，继而渗出，产生积液。病因去除后，滑膜充血、水肿消退，渗出逐渐减少，积液逐渐被吸收。如病因长期存在，滑膜即出现增生、肥厚，呈结节状，滑膜毛细血管及成纤维细胞增生形成肉芽肿，逐渐向关节软骨蔓延，形成血管翳，破坏关节软骨及骨皮质。病变发展，关节内纤维组织增生形成纤维粘连，关节出现纤维僵直。晚期关节软骨广泛破坏，软骨下骨质暴露，形成反应性新骨，最终导致关节骨性强直。关节囊及周围韧带、肌腱同时受累。

2. 临床表现　膝关节少量积液时，表现为膝关节酸胀、不适，轻微疼痛，关节活动可以正常，可无跛行，膝关节疼痛的严重程度与积液量的多少不一定成正比关系，有的病人大量积液，而膝关节疼痛轻微。疼痛与病因有关，如化脓性关节炎等疼痛较剧烈。关节活动与积液量的多少有关，少量积液，关节活动无影响；大量积液时，关节活动明显受限。化脓性关节炎膝关节呈屈曲位，关节压痛明显；大量积液时浮髌试验阳性，少量积液时为阴性；部分病人在腘窝可触及囊性包块。滑膜增生所导致的滑膜炎的炎症活跃程度与临床表现有关，一般来讲，炎症活跃性越高，滑膜内的血流信号越丰富，患者的疼痛感越明显。

3. 超声表现　膝关节是全身滑膜最丰富的关节，髌上囊是全身最大的滑液囊，与膝关节相通，膝关节出现积液时常先汇集于髌上囊，表现为髌上囊出现液性暗区。少量积液时，液体常局限于髌骨内外侧隐窝内；当股四头肌收缩时，隐窝内液体受挤压，可在股四头肌肌腱后方出现液性暗区。当积液量增加时，出现髌上囊扩张，在股四头肌肌腱和股骨下段两侧之间出现液性暗区，顶端可达髌骨上方 5～7cm，液性暗区前后径可达 2cm 以上。膝关节积液时间较长时，液体可汇集在膝关节后隐窝内，使后侧关节囊扩张，内可见液性暗区。有膝关节积液时，膝关节内、外的结构，如半月板等在声像图上显示更清晰。

　　关节滑膜增生肥厚，呈绒毛状或结节状，声像图表现为髌上囊液性暗区内呈绒毛状、结节状或片状的弱回声。有时可见滑膜皱襞增生、肥厚，表现为髌上囊内强回声的带状结构。关节内滑膜增生常与关节积液共同存在，为关节滑膜炎的共同超声表现。关节积液与滑膜增生的鉴别：探头加压，关节积液可被压缩和移位，而滑膜增生不能被压缩和移位，彩色/能量多普勒超声在关节积液内不能探及血流信号，在炎症病变活跃期，滑膜内可见丰富的血流信号，血流信号的多少与炎症活跃性呈正相关（图 3-5-23）。

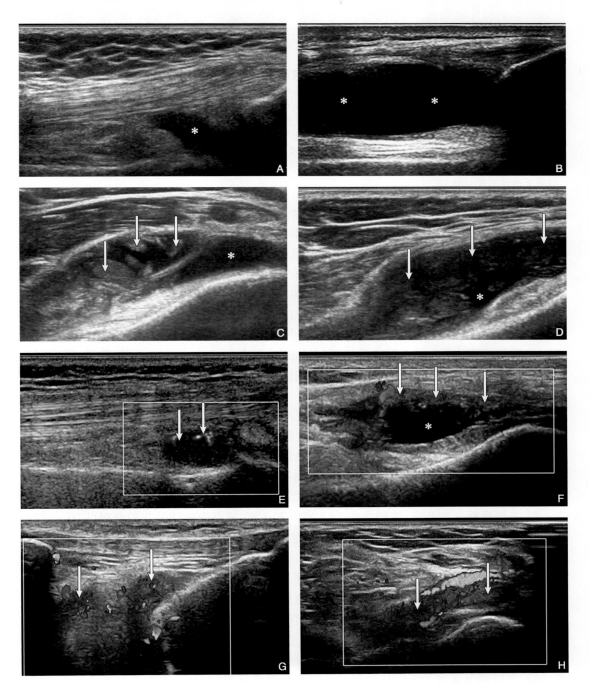

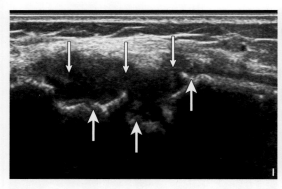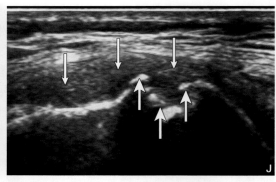

图 3-5-23　膝关节积液及滑膜增生声像图表现

A:膝关节少量积液时,可见髌上囊扩大,髌上囊内无回声区增多;B:膝关节积液明显增多时,可见髌上囊明显扩大;C:膝关节积液伴滑膜增生,可见滑膜呈绒毛或结节样增生;D:膝关节积液伴滑膜增生,可见滑膜增厚十分明显;E:膝关节少量滑膜增生,滑膜内可见点线状血流信号;F:膝关节滑膜增生明显,内血流信号丰富;G:膝关节髌下隐窝内滑膜增生,内血流信号较丰富;H:膝关节后隐窝内滑膜增生明显,滑膜内血流信号较丰富;I,J:膝关节滑膜增生伴骨侵蚀,可见膝关节腔内滑膜增生明显,并可见膝关节骨侵蚀,表现为骨皮质表面不光滑,连续性中断。星号所示为关节腔内积液,细箭头所示为关节腔内增生滑膜,粗箭头所示为骨侵蚀

膝关节积液时间较长者,关节内压力增高,液体可汇集在膝关节后隐窝内,关节内液体可从关节囊薄弱的部位进入腘窝形成囊肿。腓肠肌滑囊常与膝关节相通,膝关节积液时,液体汇集在腘窝的半膜肌-腓肠肌滑囊,可伴有滑膜增厚。

关节内游离体,也称关节鼠,是指关节内有可移动的软骨或骨碎片。关节内游离体可来自软骨或骨,可以是完全游离,也可以还有软组织束带相连。游离体由于内部成分的不同,可分为骨性(强回声,后方伴声影)、骨-软骨性(一部分为强回声,后方伴声影;另一部分为弱回声,后方无声影)和软骨性(弱回声,后方无声影)。

滑膜炎对膝关节软骨及骨皮质均可侵蚀破坏,软骨可表现为回声增强、变薄,严重时可消失。骨侵蚀表现为骨皮质不光滑,部分区域连续性中断,需要强调超声诊断骨侵蚀时应在两个垂直切面均有骨皮质连续性中断。

膝关节结核患者,在周围软组织内可出现冷脓肿,表现为弱回声区,内充满点状强回声,有时可伴钙化,表现为斑片状强回声。慢性化脓性关节炎患者,脓液也可穿破关节囊进入软组织,形成脓肿,诊断和治疗不及时,可引起股骨下段骨髓炎。

反应性膝关节积液患者,可在膝关节或周围找到原发病灶,如软组织脓肿、股骨下段或胫骨上段骨膜下脓肿等。

4. **鉴别诊断**　在儿童,特别是在 3~5 岁以下儿童,超声诊断膝关节积液时,应注意与儿童髌骨及股骨下段骨骺软骨区别,骨骺软骨也可表现为无回声区,可根据其解剖位置进行鉴别。

5. **临床意义**　超声可观察关节积液、滑膜增生、软骨病变和骨侵蚀,对明确诊断提供有价值的资料。通过对积液、滑膜以及滑膜血流的观察,可辅助判断病变活跃性。同时,在超声引导下,还可进行关节积液的抽吸治疗,关节滑膜活检,关节腔内药物注射治疗等。

（二）腘窝囊肿

1. **病因及病理**　腘窝囊肿,又称 Baker 囊肿。其来源有两个,即后侧关节囊及腘窝滑囊,腘窝囊肿部分是由于邻近肌肉间的经常摩擦造成反复的损伤,使滑囊产生无菌性炎症、积液;部分是继发于膝关节内疾病,如类风湿关节炎、骨关节炎、半月板损伤以及创伤性关节炎等,这些疾病常形成膝关节积液,当关节腔内压力增高到一定程度,致使后侧关节囊向后膨出,形成囊肿。儿童的腘窝囊肿多为先天性。

腘窝囊肿的病理改变与囊肿的来源无关。肉眼观察,囊肿壁绝大多数菲薄,内为淡黄色清亮滑液或无色透明的胶冻状物质。显微镜下,根据囊壁的组织学特性可分为纤维囊肿、滑膜囊肿、炎性囊肿和移行性囊肿四类。

2. **临床表现** 腘窝囊肿患者可觉腘窝部不适或行走后酸胀感,触及肿物,有的可无自觉症状。囊肿破裂后,囊液外渗可以导致周围组织继发炎性反应,引起小腿肿胀、疼痛,临床表现类似急性深静脉血栓形成。检查时在腘窝可触及一囊性肿物,一般无压痛,大小不等。

3. **超声检查** 超声表现为腘窝软组织内、关节囊后方的一无回声团块,位于腓肠肌内侧头及半膜肌肌腱之间,边界清楚,光滑,大部分成 C 形,部分呈圆形或椭圆形;横向扫查时,可见腘窝囊肿大多数在深部有蒂与关节腔相通。囊肿内部回声绝大多数均匀,部分患者可见滑膜增生,部分可见游离体。腘窝囊肿多数为单发,少数有两个;部分病人两侧膝关节均可见囊肿。腘窝囊肿破裂后,其下缘不再圆钝,其内的滑液或胶冻状物质向下流注,聚集在肌肉间隙内形成弱回声团块,并可发生感染,使内部回声明显增强,近似肿瘤(图 3-5-24)。

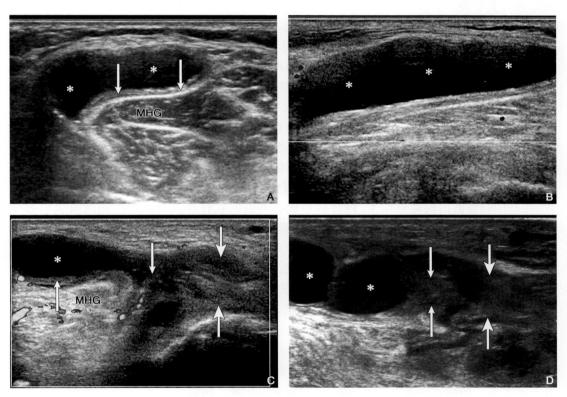

图 3-5-24 腘窝囊肿声像图表现

A:腘窝囊肿横断面声像图,可见囊肿呈"C"形包绕腓肠肌内侧头,囊肿内可见无回声囊液(星号)及滑膜增生(细箭头);B:腘窝囊肿纵断面声像图,可见囊肿呈椭圆形,囊肿内可见无回声囊液(星号);C:腘窝囊肿破裂横断面声像图,可见囊肿包绕腓肠肌内侧头,囊肿内可见无回声囊液(星号)及滑膜增生(细箭头),滑膜内可见点线状血流信号。囊肿边界模糊,边缘不光滑,囊液外渗(粗箭头),内透声差;D:腘窝囊肿破裂纵断面声像图,囊肿内可见无回声囊液(星号)及滑膜增生(细箭头)。囊肿呈不规则形,下界模糊,边缘不光滑,囊液外渗(粗箭头),内透声差。MHG:腓肠肌内侧头

4. 鉴别诊断

（1）腘动脉瘤：其声像图表现为腘窝中央呈梭形的无回声团块，上下与腘动脉相连，瘤体有搏动，彩色多普勒探及团块内血流信号充盈，可与腘窝囊肿鉴别。

（2）腘窝内的软组织肿瘤：腘窝是软组织肿瘤的好发部位，且恶性肿瘤多见。腘窝囊肿破裂时，在肌间出现弱回声团块，易误诊为肿瘤，应向上追踪腘窝处是否有囊性团块与之相连。

（3）软组织脓肿：声像图上与腘窝囊肿类似，但软组织脓肿局部有红肿热痛，皮下组织水肿，腘窝囊肿无这些表现。

（4）下肢深静脉血栓：囊肿较大或者囊肿破裂后，可位于小腿腓肠肌与比目鱼肌之间，声像图表现类似下肢深静脉血栓。但向上扫查可见囊肿位于腘窝腓肠肌内侧头及半膜肌之间，从而加以鉴别。

（三）骨关节炎

1. 病因及病理　骨关节炎是一种以关节软骨退行性变和继发性骨质增生为特征的慢性关节疾病。可分为原发性和继发性骨关节炎。原发性骨关节炎是指人体关节长年应力不均而发生退行性变。继发性骨关节炎是指膝部的创伤、畸形和疾病均可造成软骨的损害，从而导致骨关节炎。

骨关节炎多见于中老年人，女性多于男性。好发于负重较大的关节，尤其是膝关节。骨关节炎是一种长期、慢性及渐进性的病理过程。发病原因包括软骨营养、代谢异常、生物力学应力失常、累积性微小创伤、肥胖、关节负重增加等。一般认为是多种致病因素，包括机械性和生物性因素的相互作用所导致。其中年龄是最主要的高危因素，其他原因包括外伤、肥胖、遗传、代谢等。最早、最主要的病理变化发生于关节软骨。早期，关节软骨表面粗糙，局部发生软化、糜烂，失去弹性，关节活动时发生磨损，软骨碎裂、剥脱，形成关节内游离体，软骨下骨外露。软骨磨损最大的中央部位骨质密度增加，骨小梁增粗。外周部位承受应力较小，软骨下骨质萎缩，出现囊样变，由于骨小梁的吸收破坏使囊腔扩大，周围发生成骨反应而形成硬化壁。在软骨的边缘或肌腱附着处，因血管增生，软骨细胞代谢活跃，通过软骨内化骨，在外围软骨面出现骨质增生，即骨赘形成。剥脱的软骨片及骨质增生刺激滑膜引起炎症，促进滑膜增生渗出，从而引起继发性的滑膜炎。

2. 临床表现　骨关节炎的主要症状为疼痛，初期为轻微钝痛，以后逐步加剧。活动多时疼痛加剧，休息后好转。疼痛可与天气变化、潮湿受凉等因素有关。患者常感到关节活动不灵活，上下楼困难，晨起或固定某个体位较长时间关节僵硬，关节活动时可有不同的响声。滑膜炎严重时，表现为疼痛加重、关节肿胀、活动明显受限。部分病人在腘窝可触及囊性包块。严重者出现关节畸形，如膝内翻。

3. 超声表现

（1）膝关节积液：表现为髌上囊扩张，内为液性暗区。膝关节积液量的多少与病变程度有一定关系。病情较轻者可以无积液，或只有少量积液。病情严重者，可有中等量或大量积液，积液可长期存在。

（2）膝关节滑膜炎：增生的滑膜在积液的衬托下清晰可见，滑膜可呈绒毛状、结节状或片状弱回声。

（3）完全屈曲膝关节时可见股骨髁关节面软骨厚度改变，早期表现为软骨表面轮廓不清，内部回声增强，后期软骨变薄、厚薄不均，甚至消失。

（4）关节面软骨磨损后可变成膜状，并可脱离形成游离体。

（5）部分患者，尤其是女性患者，膝关节积液时间较长者，扫查腘窝时，可见腘窝囊肿。

（6）增生的骨赘在声像图上表现为自骨端边缘突出的强回声，后方伴有声影。

（7）部分患者可有肌腱的附着点骨赘，特别容易出现在股四头肌肌腱，表现为肌腱附着于骨局部骨皮质不光滑，可见多个强回声突起突入肌腱附着点处。

（8）部分患者由于关节间隙变窄，可见内侧半月板向浅面突出（图 3-5-25）。

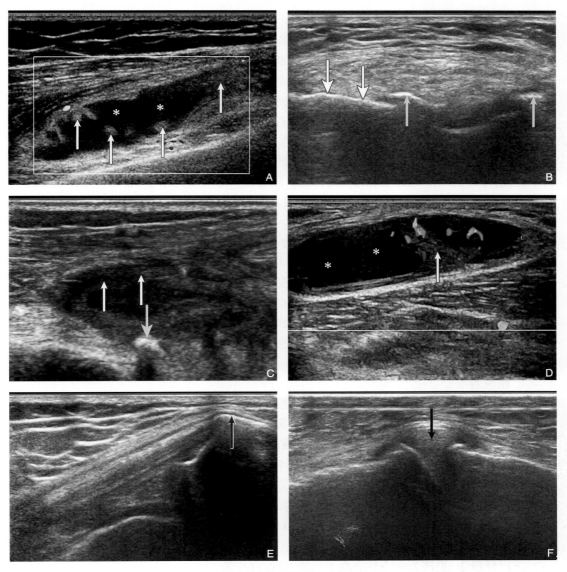

图 3-5-25　膝关节骨关节炎声像图表现

A：膝关节滑膜炎，可见关节腔内积液（星号）伴滑膜增生（白色细箭头），滑膜内可见点线状血流信号；B：股骨内侧髁软骨消失（白色粗箭头）伴骨赘形成（黄色细箭头）；C：关节滑膜炎，关节内游离体形成，可见关节腔内滑膜增生（白色细箭头）及关节腔内强回声游离体伴声影（黄色粗箭头）；D：腘窝囊肿伴滑膜增生，可见腘窝囊肿内积液（星号）伴滑膜增生（白色细箭头），滑膜内可见点线状血流信号；E：股四头肌肌腱附着点骨赘，可见股四头肌肌腱附着处斑片状强回声（蓝色细箭头）；F：内侧半月板向浅面突出（黑色细箭头），周边可见股骨与胫骨可见骨赘形成

4. 鉴别诊断　超声诊断骨关节炎时,应注意与类风湿关节炎、痛风性关节炎、创伤性关节炎等鉴别,其超声表现均可变为关节积液、滑膜增生及软骨破坏,鉴别需结合临床指标、发病部位等。但也应注意,不同的关节炎也可合并出现,如类风湿关节炎等可继发骨关节炎。

5. 临床意义　在骨关节炎的早期,X线片显示可无异常,少量积液 X 线检查难以显示;对于关节面软骨的病变,X 线检查更无能为力。超声检查不仅能发现关节积液及滑膜增生,还可了解关节面软骨的病变程度,骨赘的形成,以及了解有无游离体、腘窝囊肿等。超声对于诊断骨关节炎有重要价值。还可在超声引导下在膝关节腔内注射药物缓解膝关节疼痛。

(四) 痛风性关节炎

1. 病因及病理　痛风是由于遗传性或获得性病因引起的嘌呤代谢紊乱所致的疾病,包括急性痛风性关节炎期和慢性痛风性关节炎期。多见于男性,男性患者首次发作急性痛风性关节炎通常在 40~60 岁,女性则在 60 岁以后,主要累及第一跖趾关节。此期确诊痛风最好进行超声引导下关节炎抽吸,在偏振光显微镜下检测细胞内细针样负性双折光晶体。慢性期以出现痛风石为特征性病理表现。痛风石为尿酸盐结晶析出后产生慢性异物反应,周围被上皮细胞、巨噬细胞所包围形成的异物结节。从首次痛风发作到出现慢性症状或可见的痛风石的时间间隔差异很大。痛风石沉积的速度与高尿酸血症的程度及持续时间有关,其中,血清尿酸盐水平为最主要的决定因素。随着血清尿酸盐的增多,尿酸盐结晶沉积在软骨、滑膜、肌腱、软组织等地方。有些痛风石可发生钙化。痛风石可直接累及关节结构或关节周围的肌腱而明显限制关节的运动功能。

2. 临床表现　急性关节炎期,关节疼痛为主要临床表现,多在清晨或半夜突发性疼痛,70%首发于单侧第一跖趾关节,其次为踝关节及膝关节,伴有局部红肿发热,关节活动受限。初次发作常呈自限性,数日内自行缓解,此时受累关节局部皮肤出现脱屑和瘙痒,为本病特有表现。关节损伤、手术、劳累、精神紧张、进食高嘌呤饮食、酗酒为常见诱因。慢性关节炎期,痛风石为特征性临床表现,表现为关节肿胀、僵硬、畸形及周围组织的纤维化和变性,严重时患处皮肤发亮、菲薄,破溃则有豆渣样白色物质排出,周围组织形成慢性肉芽肿,虽不易愈合但很少感染。

3. 超声表现

(1) 关节积液/滑膜炎:超声表现为关节腔内积液和/或滑膜增厚,增厚滑膜内及关节腔内可见多个点状或片状强回声,典型者呈"云雾"状或称为"暴风雪"征,代表尿酸盐结晶析出并在关节内沉积。慢性期,关节腔内可见强回声痛风石形成。急性痛风性关节炎期及慢性痛风性关节炎急性发作期,滑膜内血流信号较丰富,代表炎症较活跃。

(2) 关节软骨"双轨"征:是诊断痛风性关节炎特异性最强的超声表现,已被纳入痛风性关节炎最新诊断指南,由尿酸盐结晶在软骨表面析出并沉积形成。超声表现为关节软骨表面线状强回声,平行于软骨下骨皮质强回声,常见于膝关节股骨髁软骨,可覆盖部分或全部股骨髁软骨表面。

(3) 骨侵蚀:表现为骨皮质表面不光滑,连续性中断。

(4) 肌腱炎:超声表现为肌腱增粗,回声减弱,内可见多个点状或片状强回声,部分呈"云雾状"改变,代表尿酸盐结晶析出并沉积,血流信号丰富时代表炎症活跃。膝关节最常见于髌腱,其次为股四头肌肌腱。肌腱附着处有时可出现骨侵蚀。

(5) 痛风石:可见于皮下组织、肌腱及韧带内及周围、关节内、关节周围软组织等,多表现为团状稍强回声或强回声,周边可见弱回声晕,晕环内可见血流信号(图 3-5-26)。

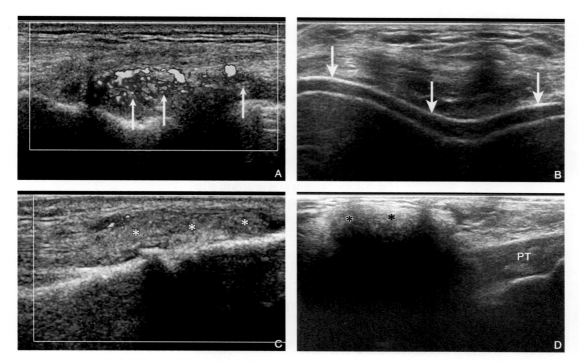

图 3-5-26　膝关节痛风性关节炎声像图表现

A：急性痛风性关节炎，可见关节腔内滑膜增厚（白色细箭头），滑膜内可见多个点状强回声，滑膜内可见血流信号丰富，代表炎症活跃；B：股骨髁软骨"双轨征"，可见股骨髁软骨表面线状强回声（白色粗箭头）；C：痛风性髌腱炎，可见髌腱内多个点状强回声，呈"云雾状"改变，髌腱内可见点线状血流信号（白色星号）；D：皮下痛风石，可见皮下髌腱浅面强回声团伴声影（黑色星号）；PT：髌腱

4. **鉴别诊断**　主要与假性痛风性关节炎鉴别，假性痛风指的是焦磷酸钙双水化物结晶沉着于关节软骨所致的疾病，其在膝关节可沉积于关节软骨、半月板等处，表现为点片状强回声。与痛风性关节炎的鉴别要点：结晶在关节软骨沉积时，痛风的尿酸盐结晶沉积在关节软骨表面，而假性痛风的焦磷酸钙双水化物结晶沉积于关节软骨内部。还需与其他关节炎相鉴别，如骨关节炎、类风湿关节炎等，虽然这些关节炎与痛风性关节炎一样均会出现关节积液、滑膜炎，但这些关节炎不会出现关节内"暴风雪"征及关节软骨"双轨"征等尿酸盐结晶沉积的表现。

5. **临床意义**　痛风性关节炎超声特点较为特异，准确率高，还可随访观察治疗效果。

（五）肌腱病

1. **病因及病理**　肌腱病组织学上，为非特异性组织退行性改变伴微小撕裂，通常因过度使用或慢性劳损造成。肌腱末端附着处最易好发，该处的病变又称肌腱附着点炎，或者肌腱端病、肌腱起止点炎。膝关节的肌腱病最好发于股四头肌肌腱及髌腱，也可见于髂胫束等。过度的膝关节屈伸运动及反复的微小创伤为主要病因，好发于运动员，如竞走、跳跃等，也称为"跳跃膝"。银屑病、慢性劳损、风湿病、代谢性疾病也可以导致肌腱发生退行性改变。随病程发展，肌腱病可以自局部波及整条肌腱。

2. **临床表现**　病因不同，临床表现不同，但主要表现为疼痛，活动受限，有时可以固定压痛点。

3. **超声检查**　各种原因所致的肌腱病具有相似的超声表现（图 3-5-27）。

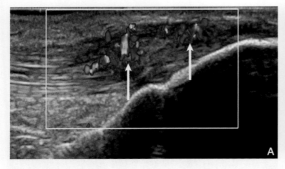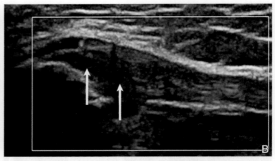

图 3-5-27 膝关节肌腱病声像图表现

A:髌腱下端肌腱病,可见髌腱下端增粗、回声减弱,附着处肌腱内可见血流信号丰富(白色细箭头),代表炎症活跃;B:髌腱上端肌腱病,可见髌腱上端增粗、回声减弱,附着处肌腱内可见点线状血流信号丰富(白色细箭头)。

(1)主要表现为肌腱肿胀增厚,回声减弱,常出现在附着点处,内部可有散在弱回声区,也可见小撕裂形成的无回声,血流信号可丰富或不丰富,丰富代表炎症活跃。

(2)肌腱附着处骨皮质可不光滑,强回声的突起为附着点骨赘形成,可突入肌腱内,连续性中断代表骨质破坏。

4. **临床意义** 肌腱病为膝关节疼痛较为常见原因,超声诊断肌腱病声像图特征较为典型,能够使患者得到迅速确诊,在超声引导下可进行肌腱病的治疗,同时还可实时监测治疗效果,从而使患者得到及时有效的治疗,提高患者的生活质量。

5. **鉴别诊断** 主要与痛风性肌腱炎及肌腱撕裂损伤等鉴别。痛风性肌腱炎内可见点片状或云雾状强回声,肌腱损伤一般有外伤史,可见肌腱纤维连续性部分或全部中断。

(六)膝关节侧副韧带损伤

1. **病因及病理** 各种造成小腿突然外展的暴力作用可使膝关节突然外翻,即可引起膝关节胫侧副韧带不同程度的损伤,轻者发生部分纤维撕裂,重者可造成胫侧副韧带完全断裂。由于胫侧副韧带与关节囊之间没有缝隙,且与内侧半月板紧密相连,因此胫侧副韧带损伤易导致半月板撕裂。腓侧副韧带撕裂远较胫侧副韧带少见,常是膝部复合伤的一部分。韧带损伤后局部出血,血肿机化。对于轻度损伤,韧带可以瘢痕修复,对完全断裂者修复很困难,常需要手术治疗。

2. **临床表现** 有明显的膝关节外伤史,膝关节疼痛;膝关节肿胀;膝关节内、外侧压痛。

3. **超声检查**

(1)侧副韧带损伤后局部有出血,表现为韧带的起点、止点或中部出现液性暗区或弱回声区,韧带肿胀、回声减弱,韧带连续性中断或部分中断,出现缺损。

(2)侧副韧带附着于骨皮质处撕裂,有时可伴撕脱骨折,韧带断端可见骨皮质强回声,局部骨皮质表面不光滑。

(3)严重损伤者可见膝关节积血,髌上囊出现液性暗区。

(4)在韧带损伤的组织反应消退后,血肿逐渐吸收或机化,肿胀消退,表现为侧副韧带区局限性弱回声区,侧副韧带的连续性可有部分中断,部分可伴有钙化。

(5)胫侧副韧带损伤合并半月板损伤时,可有半月板损伤的相应超声表现(图 3-5-28)。

4. **鉴别诊断** 膝关节周围滑囊积液或腱鞘囊肿也可表现为液性暗区,但一般与侧副韧带关系不密切,侧副韧带连续性好。

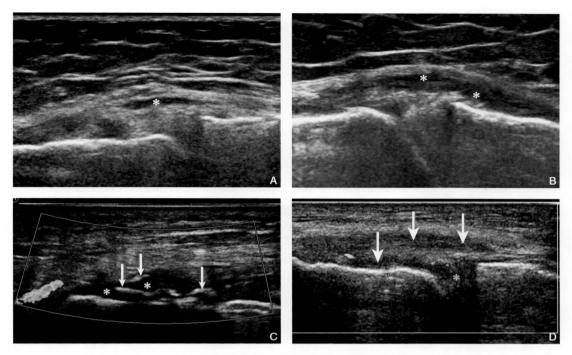

图 3-5-28　膝关节胫侧副韧带损伤声像图表现

A,B:胫侧副韧带部分撕裂,可见胫侧副韧带连续性部分中断;韧带内可见弱回声区(白色星号);C:胫侧副韧带上端完全撕裂,可见胫侧副韧带连续性中断,韧带内可见不规则弱回声区(白色星号),韧带断端内可见多个斑片状强回声(细箭头),代表撕脱骨折,局部股骨内上髁骨皮质不光滑;D:胫侧副韧带损伤伴内侧半月板损伤,可见胫侧副韧带肿胀增粗,回声减弱(粗箭头),内侧半月板轮廓不清,回声减弱、不均匀,血流信号增多(黄色星号)

5. **临床意义**　超声可观察侧副韧带急性损伤时的血肿形成,了解韧带损伤或断裂的程度。超声显示侧副韧带是否断裂或损伤,对诊断有决定性意义。

(七) 髌腱(髌韧带)及股四头肌肌腱损伤

1. **病因及病理**　髌腱(髌韧带)是身体最强大的韧带,临床上单纯髌腱损伤较少见。由于髌腱强大,损伤后多引起髌骨骨折或胫骨结节撕脱骨折。髌腱损伤多见于直接暴力作用于髌韧带上或锐利物品切割伤。股四头肌肌腱损伤好发于股直肌腱。和侧副韧带损伤一样,髌腱及股四头肌肌腱损伤后出现局部出血,组织反应性水肿,较小的血肿被吸收,大的血肿难以完全吸收则被机化,损伤的肌腱或韧带由瘢痕修复;如髌腱完全断裂,由于股四头肌的收缩活动,修复比较困难,需要手术治疗。

2. **临床表现**　膝前部疼痛、肿胀,膝关节伸直功能障碍。髌腱或股四头肌肌腱处有压痛,可触及缺损或凹陷。

3. **超声检查**　急性损伤后,声像图显示髌腱或股四头肌肌腱肿胀增厚、回声减弱,髌腱区或股四头肌肌腱区出现血肿液性暗区,连续性部分或完全中断。完全撕裂时肌腱中断处出现较大范围断裂,断端分离、挛缩呈团块状。部分可见髌骨骨折或胫骨结节撕脱骨折,表现为骨皮质连续性中断。急性期过后,组织反应消退,小的血肿被吸收,大的血肿被机化纤维化,声像图表现为髌腱区/股四头肌肌腱区或附着点的弱回声区,连续性可有中断(图 3-5-29、图 3-5-30)。

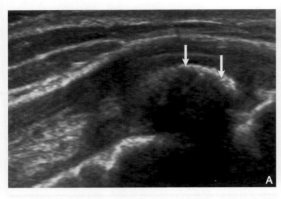
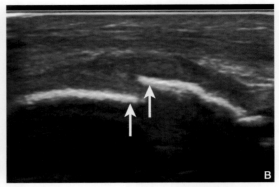

图 3-5-29　膝关节髌腱损伤声像图表现

A:髌腱撕裂伴胫骨结节处撕脱骨折,外伤后髌腱肿胀增厚、回声减弱,断端可见骨皮质强回声(细箭头),局部胫骨结节骨皮质表面不光滑;B:髌腱损伤伴髌骨骨折,可见髌骨连续性中断(粗箭头)

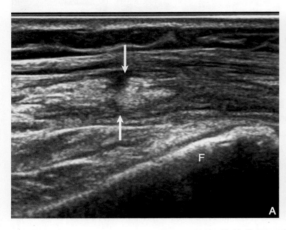
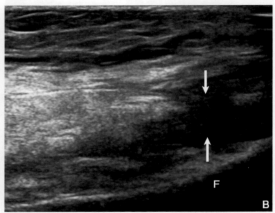

图 3-5-30　膝关节股四头肌肌腱损伤声像图表现

A:股四头肌肌腱部分撕裂,可见外伤后股四头肌肌腱肿胀增厚、结构紊乱,肌腱连续性部分中断(箭头),断端之间出现弱回声区;B:股四头肌肌腱完全撕裂,肌腱连续性完全中断(箭头),断端之间出现大片弱回声区。F:股骨

　　4. 鉴别诊断　髌腱损伤急性期应与髌下滑囊积液鉴别,后者髌韧带连续性未见中断。股四头肌肌腱小的部分撕裂伤有时不易鉴别,超声检查时需结合膝关节伸、屈运动动态观察。

　　5. 临床意义　超声检查是髌腱/股四头肌肌腱损伤的非常可靠的诊断手段,可准确判断髌腱/股四头肌肌腱损伤或断裂的程度,可以为临床选用治疗方法提供有力的参考。

　　(八) 膝关节半月板损伤

　　1. 病因及病理　当膝关节完全伸直时,两侧副韧带均处于紧张状态,关节稳定。当膝关节处于半屈曲状态时,半月板向后移动,如果此时突然将膝关节伸直,并伴有旋转,重力在受挤压的软骨上研磨,半月板即发生破裂。由此可见,造成半月板损伤必须有四个因素:膝关节的半屈、内收外展、挤压和旋转。长年累月的磨损也可造成半月板变性撕裂,常发生在中老年人,不一定有明确的外伤史。如前所述,由于内侧半月板与胫侧副韧带紧密相连,因此胫侧副韧带损伤常导致内侧半月板损伤。

　　半月板的损伤按照撕裂部位分为前角撕裂、后角撕裂、体部撕裂。按照撕裂形状可分为纵形撕裂、横形撕裂、水平劈裂及边缘撕裂等。

2. 临床表现 半月板损伤多见于运动员、搬运工等,大多数病人有明确的膝关节扭伤史,少数无明显损伤。受伤后,膝关节有剧痛,不能自动伸直。关节肿胀,有时有积血。休息4~5天后,肿胀逐渐消失,关节逐渐恢复功能,但始终感到关节不稳定,关节间隙有压痛。少数病人活动时可听到"咔嗒"声。急性期往往不易明确诊断。膝关节间隙处压痛是半月板损伤的重要诊断依据。由于行走时疼痛,可出现股四头肌废用性萎缩。常用的试验有膝关节过伸试验、膝关节过屈试验、回旋挤压试验(McMurray 征)、研磨试验。

3. 超声检查 半月板的垂直纵裂的距离 2mm,水平撕裂距离 3~4mm,放射状垂直撕裂距离 5mm 以上,超声即可显示。垂直纵裂超声容易显示,对半月板内缘的撕裂,超声难以显示。

半月板损伤时出现病理性界面,由于损伤及分离程度不同,可产生不同的反射回声,其声像图特征为:

(1) 当半月板完全断裂时,间隙较宽,可见两个强回声界面,其间为一弱回声带近似"="状。

(2) 小的不完全分离的裂伤,多显示为线状弱回声。

(3) 半月板退行性变时,表现为半月板内部回声不均匀,表面不光整,并可出现钙化。

(4) 半月板的水平撕裂声像图上较难显示,裂口较大时表现为半月板内部出现水平位的弱回声区。

(5) 半月板撕裂时,特别是边缘撕裂时,可发生囊性变,形成半月板囊肿,声像图表现为在半月板区或基底部出现液性暗区,并向外突出。

(6) 由胫侧副韧带损伤所导致的内侧半月板损伤,可出现胫侧副韧带损伤的相应超声表现。

(7) 盘状半月板声像图上有两种表现,一种表现为无回声区,边缘较厚,盘状半月板上、下面与关节面软骨分辨不清。另一种表现为强回声,内部回声不均,失去正常三角形形状,内缘较厚,边缘与内缘之间的距离增大(图 3-5-31)。

4. 鉴别诊断 超声诊断半月板囊肿时,应注意半月板前角囊肿与髌下滑膜囊肿鉴别,前者与半月板相连,后者位于髌腱后方,与半月板不相连,囊肿较大时,可向髌腱两侧突出。

5. 临床意义 超声无法显示全部半月板结构,因此当临床怀疑半月板损伤而超声没有阳性发现时,应作 MRI 检查。

(九) 膝关节周围滑囊炎

1. 病因及病理 滑囊炎是指滑囊发生炎症反应合并滑囊内积液,可发生于膝关节周围任何滑囊。有些滑囊与关节腔相通,关节腔内的炎症及积液可累及滑囊。

髌前滑囊炎是髌骨前侧及附近外伤、长期外力摩擦或压迫造成的滑囊炎。髌前滑囊炎一般是指髌前皮下囊的原发无菌性炎症。急性损伤性滑囊炎滑膜水肿,滑囊积液,经治疗可以迅速消退,滑囊恢复正常。

鹅足腱滑囊炎可单独存在,也可为鹅足腱滑囊炎综合征的一部分。好发于老年女性,肥胖、2 型糖尿病为该病的危险因素。

髂胫束摩擦综合征/髂胫束滑囊炎是指髂胫束与股骨外侧髁反复摩擦引起的髂胫束炎症反应或髂胫束滑囊炎,是膝关节过度运动病,最常见于跑步及自行车运动员。该病是膝外侧疼痛最常见原因。

2. 临床表现 滑囊炎的临床表现主要为疼痛、肿胀和软组织肿块。髌前滑囊炎主要症状为髌骨前方隆起、疼痛;检查发现髌骨前方有波动感的软组织肿块,可有压痛,急性炎症时出现红、肿、热及压痛等表现。鹅足腱滑囊炎主要表现为膝内侧疼痛、肿胀和软组织肿块,髂

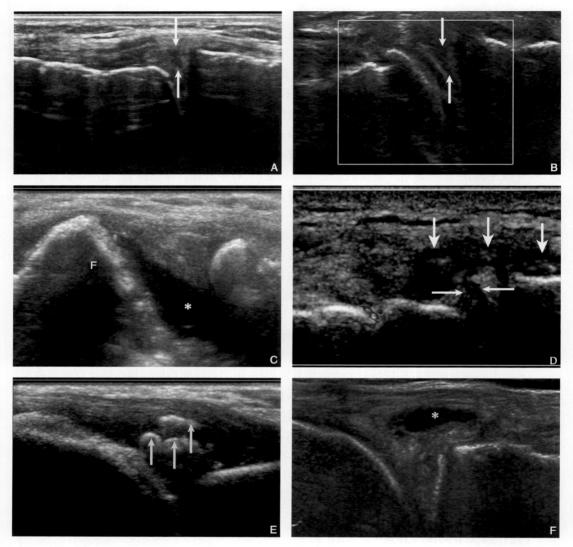

图 3-5-31 膝关节半月板损伤声像图表现

A,B:半月板损伤,可见半月板内部回声不均匀,内可见线状弱回声区(白色细箭头);C:半月板损伤伴关节积液,可见半月板与股骨髁距离增宽,半月板周围片状无回声区(白色星号);D:胫侧副韧带损伤伴内侧半月板损伤,可见胫侧副韧带肿胀增厚、回声减弱,韧带内血流信号丰富(白色粗箭头),内侧半月板内部回声不均匀,内见片状弱回声区(白色细箭头);E:内侧半月板退行性变伴钙化,可见内侧半月板轮廓不清,内见多个片状强回声(黄色细箭头);F:内侧半月板损伤伴囊肿,可见内侧半月板内囊性结节(黄色星号)。F:股骨髁

胫束滑囊炎主要表现为膝外侧疼痛、肿胀和软组织肿块。

3. 超声检查 髌前滑囊炎超声表现为髌骨与皮肤之间有一液性暗区,纵向扫查时,液性暗区呈长条形,横向扫查时呈椭圆形液性暗区,部分范围超过髌骨。当髌前滑囊炎可合并滑膜增生,炎症活跃时内可见血流信号。鹅足腱滑囊炎超声表现为鹅足腱周围的无回声积液,可合并滑膜增生。合并鹅足腱滑囊炎综合征时,鹅足腱肿胀增厚,失去正常肌腱结构。髂胫束摩擦综合征超声表现为股骨外侧髁附近髂胫束肿胀增厚,内部出现不规则弱回声区。合并滑囊炎时,表现为髂胫束周围滑囊内积液,滑膜增厚(图 3-5-32)。

4. 鉴别诊断 髌前滑囊炎液体黏稠时,应注意与皮下实性肿块鉴别,可加压团块,髌前

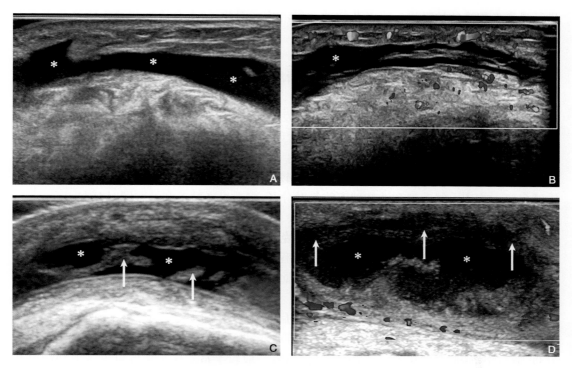

图 3-5-32　膝关节髌前滑囊炎声像图表现

A:髌前滑囊炎,可见髌前滑囊内积液(星号);B:髌前滑囊炎伴周围炎,可见髌前滑囊内积液(星号),滑囊周围血流信号丰富;C:髌前滑囊炎伴滑膜增生,可见髌前滑囊内积液(星号)伴滑膜增厚(箭头);D:髌前滑囊炎伴滑膜增生,可见髌前滑囊内积液(星号)伴滑膜增厚(箭头),滑膜内及滑囊周边可见点线状血流信号

滑囊炎内可见光点移动。鹅足腱滑囊炎合并鹅足腱受累及髂胫束滑囊炎合并髂胫束受累时,主要与鹅足腱或髂胫束损伤相鉴别,后者有明确的外伤史,除了可见鹅足腱或髂胫束损肿胀增厚外,还可见韧带连续性部分或者完全中断(图 3-5-33)。

5. 临床意义　膝关节周围滑囊炎只有少量积液时,体格检查不易发现,临床诊断容易漏诊。由于超声对液性物质的特有敏感性,因此能作出较准确的诊断。还可在超声引导下

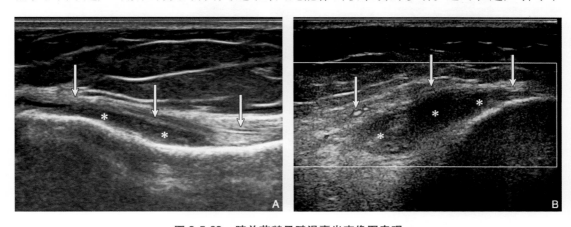

图 3-5-33　膝关节鹅足腱滑囊炎声像图表现

A:鹅足腱滑囊炎,可见鹅足腱(箭头)周围滑囊积液(星号);B:鹅足腱综合征,可见鹅足腱(箭头)增粗、肿胀,内血流信号增多,周围滑囊积液(星号)

进行滑囊炎积液的抽吸治疗或者药物的注射治疗。因此,超声在诊断和治疗膝关节周围滑囊炎上,具有很好的临床应用价值。

（十）色素沉着绒毛结节性滑膜炎

1. **病因及病理** 色素沉着绒毛结节性滑膜炎原因不明,其性质也有争论,可能是一种介于炎症和良性肿瘤之间的滑膜疾病。其中,绒毛型近似炎症;结节型有大量滑膜细胞构成,切除不彻底则易复发,近似良性肿瘤。好发于大关节,单发。

绒毛型者受累滑膜呈暗红色或棕黄色,常明显增厚,可达1cm以上。滑膜表面不平,常有皱襞和绒毛形成。有的绒毛细长,最长可达1~2cm,在关节液中漂浮如胡须状;有的绒毛较短,互相融合成结节状,结节直径1~5cm。较小的结节呈红棕色,较大的结节呈黄色,带有铁锈色斑。临床上绒毛型和结节型不能绝对分开,多数患者绒毛和结节同时存在。

2. **临床表现** 本病没有明显的全身症状,病人体温正常,血沉可升高,血象可无改变。局部症状在早期比较轻微,因此,病人就诊较晚,病程较长。主要症状为膝关节肿胀,疼痛多比较轻微,局部皮温升高,关节活动可有不同程度受限。髌上囊及髌骨周围明显肿胀,浮髌试验阳性,可有压痛,增厚的滑膜呈海绵样感觉。膝关节穿刺可抽出血性或咖啡色液体。

3. **超声检查**

（1）中等量或大量膝关节积液,髌上囊及后关节囊明显扩张,积液内可见细小光点回声。

（2）滑膜增生肥厚呈绒毛状、结节状中等或弱回声结构,突入暗区内。绒毛和结节弥漫分布,数量不等,形态变化多样,结节内血流信号一般较丰富。探头加压可见绒毛和结节在关节液中漂浮。

（3）在滑膜附着处可见骨皮质连续性中断,出现缺损,为滑膜侵蚀骨质形成小的囊腔所致。

（4）少数滑膜增生侵犯膝关节周围软组织,增生的滑膜在软组织内融合成团块状,类似肿瘤,表现为膝关节周围软组织内呈弱回声或中等回声肿块,范围广泛,弥漫分布。膝关节内可无积液或仅有少量积液（图3-5-34）。

4. **鉴别诊断** 超声诊断色素沉着绒毛结节性滑膜炎时,应与单纯性滑膜炎鉴别,后者声像图改变可与前者完全一样,但前者血流信号一般较后者丰富,且累及范围更加广泛,最终鉴别需依据关节液的理化形状及病理确定。色素沉着绒毛结节性滑膜炎的关节液为血性

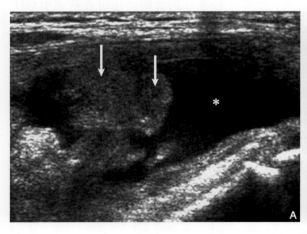
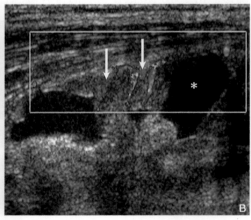

图3-5-34 膝关节色素沉着绒毛结节性滑膜炎声像图表现

A:可见膝关节腔内积液(星号)伴滑膜增厚,滑膜呈绒毛结节样增生(箭头);B:可见膝关节腔内积液(星号)伴滑膜增厚,滑膜内血流信号丰富(箭头)

或咖啡色,而单纯性滑膜炎者为淡黄色清亮液体。

5. 临床意义　色素沉着绒毛结节性滑膜炎比较少见,早期诊断非常困难。超声在早期即可发现膝关节积液,显示滑膜的病变,还可在超声引导下作关节液穿刺或滑膜活检,从而提高该病的诊断准确率。

(十一) 膝关节周围肿物

1. 病因及病理　膝关节周围肿物包括囊性肿物和实性肿物。囊性肿物包括腱鞘囊肿、滑膜囊肿、周围神经内或外囊肿。腱鞘囊肿,多由结缔组织黏液变性液化后形成,囊内充满含高浓度透明质酸,无色透明胶冻状或黏稠液体,囊肿壁为结缔组织,无滑膜细胞内衬。滑膜囊肿囊壁内衬有滑膜细胞,内含滑液,邻近关节的也可能由关节滑膜疝引起。滑膜囊肿部分与关节腔相通。神经囊肿发病原因及发病机制不明,可能与外伤及慢性劳损有关。膝关节周围实性肿物包括来源于坐骨神经、胫神经及腓总神经的神经源性肿瘤、骨软骨瘤、滑膜肉瘤、骨肉瘤、软骨肉瘤等。超声检查的主要目的在于明确肿物的大小、组织层次、与周围解剖结构的关系,肿物内部的血流信号,以及超声引导组织学活检。

2. 临床表现　膝关节周围肿物根据其病理来源不同,可有不同的临床表现。

3. 超声检查　腱鞘囊肿及滑膜囊肿二者超声表现相似,均表现为圆形、椭圆形或分叶状无回声或弱回声结节,部分内可见分隔。囊肿内无血流信号,部分分隔内可见血流信号,合并感染时囊壁及周边可见点线状血流信号。周围神经囊肿按照位置不同分为神经内囊肿和神经外囊肿,神经内囊肿位于神经外膜内,神经外囊肿位于神经外膜外,表现为与神经关系密切的囊性占位,可能会造成神经卡压,卡压时近端神经增粗,回声减低,神经束显示不清。膝关节周围实性肿物超声表现为膝关节旁实性团块,神经源性肿物可见与神经相连,部分团块内可见液化。骨软骨瘤位于干骺端,多见于股骨远端和胫骨近端,超声表现为与正常骨皮质相连的骨性强回声突起,表面有弱-无回声的软骨帽覆盖。滑膜肉瘤,好发于中青年患者,为关节旁位置深在的肌层或肌腱周围实性肿块,一般体积较大,多发生液化,可伴钙化,关节一般不受累,病灶血供较丰富。骨肉瘤好发于青少年,最多见于膝部长骨干骺端,尤以股骨远端、胫骨近端最常见。超声表现为关节旁软组织肿块,体积较大,与骨质关系密切,肿块内可见强回声的针状瘤骨,并见骨质破坏,肿块血流一般较丰富。软骨肉瘤多表现为肌层深面、紧贴骨皮质生长的弱回声团块,内部回声不均匀,多伴发骨质破坏、钙化形成,肿块内血供较少(图 3-5-35、图 3-5-36)。

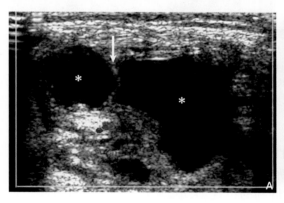
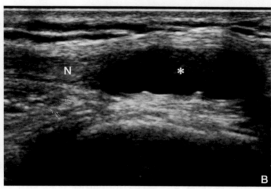

图 3-5-35　膝关节周围囊性肿物声像图表现

A:膝关节周围腱鞘囊肿,可见腘窝囊性团块(星号),内可见分隔,分隔内有点状血流信号(箭头);B:腓总神经内囊肿,可见腓总神经外膜内囊性团块,沿神经长轴走行;N:腓总神经

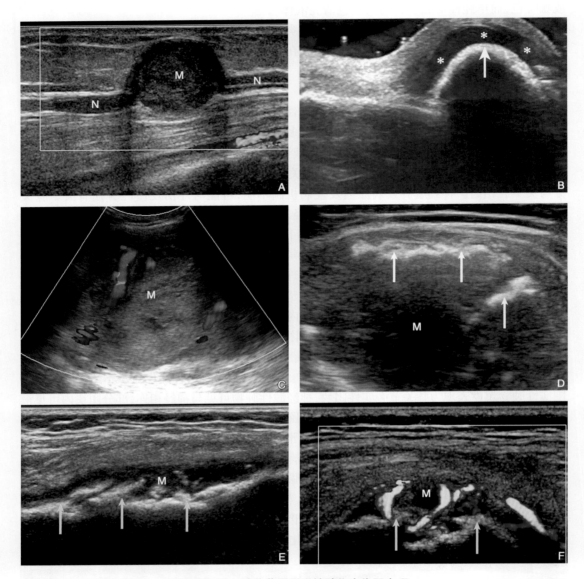

图 3-5-36 膝关节周围实性肿物声像图表现

A:腓总神经鞘瘤,可见团块两端与腓总神经相连,团块内可见点线状血流信号;B:骨软骨瘤,可见与骨皮质相连的骨性突起(白色粗箭头)和表面的软骨帽(星号);C:滑膜肉瘤,可见膝关节旁体积较大软组织肿块,内血流信号较丰富;D:软骨肉瘤,可见关节旁软组织肿块,内可见多个斑片状钙化(白色细箭头);E,F:骨肉瘤,可见股骨远端软组织肿块伴骨质破坏(黄色细箭头),肿块内可见强回声针状瘤骨,肿块内血流信号丰富。M:膝关节周围肿块;N:腓总神经

4. **鉴别诊断** 超声鉴别膝关节囊性及实性肿块较容易,滑囊囊肿及腱鞘囊肿声像图上不易区分,实性肿物无明显特异性时,鉴别诊断亦较困难。

5. **临床意义** 超声可以明确囊性及实性肿物的位置、大小,及其与周围血管、神经、肌腱和关节的关系,还可在超声引导下进行穿刺及组织学活检。

六、超声引导下膝关节疾病的介入治疗

（一）膝关节腔内穿刺抽液/注药治疗

1. 适应证 骨关节炎、类风湿关节炎、创伤性关节炎等关节病，出现关节腔积液和/或滑膜增生，需要缓解症状或局部治疗时。

2. 步骤 仰卧位，屈膝30°，略内翻，高频线阵探头置于髌骨上方，沿着股四头肌肌腱长轴，显示正常髌上囊，探头上缘向外侧旋转，并向外侧稍移动，显示髌外侧隐窝。穿刺采取短轴切面超声，平面内穿刺技术，穿刺方向自外下至内上，靶目标为髌骨外侧隐窝可显示积液处。穿刺前注意扫查股四头肌肌腱，使其避开穿刺路径。实时超声引导下观察并逐步调整进针轨迹，以确保针尖至靶目标。穿刺抽液：用空针抽出关节内液体后送检。注药治疗：可首先注入生理盐水，以明确针尖是否位于外侧隐窝内，证实针尖位置正确后再缓慢注入药物。注药时实时超声观察可见髌骨外侧隐窝扩张，液体可向关节腔内扩散（图3-5-37）。

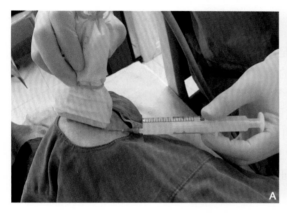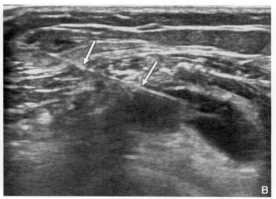

图 3-5-37 膝关节腔内穿刺
A：穿刺时探头及穿刺针位置示意图，B：穿刺时声像图，可见穿刺进针轨迹（白色箭头）

（二）腘窝囊肿穿刺注射技术

1. 适应证 腘窝囊肿。

2. 步骤 俯卧位，高频线阵超声探头横向放置于腘窝内侧，显示腓肠肌内侧头和半膜肌肌腱之间的以囊性为主的腘窝囊肿。在腘窝囊肿显示满意后，采用平面外技术，进针点为探头下缘中点处。实时超声引导下观察并逐步调整进针轨迹，直到针尖到达腘窝囊肿内部，当针尖到达满意位置后，可首先注入少量生理盐水，再次确认针尖在腘窝囊肿内，回抽囊内液体，然后再缓慢注入药物（图3-5-38）。

（三）膝关节周围肌腱病穿刺治疗技术

1. 适应证 髌腱、髂胫束、股四头肌肌腱等肌腱病。

2. 步骤 仰卧位平躺，膝关节屈曲20°~30°，高频线阵超声探头寻找到肌腱回声异常的位置，显示满意后，采用平面外技术，进针点为探头中点下方。实时超声引导下观察并逐步调整进针轨迹，直到针尖到达肌腱回声异常处，用针尖反复针刺局部肌腱，若伴有钙化灶，则对钙化灶进行捣碎并用生理盐水冲洗，尽量抽吸。病变局部髌腱内及周围可注入少量药物，注意皮质类固醇药物不要注射入肌腱内。

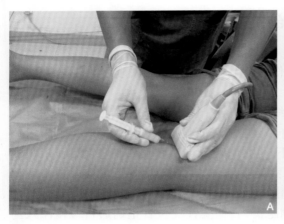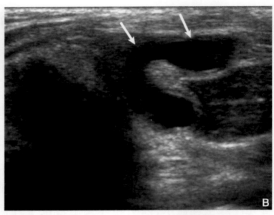

图 3-5-38　腘窝囊肿穿刺

A:穿刺时探头及穿刺针位置示意图,B:腘窝囊肿声像图(白色箭头)

（四）膝关节周围滑囊炎穿刺注射技术

1. **适应证**　髌前滑囊炎、髌下滑囊炎、鹅足腱滑囊炎等。

2. **步骤**　仰卧位,高频线性探头在相应的滑囊区域显示滑囊病变,超声表现为无回声积液和/或弱回声增厚滑膜。在滑囊炎显示清楚后,采用平面外技术,进针点为探头下缘中点。髌前滑囊:穿刺靶目标为位于髌骨浅面皮下的滑囊;髌下滑囊:穿刺靶目标为位于髌腱下端与胫骨结节的滑囊;鹅足腱滑囊:穿刺靶目标为位于鹅足腱周围的滑囊。实时超声引导下观察并逐步调整进针轨迹,直到针尖到达滑囊无回声积液内,针尖到达满意位置后,可首先注入少量生理盐水,注射时阻力应该很小,证实针尖位置正确后再缓慢注入药物,分布至整个滑囊内。

（五）腘窝部腓总及胫神经阻滞技术

1. **适应证**　术后疼痛、下肢远端外伤后的继发性疼痛及药物、手术和抑制方法起效前的癌性疼痛等。

2. **步骤**　俯卧位,手臂自然放置于身体两侧,高频线阵超声探头放置在腘窝中分显示胫神经,或腘窝外侧显示腓总神经。在胫神经/腓总神经显示满意后,采用平面外技术,进针点为探头下缘中点处。实时超声引导下观察并逐步调整进针轨迹,直到针尖到达接近胫神经/腓总神经附近,而不是进入神经内,可首先注入少量生理盐水,再次确认针尖没有进入神经,注射时阻力应该很小,证实针尖位置正确后再缓慢注入药物。

（六）胫侧副韧带穿刺注射技术

1. **适应证**　胫侧副韧带损伤。

2. **步骤**　仰卧位,下肢外旋,高频线阵探头沿胫侧副韧带长轴方向放置,显示强回声的胫侧副韧带及股骨和胫骨内侧边缘,胫侧副韧带的深方,可见强回声的内侧半月板。在明确内侧副韧带后,采用平面外技术,进针点为探头中点偏上 1cm 处。实时超声引导下观察并逐步调整进针轨迹,直到针尖接近位于胫侧副韧带,但针尖不能刺入韧带内,针尖到达满意位置后,可首先注入少量生理盐水,再次确认针尖不在韧带组织内,注射时阻力应该很小,证实针尖位置正确后再缓慢注入药物。

（邱　逦）

第六节　足、踝部超声检查

使用高频线阵探头进行足踝部超声检查,对于踝关节按前、内、外、后四个方面进行超声评估。足部小关节的扫查可以根据临床情况灵活选择进行。

一、踝关节前方

(一) 关节前隐窝

1. **解剖**　踝关节,又称距小腿关节,由距骨与胫、腓骨下段组成。关节前隐窝位于胫骨远端与距骨体、颈部之间。

2. **患者体位**　患者坐于检查床,保持踝关节中立位,足底舒适平置,关节适度跖屈(图3-6-1)。

3. **探头位置及扫查技巧**　探头沿胫骨长轴方向,直接接触法于关节前方行纵断面扫查(图3-6-1),由于踝关节前方关节转换处体表不平滑,应多涂布耦合剂。注意扫查过程中,探头自关节前方从内侧依次向外侧动态扫查,全面评估。

4. **正常声像图**　关节前隐窝恰位于胫骨远端与距骨体、颈部之间。首先识别两骨皮质表面特征性的线状强回声,二者间即为关节隐窝所在。正常关节隐窝内为关节脂肪垫填充,一般呈中强回声,受浅方结构干扰,回声也可偏低。注意:距骨头滑车表面可以见到薄层的关节软骨,呈均匀的低回声结构,贴服于骨质表面,不要误认为积液。软骨显示的范围与关节位置有关,跖屈时距骨滑车自关节窝滑出,显示范围较大(图3-6-2)。

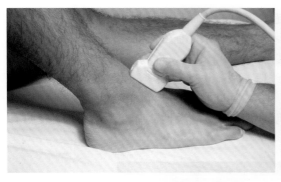

图 3-6-1　**踝关节前隐窝患者体位与探头扫查位置**

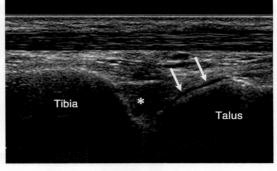

图 3-6-2　**正常踝关节前隐窝声像图**
Tibia 胫骨;Talus 距骨;＊ 关节隐窝处脂肪垫;↓ 距骨滑车表面的关节软骨

5. **踝关节积液与滑膜增生**　踝关节前隐窝扫查可以观察到关节滑膜炎、关节积液(单纯性或混合性)以及关节内游离体。超声诊断关节积液的敏感性明显高于 X 线平片,且方便快捷,并可以在必要时引导积液抽吸和滑膜活检。需要注意的是,不要将距骨顶部呈低回声的正常软骨误认为关节积液,而前隐窝处有 1~3mm 厚度的积液也属正常。

声像图上,单纯性关节积液表现为液性无回声或低回声(图3-6-3);复杂性积液表现为强弱混合的不均匀回声,内部可以见到斑块样的强回声为关节游离体。复杂性关节积液可由出血、感染、代谢异常、色素沉着绒毛结节样滑膜炎、滑膜骨软骨瘤病等引起,需要结合病

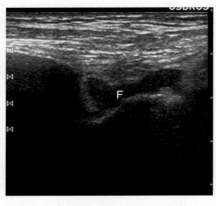

图 3-6-3 踝关节前隐窝积液声像图
显示无回声液体（F），其浅方为被顶起的关节脂肪垫

史、实验室检查及积液抽吸做出明确诊断。

关节滑膜增生时，表现为关节前隐窝处的低回声区（图 3-6-4），如果同时合并关节积液，则可以在积液无回声的浅方显示增厚滑膜的边界。当无积液时，需要鉴别增厚的滑膜与复杂性关节积液。一般而言，踝关节不同活动状态、探头用力加压，积液可以发生明显变形，甚至被完全挤压开。应用彩色多普勒血流成像（CDFI）观察，增厚滑膜上多见彩色血流信号。

（二）踝关节前方伸肌腱

1. **解剖** 踝关节前方的肌腱主要为足踝部的伸肌腱（背屈），由内侧向外侧（胫侧向腓侧）包括胫前肌腱、拇长伸肌腱、趾长伸肌腱（图 3-6-5）。

2. **患者体位** 进行肌腱扫查时，患者采取仰卧或坐位，足底平放在检查台上。

3. **探头位置及扫查技巧** 检查探头直接置于踝关节前面，首先进行横断面扫查，依次判定各个肌腱位置，胫前肌腱在最内侧，在三个踝前肌腱中径线最大，厚度约为拇长伸肌腱及趾长伸肌腱的 2 倍。扫查过程中，探时需从上端肌肉肌腱连接处一直连续扫查至第一跖骨底和内侧楔骨附着处，然后自内向外依次对拇长伸肌腱及趾长伸肌腱进行短轴横断面扫查，需注意趾长伸肌腱上端为单一肌腱，下端则分为四个肌腱附着在 2～5 趾骨上（图 3-6-6），横断面连续往复扫查，有助于定位肌腱并确认病变毗邻关系。上述扫查完成后，将探头旋转 90°对肌腱进行纵断面扫查。

4. **正常声像图** 由于肌腱的胶原纤维为超声声束的镜面反射体，故只有在与声束间呈 90°夹角时才会产生声反射。如果两者间角度不是 90°，则不论在长轴或短轴图像上，声束均不会被恰当地反射，肌腱会表现为低回声甚至无回声，此现象称为各向异性效应（anisotropic effect）。应对各向异性现象，首先使用线阵探头，并且在扫查过程中随时调整探头扫查角度，使声束与肌腱纤维总是保持垂直。如果通过此方法能够探测到正常的肌腱结构，则表明此肌腱正常；如果应用此方法后，肌腱回声仍呈局限性或弥漫性减低，则表明有病理改变。

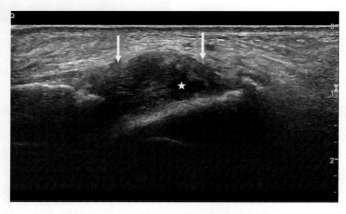

图 3-6-4 踝关节前隐窝滑膜增生声像图
显示增厚的滑膜为低回声（↓），中央可见少许无回声积液（★）

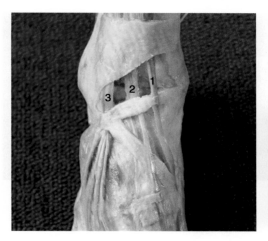

图 3-6-5 踝关节前方伸肌腱解剖标本图

由胫侧向腓侧依次排列为胫前肌腱(1),拇长伸肌腱(2)和趾长伸肌腱(3)

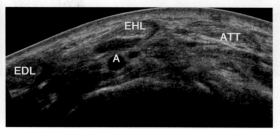

图 3-6-6 踝关节前方横断面声像图

显示由胫侧向腓侧依次排列的胫前肌腱(ATT),拇长伸肌腱(EHL)和趾长伸肌腱(EDL),腱鞘内的生理性液体未见显示,腱鞘结构表现为肌腱周边的界面回声。A:足背动脉

正常肌腱的纵切面表现为强弱回声交替分布的平行线状结构,在横切面呈网状结构。一般探头频率越高,肌腱的线状结构越清晰。正常肌腱的特点是径线均匀一致且左右两侧对称,轮廓光滑,无局部增粗或变细,无断裂或缺口,无或有极少量腱周积液。

5. **肌腱及腱鞘病变** 踝部肌腱的常见病变包括急慢性损伤、系统性炎症累及、局部感染等。其中,大部分与运动相关,如滑雪和跑步所致的腓肠肌腱损伤,跑步者和业余运动者的跟腱损伤,以及芭蕾舞演员所致的拇长屈肌腱损伤。虽然 MRI 评价踝部病变更具有整体性,也多用作常规检查手段,但是超声诊断踝部肌腱病变具有较高的准确性,囊括了自肌腱炎至肌腱断裂的所有肌腱病变,并可在肌腱主动或被动状态下进行动态评估。

肌腱病是最常见的肌腱异常之一,因急慢性创伤或过度劳损所致。肌腱病声像图表现为肌腱局部或弥漫性肿大,肌腱层状结构间可出现低回声间隙。慢性期,肌腱内常见大小不等的斑块样强回声,代表局部的钙化形成。

某些全身性系统性疾病也可能累及肌腱,造成肌腱增厚,如类风湿关节炎、系统性红斑狼疮等。此时,肿胀增厚肌腱的声像图表现与肌腱病相似,超声诊断时应结合临床。

腱鞘炎(或腱周炎)为腱鞘的炎症表现,也是常见的肌腱异常。急性腱鞘炎表现为腱鞘内积液增多,无回声区宽度多超过 2mm,可与肌腱病同时发生。与肌腱病一样,腱鞘炎的病因也包括急慢性创伤、感染、系统性炎症累及、代谢性疾病累及等因素。典型的炎性病变发生于类风湿和血清阴性的关节炎患者。声像图上表现为肌腱周围的腱鞘增厚,可不规则,局部呈低回声小结节,邻近的肌腱边界不规则,回声不均匀。慢性创伤引起者,还可发现邻近骨质改变,如骨侵蚀破坏,骨赘形成。

踝关节前方伸肌腱的病变相对于踝关节其他部位较为少见,原因可能与伸踝肌肉肌力较弱,肌腱承受肌力牵拉较少有关。同时,胫前肌腱血供相对丰富,与其他肌腱比较具有较强的修复能力。前踝部肌腱病更常见于系统性炎症性病变的累及(图 3-6-7,图 3-6-8),在此基础上可以合并肌腱撕裂。

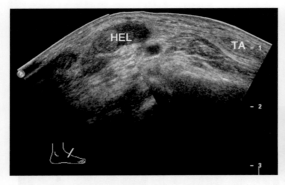

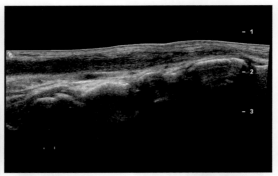

图 3-6-7　类风湿所致肌腱病声像图

女,50 岁,类风湿关节炎患者,右踝关节前区肿胀合并背伸无力。踝关节前方横断面扫查,自内踝向外踝依次识别诸伸肌腱。声像图显示胫前肌腱(TA)形态、回声正常,拇长伸肌腱(HEL)明显增粗,回声减低,符合肌腱病改变

图 3-6-8　上一患者同一肌腱的纵断面扫查

显示拇长伸肌腱全程增粗,回声减低,符合类风湿炎症累及所致

二、踝关节内侧

屈肌腱

1. **解剖**　踝关节内侧走行胫后肌腱、趾长屈肌腱、拇长屈肌腱,为足部的主要内收、内翻肌腱。自前向后依次排列在内踝后方,并向远端绕行至足内侧和足底各趾。

内踝处屈肌支持带与深方的胫骨、距骨和跟骨共同围绕形成的踝管结构,内部除通行上述肌腱外,还有胫神经血管束穿行。

2. **患者体位**　患者仰卧或坐于检查床,足底平置,踝关节适当外旋、外翻,使内侧肌腱紧张。

3. **探头位置及扫查技巧**　探头置于内踝后方,跟骨之上,呈斜横断面扫查(图 3-6-9)。受隆起内踝干扰,局部体表结构并不平滑,应多涂布耦合剂。横断面辨识各个肌腱位置,注意扫查过程中,由近端向远端往返扫查,全面评估。发现异常时,再结合纵断面评估。

胫后肌腱走行至踝关节远端后,终止于足舟骨。探头扫查前,可先行局部触诊将示指和中指分别放于内踝与足舟骨之上(此骨为内踝远端最大的足内侧骨性隆起),将探头置于两指之间进行扫查可以获得肌腱止点区域的长轴切面声像图。

拇长屈肌腱位置偏后并较深,可通过缓慢移动探头在胫后肌腱后方进行寻找,也可利用跟腱作为标志,在其内侧深方长轴方向上进行寻找。

4. **正常声像图**　胫后肌腱紧邻内踝后方,在三条屈肌腱间位置最靠前,横断面显示为厚 4~6mm 的椭圆形强回声。其后方依次排列趾长屈肌腱、胫神经及胫后血管(2 条静脉、1 条动脉)、拇长屈肌腱(图 3-6-10)。

正常肌腱的声像图表现如前述,为

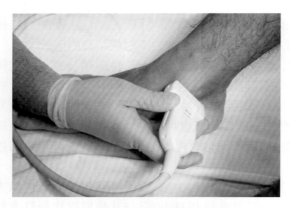

图 3-6-9　内踝区超声扫查探头位置图

足底平置,适当外旋、外翻踝关节,探头于内踝处斜横断面扫查

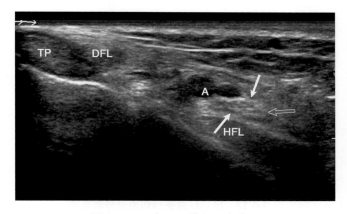

图 3-6-10　内踝区横断面声像图
自前向后依次排列胫后肌腱（TP）、趾长屈肌
腱（DFL）和拇长屈肌
腱（HFL），由于声束入射角度的变化，三条肌腱的回声强度并不一
致。A：胫后动脉；↓：胫神经，呈筛孔状

均匀的高回声结构，肌腱附着处受走行角度变化干扰而产生各向异性伪像。胫后肌腱绕过内踝后，在舟骨附着点处范围变宽并因各向异性现象而回声减低。超声检查者应认识到这种伪像，通过侧动探头、局部加压判断有无压痛、双侧对比来除外病理改变。

胫后肌腱在内踝区最为粗大，其径线约为趾长屈肌腱的两倍。腱鞘内常可显示宽度小于 4mm 的无回声液体（图 3-6-11），液体位置一般在胫后肌腱后方、内踝水平的远端。

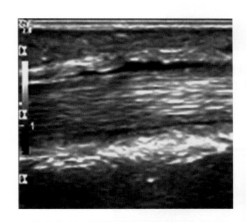

图 3-6-11　胫骨后肌腱纵断面声像图
腱鞘内可见少量无回声，呈带状，包绕在肌腱周围

5. 肌腱及腱鞘病变　胫后肌腱为内踝区三个肌腱中最易出现病变的结构，常见肌腱病、腱鞘炎。肌腱病的超声表现如前述，腱鞘炎的典型超声表现为腱鞘内液体增多，腱鞘滑膜可出现不同程度的增厚，非常容易被识别（图 3-6-12，图 3-6-13）。慢性腱鞘炎时，以腱鞘增厚为主要表现，并可累及肌腱，致肌腱肿胀，回声减低（图 3-6-14）。

胫后肌腱撕裂相对少见，撕裂位置最常发生于踝关节水平远端或肌腱足舟骨附着处。胫后肌腱的慢性自发性断裂多见于女性，常在系统性炎症性病变基础上发生，起病较隐匿，容易被临床医师忽视。临床上，胫后肌腱撕裂可引起内踝区疼痛、非对称性扁平足、后足外翻及前足外展等胫后肌腱功能不全的表现。

当邻近胫骨表面骨赘形成时，由于骨赘的反复机械性摩擦损伤可引起部分性胫后肌腱纵行撕裂。这种撕裂在肌腱的短轴切面上更易显示，表现为低回声的裂隙样结构，位于肌腱内或贯穿整个肌腱组织。

趾长屈肌腱，拇长屈肌腱病变较为少见；拇长屈肌腱损伤好发于芭蕾舞演员，这些病变均可利用超声进行评价。

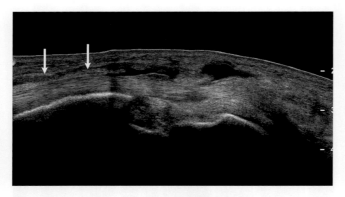

图 3-6-12　胫后肌腱长轴切面全景声像图
显示腱鞘内液体明显增多,腱鞘滑膜不规则增厚,呈中等回声(↓)

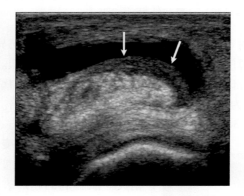

图 3-6-13　胫后肌腱短轴切面声像图
显示腱鞘内液体增多,强回声肌腱表面可见增厚的腱鞘,为中等回声(↓)

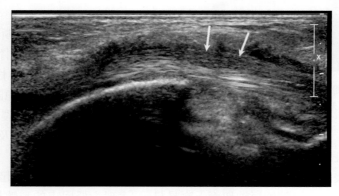

图 3-6-14　胫后肌腱慢性腱鞘炎声像图
长轴切面显示肌腱腱鞘不均匀增厚,腱鞘内未见积液。局部肌腱回声减低,层状结构消失(↓),为典型腱鞘炎合并肌腱炎的改变

三、踝关节外侧

（一）腓骨肌肌腱

1. 解剖　外踝后方走行腓骨长肌和腓骨短肌的相应肌腱，主要控制足部的外展（外翻）。肌腱走行于外踝后方的骨纤维管内（图 3-6-15），由上腓支持带保持它们的正常位置。腓骨短肌腱位于腓骨长肌腱的前内侧，与外踝的骨皮质紧邻。

2. 患者体位　检查外踝时，患者采取仰卧或坐位，足底平放在检查台上，踝关节适当内旋、内翻。也可以采取检查侧下肢内旋，于内踝处垫枕，侧卧位方式扫查（图 3-6-16）。

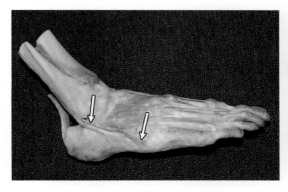

图 3-6-15　外踝腓骨肌肌腱解剖标本
腓骨长肌腱和腓骨短肌腱自外踝后方下行，腓骨短肌腱（↓）位于前内侧，紧邻外踝，止于第五跖骨基底

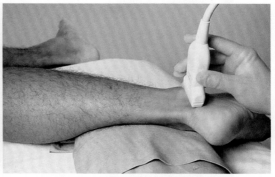

图 3-6-16　外踝区扫查体位及探头位置
检查侧下肢内旋，内踝下垫枕。探头首先于外踝后方行斜横断面扫查

3. 探头位置及扫查技巧　首先在外踝后方斜横断面扫查，获得腓骨长和腓骨短肌腱的短轴切面，辨识二肌腱。随后，沿各自肌腱旋转探头行长轴切面扫查，连续追踪至转过外踝尖后则需逐渐倾斜探头，使声束与肌腱保持垂直而避免各向异性伪像。腓骨短肌腱可追踪至位于第五跖骨基底的附着处，腓骨长肌腱可追踪至位于楔状骨/第一跖骨的附着处。

4. 正常声像图　声束垂直入射时，肌腱呈强回声（图 3-6-17）。腓骨长、腓骨短肌腱共用腱鞘内 3mm 以内的液体为正常表现。在其他部位，则仅可见极少量液体。

5. 肌腱及腱鞘病变　肌腱病、腱鞘炎为腓侧肌腱的常见病变（图 3-6-18），可继发于腓

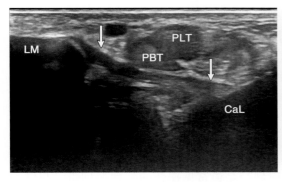

图 3-6-17　外踝处横断面声像图
显示腓骨长肌腱（PLT）、腓骨短肌腱（PBT）短轴切面，二者的深方为跟腓韧带（↓）。
LM：外踝；CaL：跟骨

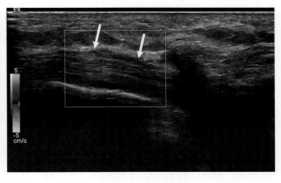

图 3-6-18　腓骨肌肌腱外踝处纵断面声像图
显示腓骨长、腓骨短肌共用腱鞘增厚，呈带状低回声（↓），未见血流信号

骨肌肌腱的半脱位。

上腓支持带与外踝骨形成骨纤维管道,维持腓骨肌肌腱活动过程中的稳定。踝关节过度背屈、外翻创伤可引起支持带不同程度的断裂(图3-6-19),腓骨肌肌腱稳定性破坏,出现脱位或半脱位现象。超声检查腓骨肌肌腱脱位的优势在于可进行动态扫查,肌腱半脱位在踝关节中立位时位置正常,足背屈、外翻动作下实时超声显像可见肌腱弹跳脱位至外踝前方。

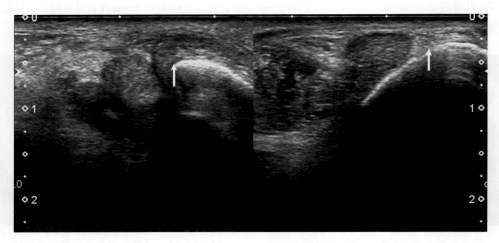

图3-6-19 上腓支持带腓骨附着处撕裂伤
双侧外踝处斜横断面声像图显示,上腓支持带附着处(↑)对比观察,可见左图明显肿胀。右图为健侧

腓侧肌腱的半脱位还可导致其腓骨远端部分出现纵向分裂性撕裂,常见于重复性活动或运动者(如长跑)。腓骨外侧的骨刺也可导致腓侧肌腱的纵向分裂性撕裂。如腓骨短肌腱出现纵向分裂,腓骨长肌腱可陷入其裂缝中。腓侧肌腱的完全撕裂或横向撕裂不常见。

(二)腓侧副韧带

1. 解剖 踝关节的腓侧副韧带由距腓前韧带距腓后韧带和跟腓韧带组成,由韧带名称可以了解韧带起止附着的骨骼。其中距腓前韧带、跟腓韧带容易显示,也容易发生损伤。

2. 患者体位 同腓骨肌肌腱扫查体位。

3. 探头位置及扫查技巧 扫查距腓前韧带时,首先将探头一端置于外踝,探头另一端置于足背,小范围内旋转探头,适当加压,识别深方的骨质,距腓前韧带即可进入扫查视野(图3-6-20)。

跟腓韧带的扫查,探头一端置于外踝后下缘,下端置于跟骨表面,呈冠状切面扫查,利用腓骨肌肌腱,识别其深方的韧带(图3-6-21)。

4. 正常声像图 韧带的超声表现与肌腱相似,为纤维层状强回声结构,各向异性伪像明显。

5. 韧带损伤 外踝部韧带损伤非常常见,多因踝关节强力内翻所致。临床表现为踝外侧疼痛、肿胀、跛行,足内翻时疼痛加剧。距腓前韧带是最常见损伤的外踝部韧带。与健侧对比(图3-6-22),如果超声发现韧带增厚,回声减低以及对应扫查区压痛则提示有损伤;韧带内出现裂口或中断则代表完全撕裂。韧带内的局灶性强回声常代表撕脱骨片或慢性损伤所致的钙化。

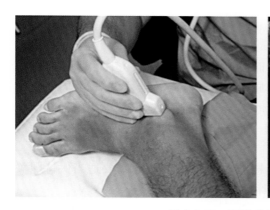
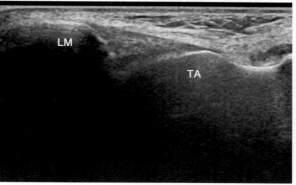

图 3-6-20 距腓前韧带扫查体位和正常声像图

韧带呈三角形结构,附着于外踝(LM)和距骨(TA)之间,由于各向异性,内部回声并非为均一的强回声

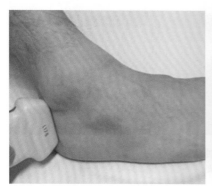
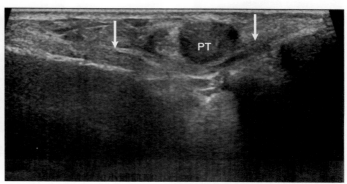

图 3-6-21 跟腓韧带扫查体位和正常声像图

韧带呈带状结构(↓),附着于外踝和跟骨之间,其浅方为腓骨肌肌腱(PT)的短轴断面

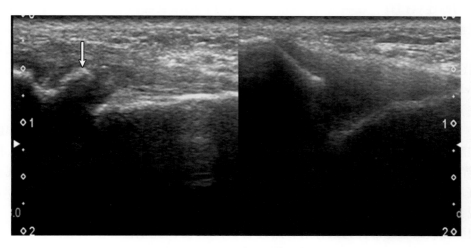

图 3-6-22 距腓前韧带扭伤

双侧对比扫查,患侧距腓前韧带(左图)腓骨附着处明显肿胀,回声不均匀,深层韧带内可见斑片状强回声(↓),代表撕脱骨折片。注意:右图正常的距腓前韧带由于各向异性伪像导致回声较低,但形态、轮廓清晰

四、踝关节后方

（一）跟腱

1. 解剖　跟腱由小腿三头肌远端汇合、移行而成，在跟骨上方形成人体最大的肌腱结构，向远端附着于跟骨后方，主要功能为踝关节跖屈。跟腱没有腱鞘结构包绕，由周围脂肪形成腱周组织，也称腱围结构，在肌腱活动时完成润滑、隔离功能。此外，跟腱周围存在两个滑囊：一个位于皮肤和跟腱之间称跟腱后滑囊；另一个位于跟腱和跟骨后缘之间称跟骨后滑囊。

2. 患者体位　患者应采取俯卧位，将足自然悬于检查床外，可根据需要适当保持踝关节背屈（图3-6-23）。也可让患者将脚趾撑于检查床上。

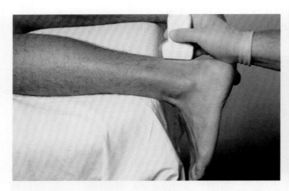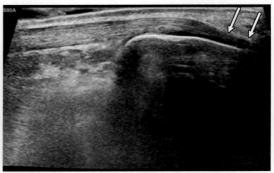

图 3-6-23　跟腱超声扫查体位及正常长轴切面声像图

患者足垂于检查床缘，适当背屈，跟腱长轴切面为典型的纤维层状强回声结构，其跟骨附着处由于各向异性伪像的干扰，回声减低(↓)

3. 探头位置及扫查技巧　跟腱位置表浅，易触及。探头直接置于跟腱之上，进行短轴及长轴切面连续扫查。近端应从腓肠肌和比目鱼肌的跟腱起始处开始，并一直延伸至跟骨附着处。扫查过程中，通过让患者进行跖屈和背屈运动有助于评价可疑的跟腱撕裂。

4. 正常声像图　长轴切面，正常跟腱的声像图表现为典型的纤维层状结构，呈带状强回声（图3-6-23）。短轴切面的跟腱声像图呈椭圆形，前缘平坦或略凹，厚度5～6mm。跟腱的大小与体型、性别、运动程度相关。

正常跟骨后滑囊有时可被超声显示，略呈逗号样结构，最宽处内径小于4mm。

5. 跟腱病与跟腱断裂　在所有踝部肌腱损伤中，跟腱损伤最常见。超声对于跟腱肌腱病及跟腱撕裂的诊断非常准确。急性跟腱病超声表现为跟腱局限性或弥漫性肿胀，回声减低，边界不清，跟腱内部可以出现回声不均匀（图3-6-24）。病程较长者，跟腱内出现多少不等的斑片状钙化灶，附着处跟骨骨皮质亦不规则。横断面扫查，肿胀的跟腱近似圆形，双侧对比观察有助于发现跟腱轻度肿胀。

跟腱撕裂最常见部位为跟骨附着点近端2～6cm处。完全性跟腱断裂声像图上表现为层状排列的强回声肌腱连续性中断，断端填充血肿，并常伴有跟腱前方的脂肪组织疝入（图3-6-25）。随时间推移，断端血肿机化吸收，局部肉芽组织增生，回声逐渐增强。

部分性跟腱断裂在临床上不易诊断，既可局限于肌腱内部，也可延伸至肌腱表面。采用短轴切面连续扫查有利于发现。

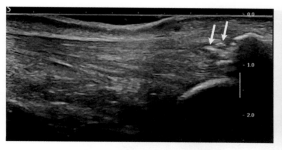

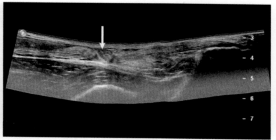

图 3-6-24　跟腱末端病声像图
纵断面超声扫查显示跟腱跟骨附着处明显
肿胀,局部回声减低,跟腱内出现条片样强
回声(↓)

图 3-6-25　跟腱完全断裂声像图
跟腱长轴切面全景声像图显示跟腱中部
(↓)连续性中断,肌腱结构缺失。踝关节屈
伸活动下观察,局部为完全断裂

(二) 跖腱膜

1. **解剖**　为足底深筋膜,附着于跟骨底与远端趾骨底之间的韧带样结构。

2. **患者体位**　同跟腱扫查体位。

3. **探头位置及扫查技巧**　探头直接置于足底跟骨表面,适当加压,首先进行纵断面扫查。足趾背屈可使跖腱膜拉伸,利用超声显像(图 3-6-26)。

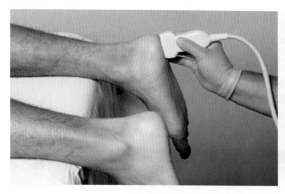

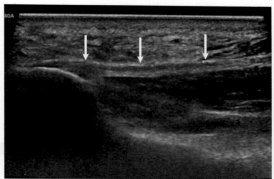

图 3-6-26　跖腱膜扫查体位及正常长轴切面声像图
跖腱膜(↓)附着于跟骨足底部,呈层状排列的强回声结构,远端逐渐变薄

4. **正常声像图**　跖腱膜正常超声表现为纤维层样强回声,附着处厚度一般不超过4mm,并且从近端向远端逐渐变薄(图 3-6-26)。

5. **跖腱膜炎**　跖腱膜炎指腱膜在跟骨内侧起始处的炎症,组织学上可见此处的筋膜纤维呈慢性退化性改变。跖腱膜多源于运动引起的慢性损伤,最常见的原因是长时间走路,包括长跑、登山、徒步旅行等活动。鞋跟太硬造成对足跟的压迫也能引起跖腱膜炎。该病的临床表现为足底部疼痛,有时伴有可触性包块或软组织增厚。超声发现足底近端筋膜增厚及回声减低可确诊本病(图 3-6-27)。跖腱膜炎时可有钙化并伴有筋膜周围积液,在严重情况下,足底筋膜增厚可呈结节状。

对仅有轻微改变的患者,通过双侧对比观察并结合临床症状可明确诊断。需要注意的是,运动员的足底筋膜异常可表现为双侧。

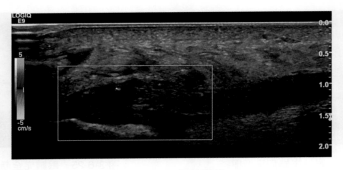

图 3-6-27　跖腱膜炎

足底跟骨处跖腱膜纵断面声像图显示局部腱膜增厚,结构不清。彩
色多普勒超声检查示增厚的腱膜内血流信号

五、超声引导踝关节部位介入治疗

(一)踝关节积液的抽吸及关节腔药物注射

超声可敏感地发现足踝关节积液并引导穿刺抽吸治疗,以及观察抽吸后有无残留积液
及分隔存在。

1. 适应证

(1)各种原因引起的踝关节积液及滑膜炎,积液原因诊断不明者。

(2)关节滑膜炎症引起局部疼痛症状明显,需局部关节腔内药物注射缓解症状者。

2. 操作注意事项

(1)患者仰卧位,踝关节处于中立位,足底平置于检查床。

(2)采取踝关节前方短轴切面显示踝关节前隐窝,采用平面内进针法,穿刺方向可自内
由外或自外由内的方式,靶目标为前隐窝处关节腔内(图 3-6-28)。

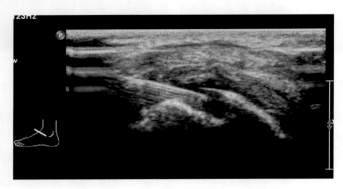

图 3-6-28　左踝关节前隐窝药物注射术

采用横断面扫查,穿刺针自关节内侧向外侧方向进针,声像图显示
针尖刺入关节腔后,注射药物

(3)穿刺前注意确认足背动静脉,使其避开穿刺路径。

(4)针尖至靶目标后,可首先注入少量生理盐水,以明确针尖是否位于关节腔内。证实
针尖位置正确后再注入药物。

(5)注药时实时超声观察可见关节腔扩张,液体扩散。

（二）超声引导足底跖腱膜炎注射治疗

1. 适应证　超声明确诊断足底跟骨跖腱膜附着处肿胀，探头加压引起相应症状者。

2. 操作注意事项

（1）患者俯卧，踝关节处于中立自然下垂位。

（2）纵断面获得跖腱膜长轴切面后，自足跟部向跖腱膜方向平行进针。

（3）穿刺前，局麻充分。必要时，可以先行内踝区胫神经阻滞。

综上所述，超声检查为足踝部病变提供了一种实用和有效的检查手段，包括肌腱病、腱鞘炎、肌腱撕裂在内的肌腱病变均可采用超声评价。在评价踝部肌腱方面，高频超声能非常清晰地显示肌腱结构，故应将其作为肌腱检查的首选方法；超声检查对关节病变如关节积液、关节内游离体，以及滑膜炎等也很有帮助，尤其超声可以用来引导积液的抽吸；超声显像也可用于评价软组织病变及韧带病变。

超声检查的优点包括动态观察，容易双侧对比观察，可发现检查处有无压痛等，这也为超声在足踝部的应用提供了有利条件。毫无疑问，随着超声技术的不断进步及越来越多的超声工作者对足踝部超声技巧的掌握，超声在这一领域的应用前景将更加广泛。

（崔立刚）

参 考 文 献

1. Nazarian LN, Rawool NM, Martin CE, et al. Synovial fluid in the hindfoot and ankle: detection of amount and distribution with US. Radiology, 1995, 197(1): 275-278.

2. Fessell DP, Vanderschueren GM, Jacobson JA, et al. Ankle US: Technique, anatomy and pathology. Radiographics, 1998, 18(2): 325-340.

3. Miller SD, van Holsbeeck MT, Boruta PM, et al. Ultrasound in the diagnosis of posterior tibial tendon pathology. Food ankle Int, 1996, 17(9): 555-558.

4. Blei CL, Nirschl RP, Grannt EG. Achilles tendon: US diagnosis of pathologic conditions. Radiology, 1986, 159(3): 765-767.

5. Thermann H, Hoffmann R, Zwipp H, et al. The use of ultrasound in the foot and ankle. Foot Ankle, 1992, 13(7): 386-390.

6. Astrom M, Carl-Fredrik G, Nilsson P, et al. Imaging in chronic Achilles tendinopathy: a comparison of ultrasonography, magnetic resonance imaging and surgical findings in 27 histologically verified cases. Skeletal Radiol, 1996, 25(7): 615-620.

7. Stephenson CA, Seibert JJ, McAndrew MP, et al. Sonographic diagnosis of tenosynovitis of the posterior tibial tendon. J Clin Ultrasound, 1990, 18(2): 114-116.

8. Breidahl WH, Stafford Johnson DB, Newman JS, et al. Power Doppler sonography in tenosynovitis: significance of the peritendinous hypoechoic rim. J Ultrasound Med, 1998, 17(2): 103-107.

9. Bianchi S, Martinoli C, Gaignot C, et al. Ultrasound of the ankle: anatomy of the tendons, bursae, and ligaments. Semin Musculoskelet Radiol, 2005, 9(3): 243-259.

10. Fessell DP, Jamadar DA, Jacobson JA, et al. Sonography of dorsal ankle and foot abnormalities. AJR Am J Roentgenol, 2003, 181(6): 1573-1581.

第四章
超声波在肌肉肌腱康复医学的治疗应用

　　超声波具有方便、便宜、不具侵入性、不具有辐射线,且机身方便移动等优点,使得超声波成为康复科医师重要的诊断工具之一。除了作为诊断工具,超声波亦是用来作为引导关节软组织注射的重要工具,在超声波下,可以实时地观察及修正针尖位置,准确地将药物注射在目标处,并避免穿刺神经血管或其他重要组织。本章将着重在使用超声波引导技术在康复医学上的治疗应用。

　　肌肉骨骼超声波是指利用高分辨率超声波来检查软组织(肌腱、韧带、肌肉)及关节。过去,康复科医师依赖解剖学的了解,理学检查,X线、昂贵的计算机断层或磁共振来诊断病患,而近年来,随着科技进步,超声波分辨率大幅提升,肌肉骨骼超声波已是一个高信度(reliability)与高效度(validity)检查。而超声波仪器的普及正逐渐地影响康复科医师如何诊断及治疗病患。

　　超声波检查具有方便、便宜、不具侵入性、不具有辐射线、且机身方便移动等优点,且超声波的动态扫描特点,使超声波比其他影像在检查肩夹击症候群(impingementsyndrome)、尺神经半脱位/脱位(ulnar nerve subluxation/ dislocation)、肌腱脱位(tendon dislocation)、弹响髋(snapping hip)、关节不稳定(joint instability)有绝对的优势。和磁共振比较起来,超声波对于很小的病灶显像力较佳,由于磁共振会进行等距的扫描,例如2mm,若病灶太小小于扫描间距,磁共振可能会检查不到病灶处,但是超声波检查却没有这个问题,尽管是小病灶也能用超声波看到。以上种种的特点使得超声波成为康复科医师重要的诊断工具之一,藉由实时的超声波检查,临床医师可以第一时间在诊间迅速证实自己的临床诊断。而随着计算机科技的快速发展,肌肉骨骼超声波也有许多新的进展,例如,超声波显影剂、超声波弹性造影、三维/四维成像功能,这些影像技术的新进展,对现有超声波影像之诊断及临床应用有重要的价值,也能期待未来有新的应用。

　　除了帮助诊断疾病,超声波亦可用来追踪治疗后病灶的改善情形,掌握治疗的效果。然而,超声波检查的准确性及检查所需的时间长短因着操作者之技巧熟练度而不同,初学者必须经过一段时间的操作才能熟悉要领,除了学习操作技巧,也要学习判断何者为正常或不正常的影像,才能增加检查准确性。

　　除了作为疾病诊断及追踪的工具,超声波亦可以用来作为引导关节软组织注射治疗,由于超声波具有便宜、体积小、且可携的特点,使得要在门诊进行影像引导注射或抽吸变得非常容易。本章将着重于超声波引导技术在康复医学上的应用。

　　超声波注射技术可以分为直接(direct)或间接(indirect)方式。直接方式是在超声波下看到进针到目标物,为超声波引导常使用的方式;间接方式是将探头放在目标物正上方,确定目标物的深度后,并在皮肤表面上做记号,接着移除探头,将于皮肤表面上的标记垂直进针,直到目标物的深度,因此,间接方式不会在超声波下看到进针到目标物,准确性较直接方式差,适合用在目标物体积较大时,例如肌内注射。而直接方式又分为同平面式注射(in-plane technique)及出平面式注射(out-of-plane technique),同平面式注射(图 4-1-1),针沿着探头长轴(long axis of transducer)入针,在超声波下可以看见针身及针头(图 4-1-2),可以实时地调整针的位置及深度;出平面式注射(图 4-1-3),针垂直探头长轴(long axis of transducer)入针,因此只有在探头下的那一小段针身或针尖可以看见(图 4-1-4),需借由反复入针,慢慢将针尖往深处移动,最后将针尖进到目标物。

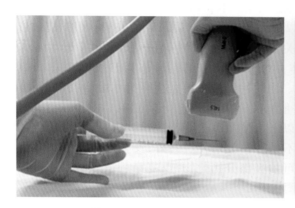

图 4-1-1　同平面式注射

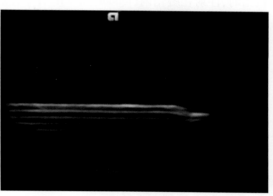

图 4-1-2　同平面式注射,超声波下可以看见针身及针头

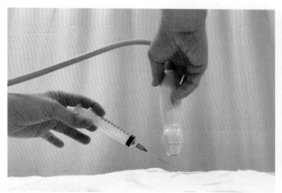

图 4-1-3　出平面式注射

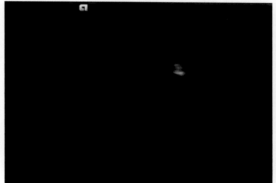

图 4-1-4　出平面式注射,超声波下只会看到一个点

一、关节软组织注射

在过去,关节、软组织的注射多半是使用表面特征标记(landmark-based)来定位注射的位置,然而,表面特征标记注射的准确性并不是百分百,Yamakado 等学者研究使用表面特征标记进行肩峰下滑囊(subacromial bursa)类固醇注射的准确性,发现只有 70%的注射有真正注射进肩峰下滑囊,21%是注射在三角肌(deltoid muscle),4%注射在肩盂肱骨关节(glenohu-meral joint),而 5%是注射在皮下组织(subcutaneous tissue)。而在膝关节腔注射,采用坐姿

下前外侧入针的准确率是71%，使用坐姿前内侧入针的准确率是75%，而平躺姿外侧髌骨下方入针（lateral midpatellar injection）准确率是93%。使用超声波引导，可以更精准地将药物注射在预注射的部位（图4-1-5），也可以更精准地进行关节液、滑囊或囊肿抽吸（图4-1-6、图4-1-7），尤其当病患较肥胖时，身体上的表面特征标记不易触摸，使用超声波引导技术尽管肥胖病患也可以准确施行。目前已有许多研究证实超声波引导注射可以提高注射准确率。虽然高分辨率超声波引导注射可以提高注射准确率，但是否可以提高临床疗效则仍有争议。

多数研究显示超声波引导注射肩峰下滑囊较表面特征标记注射可以更有效改善肩功能及疼痛。然而，超声波引导注射治疗足底筋膜炎则与表面特征标记注射效果相当；另外，治疗扳机指时，注射在腱鞘内（tendon sheath）并不比肌腱周围注射（peritendinous injection）更有疗效。

虽然高分辨率超声波引导注射不一定可以提高临床疗效，然而，某些关节软组织注射方式却最好使用高分辨率超声波引导，例如，肩关节扩张术治疗冰冻肩病患（图4-1-8）。肩关节扩张术是在肩关节腔内，注射入大量的液体，撑开关节囊来达到肩关节扩张的效果，可以降低"五十肩"病患的疼痛及增加关节活动度。注射的物质主要是生理盐水混合类固醇，亦可使用生理盐水混合玻尿酸，注射时可能比一般肩关节注射有紧、胀的感觉。由于注射的目的是要撑开关节囊，且注射入的液体较多，所以最好使用高分辨率超声波引导，确保药物是打在肩盂肱骨关节（glenohumeral joint）内，而不是打在关节外。另外，反复穿刺治疗钙化性肌腱炎，乃是利用针头多次穿刺、击碎钙化并可抽吸部分钙化物，反复穿刺最好利用超声波定位，在超声波引导下穿刺钙化处以达疗效（图4-1-9）。

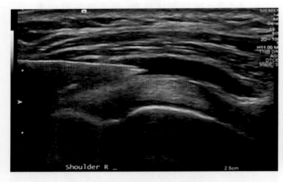

图4-1-5　利用超声波引导将药物准确地注射入肩峰下滑囊

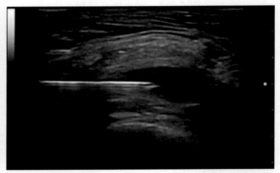

图4-1-6　利用超声波引导将膝盖上髌骨滑囊的积水抽出

又如，狄奎凡症（De Quervain's disease）又称"妈妈手"，为一种狭窄性肌腱滑膜炎（stenosing tenosynovitis），主要是因手腕过度使用或用力不当导致腕部的拇长展肌（abductor pollicis longus）及拇短伸肌（extensor pollicis brevis）腱鞘发炎。有些患者在背侧第一间隔（first compartment）有垂直隔间（vertical septum）分隔拇长展肌及拇短伸肌肌腱。对于拇短伸肌部分的肌腱滑膜炎又合并有垂直隔间的"妈妈"手患者，最好能使用超声波引导注

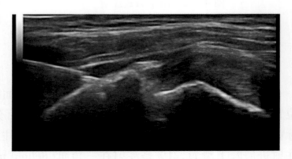

图4-1-7　利用超声波引导将三角肌下滑囊的积水抽出

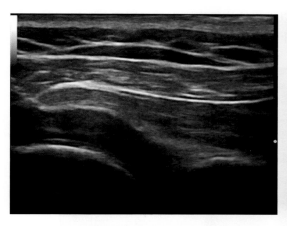

图 4-1-8　利用超声波引导进行肩盂肱骨关节扩张术治疗冰冻肩病患

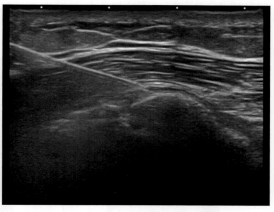

图 4-1-9　利用超声波引导反复穿刺治疗棘上肌钙化性肌腱炎

射,将药物注射至拇短伸肌肌腱,才不会因垂直隔间的存在,造成药物无法到达拇短伸肌肌腱,导致治疗效果不佳。研究已显示对于存在垂直隔间的妈妈手患者,使用超声波引导技术较表面特征标记注射效果为佳。

　　超声波引导注射可以避免伤及周围的神经血管,在特定部位的注射(例如胸肋关节注射、肩胛上神经阻断)使用超声波引导注射可以避免气胸的风险。另外,超声波引导注射可以避免将药物直接注射到肌腱内,尤其在使用类固醇注射治疗肌腱炎时,类固醇会影响肌腱细胞的生存力(viability),降低胶原蛋白的生成,以及影响胶原蛋白的重组,并增加胶原蛋白坏死(collagen necrosis)的机会,更有文献报道局部类固醇注射后产生肌腱断裂,因此,注射时应注意不要将类固醇注射到肌腱内,若能使用超声波引导注射,可以避免将类固醇注射至肌腱内。

二、神经阻断(nerve block)

　　超声波引导神经阻断术较传统表面特征标记神经阻断术有许多优点,超声波下可以看到预注射的神经,直接将麻醉药物打到神经的周围,避免穿刺神经本身及周围的血管,并观察麻醉药物在神经周围分布的情形。藉由超声波的引导,针尖可以紧贴神经,直接将神经浸润在麻醉药物内,可能可以降低麻醉药物的使用量,降低麻醉药过量的风险,以及增加神经阻断的成功率。

　　肩胛上神经阻断(suprascapular nerve block)是康复医学中常使用的神经阻断术,可以治疗患肢脑卒中后肩痛(post-stroke shoulder pain)、退化性肩关节炎及类风湿关节炎造成之肩关节炎或因旋转肌袖疾病造成慢性肩痛。另外,对于冰冻肩患者(adhesive capsulitis)给予肩胛上神经阻断术合并物理治疗比仅接受物理治疗可以更有效地改善疼痛及功能。

　　肩胛上神经由臂神经丛的上神经干(upper trunk)分支出来,动作部分支配棘上肌(supraspinatus)及棘下肌(infraspinatus),感觉部分则负责70%的肩关节感觉,主要是肩关节及关节囊的上方(superior)及后上方(posterosuperior)区域、肩峰锁骨关节(acromioclavicular joint)、肩峰下滑囊(subacromial bursa)、以喙锁韧带(coracoclavicular ligament)。传统肩胛上神经阻断术的注射方式为使用表面特征标记来定位肩胛上神经的位置,但缺点为注射位置可能不准确,也可能会造成气胸的副作用。因此,各种提升注射准确度的技术则逐渐被提出以降低副作用并提高阻断术的成功率,像是使用肌电图(EMG guided)讯号来引导神经位置;以及使用影像引导[如透视摄影(fluoroscopy)、计算机断层]。而近年来由于超声波影像仪器的进步,在高频超声波探头的帮助之下,可以准确地施行肩胛上神经阻断(图 4-1-10)。研究指出超声波引导肩胛上神经阻断术在效果上比表面特征标记好。

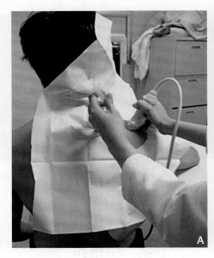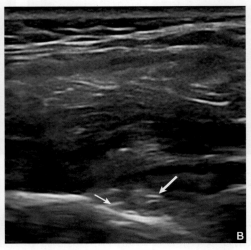

图 4-1-10　超声引导下施行肩胛上神经阻断术

A:使用超声波引导施行肩胛上神经阻断术的病患及探头摆放方式;B:超声波下肩胛上神经
阻断术,可见肩胛上神经浸润在麻醉药物中,粗箭头为肩胛上神经、细箭头为针尖

三、再生医学

近十年来再生医学(regenerative injection therapy)在康复医学的应用发展相当快速,其中,高浓度血小板血浆乃是抽自体的血液,经过特殊机器,分离富含生长因子的高浓度血小板血浆,藉由这些生长因子,促进组织生长与修复。目前高浓度血小板血浆早已广泛的应用于临床,为治疗肌腱、韧带及退化性关节疾病常见的治疗方式之一。超声波的使用加速了再生医学的发展,藉由超声波引导技术可以准确地将这些昂贵的高浓度血小板血浆准确地注射在肌腱、韧带病变或是撕裂的位置,另外,借由超声波的追踪也可以评估注射的疗效(图 4-1-11)。目前高浓度血小板血浆注射在慢性肌腱病变的应用例如网球肘、髌骨肌腱病变、足

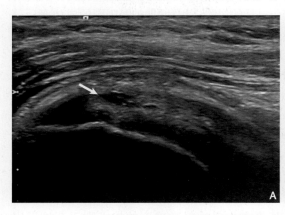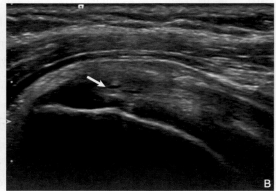

图 4-1-11　超声引导下棘上肌破裂注射治疗前后超声声像图

A:注射前棘上肌破裂大小约 0.6cm;B:接受 1 剂高浓度血小板血浆注射并配合运动治疗 3 个月后,可见
破裂部位(箭头)愈合变小,病患临床症状几乎完全改善

跟腱病变、旋转肌腱疾病,有少数研究显示其疗效。

四、肉毒杆菌(botulinum toxin)注射

脑卒中、头部外伤、脑部病变等中枢神经损伤、脊髓损伤或脑性病患可能因痉挛而影响其功能的发挥以及造成疼痛。肉毒杆菌毒素是作用于神经末梢的神经毒素,藉由抑制神经肌肉交接处的神经传导物质(乙酰胆碱)释放,以改善肌肉痉挛问题。是否注射至预定注射的肌肉将影响肉毒杆菌注射后可否成功降低病患的张力及改善病患的功能。注射的方式可以仅用表面特征标记,但是以上肢为例,仅用表面特征标记来注射肌肉,准确注射至预定肌肉的只有37%。藉由电刺激(electrical stimulation)、肌电图讯号(electromyogram)或超声波可以定位预注射的肌肉,研究已证实不管使用哪一种方式,效果皆比仅用表面特征标记来得好。对于处于较深部位且体积较小的肌肉更应使用仪器帮助定位达到准确施打目的。使用肌电图讯号需病患能配合收缩肌肉,患肢严重麻痹的病患较不适合使用,电刺激定位需用微量电流,造成肌肉收缩,可能导致些微疼痛。而上述两种方式皆无

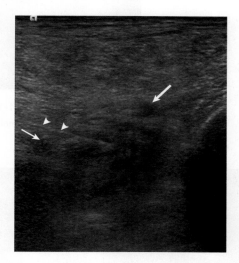

图 4-1-12　胫后肌(tibialis posterior)注射肉毒杆菌
箭头为针尖、粗箭号为胫后动脉(posterior tibial artery),细箭号为腓动脉(fibular artery)

法避开目标物周围的神经和血管。唯有超声波引导可以实时看见针进入标的肌肉,避开目标物周围的神经和血管并观察到注射后药物的分布情形(图 4-1-12)。

五、神经周围注射(perineural injection)

腕管综合征是正中神经在腕部最常见的神经压迫症,腕部护木固定治疗及局部类固醇注射皆能有效改善腕管综合征的症状,目前研究已显示局部类固醇注射有明显疗效,单次局部类固醇注射后 70%~77% 的病患可达明显疗效,然而,类固醇的疗效对于部分患者是短暂的,患者可能 3~6 个月后就必须再次注射以缓解不适,使用表面特征标记注射可能造成正中神经受损(尤其是在正中神经分裂的病患或是病患正中神经较肿胀时),随着注射次数的增加,也可能增加正中神经穿刺的机会。超声波可以藉由测量神经的截面积大小帮助诊断腕管综合征,在豌豆骨处正中神经截面积>10mm^2 是最常用来诊断腕管综合征的指标(图 4-1-13,图 4-1-14A),超声波除了帮助诊断腕管综合征,亦可藉由超声波引导注射避免穿刺正中神经,其治疗效果较表面特征标记注射佳。

注射方式可使用尺侧入针(图 4-1-14B),由尺动脉及尺神经上方入针,针尖先导向正中神经的上方,注射部分药物使正中神经与屈肌支持带(flexor retinaculum)分离开,针尖回抽后再导向正中神经的下方,注射部分药物,使正中神经与下方结缔组织(subsynovial connective tissue)分开(图 4-1-15),使正中神经被注射入的药物包围。

肘管综合征(cubital tunnel syndrome)是仅次于腕管综合征,为上肢第二常见的压迫性神经病变。超声波检查可见肘关节处尺神经肿大,此处尺神经的截面积若超过 10mm^2 则可能有异

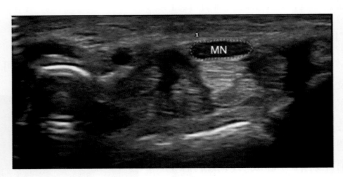

图 4-1-13　腕管综合征

在腕管近端处(proximal tunnel),正中神经呈现较肿且较低回声,其
截面积大于 10mm²

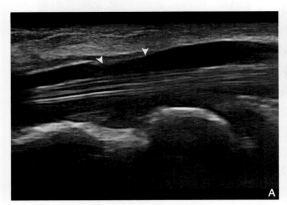
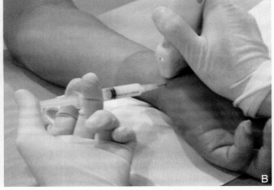

图 4-1-14　腕管综合征超声声像图和超声引导下治疗示意图

A:纵向切面下,可见正中神经在压迫处(箭头处)呈现较扁平状,而压迫处的近端则呈现肿胀;B:使用超
声波引导注射治疗腕管综合征。探头摆放方式及尺侧入针方式

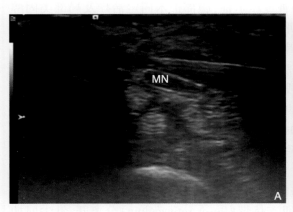
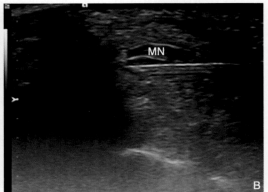

图 4-1-15　使用超声波引导注射治疗腕管综合征

A:针尖先导向正中神经(MN)的上方,注射部分药物使正中神经与屈肌支持带(flexor retinaculum)分离
开;B:针尖回抽后再导向正中神经的下方,注射部分药物,使正中神经与下方结缔组织(subsynovial con-
nective tissue)分开

常,其敏感度高达95%。另外,超声波下可检查病患是否有尺神经脱位现象。若病患症状轻微,可以使用保守治疗,最重要的步骤是避免会压到尺神经的动作或姿势,夜间或许可以使用护木固定以防止肘关节弯曲超过90度,对于治疗效果不佳者可尝试局部类固醇注射(图4-1-16)。

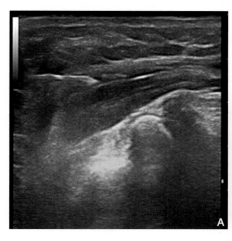
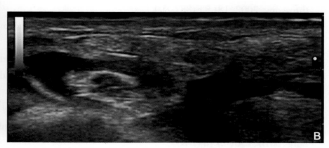

图 4-1-16　超声波引导注射治疗肘管综合征
A:使用超声波引导注射治疗肘管综合征;B:注射后可见在肘管(cubital tunnel)处,尺神经被注射药物包围

六、脊柱部位介入性疼痛处置(spinal procedure)

腰部椎间盘突出及脊椎的退化性关节炎造成的神经压迫在临床上很常见,对于牵引及其他传统康复效果不佳的病患,可以尝试"硬脊膜外注射"改善病患的疼痛,硬膜上腔类固醇注射是将类固醇打到发炎的神经根附近,经由类固醇作用达到减轻神经发炎的效果,进而减轻因神经发炎产生的症状。硬膜上腔注射可以分为经椎间孔(transforaminal)硬脊膜外注射、经椎板间(interlaminar)硬脊膜外注射及经骶椎孔(caudal)硬脊膜注射。经骶椎孔(caudal)硬脊膜注射是经由骶管裂孔(sacral hiatus)将药物注射至硬脊膜外;骶骨中央有纵贯全长的骶管(sacral canal),骶管下端有三角形开口,称骶管裂孔(hiatus),裂孔两侧有向下的小突起,称骶角(sacral cornu)(图4-1-17A),裂孔上方为骶椎尾骨韧带(sacrococcygeal ligament),下方则为骶骨,使用超声波引导将针穿过骶椎尾骨韧带进入裂孔,可进行经骶椎孔

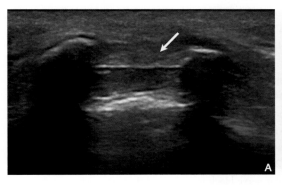
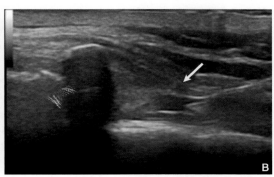

图 4-1-17　经骶椎孔(caudal)硬脊膜注射超声声像图
A:骶角(sacral cornua)处超声波影像,箭头为连接两个骶角的骶椎尾骨韧带(箭头),此韧带横跨在骶管裂孔上方;B:为超声波引导经骶椎孔硬脊膜注射,可见注射针穿过骶椎尾骨韧带(箭头)进入裂孔

（caudal）硬脊膜注射（图 4-1-17B）。

　　而当颈椎或腰椎的小面关节（facet joint）是病患的主要疼痛来源时，则可以使用超声波引导进行小面关节内注射，或注射局部麻醉药或合并类固醇于小面关节的支配神经处（即内侧分支阻断注射）、或内侧分支射频消融（radiofrequency ablation）来治疗小面关节引起的疼痛。

（邱宏仁　王嘉琪）

参 考 文 献

1. Yamakado K. The targeting accuracy of subacromial injection to the shoulder：an arthrographic evaluation. Arthroscopy,2002,18(8):887-891.

2. Jackson DW,Evans NA,Thomas BM. Accuracy of needle placement into the intra-articular space of the knee. J Bone Joint Surg Am,2002,84(9):1522-15277.

3. Dogu B,Yucel SD,Sag SY,et al. Blind or ultrasound-guided corticosteroid injections and short-term response in subacromial impingement syndrome：a randomized, double-blind, prospective study. Am J Phys Med Rehabil, 2012, 91(8):658-665.

4. Hashiuchi T,Sakurai G,Sakamoto Y,et al. Comparative survey of pain-alleviating effects between ultrasound-guided injection and blind injection of lidocaine alone in patients with painful shoulder. Arch Orthop Trauma Surg,2010,130(7):847-852.

5. Chen MJ,Lew HL,Hsu TC,et al. Ultrasound-guided shoulder injections in the treatment of subacromial bursitis,Am J Phy Med Rehabil,2006,85(1):31-35.

6. Naredo E,Cabero F,Beneyto P,et al. A randomized comparative study of short term response to blind injection versus sonographic-guided injection of local corticosteroids in patients with painful shoulder,J Rheumatol,2004, 31(2):308-314.

7. Kane D,Greaney T,Shanahan M,et al. The role of ultrasonography in the diagnosis and management of idiopathic plantar fasciitis. Rheumatology,2001,40(9):1002-1008.

8. Taras JS,Raphael JS,Pan WT,et al. Corticosteroid injections for trigger digits：is intrasheath injection necessary? J Hand Surg Am,1998,23(4):717-722.

9. Kume K,Amano K,Yamada S, et al. In de Quervain's with a separate EPB compartment,ultrasound-guided steroid injection is more effective than a clinical injection technique：a prospective open-label study. J Hand Surg Eur Vol,2012,37(6):523-527.

10. Oh J,Jo L,Lee JI. Do not rush to return to sports after trigger finger injection. Am J Phys Med Rehabil,2015, 94(4):e26-30.

11. Hu CH,Fufa D,Hsu CC,et al. Revisiting spontaneous rupture of the extensor pollicis longus tendon：eight cases without identifiable predisposing factor. Hand (N Y),2015,10(4):726-731.

12. Di Lorenzo L,Pappagallo M,Gimigliano R,et al. Pain relief in early rehabilitation of rotator cuff tendinitis：any role for indirect suprascapular nerve block? Eura Medicophys,2006,42(3):195-204.

13. Vecchio PC,Adebajo AO,Hazleman BL. Suprascapular nerve block for persistent rotator cuff lesions. J Rheumatol,1993,20(3):453-455.

14. Adey-Wakeling Z,Crotty M,Shanahan EM. Suprascapular nerve block for shoulder pain in the first year after stroke：a randomized controlled trial. Stroke,2013,44(11):3136-3141.

15. Shanahan EM,Smith MD,Wetherall M,et al. Suprascapular nerve block in chronic shoulder pain：are the radiologists better? Ann Rheum Dis,2004,63(9):1035-1040.

16. Shanahan EM,Ahern M,Smith M,et al. Suprascapular nerve block (using bupivacaine and methylprednisolone acetate) in chronic shoulder pain. Ann Rheum Dis,2003,62(5):400-406.

17. Klc Z,Filiz MB,Cakr T,et al. Addition of suprascapular nerve block to a physical therapy program produces an extra benefit to adhesive capsulitis：a randomized controlled trial. Am J Phy Med Rehabil,2015,94(10):912-920.

18. Chan CW,Peng PW. Suprascapular nerve block：a narrative review. Reg Anesth Pain Med,2011,36(4):

358-373.

19. Karatas GK, Meray J. Suprascapular nerve block for pain relief in adhesive capsulitis: comparison of 2 different techniques. Arch Phys Med Rehabil, 2002, 83(5):593-597.

20. Shah RV, Racz GB. Pulsed mode radiofrequency lesioning of the suprascapular nerve for the treatment of chronic shoulder pain. Pain Physician, 2003, 6(4):503-506.

21. Schneider-Kolsky ME, Pike J, Connell DA. CT-guided suprascapular nerve blocks: a pilot study. Skeletal Radiol, 2004, 33(5):277-282.

22. Gorthi V, Moon YL, Kang JH. The Effectiveness of ultrasonography-guided suprascapular nerve block for perishoulder pain. Orthopedics, 2010, 33(4):238-241.

23. Peerbooms JC, Sluimer J, Bruijn DJ, et al. Positive effect of an autologous platelet concentrate in lateral epicondylitis in a double-blind randomized controlled trial: platelet-rich plasma versus corticosteroid injection with a 1-year follow-up. Am J Sports Med, 2010, 38(2):255-262.

24. Gosens T, Peerbooms JC, van Laar W, et al. Ongoing positive effect of platelet-rich plasma versus corticosteroid injection in lateral epicondylitis: a double-blind randomized controlled trial with 2-year follow-up. Am J Sports Med, 2011, 39(6):1200-1208.

25. Hechtman KS, Uribe JW, Botto-vanDemden A, et al. Platelet-rich plasma injection reduces pain in patients with recalcitrant epicondylitis. Orthopedics, 2011, 34(2):92.

26. Thanasas C, Papadimitriou G, Charalambidis C, et al. Platelet-rich plasma versus autologous whole blood for the treatment of chronic lateral elbow epicondylitis: a randomized controlled clinical trial. Am J Sports Med, 2011, 39(10):2130-2134.

27. Kon E, Filardo G, Delcogliano M, et al. Platelet-rich plasma: new clinical application: a pilot study for treatment of jumper's knee. Injury, 2009, 40(6):598-603.

28. Deans VM, Miller A, Ramos J. A prospective series of patients with chronic Achilles tendinopathy treated with autologous-conditioned plasma injections combined with exercise and therapeutic ultrasonography. J Foot Ankle Surg, 2012, 51(6):706-710.

29. von Wehren L, Blanke F, Todorov A, et al. The effect of subacromial injections of autologous conditioned plasma versus cortisone for the treatment of symptomatic partial rotator cuff tears. Knee Surg Sports Traumatol Arthrosc, 2016, 24(12):3787-3792.

30. Rha DW, Park GY, Kim YK, et al. Comparison of the therapeutic effects of ultrasound-guided platelet-rich plasma injection and dry needling in rotator cuff disease: a randomized controlled trial. Clin Rehabil, 2013, 27(2):113-122.

31. Molloy FM, Shill HA, Kaelin-Lang A, et al. Accuracy of muscle localization without EMG: implications for treatment of limb dystonia. Neurology, 2002, 58(5):805-807.

32. Graham RG, Hudson DA, Solomons M, et al. A prospective study to assess the outcome of steroid injections and wrist splinting for the treatment of carpal tunnel syndrome. Plast Reconstr Surge, 2004, 113(2):550-556.

33. Dammers JW, Veering MM, Vermeulen M. Injection with methylprednisolone proximal to the carpal tunnel: randomised double blind trial. BMJ, 1999, 319(7214):884-886.

34. McDonagh C, Alexander M, Kane D. The role of ultrasound in the diagnosis and management of carpal tunnel syndrome: a new paradigm. Rheumatology (Oxford), 2015, 54(1):9-19.

35. Ustun N, Tok F, Yagz AE, et al. Ultrasound-guided vs. blind steroid injections in carpal tunnel syndrome: A single-blind randomized prospective study. Am J Phys Med Rehabil, 2013, 92(11):999-1004.

36. Yoon JS, Walker FO, Cartwright MS. Ultrasonographic swelling ratio in the diagnosis of ulnar neuropathy at the elbow. Muscle Nerve, 2008, 38(4):1231-1235.

37. Alblas CL, van Kasteel V, Jellema K. Injection with corticosteroids (ultrasound guided) in patients with an ulnar neuropathy at the elbow, feasibility study. Eur J Neurol, 2012, 19(12):1582-1584.

38. Rampen AJ, Wirtz PW, Tavy DL. Ultrasound-guided steroid injection to treat mild ulnar neuropathy at the elbow. Muscle Nerve, 2011, 44(1):128-130.

第五章

超声在其他康复的应用

泌尿系统功能障碍在康复临床实践中经常可见,流行病学研究显示 70%~84% 脊髓损伤病人、15% 脑卒中病人、40%~90% 多发性硬化病人及 37%~72% 帕金森病病人存在神经源性下尿路功能障碍(neurogenic lower urinary tract dysfunction,NLUTD),NLUTD 可表现为尿失禁、排尿不畅或尿潴留等症状,易导致泌尿道感染、膀胱内压增高、损害肾脏,甚至危及患者生命。超声检查技术为患者提供了无创、无放射性、价廉、实用的泌尿功能评估方法,能够为 NLUTD 的康复治疗提供可靠依据。泌尿系统主要包括肾脏、膀胱、前列腺及下尿路,本文将从这四个方面阐述超声在泌尿系统疾病康复评估和治疗中的应用。

一、肾脏的超声诊断

(一) 肾脏解剖

肾脏位于脊柱两侧后腹膜脏器,右肾上下极分别平胸 12 和腰 3 椎体,左肾上下极分别平胸 11 和腰 2 椎体。肾脏与脊柱呈 8°~10° 夹角。肾脏内外侧缘分别呈凹凸状,凹处为肾门,其间有肾动静脉、神经及肾盂通过。肾脏内部结构包括肾实质和肾窦,前者包含肾皮质和髓质,后者包含肾盏、肾盂和肾血管。

(二) 超声评估

1. **检查前**　患者毋需特殊准备,为了减少肠道对检查的影响,建议患者空腹和排空粪便。患者可采取的体位包括侧卧位、仰卧位、俯卧位及站立位。测肾脏长度(上下极间距)时患者取仰卧位,检查侧稍向对侧侧卧。检查肾脏矢状切面时,患者侧卧,检查侧上肢上举过头,让肾脏移出肋骨而充分暴露。一般在其他体位检查不理想的状况下,可以考虑使用俯卧位,俯卧位检测到的肾脏长度易小于实际长度。站立位主要检查肾脏上下移动度时采用。正常肾脏超声图像如图 5-1-1。

2. **适应证**　膀胱内压增高的 NLUTD 患者易发生肾积水等损害,超声检查是肾脏疾病的首选检查,超声评估肾脏的情况如下几种:

(1) NLUTD 患者,尿动力检查示膀胱内压增高,评估患者是否继发了肾积水。

(2) 肾功能检查示患者存在肾功能异常。

(3) 明确输尿管状况。

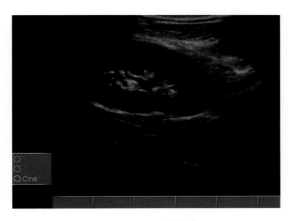

图 5-1-1　正常肾脏

3. 评估指标

（1）肾脏位置，包括异位肾、肾下垂、单侧发育不全等。

（2）肾脏大小。长度：右肾 10.6cm ±1.35cm，左肾 10.1cm±1.17cm。横径：右肾 4.9cm ± 0.64cm，左肾 5.3cm ±0.74cm。

（3）肾脏轮廓及外型。

（4）肾脏结石：超声影像为高信号影伴声影。

（5）肾盏、肾盂及输尿管宽度。

（6）肾内抵抗指数（RI）<0.7。

二、膀胱的超声诊断

（一）膀胱解剖

膀胱是位于盆腔内的空腔脏器，空虚时呈锥状，充盈时呈卵圆形。膀胱前邻耻骨联合，后与直肠相邻（女性与子宫和阴道前壁相邻）。膀胱底部有输尿管开口及尿道内口，这三者的连线构成膀胱三角。膀胱底部连接前列腺和后尿道。膀胱壁由黏膜层、肌层和外膜组成。

（二）超声评估

1. 超声检查前无需空腹，检查前 3 小时饮水 500ml 左右，等到有明显尿意（膀胱容量约 300ml，避免过度充盈）时进行检查，一般取仰卧位，用腹部探头（频率 3~5.5MHz）。如果需检查膀胱内新生物（结石、肿瘤）的移动性，可以左右侧卧位变换检查。检查膀胱壁厚度时采用高频线阵探头（频率 7.5MHz）。膀胱颈检查建议经直肠或阴道检查。正常膀胱超声图像（图 5-1-2）。

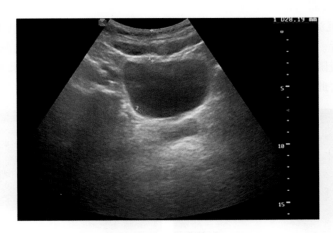

图 5-1-2　正常膀胱

2. **适应证**　NLUTD 患者均需进行超声评估膀胱，具体如下：

（1）需要评估膀胱容量（包括残余尿量）测定的患者。

（2）尿潴留患者，怀疑存在尿路梗阻。

（3）泌尿系统反复感染的患者。

（4）压力性尿失禁女性患者膀胱颈检查。

（5）超声引导下膀胱检查与治疗。

3. 评估指标

（1）膀胱容量。

（2）残余尿量。

（3）膀胱形态。

（4）膀胱壁厚度（>2.9mm）。

（5）膀胱内膜形态。

（6）膀胱结石。

（7）膀胱颈开放状况。

4. 超声检查方法

（1）膀胱容量测定：超声测量膀胱容量是把膀胱看作一个球体或椭圆体，分别测量出膀胱的最大宽度（W）、最大高度（H）及最大深度（D），根据公式 $BC = W \times H \times D \times k$（$k = 0.52 \sim 0.7$）计算出膀胱容量，该膀胱容量值与插导尿管导尿所测得的膀胱容量值误差在 $\pm(15\% \sim 30\%)$。现在超声检查仪基本带有自动计算膀胱容量的功能。

（2）膀胱炎症：膀胱急性炎症在超声图像上无特异性的改变，而慢性炎症可累及黏膜层、黏膜下层和逼尿肌，导致超声图像上呈现黏膜增生、膀胱壁增厚及膀胱容量减小（图5-1-3）。膀胱炎症的病因可以为结核性、真菌性、药物性及放射性等，其中最常见的是导尿管相关性的炎症。NLUTD 常有排尿障碍、残余尿增多，因此导致膀胱内沉淀物增加，更易发生下尿道感染。黏膜层组织化生是发生在膀胱三角区的一种特殊类型的炎症，其病因不明确，超声图像上显示膀胱三角区局部隆起。

（3）膀胱结石：膀胱结石一般经腹壁超声检查即可确诊，超声图像显示高回声伴背侧声影、随体位改变而变化（图5-1-4）。当结石黏附在膀胱壁上时，结石没有明显的移动性，这时候不易与肿瘤鉴别，需考虑行膀胱镜检查。

（4）膀胱内沉淀物：膀胱内沉淀物好发于尿潴留、较多残余尿的 NLUTD 患者，尤其是并发下尿道感染患者。超声图像显示膀胱腔的最低处大量团块状、絮状或泥沙样物质，呈中等回声，无声影，一般随患者体位变化而改变位置（图5-1-5）。沉淀物如果黏附在膀胱壁黏膜上，移动性不明显，此时不易与膀胱肿瘤相区别。

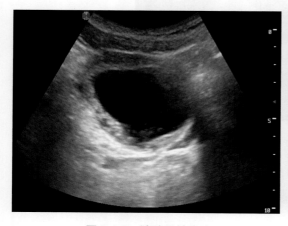

图 5-1-3　膀胱慢性炎症

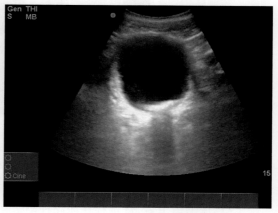

图 5-1-4　膀胱结石

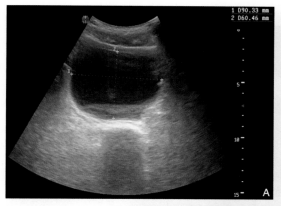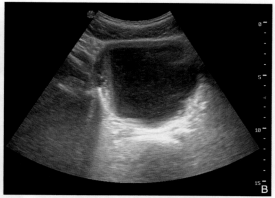

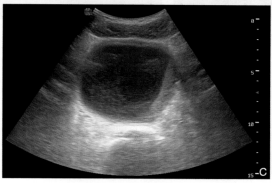

图 5-1-5　膀胱内沉淀物
A：平卧位；B：右侧卧位；C：左侧卧位

（5）膀胱壁厚度：即完整的膀胱壁厚度和逼尿肌厚度，前者包含黏膜层、逼尿肌和外膜，因此前者的厚度要大于后者。膀胱壁黏膜层和外膜易受炎症等多因素影响，而且膀胱壁周围脂肪组织的高信号有时很难与膀胱壁外膜的高信号相区分，因此完整膀胱壁厚度测量误差较逼尿肌厚度大。目前测定膀胱壁厚度的方法有经下腹壁测量、经直肠测量和经阴道测量，后两种方法操作相对复杂而且会引起一定程度的不适感，而第一种方法简便易行且无痛苦。对于同一个受检者，在同样的膀胱充盈度下，膀胱壁不同部位（包括膀胱顶、膀胱前壁、后壁及侧壁）的厚度没有显著差异。膀胱壁厚度与膀胱容量呈负相关，但在最大膀胱容量时膀胱壁厚度的变异性最小，因此一般测量最大膀胱容量时的膀胱壁厚度。

患者仰卧位，确保膀胱容量>250ml，超声探头轻置于耻骨联合上方，调整探头方向，使探头方向与所测膀胱壁垂直。用 7.5Hz 以上的线阵探头区分腹壁与膀胱壁。根据膀胱周围组织、膀胱壁黏膜层及黏膜下层 B 超声图像呈高回声（白色），而逼尿肌 B 超图像呈低回声（黑色）的特点，区分出膀胱壁内膜、逼尿肌和外膜。当膀胱壁内膜和外膜呈现细而光滑连续的高回声时，冻结图像并打开 ZOOM 窗口，把超声数字图像放大，此时辨别并测量逼尿肌厚度（图 5-1-6）。

（6）膀胱颈开放状况：大部分 NLUTD 患者存在排尿障碍，因此我们需要了解排尿障碍的原因，影像尿流动力学检查虽然可以用来评估排尿障碍，但该方法需灌注造影剂和接受 X 线暴露。超声检查同样可以实时动态观察整个排尿期，而且无放射性。一般经直肠（女性经阴道）进行超声评估，待膀胱充盈结束后，嘱患者主动排尿，超声图像可以实时观察包括膀胱颈形态及开放状况（图 5-1-7）。

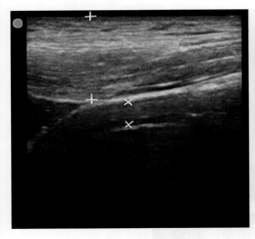

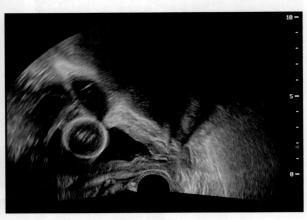

图 5-1-6　逼尿肌厚度　　　　　　　　　图 5-1-7　排尿期的超声评估

三、前列腺的超声诊断

（一）前列腺解剖

前列腺是位于膀胱颈和生殖膈之间的栗子型器官，男性尿道从其中间穿过。前列腺前邻耻骨联合，后邻直肠。前列腺分为前纤维肌肉基质、移行区、中央区和外周区，其中移行区是前列腺增生的好发部位，而中央区和外周区易发生前列腺肿瘤。

（二）超声评估

1. 超声检查前毋需空腹，检查前 3 小时饮水 500ml 左右，等到有明显尿意（膀胱容量约300ml，避免过度充盈）时进行检查，一般取仰卧位，用腹部探头（频率 3~5.5MHz）。如果需检查膀胱颈、后尿道，需进行直肠超声，可采用侧卧位。需进行纵切面和冠状面观察，测量前列腺前后径、纵径及宽径。前列腺 B 超下呈均质的低回声显影，内有细小的光点。正常前列腺超声图像（图 5-1-8）。

2. **适应证**　前列腺是增加男性下尿道阻力的重要因素之一，对于排尿困难的 NLUTD

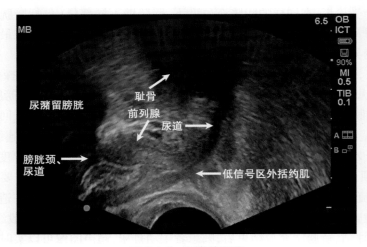

图 5-1-8　正常前列腺

患者,此作用尤为明显。因此对于排尿障碍的男性患者,均需进行前列腺的超声评估,具体如下。

（1）患者有前列腺增生手术史,评估前列腺体积。

（2）存在逼尿肌肥厚的患者,需检查前列腺。

（3）患者导尿时导尿管插入困难。

（4）尿动力检查示逼尿肌收缩明显增强。

（5）尿动力检查示尿道压显著增高。

（6）反复泌尿系统感染。

3. 评估指标

（1）前列腺形状大小,前列腺移行带大小。

（2）前列腺结石。

（3）膀胱颈形态及开放情况。

（4）尿道情况。

四、尿道的超声诊断

（一）尿道解剖

女性尿道结构简单,男性尿道结构相对复杂。男性尿道分三部分:前列腺部、膜部及海绵体部,前两部称为后尿道,海绵体部也称前尿道。男性尿道包含三个狭窄部和膨大部,三个狭窄部为尿道内外口及膜部,三个膨大部为舟状窝、尿道球部及前列腺部。另外男性尿道包含两个弯曲:耻骨下弯曲和耻骨前弯曲,后者在上提阴茎时消失。

（二）超声评估

1. 尿道超声检查包括后尿道和前尿道检查。检查前患者无需特殊准备,不需禁食。检查后尿道时以直肠超声,患者取侧卧位,具体见前列腺部检查。前尿道检查时患者取仰卧位,高频线阵探头置于阴茎上,进行纵切和横切面观察。正常后尿道超声图像(图 5-1-9),正常前尿道超声图像(图 5-1-10)。

2. **适应证**

（1）经尿道置导尿管困难者,需评估尿道是否存在梗阻,检查梗阻原因(下尿道畸形、下尿道结石、尿道外括约肌痉挛等)。

（2）需动图观察排尿时下尿道功能。

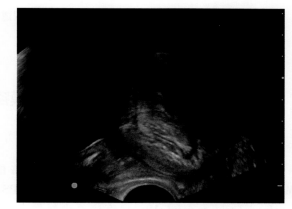

图 5-1-9　正常后尿道

3. 评估指标

（1）尿道畸形、狭窄。

（2）尿道结石:尿道内高信号影,伴声影,可用导尿管移动位置(图 5-1-11)。

（3）排尿时尿道内口、尿道前列腺部及尿道膜部开放情况。

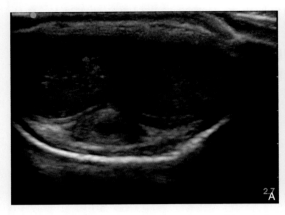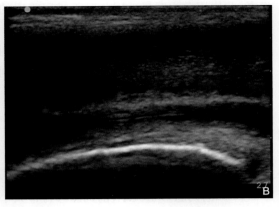

图 5-1-10　正常前尿道

A:前尿道横断面;B:前尿道纵切面

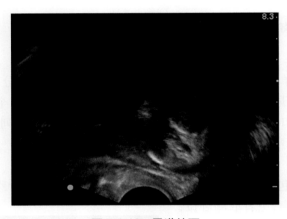

图 5-1-11　尿道结石

（杨卫新　朱红军）

第二节　超声在肌筋膜疼痛综合征的应用

一、肌筋膜疼痛综合征概述

　　慢性疼痛是康复科临床中常见的病症,95% 的慢性疼痛患者患有肌筋膜疼痛综合征（MPS）。Trvell 和 Simons 最先全面的描述了 MPS,认为其核心特征是肌肉内存在触发点（myofascial trigger point,Mtrp）,疼痛是由触发点导致的,触发点位于肌肉内紧张肌带（taut band）内,为硬质的高敏感性痛性结节。MPS 诊断的确立是必须在肌肉内触摸到触发点。值得注意的是关于触发点的翻译在国内仍没有统一的术语,有学者将其翻译成扳机点或激痛点,其内涵是一样的。由于对该病的认识不足,临床工作中 MPS 很容易被忽略掉。MPS 通常与其他疾病关联,又缺乏客观标准的诊断和评估手段,所以,对其了解仍然很不全面。随着肌骨超声的发展,它可以对肌肉、肌腱、筋膜、血管和其他软组织进行无创和实时影像检查。近年来,许多研究采用肌骨超声对 MPS 进行了研究,为 MPS 的诊断提供了客观的诊断和评估依据,同时也为 MPS 的可视化精准治疗提供了新的手段。

（一）触发点的特征

触发点位于肌肉的紧绷肌带内(taut band,TB),是多发的质地较硬小结节,触压这些结节会引发疼痛,称为触发点,触发点通过肌紧张带与骨附着处相连,构成触发点复合体(图 5-2-1)。触发点分为活化和潜伏两种,活化的触发点(active Mtrp)表现为自发性痛,疼痛的位置可以在触发点本身所在位置,也可以在远隔的其他地方。用力按压活化触发点会使局部疼痛加重,通常也会复制出患者远隔疼痛的症状,称为引传痛(refer pain,RP)。潜伏的触发点(latent Mtrp)不会自发痛,外加的机械刺激会在患者身上引发出疼痛,潜伏触发点可以在某些因素作用下转化成活化触发点。对有疼痛症状的患者,需要通过仔细的查体来确定和区分触发点的类型,按压潜伏触发点所引发的疼痛比按压活化触发点所引发的疼痛程度较轻。通过机械触压刺激或者给予针刺,它可以急速收缩,称为局部抽搐反应(local twitch response,LTR)。紧张肌带是指在肌肉内可以触摸到的条索样肌带,它可以限制肌肉的活动,导致肌肉无力,当触发点被灭活后,这种无力很快可以得到好转。触发点还会伴有自主神经功能失调的表现,如血管扩张或收缩、皮肤发冷发热、立毛、红斑等。

除了活化和潜伏的分类,关于触发点,还有以下几个概念需要明晰:

1. 关键触发点(key Mtrp)和卫星触发点(satellite Mtrp)　关键触发点也叫主要触发点(primary Mtrp),一块肌肉内活化的关键触发点,可以在另一块肌肉内引发出活化的触发点。这些被引发的触发点称为卫星触发点,多位于主要触发点的引传痛区域里。对关键触发点进行治疗后,卫星触发点的活性会随之降低甚至消失,而不需要对卫星触发点再进行处理(图 5-2-1)。

2. 中心触发点和附着处触发点　位于肌腹的触发点称为中心触发点,当触及中心触发点时,可以在其两侧触摸到条索或肌紧张带;在肌紧张带两端或者一端的靠近骨附着处还会有痛性结节,此为附着处触发点。当中心触发点被消除后,大多数附着处触发点也会消失,有时也存在例外情况。

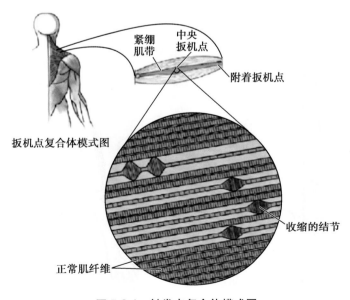

图 5-2-1　触发点复合体模式图

（二）触发点的诊断过程

触发点的诊断主要依靠病史和体格检查，有经验的医生凭借手法触摸很快就能识别和发现触发点的存在。

1. 病史 触发点表现为急性痛或慢性痛、深部的钝痛，定位困难，类似于根性痛或者内脏痛。来自于腹部的触发点感觉会像肠激惹痛、膀胱痛或者子宫痛。臀小肌的触发点会向小腿后侧传导，类似 L5S1 神经根痛。触发点的疼痛可以传导至其他区域，如头、颈、或者臀部。触发点也可以表现为根性痛或者大关节痛如肩痛、髋痛。一些因素可以促进 MP 的发生，如缺铁、维生素 D 或 B_{12} 缺乏、Lyme 病、过度运动等。

2. 体格检查 MPS 地诊断必须是在肌肉内确认存在触发点，而且触发点的疼痛与患者疼痛主诉有关联。触发点靠触诊确定，首先是发现肌紧张带，含有触发点的肌肉感觉与其他组织不一样，质地较硬，没有触发点的则是均匀的。按压触发点会产生疼痛。

3. 触摸紧张肌带 触发点总是在垂直于肌纤维方向上触摸肌紧张带获得，可以将肌肉对准其下的骨性结构按压。当肌肉可以被捏起来的时候，可以用示指和拇指捏起肌肉（图 5-2-2）。识别肌紧张带后，检查者的手沿

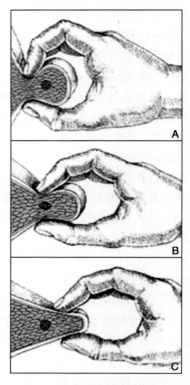

图 5-2-2　肌紧张带触摸方式

着肌带提捏，找到最硬、最痛、与周围组织差异最大的地方，就是触发点的核心。刺激此处会引发 RP，机械刺激此处会引出 LTR。距离中心区越远，引出 LTR 和 RP 的难度就越大，直至完全引不出来。LTR 在距离触发点 3cm 或以上时，根本不会被引出。触发点是要进行治疗的地方，按压触发点区域 5~10 秒，可以引发 RP，或者在刺激点以外的远隔处感到疼痛（图 5-2-3）。

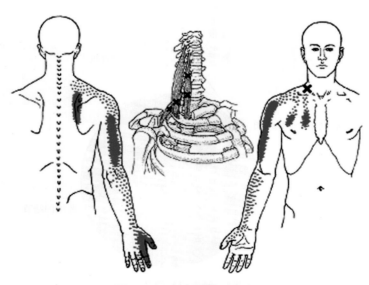

图 5-2-3　斜角肌的引传痛

(三) MPS 的诊断

尽管在 MPS 的诊断方面进行了很多研究,MPS 的临床诊断主观性依然较强,且没有公认的标准。

目前 MPS 诊断的金标准多数采用 Trvell 和 Simons 的以触发点为核心的诊断标准,在这一诊断标准中,MPS 的诊断依赖于临床病史和有经验的医生仔细的体格检查,如果在肌肉组织内发现触发点,且具有相关联的症候群则可以确诊(表 5-2-1)。在这种诊断模式下,准确的诊断取决于检查者的临床思维、经验、所受训练和触诊技巧。

表 5-2-1　触发点的特征及诊断条件

前 3 条是诊断触发点的必要条件,后 5 条并非必要条件
1. 肌肉内可以触摸到紧张肌带
2. 紧张肌带内触摸到异常敏感的痛点
3. 持续的刺激紧张肌带内的触发点可以再现或复制患者的疼痛
4. 局部抽搐反应(LTR)
5. 引传痛
6. 无力
7. 活动受限
8. 自主神经体征(血管扩张或收缩、皮肤发冷发热、立毛、红斑)

(四) MPS 诊断的再探讨

对触发点的病理生理尚未完全搞清楚,它在 MPS 诊断中的角色仍然使人困惑。触发点到底是其他疾病在肌肉内的表现还是原发于肌肉组织本身的一种疾病? 现在的诊断是比较主观的,手法触摸仍被认为是触发点诊断的主要手段,因为检查者的经验和检查技巧存在差异,手法触诊在可靠性和重复性方面存在很大问题,这使得疗效评估、触发点的客观研究、深部组织的触发点识别等存在很大局限。更为复杂的是,触发点临床上与各种疾病,包括代谢、内脏、内分泌、传染、心理等疾病相关,而且在大多肌肉骨骼系统疾病中也普遍存在。如果触发点与其他肌肉骨骼疼痛疾病相关,它在 MPS 的诊断中就没有了特异性;相反,则对诊断 MPS 具有特异性。

现在的研究没有发现触发点和紧绷肌带内存在明确的病理性异常,因此除了使用触诊,目前没有公认的客观标准(例如生物指标、电诊法检测、成像等)来识别或定量描述触发点。触发点是诊断 MPS 的核心,但它们是必需的条件吗? 临床中会发现一些患者肌肉内存在结节但无触痛,有一些疼痛患者肌肉内没有可以触及到的结节。因为缺乏客观标准,MPS 诊断中必备的条件仍然是自发性疼痛结节(即活化的触发点),然而,结节的作用尚未得到确认,这种痛性结节到底是一个相关发现,还是与 MPS 存在因果关系? 触发点的消失是否意味着治疗有效? 这些问题仍是未知的。

由于缺乏普遍公认的诊断标准、客观的评估和确定的生化指标等问题,使得 MPS 的诊断依然存在争议,且主流医学很多学者并不接受 MPS 的存在。因此,寻找客观的能够反映触发点及其周围肌肉组织状况的检查手段能够帮助我们更好地理解 MPS 的诊断、治疗和自然病史。

二、超声在MPS诊断中的应用

MPS 诊断的最大问题是主观性太强,仅凭触摸进行诊断,需要医生有很高的技巧,结果的可靠性大打折扣,因此,许多研究小组试图通过超声、MR 等客观的影像技术来可看见触发点以及 LTR,以期对其病理生理有更深入地理解。超声作为一种临床常用的价廉的影像检查手段,其获取影像的速度快、动态交互性强,使得医生可以对身体不同部位进行检查,同时还可以同步对患者进行教育,近年来被应用于 MPS 的可视化研究中。

（一）MPS 研究采用的超声技术

有 3 种技术被用于检查触发点,B 超图像成像技术、弹性超声成像技术、多普勒超声成像技术（表 5-2-2）。

表 5-2-2　各研究组所采用的超声技术、主要发现和触发点的特征

超声技术	研究者	方法	主要发现
灰阶超声	Lewis 和 Tehan	由熟练医师通过 Simons 的标准查体发现的活化的触发点	随机试验,11 个试验对象,只在 1 人身上通过超声发现了触发点。该患者激痛点超声显示为高回声区
	Shankar 和 Reddy		筋膜痛激紧绷带在超声图像中呈现为一个高回声的区域
	Rha 等		超声是一项实用工具来观察局部抽动反应,特别是在下腰背肌这些不如上斜方肌一样易于被徒手检查的肌肉
	Sikdar 等		在所有触诊有硬结的实验对象身上,触发点表现为椭圆形低回声区域。活化的触发点与潜伏的触发点均表现为低回声。无论是活化的还是潜伏的及触发点在超声图像上均表现为低回声区域。在面积测量方面,活化与潜伏的触发点并没有统计学差异,活化的平均 0.16（0.11）cm²,（括号内外分别是指均数和标准差,相当于 0.16±0.11,后同）潜伏的触发点平均面积 0.15（0.13）cm²
多普勒超声	Turo 等		灰阶超声加滤波功能能够帮助显示与触诊相符的触发点
	Sikdar 等		应用阻力指数,活化的与潜伏的触发点在血流特点上呈现出不同。在正常肌肉与活化触发点之间波动指数有显著的不同。在活化触发点与正常肌肉之间,阻力指数未见明显差异。活化触发点、潜伏触发点以及正常肌肉三者之间,在波动指数上有所不同
弹性超声	Ballyns 等		触发点较周围组织硬度较高,且呈现出振幅衰减。在弹性超声图像上,活化的触发点范围更大。便携弹性超声检查发现,该手持弹性超声可以根据硬度来判断触发点,可以用于触发点的判断,其效果与高级的超声诊断仪差不多
	Turo 等		弹性超声结合熵滤器 B 超在区分触发点与其周围组织上可能有一定的作用

（二）不同技术应用的发现

1. B 超　是一种最早用于检查触发点的超声学方法,20 世纪 90 年代末,超声才开始被作为一个客观的测量手段来识别。Lewis 和 Tehan 最早进行了一项关于活化触发点区域的组织超声图像特性的研究,他们采用早期的 MPS 诊断标准,将 11 例病程长短不一的病人纳入研究中,发现在临床诊断为触发点的区域没有任何异常,超声并不能很好地分辨触发点以及其周围软组织。只在 1 名患者的超声图像中,活化触发点展现出一个直径约 5mm 的高回声区域,实验结论认为超声不能用来对触发点进行的诊断。

　　十年后,研究者重温了关于超声可视化诊断触发点的想法,使用 B 超以及 B 超联合弹性超声的方式对该领域重新进行了研究。Sikdar 等对 4 例有潜伏触发点的患者进行了超声观察,与 Lewis 和 Tehan 的研究结果相反,所有患者的触发点在超声图像上都表现为一个椭圆形的低回声区域,实验结果让人们对超声检查 MPS 重新燃起希望(图 5-2-4)。

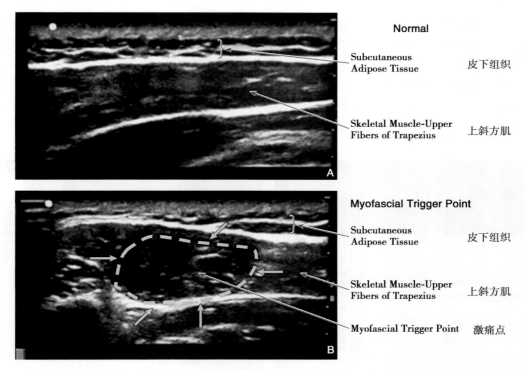

图 5-2-4　上斜方肌灰阶超声的触发点影像
A:正常肌肉;B:触发点超声影像,呈低回声的椭圆形结构

　　Sikdar 等在不久后的研究中扩大了样本量,而且对活化和潜伏触发点都进行了研究,发现活化和潜伏触发点在超声图像上均表现为低回声区域,两者之间的面积没有差异,活化的触发点为(SD)0. 16(0. 11)cm,潜伏的触发点为(SD)面积 0. 15(0. 13)cm。Sikdar 还发现 3D 图像能够更好的显示触发点的体积。Turo 等采用灰阶超声加滤波的方法进行研究,以提高触发点与其周围组织的对比,发现该方法对于区分触发点及其周围软组织缺乏敏感性。尽管 Sikdar 团队的研究显示触发点为低回声区域,而 Shankar 在一个个例研究则发现触发点为高回声区域,这和早期 Lewis 的结果一致。

　　在灰阶超声影像上,触发点到底是低回声还是高回声,回声的高低与患者的病程、疼痛程度等等是否相关,这些值得进一步研究证实。

　　2. **弹性超声**　触诊是临床用于确定触发点的方法之一,和触诊一样,弹性超声成像技术,为我们提供了一种可以评估组织硬度的方法。与触诊不同的是,弹性超声技术可以对组织弹性特征进行量化测评。弹性超声可以分为三种技术:准静态、瞬时、振动弹性超声,在所有的弹性超声技术中,都是对感兴趣的组织外加一个振动或者压力,通过超声来监测组织的反应情况。

　　振动弹性成像或者谐波弹性成像是一种被用于可视化触发点的弹性成像技术。在这项技术里,首先通过振动器或者嘱患者低哼从而产生低频剪切波,当声波穿过检测区域时,振幅就会发生变化,硬度更高的触发点处组织的震动波幅峰值减低。多普勒技术可以用于检测这种振幅的改变从而判断与激痛点相符的更硬区域。

Sikdar 研究了使用弹性成像技术定位触发点的可行性,发现触发点处组织硬度高于周围组织,表现为振幅下降,平均峰值下降约 27%。Sikdar 的另外一项研究采用外加按摩震动器在体外施压的方法,对 9 个既包括潜伏又包括活化触发点的患者进行了检查,发现在触发点区域出现相似的峰值衰减(图 5-2-5)。图 5-2-5 为触发点图像,色彩减少的区域对应着更为僵硬的触发点。在这项研究中,通过对触发点硬度和回声特点的评分方法并不能有效地区分活化和潜伏的触发点。在一项包括 44 位参与者的大样本研究中,既包含潜伏的又包括活化的触发点,除了发现触发点振动峰值减小之外,还发现活化的触发点面积要大于潜伏的触发点。

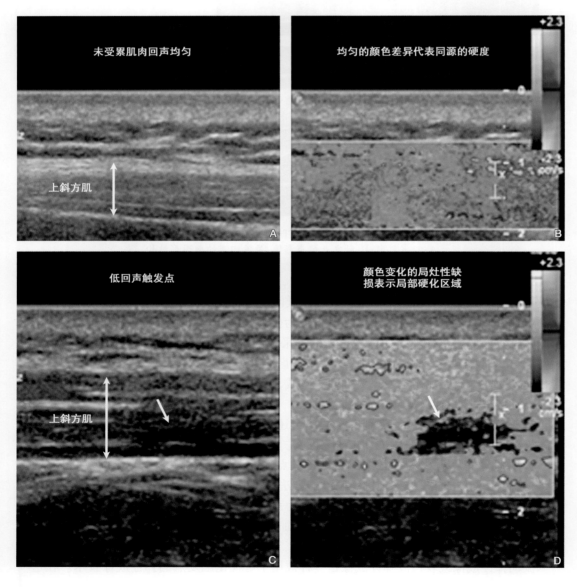

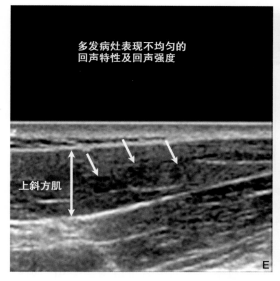
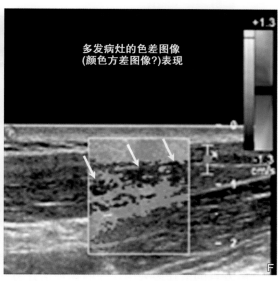

图 5-2-5　触发点图像

A、B:正常上斜方肌灰阶超声图像和色差成像;C、D:触诊结节;E、F:多灶结节。因为硬度增加,触发点图像的色彩减少

在最近的一篇文章中,有研究者使用现成的设备来开发和测试弹性成像技术,以评估其是否适合使用在临床中。和其他方法一样,他们也认为在弹性超声技术中使用振动器测评组织硬度的方法是可行的。虽然通过弹性超声评估触发点组织学特性的前景十分光明,但是技术仍然不成熟,在真正临床应用之前,仍然需要对影像处理及数据分析进行标准化才行。

3. **多普勒超声**　诸多研究使用多普勒超声探究了触发点周围血管环境。阻力指数(RI)是最先用在检查触发点周围血管床阻力的参数,RI=[收缩期峰值血流速率(psv)-舒张期最小血流速度峰值(mdv)]/psv。RI 增加意味着舒张期血流减少,血管床阻力增加,而 RI 减低意味着舒张期血流增加,即血管床阻力减小。血流波形评分已经被用在描述触发点周围的血流模式的特征中了,0 表示正常的血流,1 表示负的阻力指数,2 表示正性的阻力指数。

血流模式的差异可以被用来区分活化的和潜伏的触发点,因为正性的 RI 百分比在活化和潜伏触发点是不同的分别为 16.7%和 69%,表明活化的触发点有更高的血管床阻力。有 2 项采用搏动指数 PI[PI=(PSV-MDV)/平均流速]的研究发现,血流波形在活化触发点与正常肌肉组织之间存在差异。图 5-2-6 是一个血流波形图。Ballyns 认为,虽然在活化触发点,潜伏触发点以及正常组织之间的 PI 有显著的差异,但是因为存在较大的变异性,用 PI 这一参数来区分这三种不同的区域还是比较困难的。另一个研究小组也通过 PI 而非 RI 发现了这一显著的改变。

三、超声在 MPS 治疗中的应用

(一)治疗方法

灭活触发点的方法分为两种,一种为保守疗法,包括手法治疗、各种理疗、运动疗法、肌肉的牵伸等;另一种为侵入性疗法,包括针刺疗法和手术疗法。针刺疗法包括针灸、干针和

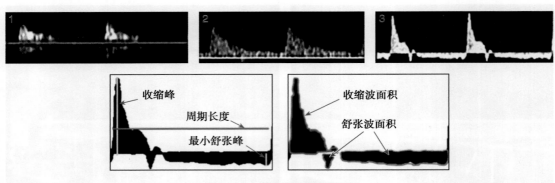

图 5-2-6　血流频谱图波形图

第一行为简单彩色多普勒波形图,1 分表示高阻血流信号,2 分代表舒张期血流加速,3 分代表舒张期血流反向。第二行表示使用电脑绘制出的二进制图像

触发点注射治疗等方法。

　　触发点的治疗多采用保守的物理治疗方法,对于以下情况的患者可以考虑采用注射疗法:①触发点位于深部或者体积较小的肌肉;②触发点敏感度较高,伴有反射性交感神经萎缩症;③触发点本身非常疼痛,根本无法触摸,保守治疗不宜操作;④触发点的病程较长等。

　　1. **针刺疗法**　针刺疗法归纳起来分为湿针技术和干针技术两种,都是用针具直接对触发点下针,刺激触发点内的敏感小点(sensitive loci),也就是痛觉感受器,当敏感小点受到刺激后患者会有酸麻感、引传痛和局部抽搐反应的发生。如针刺后没有上述反应,则治疗几乎完全无效,针刺疗法的止痛原理仍不太清楚,可能是由于经过脊髓加强了下行痛觉抑制系统而发挥作用。

　　正确的触发点针刺,可以立即抑制疼痛,但能维持多久则依病情而定。如果引起活化触发点的病源非常强烈的引发其活化,且此病源没有得到治疗,则触发点可能在针刺后 1~2 天,甚至在几个小时内再度活化,从而引发疼痛。反之,如果病源较轻,或者已经有效得到治疗,则针刺效果可能维持长久,或者永久性抑制疼痛。很多慢性触发点,病源不清楚,也不太严重,则平均疗效约 2 周。也有些患者针刺治疗完全无效,甚至可能加重疼痛;有些患者虽然没有立即止痛,但几天后好转,且可维持 1~2 周。经过反复针刺,有效期会越来越长。

　　针刺治疗的禁忌证:急性感染、急性外伤或恶性肿瘤附近的触发点,有出血倾向的患者、使用抗凝药物的患者等任何不宜接受针刺的患者。

　　湿针其本质就是一种针刺疗法,与干针不同的是加用了药水,也就是对触发点进行注射治疗。

　　注射操作技术:针刺时患者最好采用卧位,以防止晕针。注射技术目前多采用中国台湾洪章仁教授的洪氏注射法。

　　持针:以利手的拇指和中指夹住针筒,示指放在推药柄上,腕部手掌面紧贴在患者体表,以手腕的屈曲和伸展,控制针的穿出穿入。图 5-2-7 用非利手的示指压住触发点,找到紧绷带和最敏感点进行穿刺。穿刺时针头距离触发点 1~2cm 处,针身与皮肤成 45°进行穿刺。

　　穿刺:采用快进快出法(fast in,fast out)进行触发点穿刺。将针头向手指按压处下方快速穿入,如果发生局部抽搐反应,则注入一滴药液,然后将针头快速回抽至皮下,然后再进行反复地快进快出穿刺,但是穿刺方向要在不同方向上进行变化,一直重复此操作,以引发抽搐反应,直到再无法引出抽搐反应为止,结束穿刺。需要注意的是,快进快出只是在针进、针

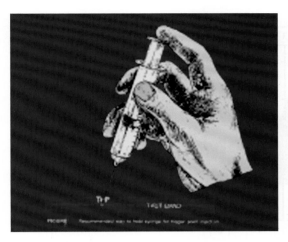

图 5-2-7　触发点注射时持针和注射方式

出的时候,进针后,并不一定快速抽出,出针至皮下后,也不是立即再进针,需要等到确定下次进针方向后再进针。

2. **注射针具**　普通的 2ml、5ml、10ml 注射器就可以,只要手拿方便,易操作即可。穿刺针的粗细长短取决于被注射肌肉的体积和深度,太细太软的针,不容易操作,不易引出肌肉抽搐;太粗的针则容易造成较大的组织损伤;太长的针,容易穿透至深部组织发生危险。黄强民教授采用的针具为直径 1mm,长度为 3~4cm 的穿刺针,在临床实践中发现对于深浅组织都比较适用。

3. **注射部位**　治疗活化的触发点之前,必须确定该治疗点是否是引发患者疼痛的触发点。当存在很多触发点的时候,必须确定哪一个是关键的触发点(key trigger point)。对关键触发点的治疗可以起到事半功倍的效果,减少了患者治疗的痛苦。准确的触发点位置指示可以从针刺时能否引出局部抽搐反应来确定,能引出的抽搐反应越多,治疗效果也就越好。注射以中央触发点为主,对于增厚的附着处触发点也要进行处理。

4. **注射的药物**

(1) 麻醉药:最早采用麻醉药物对触发点进行注射治疗的是美国的 Travell 和 Simons 医生,他们采用普鲁卡因注射治疗触发点,可以很快镇痛。由于普鲁卡因可能造成致命的过敏性休克和剂量相关的毒性反应,在治疗期间需要准备急救物品和器械。近年来,多采用 1% 的利多卡因进行局部注射,安全性较高。理论上,不用任何药物,只用干针就可以抑制疼痛。麻醉药的应用只是用来减少注射过程中的严重疼痛以及注射后出现的酸痛。

(2) 肉毒毒素:根据 Simon 的整合假说,中央触发点的形成是由于功能异常的运动终板过度的释放乙酰胆碱所致,所以,理论上讲可以阻断乙酰胆碱释放的药物如肉毒毒素,就可以减少 MPS 的症状。肉毒毒素除了可以通过抑制乙酰胆碱的释放降低局部肌肉痉挛来减轻疼痛,它还可以抑制感觉神经纤维释放谷氨酸,钙基因相关肽(CGRP),P 物质等神经致敏递质来达到直接抑制疼痛的作用。对于肉毒毒素治疗 MPS 的有效性研究学界进行了许多研究,结果不一,有的研究显示了很好的效果,有些则没有发现疗效。有学者认为现在的临床实验证据尚不足以指导肉毒毒素在 MPS 治疗中的临床应用。也有学者认为多数的临床研究在实验设计、诊断标准、结局测评等方面存在不足,从而导致结果的不一,Mehul J. Desai 采用美国卫生研究学会(Agency for HealthCare Research and Quality,AHRQ)和 Cochrane 数据库所制定的研究质量标准对过去十年来在颈胸 MPS 肉毒毒素治疗方面的研究进行了分析,发现尽管多数文献的结果是阴性的,但是质量等级最高的文献却提示肉毒毒素治疗 MPS 是有效的。所以目前认为肉毒毒素注射治疗 MPS 是一种十分有前途的治疗方式,当其他方法治疗无效时,可以探索式的进行应用。肉毒毒素注射治疗触发点的方式有触发点注射和两种方式,触发点注射方式与麻醉药注射方式一样,注射的触发点数量和每个点的剂量还没有统一的标准。标准化的固定点注射方式如图 5-2-8 所示。

(3) 其他:糖皮质激素也被用于触发点注射治疗,但是很多学者担心其对肌纤维存在破

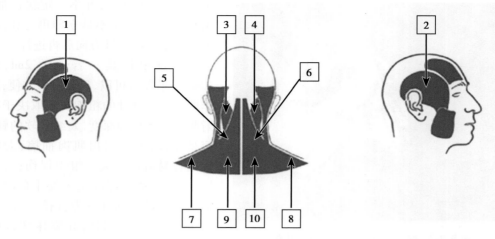

图 5-2-8　标准化的固定点注射方式

坏作用,也可能造成皮肤褪色和脂肪坏死等不良反应而不提倡使用,也有学者发现少量应用不会造成损害,还可以减轻注射后酸痛的发生。

生理盐水与麻醉药物之间的比较研究发现,单独使用生理盐水的治疗效果可以达到76%的临床疗效,而麻醉药物仅有57%,这一现象说明对于触发点的注射治疗效果更多的是针刺带来的,麻醉药的镇痛作用是临时性的。

5. **注射治疗的并发症**

(1) **注射后酸痛**:注射后酸痛与触发点引起之疼痛完全不同,多数可以忍受,原因是由于肌肉内多处小出血所致。发生酸痛后,在针刺部位给予热敷,或者缓慢地进行肌肉收缩-放松的重复动作就能缓解。干针治疗时酸痛的发生机会较大,程度重,持续时间更长。

(2) **出血**:多数为小量出血,不会造成不良影响。如果扎到动脉则要压迫止血。

(3) **感染**:发生比例很少,注意注射前局部皮肤的消毒,基本可以避免感染的发生。

(4) **神经损伤**:当注射针垂直穿过神经的时候,会有触电感,但不会造成永久性神经损害。如果针头横向拉断神经纤维时,则可能造成长久损害。采用快进快出的注射手法基本可以防止神经损伤的发生。

(5) **内脏损伤**:注射某些深部肌肉时,可能扎到内脏,有时造成严重问题,随着治疗经验的增多以及手法的熟练,发生率会很少。比较容易受到损害的内脏包括肺脏、肾脏、小肠和大肠。

近年来,随着肌骨超声的应用,在可视化条件下进行触发点注射,可以大大减少神经和内脏的损伤,同时还可以对触发点注射引发的抽搐反应进行实时观察,对提高疗效也很有帮助。

(二) **超声在注射治疗中的应用**

1. **定位及引导注射**　宏观的精确肌肉定位和准确地将针刺入到触发点对于灭活触发点十分重要。对于肥胖患者或者深层面肌肉,徒手注射可能不能使针准确到达靶肌肉;颈部和胸部的注射,针刺的部位出现误差有可能造成气胸或误伤神经,腰腹部注射如果进针过深,就可能伤及肾脏、肠管等重要脏器。超声引导可以准确的定位靶肌肉,而且注射时可以实时监测针尖的走向,避开重要的神经脏器,就可以避免这些问题的出现,减少并发症,提高疗效。常常需要依靠引导注射的肌肉包括肩胛下肌、斜角肌、前锯肌、肋间肌、髂腰肌、梨状肌等。

2. **探测 LTR 及疗效评估**　针刺治疗可以引发出一个或更多的局部抽搐反应,LTR 的出现意味着触发点的灭活,可以迅速的缓解患者的疼痛,因此探知 LTR 的出现对于治疗效果具有很重要的意义。表浅的肌肉,通过肉眼和触摸就可以探知 LTR,对于深部的肌肉此方法就显得很困难。Rha 等采用灰阶超声对深部肌内注射的 LTR 引出情况进行了研究,发现超声可以很好地探知深部肌肉的 LTR,且超声引导可以提高触发点注射的疗效。对于针刺疗法的疗效现在依然没有更为客观的指标,更多的还是依靠患者的口头报告,Maher 等采用剪切波弹性超声研究发现,干针治疗后触发点的组织硬度出现了明显下降。

3. **几块特殊部位肌肉的引传痛模式及超声定位方法**

（1）肩胛下肌:解剖、触发点、引传痛模式以及超声定位见图 5-2-9。

（2）颈部肌肉:包括前部和后部的深浅各肌肉,其触发点和引传痛基本都是往头部或者肩部辐射,而且这些肌肉靠近颈部重要的血管神经,在超声引导下注射是比较安全的。

头夹肌:解剖、触发点、引传痛模式以及超声定位见图 5-2-10。

颈夹肌:解剖、触发点、引传痛模式以及超声定位见图 5-2-11。

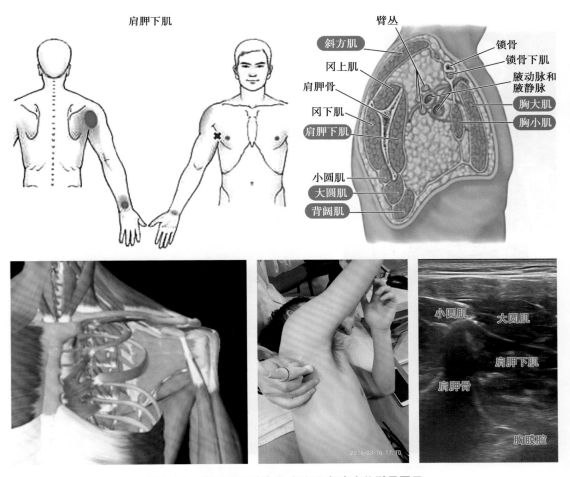

图 5-2-9　肩胛下肌引传痛、解剖和超声定位引导图示

头半棘肌、颈半棘肌:解剖、触发点、引传痛模式以及超声定位见图 5-2-12。

枕下肌群:解剖、触发点、引传痛模式以及超声定位见图 5-2-13。

胸锁乳突肌、斜角肌:解剖、触发点、引传痛模式以及超声定位见图 5-2-14。

肩胛提肌:解剖、触发点、引传痛模式以及超声定位见图 5-2-15~图 5-2-22。

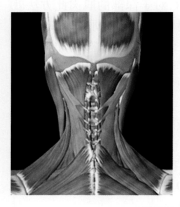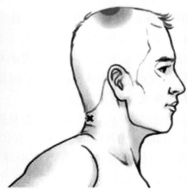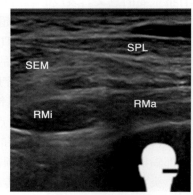

图 5-2-10　头夹肌的引传痛、解剖和超声定位引导图示

SPL:头夹肌;SEM:头半棘肌;RMi:头后小直肌;RMa:头后大直肌

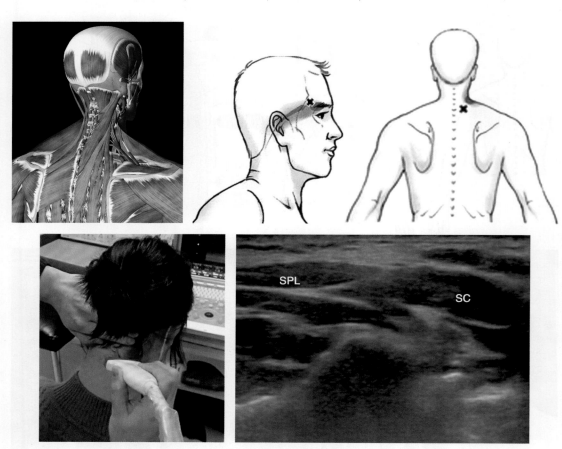

图 5-2-11　颈夹肌的引传痛、解剖和超声定位引导图示

SPL:头夹肌;SC:颈夹肌

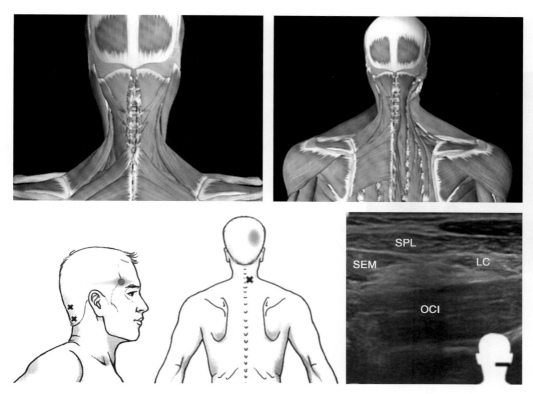

图 5-2-12　头半棘肌、颈半棘肌的引传痛、解剖和超声定位
SPL：头夹肌；SEM：头半棘肌；LC：头最长肌；OCI：头下斜肌

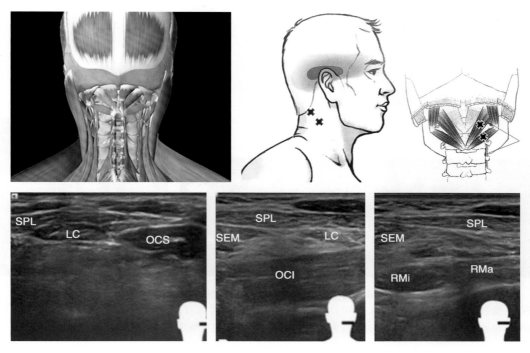

图 5-2-13　枕下肌群的引传痛、解剖和超声定位
SPL：头夹肌；LC：头最长肌；OCI：头下斜肌；OCS：头上斜肌；RMi：头后小直肌；RMa：头后大直肌；
SEM：头半棘肌

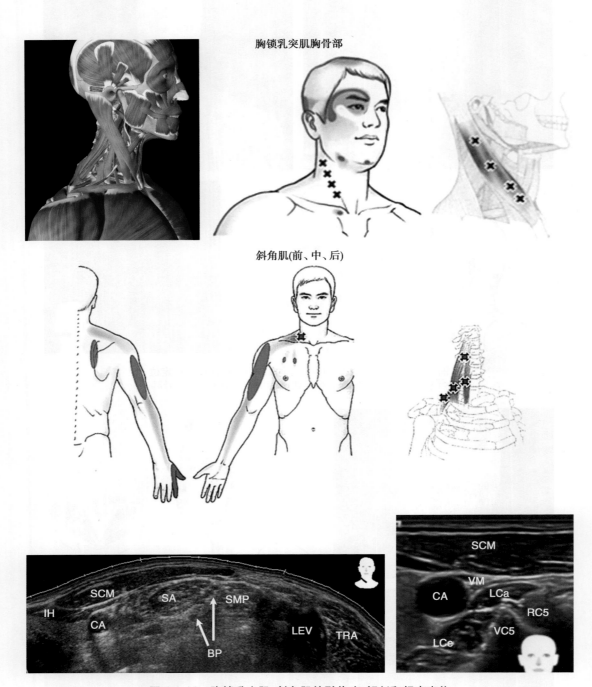

图 5-2-14　胸锁乳突肌、斜角肌的引传痛、解剖和超声定位

SCM:胸锁乳突肌;SA:前斜角肌;SMP:中斜角肌;BP:肌间沟臂丛;LEV:肩胛提肌;TRA:斜方肌;CA:颈动脉;LCa:头长肌;LCe:颈长肌;RC5:第 5 颈神经根;VC5:第 5 颈椎横突前结节;IH:甲状腺

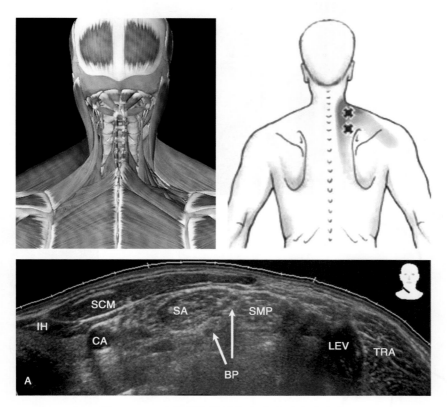

图 5-2-15　肩胛提肌的引传痛、解剖和超声定位

SCM:胸锁乳突肌;IH:甲状腺;SA:前斜角肌;SMP:中斜角肌;BP:肌间沟臂丛;LEV:肩胛提肌;TRA:斜方肌;CA:颈动脉

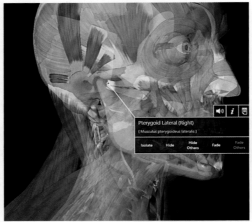

外翼肌

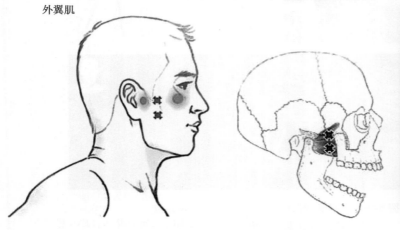

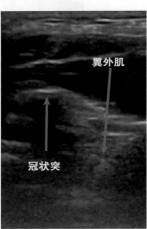

图 5-2-16　翼外肌的引传痛、解剖和超声定位

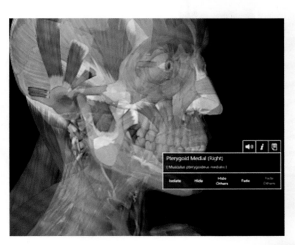

内翼肌

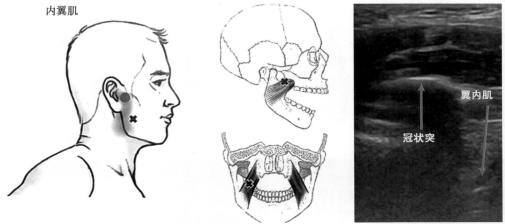

图 5-2-17　翼内肌的引传痛、解剖和超声定位

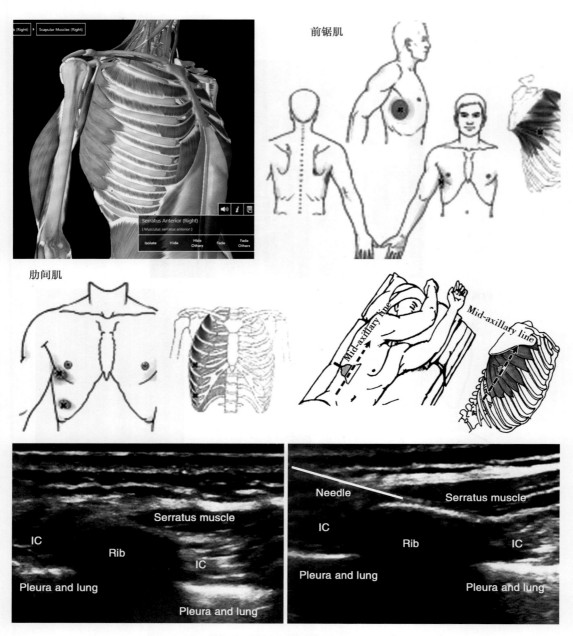

图 5-2-18　前锯肌,肋间肌的引传痛、解剖和超声定位

Serratus muscle:前锯肌;IC:肋间肌;Rib:肋骨;Pleura and Lung:胸膜和肺;Needle:穿刺针

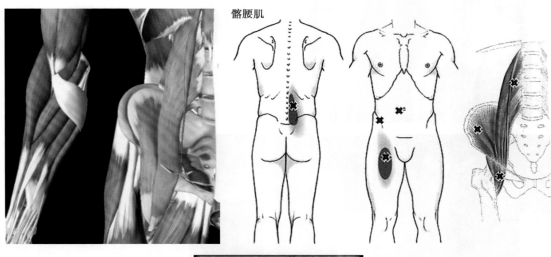

髂腰肌

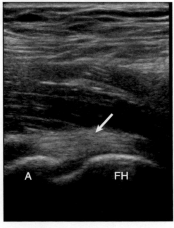

图 5-2-19　髂腰肌的引传痛、解剖和超声定位
A:髋臼;FH:股骨头

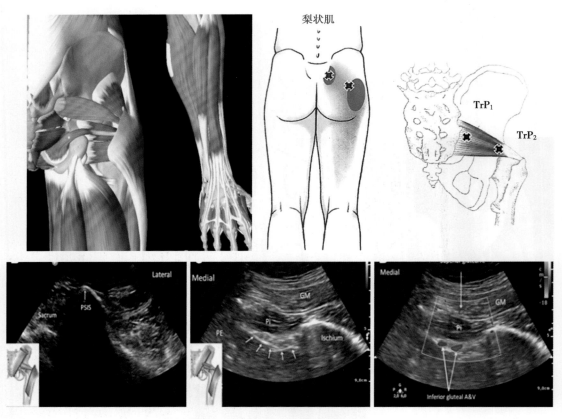

图 5-2-20　梨状肌的引传痛、解剖和超声定位

Sacrum：骶骨；PSIS：髂后上棘；Pi：梨状肌；GM：臀大肌；Ischium：坐骨

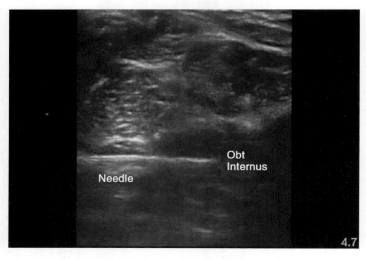

图 5-2-21　闭孔内肌超声引导下治疗及超声图像

Needle：穿刺针；Obt Internus：闭孔内肌

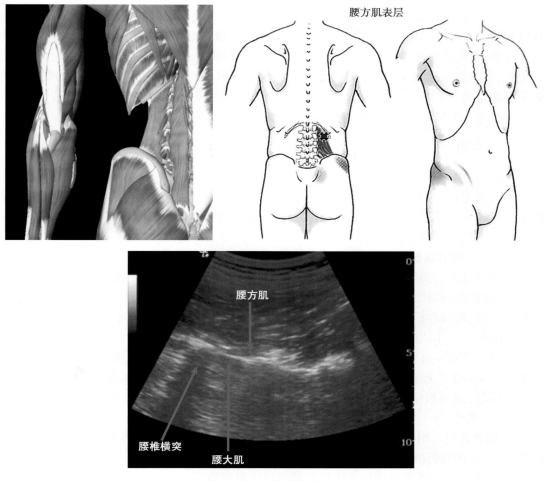

图 5-2-22　腰方肌、腰大肌的引传痛、解剖和超声定位

（李铁山）

第三节　超声引导下肉毒毒素注射治疗

肉毒毒素（botulinum toxin，BTX）是由厌氧梭菌属肉毒杆菌产生的一种高分子蛋白的神经毒素。它作用于周围运动神经末梢与神经肌肉接头处，即运动终板部位，通过破坏突触前膜受体，阻断对神经介质——乙酰胆碱的释放，引起肌肉松弛性麻痹，即化学去神经作用（chemodenervation）。肉毒毒素注射治疗常用于上运动神经元损伤后肢体痉挛、痉挛性斜颈，也用于流涎过多腮腺注射、多汗症、紧张性头痛等。肉毒毒素注射定位方法包括按解剖徒手定位、电刺激定位、肌电引导定位、超声引导定位以及 CT 定位等，每种方法均有其优缺点。

超声作为一项实时动态显像技术，提供了肌肉的形态学变化，超声引导能够在实时动态显像下进行穿刺，尤其对深部和较小的肌肉定位有意义。超声探头纵切扫描时，可探及肌肉长轴影像；横切时可探及肌肉短轴影像，能够确定所选肌肉及与周边神经血管关系，进针方

153

向和预定位置，准确避开周边神经血管，避免药物误注入血管和邻近其他的非靶肌。特别是对于一些无法控制运动、或伴有挛缩畸形、不能听从指令配合注射的患者，以及一些在体表难以触摸的深层肌肉（如梨状肌、髂腰肌、胫骨后肌），通过超声影像引导定位可以准确地注射肉毒毒素，并能避免损伤血管、神经以及其他结构组织。在一些高度危险的注射部位（如斜角肌、肋间肌），通过超声定位还可以避免损伤肺组织，对于因流涎需要对面部的腮腺或下颌下腺进行肉毒毒素注射的病人而言，超声影像引导定位更是其他定位技术无法替代。

现将超声引导下肉毒毒素注射治疗技术相关要点，分别从以下几方面叙述。

一、标准操作规程

（一）设备

多普勒超声仪，彩色、黑白显示屏均可。其中，超声探头的选择至关重要。因肌肉的厚度个体差异大，需根据要注射靶肌肉的深度选择探头的频率。一般选择 5~12MHz 的线阵探头，若患者较肥胖或肌肉位置深，可选择 5MHz 探头，增加穿透力。

（二）注射前准备

1. 医生工作　除与患者或家属谈话，签署特殊治疗知情同意书及毒麻药品知情同意用表外，主管医生还需要：①填写 B 超单，与 B 超室预约注射时间；②开具注射前、后医嘱，包括注射总剂量、稀释容积、注射肌肉及位点数量等；③必要物品准备，如痉挛肌群肉毒毒素注射定位图谱等。

2. 护士工作　①遵医嘱稀释肉毒毒素药品；②操作用物品准备，包括口包（2~3 个）、无菌手套（3~4 双）、无菌透明敷膜（1~2 个）、一次性治疗巾、灭菌超声耦合剂、注射针头数枚（牙科注射针或肝胆穿刺注射针）；③消毒用品（棉签、安尔碘）；④其他，如标记笔、卷尺等。

（三）定位

1. 摆放体位　根据拟注射的靶肌选择不同体位。如痉挛性斜颈等取坐位，上下肢一般取仰卧位，腓肠肌俯卧位。

2. 超声定位　当患者摆放合适体位暴露拟注射肌肉后，可先用常规方法 B 超探查拟注射靶肌肉位置，毗邻关系，确定注射靶肌肉及选择注射位点（图 5-3-1）。

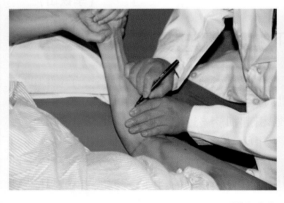
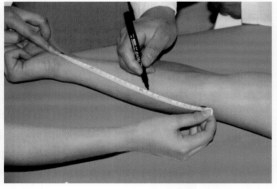

图 5-3-1　体表定位

对于四肢肌肉，一般选择上、中、下三个切面，并作记号标记（图 5-3-2）。常规碘伏消毒注射部位皮肤后，涂上杀菌应用超声耦合剂。选择合适的线阵探头，用保鲜隔膜包住，再用

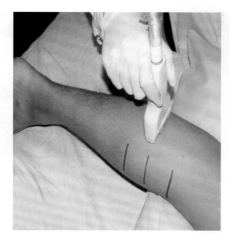

图 5-3-2　超声定位体表标记

碘呋对保鲜隔膜消毒,将超声探头置于需注射肌肉的表面,调节频率、深度、增益等条件,超声探头沿靶肌纵轴、横轴扫查,使肌肉清晰可见。同时观察其周围是否有神经、血管,避免注射时误注或损伤。如果不熟悉解剖定位,可借助肉毒毒素注射定位图确认靶肌肉及其毗邻关系。在彩色定位图的指导下,通过 B 超确认拟注射肌肉及横截面积,估计该肌肉的长度和体积,确定注射点数及注射剂量。

如果没有应用杀菌应用型超声耦合剂,建议选择下述方法替代。

(1) B 超仪探头涂适量耦合剂,用消毒胶套套住探头,当探头在皮肤表面移动时,去掉针头的注射器注射适量无菌生理盐水在探头和皮肤之间,用无菌生理盐水代替超声耦合剂。

(2) 以无菌手套套住超声探头,无菌利多卡因凝胶作为耦合剂涂于探头上,既可起到耦合剂作用,又可麻醉局部皮肤,减轻穿刺的疼痛。

(3) 用无菌指套装上 2~3ml 水,制作成水囊,其截面积略大于超声探头面积,置于探头和拟注射位点旁皮肤之间,既可代替超声耦合剂,又不会使水到处流。

(4) B 超仪探头涂适量耦合剂,用无菌透明敷贴包裹,达到消毒目的,也能一定程度防止损伤探头。

(四) 操作步骤

1. 人员　由 2 人即可完成。其中 1 人实施 B 超引导注射,1 人协助,如止血、更换注射器等。

2. 注射　按上述定位方法中的一种定位,当 B 超再次探测到并确认拟注射肌肉后,取事先配制好的肉毒毒素注射器,选择适当长度的普通注射针头,以适当的倾斜角度,于探头附近将针头刺入皮肤。然后,在超声实时动态引导下将肉毒毒素准确注入靶肌肉。

3. 注意事项　进针时应考虑下列几点。

(1) 针头长度选择:对于上肢、头颈部,一般要求针头长度 20~30mm 长,牙科穿刺针是首选。对于下肢,一般要求针头长度 50~80mm 长,肝胆穿刺针符合此要求。

(2) 进针速度:进针速度不能太快,以边进边推的方式向纵切面深刺入,通过显示屏上实时显像,可见注射针头刺入的肌肉活动的图像。

(3) 进针位点:不要与超声探头平行或贴近探头边缘进针,应远离 1.0~2.0cm,通过倾斜一定角度进针,以便针行经的路径在超声切面图像范围内(图 5-3-3)。进针的同时,超声探头可在原位置上改变方向,追踪针头到达的位置,通过光标标示拟要注射的位点。

(4) 进针过程中避免其他组织损伤:超声引导注射过程中,对深层部的肌肉,除要求针头准确到达指定位置外,进针过程中应设法避开血管、神经,避免出血或注射损伤。

二、常见痉挛模式的靶肌肉选择及超声引导注射技术

(一) 靶肌肉选择

从功能恢复角度考虑,肉毒毒素注射主要是选择引起异常模式的靶肌,从而使其恢复有

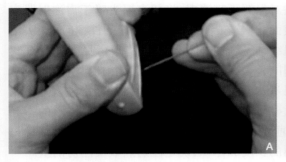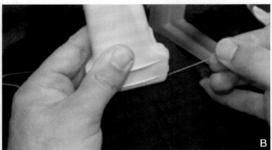

图5-3-3 进针方式

A：垂直进针；B：平行进针

益的功能活动。根据临床和实验室评估情况，从功能活动考虑，肉毒毒素注射拟选择的靶肌见表5-3-1。

表5-3-1 肉毒毒素注射拟选择的靶肌

部位	异常模式	靶肌肉
颈部	痉挛性斜颈	同侧头夹肌、颈夹肌、下斜角肌长头、肩胛提肌、对侧胸锁乳突肌
肩部	内收/内旋畸形	胸大肌、大圆肌、背阔肌、肩胛下肌
肘部	屈曲畸形	肱桡肌、肱二头肌、肱肌
前臂	旋前畸形	旋前圆肌、旋前方肌
腕部	屈曲畸形	桡侧腕屈肌、尺侧腕屈肌、指深屈肌、掌长肌
	伸展畸形	桡侧腕长伸肌、桡侧腕短伸肌、尺侧腕伸肌
手部	握拳畸形	指深屈肌、指浅屈肌
	拇指屈曲在掌畸形	拇长屈肌、拇短屈肌、拇收肌、第一骨间背侧肌、拇对掌肌
	拇指内收畸形	拇收肌
	固有肌痉挛畸形	骨间背侧肌、蚓状肌
髋部	屈曲畸形	髂腰肌、股直肌、长收肌、短收肌、臀大肌
	内收畸形	大收肌、长收肌、短收肌
膝部	屈曲畸形	内侧腘绳肌、外侧腘绳肌、腓肠肌
	伸展畸形	股中间肌、股直肌、股内侧肌、股外侧肌
足部	内翻畸形	比目鱼肌、腓肠肌、趾长屈肌、胫骨后肌、胫骨前肌、趾短屈肌、拇长屈肌
	外翻畸形	腓骨长肌、腓骨短肌、腓肠肌、比目鱼肌
	拇指上翘畸形	拇长伸肌
	足趾屈曲畸形	趾短屈肌、趾长屈肌、拇长屈肌

（二）上肢常见异常运动模式

1. 肩关节的内收/内旋畸形 主要表现上臂紧贴同侧胸壁外侧、肘屈、肩内旋并导致前臂紧贴同侧胸壁的前内侧。导致肩关节的内收/内旋畸形的肌肉包括背阔肌、大圆肌、胸大肌的锁骨和胸骨附着处、肩胛下肌等（图5-3-4A，B）。

各靶肌肉超声引导方法及图像如下：

（1）将B超探头垂直放置于同侧腋前襞上方2cm位置（图5-3-4C，D），超声影像中第一层肌肉即为胸大肌，横截面积较大，其下为胸小肌。

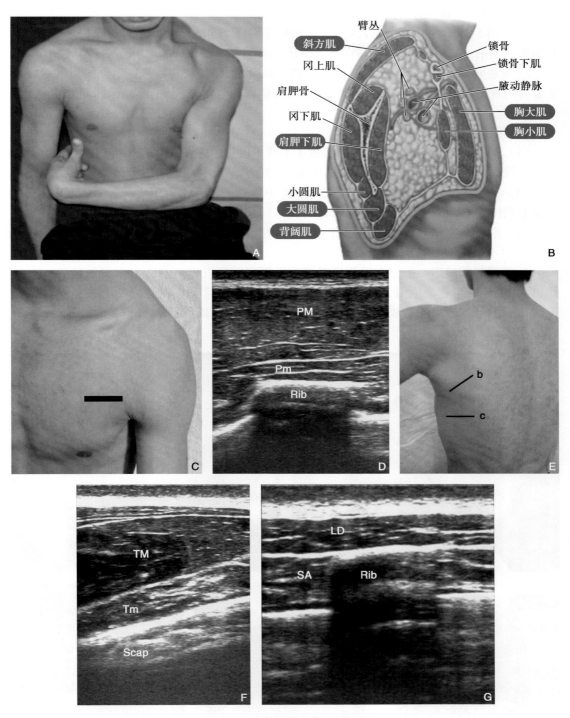

图 5-3-4 肩关节的内收/内旋畸形

A:典型临床表现;B:涉及相关靶肌;C:超声探头放置位置及方法;D:PM:胸大肌;Pm:胸小肌;
Rib:肋骨;E:超声探头放置位置及方法,b 线和 c 线分别为大圆肌和背阔肌超声探头放置位置;
F:TM:大圆肌;Tm:小圆肌;Scap:肩胛骨;G:LD:背阔肌;SA:前锯肌;Rib:肋骨

（2）图 5-3-4E 中 b 线所示，超声探头垂直置于患侧肩胛下角与肩峰连线内 1/3 处，超声下可见肩胛下角影像，其上方就是大圆肌位置。

（3）图 5-3-4E 中 c 线所示，探头置于肩胛下角下方水平，探头方向与脊柱中线垂直。超声影像上第一层肌肉就是背阔肌（图 5-3-4E～G）。

2. 肘屈畸形 主要表现上肢抗重力的肘屈肌肉张力高，尤其是有痉挛性瘫痪后遗症者更容易出现肘屈畸形，有可能造成肘屈畸形的痉挛肌肉包括肱桡肌、肱二头肌和肱肌（图 5-3-5A～C）。

各靶肌肉超声引导方法及图像如下：

（1）如图 5-3-5D 中 b 线所示，探头置于上臂中段正中位置，探头方向与上臂纵轴垂直。超声影像下处于第一层位置的就是肱二头肌，外侧为肱二头肌长头，内侧为肱二头肌短头。

（2）如图 5-3-5D 中 c 线所示，探头沿上臂中段处下移至上臂下 1/3 处，肱二头肌下方就是肱肌位置，其下方为肱骨（图 5-3-5D～F）。

（3）肘关节完全伸直，将探头置于前臂上 1/3 桡侧。超声影像下第一层肌肉就是肱桡肌（图 5-3-5G，H）。

3. 前臂旋前畸形 前臂主动旋后是卒中后偏瘫需要进行运动能力恢复的最后一个动作，也许正是因为这个原因，前臂旋前畸形远较旋后畸形常见。其造成的损害主要是患者无法抬起手臂。有可能造成前臂旋前畸形的痉挛肌肉包括旋前圆肌和旋前方肌（图 5-3-6A，B）。

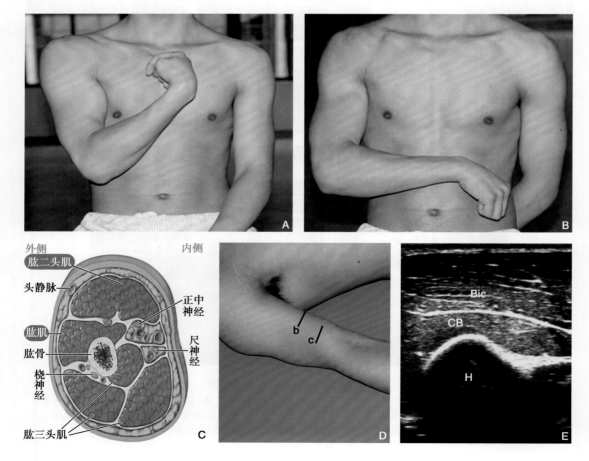

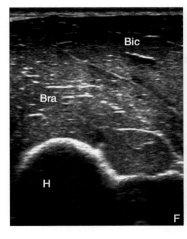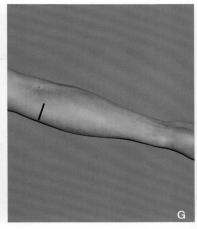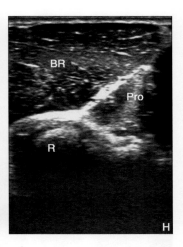

图 5-3-5　肘屈畸形

A：肱二头肌为主要痉挛肌肘屈曲；B：肱桡肌为主要痉挛肌肘屈曲；C：涉及相关靶肌；D：超声探头放置位置及方法；E：Bic：肱二头肌；CB：喙肱肌；H：肱骨；F：Bic：肱二头肌；Bra：肱肌；H：肱骨；G：超声探头放置位置及方法；H：BR：肱桡肌；Pro：旋前圆肌；R：桡骨

　　各靶肌肉超声引导方法及图像如下：

　　（1）如图 5-3-6C 中 b 线所示，将 B 超探头置于前臂正中，肘关节下 2 横指位置，探头方向与前臂中线垂直，超声影像可见旋前圆肌横截面，类椭圆形或圆形。

　　（2）如图 5-3-6C 中 c 线所示，置超声探头于前臂下端，前臂正中处，探头方向与前臂中线垂直。超声影像可见旋前方肌肌纤维走行与探头纵轴方向平行（图 5-3-6C~E）。

　　4. **屈腕畸形**　屈腕畸形十分常见，许多患者也可出现腕关节过伸，即"休息位"的姿势。可能造成屈腕畸形的痉挛肌肉主要包括：桡侧和尺侧屈腕肌、掌长肌（图 5-3-7A，B）。

　　各靶肌肉超声引导方法及图像如下：

　　（1）如图 5-3-7C 中 b 线所示，超声探头置于前臂上中 1/3、前臂中线偏桡侧位置。超声影像显示的第一层肌肉就是桡侧腕屈肌。

　　（2）如图 5-3-7C 中 c 线所示，明确桡侧腕屈肌后，其尺侧就是掌长肌（图 5-3-7C~E）。

　　（3）按查找桡侧腕屈肌时的超声探头放置水平及方向，将超声探头向尺侧平移至前臂尺侧缘（图 5-3-7F，G）。

　　5. **手握拳畸形**　主要特征是手指的末端指间关节伸展、近指间关节和掌指关节屈曲向掌心。严重者可有指甲嵌入手掌皮肤，由于难于进行手掌的清洁，可以导致局部皮肤的炎症和溃烂。有可能造成爪状畸形的痉挛肌肉包括指屈浅肌、指屈深肌、拇长屈肌、拇短屈肌（图 5-3-8A，B）。

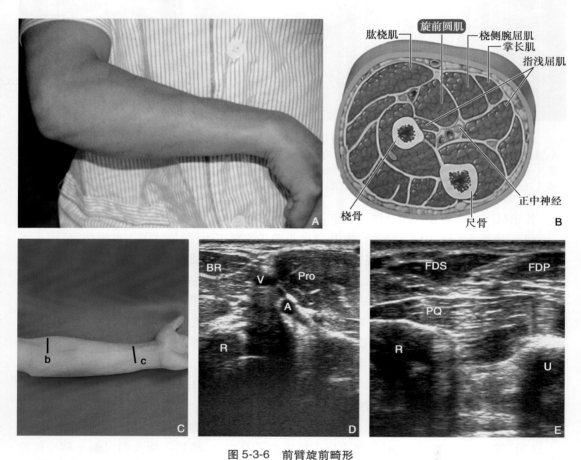

图 5-3-6　前臂旋前畸形

A:典型临床表现;B:涉及相关靶肌;C:超声探头放置位置及方法;D:Pro:旋前圆肌;BR:肱桡肌;R:桡骨;
A:动脉;V:静脉;E:PQ:旋前方肌;FDS:指浅屈肌;FDP:指深屈肌;R:桡骨;U:尺骨

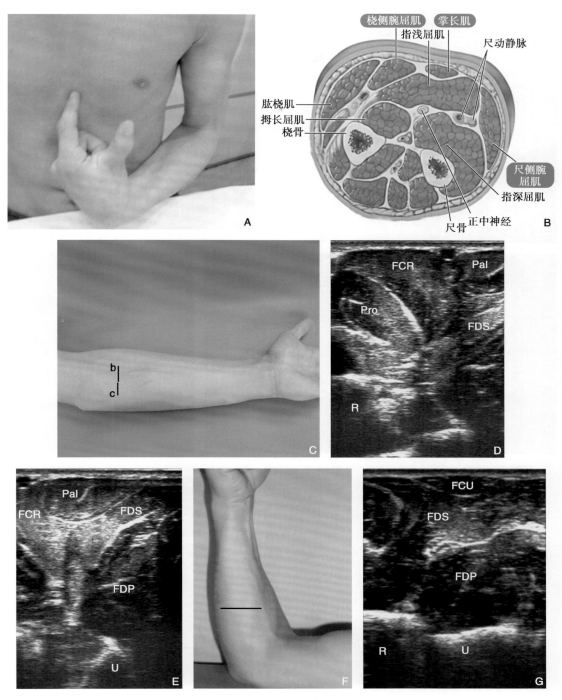

图 5-3-7　屈腕畸形

A：典型临床表现；B：涉及相关靶肌；C：超声探头放置位置及方法；D：FCR 桡侧腕屈肌；Pal：掌长肌；Pro：旋前圆肌；R：桡骨；E：Pal：掌长肌；FCR：桡侧腕屈肌；FDS：指浅屈肌；FDP：指深屈肌；F：超声探头放置位置及方法；G：FCU：尺侧腕屈肌；FDS：指浅屈肌；FDP：指深屈肌；R：桡骨；U：尺骨

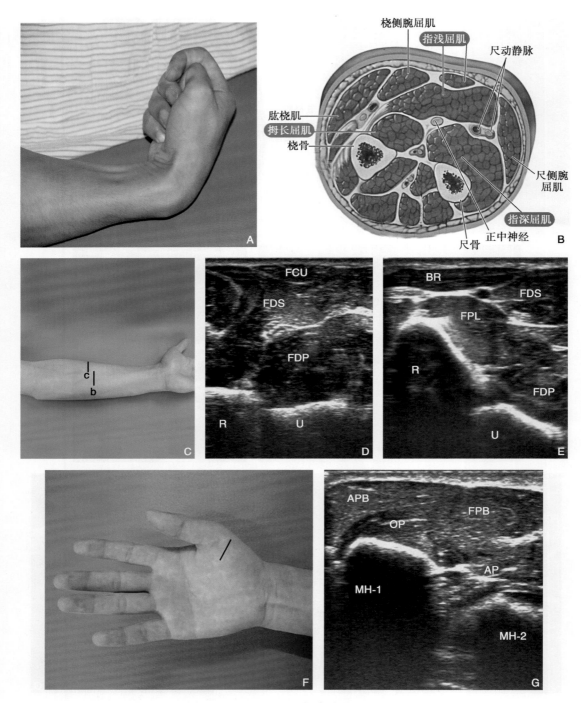

图 5-3-8　手握拳畸形

A：典型临床表现；B：涉及相关靶肌；C：超声探头放置位置及方法；D：FDS 指浅屈肌；FDP：指深屈肌；
FCU：尺侧腕屈肌；R：桡骨；U：尺骨；E：FPL：拇长屈肌；FDP：指深屈肌；BR：肱桡肌；FDS：指浅屈肌；R：桡
骨；U：尺骨；F：超声探头放置位置及方法；G：FPB：拇短屈肌；APB：拇短展肌；OP：拇对掌肌；AP：拇收肌

各靶肌肉超声引导方法及图像如下：

（1）如图5-3-8C中b线所示,超声探头置于前臂中段、中线偏尺侧。探头方向与前臂中线垂直。第一层为掌长肌,横截面较小,其下方即是指浅屈肌,超声影像上可见包绕在尺骨上方的肌肉就是指深屈肌。

（2）如图5-3-8C中c线所示,超声探头置于前臂中段,中线稍偏桡侧。探头方向与前臂长轴垂直。超声影像可见拇长屈肌位于桡骨的上方（图5-3-8C～E）。

（3）探头放置于大鱼际肌上方中段,其超声影像位于第二层肌肉（见图5-3-8F,G）。

（三）下肢常见异常运动模式

1. 马蹄足内翻　马蹄足内翻是下肢异常运动模式/关节畸形的一种常见的临床体征。其典型表现为患侧足、踝呈下垂和内翻,可伴有足趾屈曲和过伸痉挛的同时存在。可能造成马蹄内翻足畸形的肌肉包括胫前肌、胫后肌、趾屈长肌、内侧和外侧腓肠肌、比目鱼肌、拇趾长伸肌、腓骨长肌等（图5-3-9A,B）。

各靶肌肉超声引导方法及图像如下：

（1）超声探头置于小腿上1/3中部,探头方向与小腿纵轴垂直。超声影像下,腓肠肌处于第一层位置,内外侧头由肌间隔分开,下方为比目鱼肌（图5-3-9C,D）。

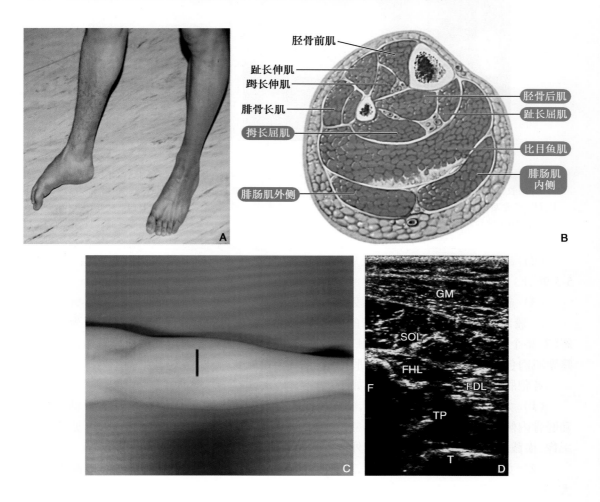

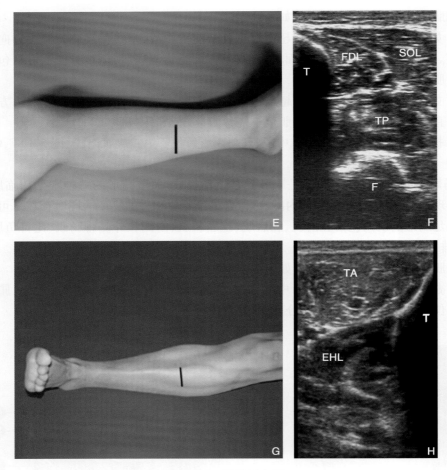

图 5-3-9　马蹄足内翻

A:典型临床表现;B:涉及相关靶肌;C:超声探头放置位置及方法;D:GM:腓肠肌;SOL:比目鱼肌;
FDL:趾长屈肌;FHL:拇长屈肌;TP:胫骨后肌;F:腓骨;T:胫骨;E:超声探头放置位置及方法;
F:TP:胫骨后肌;FDL:趾长屈肌;T:胫骨;F:腓骨;G:超声探头放置位置及方法;H:T:胫骨;TA:胫骨
前肌;EHL:拇长伸肌

　　(2)　超声探头置于小腿中段正后方时,位于胫腓骨之间的深层肌肉就是胫骨后肌(图
5-3-9E,F)。

　　(3)　超声探头置于小腿前方中段,紧贴胫骨外侧第一层即为胫骨前肌(见图 5-3-9G,H)。

　　2.　**股内收畸形**　股内收肌痉挛的患者在坐位时表现为股部交叉、步行时表现为剪刀步
态(在整个步行周期有股内侧的接触摩擦)。有可能导致股内收畸形和相应异常运动模式的
痉挛肌肉包括内收长肌、内收大肌、股薄肌(图 5-3-10A,B)。

　　各靶肌肉超声引导方法及图像如下:

　　(1)　如图 5-3-10C 中 b 线所示,将超声探头置于大腿内侧上中 1/3 处,探头长轴与耻骨
和胫骨内侧连线垂直放置,可见第一层为股薄肌,然后探头向大腿前方稍平移,可见长收肌
影像,横截面为宽大的类三角形,其外侧方为短收肌。

　　(2)　如图 5-3-10C 中 a 线所示,股薄肌的下方及内侧方就是大收肌位置,横截面最宽
大,呈长方形(图 5-3-10C~E)。

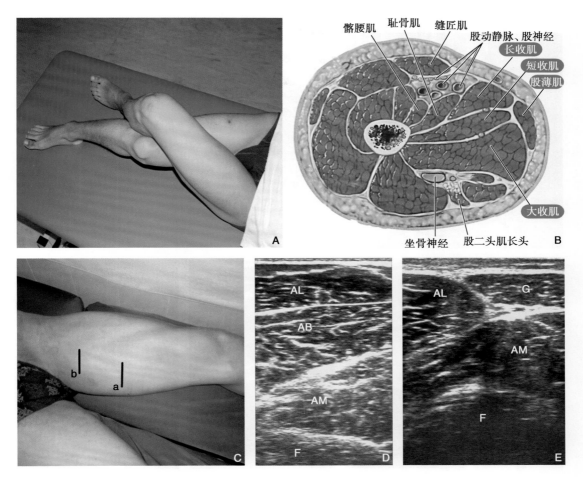

图 5-3-10　股内收畸形
A：典型临床表现；B：涉及相关靶肌；C：超声探头放置位置及方法
AL：长收肌；AB：短收肌；AM：大收肌；F：股骨；G：股薄肌

3. **髋过屈畸形**　髋过屈畸形可引起患者在日常生活中的诸多不便，如对体位转移、会阴部的清洁、性生活和步态等方面的不良影响。有可能导致髋过屈畸形和相应髋关节异常运动模式的痉挛肌肉包括髂腰肌、股直肌（既有屈髋作用又有伸膝作用）、耻骨肌（还具有股内收作用）（图 5-3-11A,B）。

各靶肌肉超声引导方法及图像如下：

（1）如图 5-3-11C 中 b 线所示，超声探头置于腹股沟韧带中外侧 1/3 处，探头方向与大腿长轴垂直。超声探头下第一层肌肉影像为髂腰肌。

（2）如图 5-3-11C 中 c 线所示，超声探头置于髌骨与髂前上棘连线中点处，探头方向垂直股骨纵轴。超声影像下，股直肌位于第一层，横截面呈椭圆形。其内侧为股内侧肌，外侧为股外侧肌，下方为股中间肌（图 5-3-11C ~ E）。

4. **屈膝畸形**　屈膝畸形主要表现：在整个步行周期的站立相和摆动相患侧膝关节均处于屈曲状态。与屈膝畸形和膝关节功能障碍有关的肌肉包括半腱肌、半膜肌、股二头肌（图 5-3-12）。

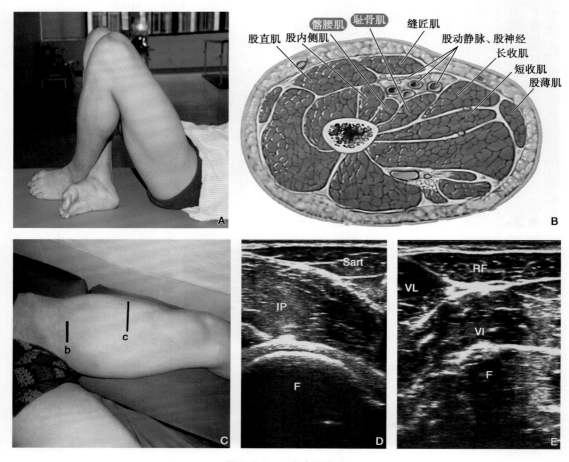

图 5-3-11　髋过屈畸形

A：典型临床表现；B：涉及相关靶肌；C：超声探头放置位置及方法
IP：髂腰肌；Sart：缝匠肌；F：股骨；RF：股直肌；VI：股中间肌；VL：股外侧肌

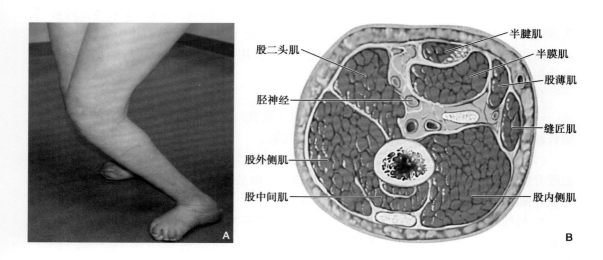

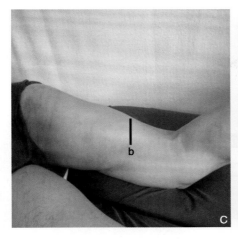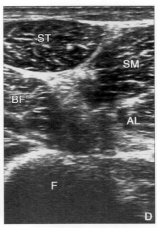

图 5-3-12　屈膝畸形
A：典型临床表现；B：涉及相关靶肌；C：超声探头放置位置及方法；ST：半腱
肌；SM：半膜肌；BF：股二头肌；AL：长收肌；F：股骨

各靶肌肉超声引导方法及图像如下：

探头置于大腿后方中段、中线偏外侧。探头方向与大腿长轴垂直。超声影像下可见股二头肌横断面，包括长、短头，长头位置稍表浅，短头位于长头深部。股二头肌外侧为半膜肌。半膜肌上方为半腱肌（图 5-3-12C，D）。

5. **伸膝畸形**　伸膝畸形的主要表现为在步行周期患膝始终处于伸直状态，所造成的影响主要是在步行周期的摆动相，在摆动相早期患侧脚趾出现拖曳步态，可导致步行磕绊甚至跌倒。造成伸膝畸形和功能障碍的主要肌肉包括股直肌、股内、外侧肌、股中间肌（图 5-3-13A，B）。

各靶肌肉超声引导方法及图像如下：

探头置于髌骨与髂前上棘连线中点处，探头方向垂直股骨纵轴（图 5-3-13）。超声影像下，股直肌位于第一层，横截面呈椭圆形。其内侧为股内侧肌，外侧为股外侧肌，下方为股中间肌（图 5-3-13C，D）。

6. **拇趾过屈畸形**　单纯的趾屈曲较少见，常合并有足内翻，前面已述及，主要涉及的肌肉有拇长屈肌、趾长屈肌，还有拇短屈肌、趾短屈肌参与（图 5-3-14A，B）。

各靶肌肉超声引导方法及图像如下：

1. 超声探头放置于小腿中下段前外侧，探头沿小腿纵轴中线向腓侧平移。超声影像下显示的第二层肌肉即是拇长屈肌（图 5-3-14C，D）。

2. 超声探头放置于小腿中下段后内侧，探头沿小腿纵轴中线向胫侧平移。超声影像下显示的第二层肌肉即是趾长屈肌（图 5-3-14E，F）。

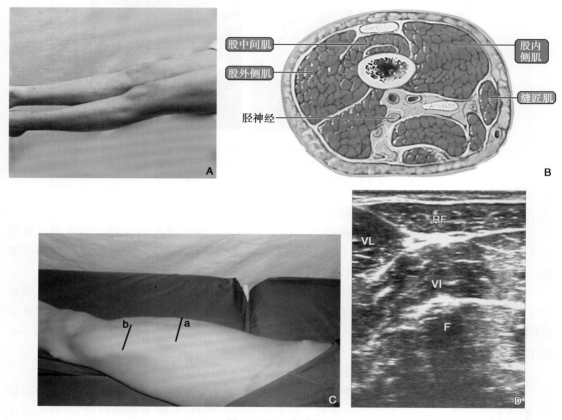

图 5-3-13　伸膝畸形

A：典型临床表现；B：涉及相关靶肌；C 和 D：超声探头放置位置及方法及超声声像图（a 内侧：b 外侧）；
RF：股直肌；VI：股中间肌；VL：股外侧肌；F：股骨

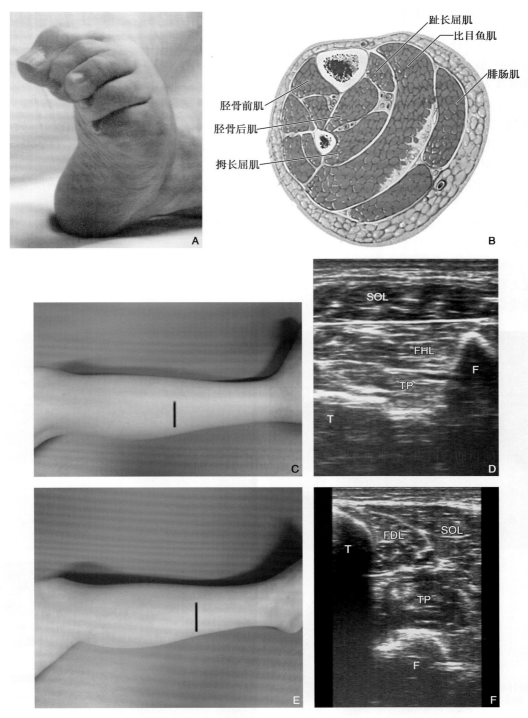

图 5-3-14 拇趾过屈畸形

A：典型临床表现；B：涉及相关靶肌；C 和 D：超声探头放置位置、方法及超声声像图；FHL：拇长屈肌；SOL：比目鱼肌；TP：胫骨后肌；F：腓骨；E 和 F：超声探头放置位置、方法及超声声像图；FDL：趾长屈肌；TP：胫骨后肌；SOL：比目鱼肌；T：胫骨

三、超声引导下肉毒毒素注射治疗痉挛性斜颈

1. 痉挛性斜颈又称颈部肌张力障碍,确切病因不明。根据涉及的肌群不同,可表现为扭转型、后仰型、前屈型、侧屈型等多种表现形式。临床上最常见的是扭转型。涉及的主要肌肉有头夹肌、颈夹肌、肩胛提肌、胸锁乳突肌、斜角肌、斜方肌、头半棘肌(图 5-3-15A~D)。

2. 探头沿颈肩部向外下方移动,在颈肩部交界处可见第一层较宽大的肌肉即为斜方肌,第二层为肩胛提肌(图 5-3-15G,H)。

3. 探查颈部前外侧,颈动脉上方的第一层肌肉即为胸锁乳突肌(图 5-3-15I,J)。

各靶肌肉超声引导方法及图像如下:

1. 探头置于颈后部,颈椎旁第二层肌肉即为头夹肌,第三层为头半棘肌,第四层为颈半棘肌(图 5-3-15E,F)。

2. 探头置于胸锁乳突肌和斜方肌之间、锁骨上窝上方,首先找到颈动脉、颈静脉,斜角肌即位于血管束的外后方(图 5-3-15K,L)。

肢体痉挛靶肌肉毒毒素剂量选择,可参考中国康复医学会专家组制定的《肉毒毒素治疗成人肢体肌痉挛:中国指南(2010)》。该指南主要参考《英国指南》中的肉毒毒素使用剂量的建议,根据中国医生的实践经验,做了些调整。

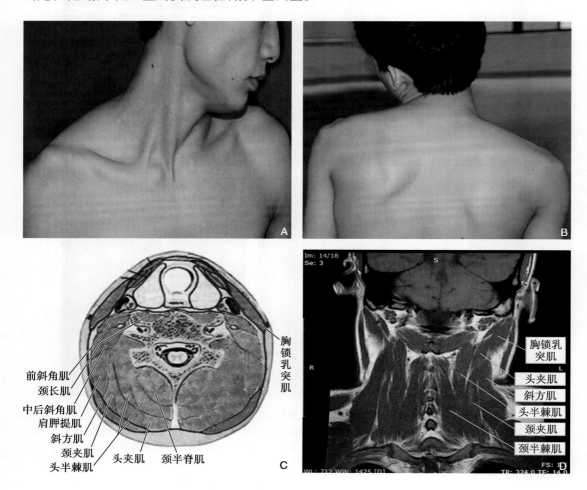

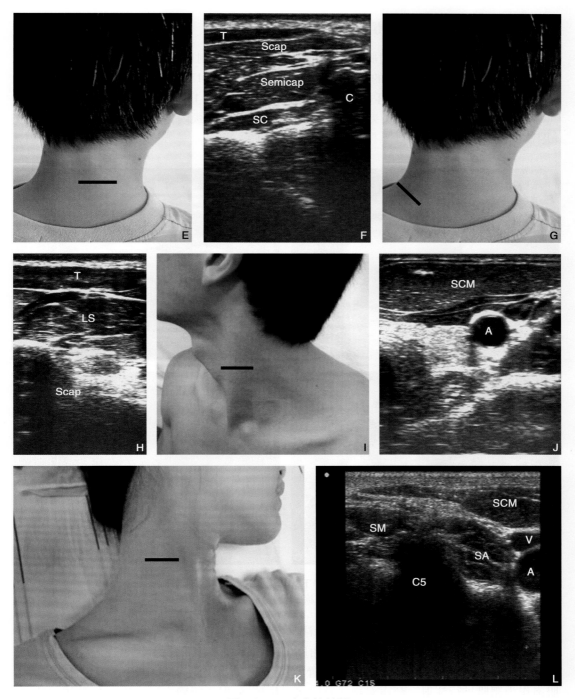

图 5-3-15 痉挛性斜颈

A:典型临床表现前面观;B:典型临床表现后面观;C:颈 5 水平颈部横截面;D:颈部冠状位 MRI;E:超声探头放置位置及方法;F:超声下所见颈后部肌肉层次,其中 T 为斜方肌;Scap 为头夹肌;Semicap 为头半棘肌;SC 为颈半棘肌;C 为颈椎棘突;G:超声探头放置位置及方法;H:超声下所见颈肩交界部肌肉层次,其中 T 为斜方肌;LS 为肩胛提肌;Scap 为肩胛骨;I:超声探头放置位置及方法;J:超声下所见颈前外侧部肌肉及血管,其中 SCM 为胸锁乳突肌;A 为颈动脉、K:超声探头放置位置及方法;L:超声下所见颈后外侧部肌肉及血管,其中 SM 为中斜角肌;SA 为前斜角肌;V 为颈静脉;A 为颈动脉;C5 为第 5 颈椎

四、超声引导下肉毒毒素注射腮腺

超声引导下肉毒毒素注射腮腺、下颌下腺,可以用于控制口水过多症状。唾液腺等腺体的超声特征为密度一致、均匀的低回声。注射剂量每点 10~15U,2~3 点/腺体。

1. 超声探头平行放置于耳垂和下颌角连线之间(图 5-3-16A,B)。

2. 仰卧抬颏体位,超声探头平行放置于下颌体下缘,向颈内方向,即下颌角与颏间连线(图 5-3-16C,D)。

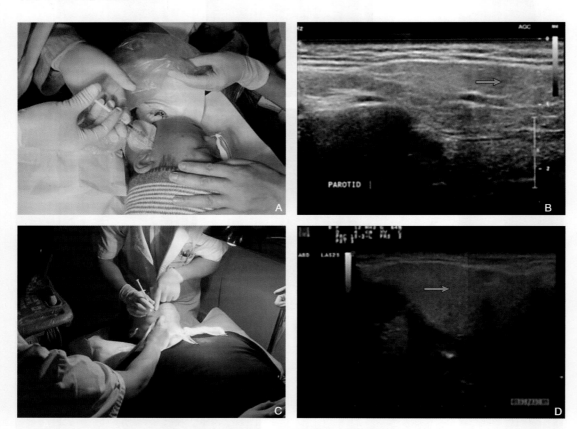

图 5-3-16　超声引导下肉毒毒素注射腮腺、下颌下腺

A:超声探头放置位置及方法;B:箭头所示为腮腺;C:超声探头放置位置及方法;D:箭头所示为下颌下腺

值得注意的是,超声引导下肉毒毒素注射治疗虽有许多优点,但也有局限,因为肌肉重叠、并非平行排列,且超声与注射针之间角度的问题(除非超声的探头上可嵌入注射器,始终保持与探头平行),尤其当不熟悉解剖位置的情况下,以普通注射针穿刺仍有可能误将邻近肌肉作为靶肌进行注射。超声对靶肌及层次定位较好,但不能确定运动终板的具体部位,即对肌肉具体运动点的定位仍有局限。超声设备成本较高,需要超声科参与并协作是其缺点。

(窦祖林　毕胜　喻勇)

第六章

神经超声在康复的应用

第一节 外周神经及常见疾病超声表现

一、引言

（一）外周神经的定义

外周神经也称周围神经,是指脑和脊髓以外的所有神经,包括神经节、神经干、神经丛及神经终末装置。外周神经可根据连于中枢的部位不同分为连于脑的脑神经和连于脊髓的脊神经。

（二）外周神经组织构成

1. 外周神经由神经纤维组成,神经纤维是由神经元的长突起和包在其外的神经胶质细胞的一部分构成,每条神经纤维外包被神经内膜。

2. 多条神经纤维聚集形成神经纤维束,由神经束膜包裹。

3. 不同数目神经纤维束形成神经干,由神经外膜包裹,神经干发出分支遍布于身体各处(图6-1-1)。

4. 供给神经的血管在神经外膜内穿行,沿途分支进入神经束膜及神经内膜,形成毛细血管网。

5. 较大神经干走行大多与相应血管伴行。

（三）超声显示外周神经优势

1. 超声无创、高分辨率、无辐射、轻便、廉价。

2. 高频超声动态、细微地显示周围神经的分布、走行、粗细及其与周围组织的解剖关系。

3. 高频超声可初步提示神经损伤原因,评估神经的急性损伤和慢性改变。

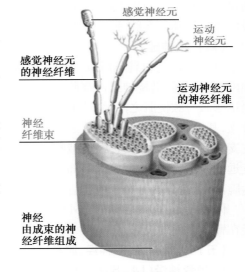

图 6-1-1　神经纤维束模式图

二、外周神经解剖走行

（一）臂丛神经

臂丛神经由 C5~8 前支和 T1 前支的大部分纤维组成,经斜角肌间隙,锁骨下动脉后上方进入腋窝。C5、6前支合成上干,C7前支延续为中干,C8前支和T1前支的部分纤维合成下干。各干均分为前、后两股,经锁骨中份的后下方进入腋窝,合成内侧束、外侧束和后束。在锁骨中点上方,为锁骨上臂丛神经阻滞麻醉处。臂丛锁骨上部分发出肩胛背神经、锁骨下肌神经和胸长神经等分支。臂丛和锁骨下动脉均由椎前筋膜形成的筋膜鞘包绕,续于腋鞘。

(二) 正中神经

(C6~T1)臂丛内侧束的内侧根和臂丛外侧束的外侧根在腋动脉前方汇合为正中神经主干后,先于肱动脉的外侧下行,至喙肱肌止点处,斜越肱动脉浅面或深面转至动脉的内侧,与血管一起降至肘窝。经肘窝向下穿旋前圆肌和指浅屈肌腱弓在前臂正中下行,于指浅、深屈肌之间到达腕部。在桡侧腕屈肌腱和掌长肌腱支架穿经腕管,在掌腱膜深面分支分布于手掌。

体表投影:在肱二头肌内侧沟上端肱动脉的搏动开始,向下至肱骨内、外上髁间线中点稍内侧,此连线即为正中神经在臂部的投影线。将此投影线延至腕部桡侧腕屈肌腱与掌长肌腱连线的中点,即为正中神经在前臂的投影线。

(三) 尺神经

(C8~T1)发自臂丛内侧束,经腋动、静脉之间出腋窝,于肱二头肌内侧沟、肱动脉内侧下行至臂中份,而穿内侧肌间隔至臂后区内侧,下行入肱骨内上髁后方的尺神经沟,在此由后向前穿过尺侧腕屈肌的起点,行至浅表前内侧份,伴随尺动脉于尺侧腕屈肌与指深屈肌之间下行至桡腕关节上方发出手背支,主干在豌豆骨桡侧,屈肌支持带浅面分为浅支和深支,经掌腱膜深面、腕横韧带浅面进入手掌。

体表投影:自胸大肌下缘肱动脉搏动点开始,向下内侧到肱骨内尚可与鹰嘴之间的连线为尺神经在臂部的投影线。将此线在前臂的尺侧延至豌豆骨的外侧,则为尺神经在前臂的投影线。尺神经在肱骨内上髁后方的尺神经沟内位置最浅,容易触及。

(四) 桡神经

(C5~T1)发自臂丛后束,始位于腋动脉的后方,伴肱深动脉向下外行,经肱三头肌长头和内侧头之间,沿桡神经沟绕肱骨中段后面旋行向外下,至肱骨外上髁稍上方穿过外侧肌间隔达肱肌与肱桡肌之间,继续下行于肱桡肌与桡侧腕长伸肌之间。桡神经在臂部发出较多分支,其中肌支主要分布于肱三头肌、肘肌、肱桡肌和桡侧腕长伸肌。关节支分布于肘关节。皮支共有三支:臂后皮神经在腋窝发出后分布于臂后区的皮肤;臂外侧下皮神经在三角肌止点远侧浅出,分布于臂下外侧部皮肤;前臂后皮神经自臂中份外侧浅出下行至前臂后面,直达腕部,沿途分支分布于前臂后面皮肤。

体表投影:自腋后襞下缘外侧端与臂相交处斜向外下连于肱骨外上髁,此连线即为桡神经在臂背侧面的投影。

(五) 坐骨神经、胫神经、腓总神经

1. **坐骨神经(L4~S3)** 为全身最粗大,行程最长的神经。坐骨神经经梨状肌下孔出盆腔至臀大肌深面,在坐骨结节与大转子之间下行入股后区,于股二头肌长头的深面下行,达腘窝上方分为胫神经和腓总神经两大终支。坐骨神经在股后区发肌支支配股二头肌、半腱肌和半膜肌,同时也有分支至髋关节。

体表投影:从坐骨结节与大转子连线的中点开始,向下至股骨内、外侧髁连线的中点的上2/3段即为坐骨神经在股后区的投影线。坐骨神经痛时,此连线常出现压痛。

2. **胫神经(L4~S3)** 为坐骨神经本干的延续,下行进入腘窝,与位于深面的腘血管相伴继续下行至小腿后区、比目鱼肌深面,后伴随胫后血管行至内踝后方,最后在屈肌支持带深面的踝管内分为足底内侧神经和足底外侧神经两终支进入足底。

体表投影：从股骨内、外侧髁连线中点向下连至内踝后方的下行直线可作为胫神经的体表投影线。

3. **腓总神经（L4~S2）**　在腘窝近侧部由坐骨神经发出后，沿股二头肌肌腱内侧向外下走行，至小腿上端外侧绕腓骨颈向前穿腓骨长肌后，分为腓浅神经和腓深神经。腓总神经在腓骨颈处的位置非常表浅，易受损伤。

三、外周神经扫查方法

（一）超声仪器选择

1. 中高档彩色超声仪器，显示二维灰阶及彩色血流图像。
2. 配有高、低频探头，常规选取高频探头，必要时高、低频交替使用。
3. 可以存储静态及动态图像。
4. 可调节的声能输出及输出显示标准。

（二）外周神经扫查重点及技巧

1. 外周神经多与血管伴行，可利用彩色多普勒超声确定血管以帮助寻找周围神经。
2. 先沿神经短轴进行横断面上下连续扫查，判定神经结构后，探头旋转90°追踪神经长轴进行纵向扫查。
3. 重点观察神经是否连续、神经结构及回声有无改变、神经与相邻肿物的关系、关节活动时神经位置有无脱位等情况。
4. 可以双侧对比扫查。

（三）各部位外周神经扫查方法

1. **臂丛神经**　仰卧位，头正中或偏向对侧45°，颈过伸，探头置于受检者颈部正中，以甲状腺组织作为参照物，以椎体长轴为轴线做横切扫查，观察神经根形态和椎体横突的声像图特征。然后横断面在颈部胸锁乳突肌横向斜切找到前斜角肌中斜角肌间，其间可见四个圆形低回声即为臂丛神经发出的根部（图6-1-2），然后于臂丛神经根长轴扫查，观察神经的形态有无撕脱，周围血肿粘连情况，其次分别于锁骨上、下区连续进行扫查。

上述扫查完成后，观察椎间孔内的臂丛神经根时，以强回声的椎体横突前结节为参照物，旋转探头90°滑向颈部外侧方的斜矢状切面，沿平行颈部臂丛神经长轴方向行臂丛神经纵切面扫查（图6-1-3），观察内容包括臂丛神经根穿椎间孔时与周围软组织的关系，椎间孔结构特点，在声像图中分别测量双侧颈椎C5~C8椎间孔内神经根内径。

2. **双上、下肢主要神经**

（1）正中神经：超声检查探头垂直于上肢长轴，先从前臂肘窝屈侧偏内侧略上方、前臂前区腕部上方5cm处及腕部正中处进行横切面的扫查，然后上、下进行追踪扫查至腋窝和腕部，之后旋转探头90°行正中神经于前臂全程及上臂部分节段的长轴扫查（图6-1-4），观察神经的走行及卡压位置。

（2）尺神经：受检者上肢平直放于检查床上略外展，探头垂直于上肢长轴，于肘部内上髁与尺骨鹰嘴之间尺神经沟内的肘后部尺神经开始向下至腕部、向上至腋部横切面追踪扫查，尺神经在前臂位于尺侧腕屈肌及指深屈肌之间，在前臂下端与尺动脉伴行可作为超声定位标志。然后旋转探头90°行尺神经长轴的扫查（图6-1-5）。检查对侧上肢神经时，患者需调换头足体位。

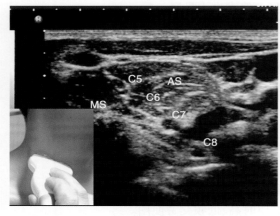

图 6-1-2　臂丛神经出口正常短轴声像图
C5~C8 为臂丛颈 5~颈 8;AS:前斜角肌;MS:中斜角肌

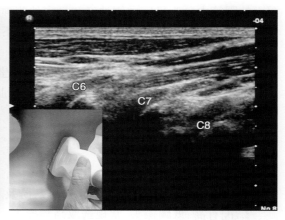

图 6-1-3　臂丛神经出口正常长轴声像图
(C6~C8 为臂丛颈 6~颈 8)

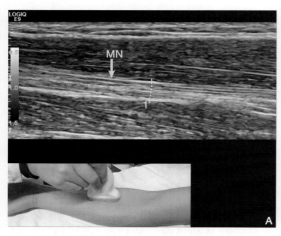
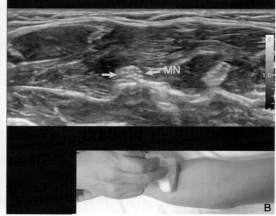

图 6-1-4　正中神经正常声像图
A:神经纵切面及测量方法;B:神经横切面;MN:正中神经

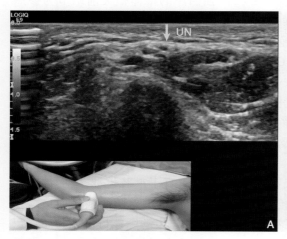
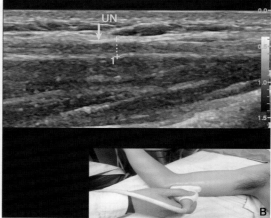

图 6-1-5　尺神经正常声像图
A:尺神经横切面;B:尺神经纵切面及测量方法;UN:尺神经

（3）桡神经：超声检查时，受检者上肢平直略向内侧旋，探头垂直于肱骨，从上臂后方桡神经沿桡神经沟走行中距体表最近处及肱骨外上髁略上方外侧进行横切面扫查，然后探头旋转90°对桡神经进行长轴扫查，向上追踪至肱二头肌中外起始端之间，向下追踪至肘窝外侧其深、浅支的分叉处，观察桡神经的内部结构、回声、外膜及外周组织的声像图特点（图6-1-6）。

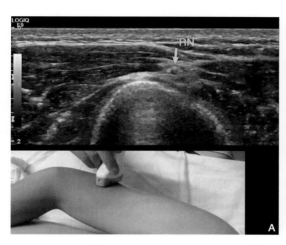
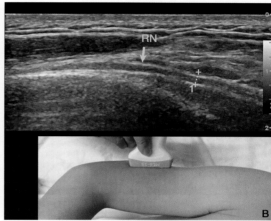

图6-1-6　正常桡神经声像图
A：桡神经横切面；B：桡神经纵切面及测量方法；RN：桡神经

（4）坐骨神经、胫后神经、腓总神经

方法一：首先在腘窝部位找到腘动脉，腘动脉浅侧为胫神经，然后沿胫神经向上追踪探查，在腘窝上角处胫神经与腓总神经汇合为坐骨神经（图6-1-7）。

方法二：首先在坐骨结节和股骨大转子之间偏内侧寻找坐骨神经，找到后即可向上内追

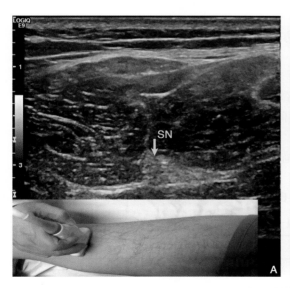
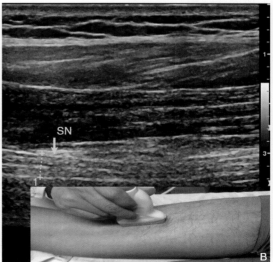

图6-1-7　坐骨神经正常声像图
A：坐骨神经横切面；B：坐骨神经纵切面及测量方法；SN：坐骨神经

踪,直至其入坐骨大孔处。

腓总神经的确定可首先横切在腓骨头内上方寻找呈细网状的腓总神经,向上追踪探查可见其汇入坐骨神经主干,向下追踪探查可见其绕腓骨颈向前下走行,分为腓深神经和腓浅神经,腓浅神经位于趾长伸肌与腓骨长、短肌之间,腓深神经伴行胫前动脉下行(图6-1-8)。

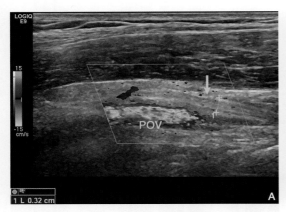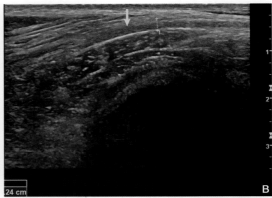

图 6-1-8　胫后神经、腓总神经正常声像图
A:胫后神经纵切面,POV 为腘静脉;B:腓总神经纵切面

四、外周神经超声正常图像、测量方法及正常值

(一) 正常声像图

1. 纵断面为条带样中强回声,内部由多发平行的低回声束组成,低回声束之间可见线状的强回声分隔。

2. 横断面神经呈类圆形或椭圆形结构,内部多发小圆形低回声,周边为强回声线包绕形成网状结构。

3. 须注意,当声束方向与神经纤维走行方向不垂直时,可由于各向异性伪像引起神经回声假性减低。

(二) 测量方法

1. **臂丛神经测量方法**　探头位置平行于颈椎,分别清晰显示第 5~8 颈神经所在的上下位横突及横突孔,取两横突中点处神经两外膜间的间距即为臂丛神经的最大上下径。

2. **双上、下肢主要周围神经的测量方法**　超声声束与神经长轴或短轴垂直,测量神经外膜与外膜之间距离,即为神经内径;用轨迹描绘法所测出的神经断面的面积即为神经横截面积。

(三) 外周神经测量参考值(表 6-1-1、表 6-1-2)

表 6-1-1　正常成人双侧臂丛神经最大上下径的正常参考值(单位:mm)

神经名称	C5	C6	C7	C8
左侧臂丛神经	5.10±0.26	5.35±0.33	5.66±0.31	5.54±0.28
右侧臂丛神经	5.29±0.21	5.43±0.29	5.84±0.18	5.67±0.17

表 6-1-2 双上、下肢主要周围神经的正常参考值

	神经内径（单位：mm）		神经横截面积（单位：mm²）	
	左侧	右侧	左侧	右侧
正中神经	2.31±0.26	2.33±0.27	8.45±1.91	8.31±1.95
尺神经	2.23±0.37	2.20±0.33	7.75±1.67	7.80±1.65
桡神经	2.35±0.28	2.33±0.26	8.08±1.45	8.10±1.44
坐骨神经	5.36±1.35	5.40±1.46	60.01±10.46	59.82±10.22
胫神经	3.48±1.13	3.52±1.10	43.21±7.69	42.11±7.56
腓总神经	2.82±0.68	2.91±0.71	13.92±4.22	14.13±4.53

五、外周神经卡压综合征

（一）腕管综合征

声像图示豌豆骨平面正中神经明显肿胀、增粗，回声减低（图 6-1-9，图 6-1-10），屈肌支持带呈凸向掌面的弓型改变，横径和截面积明显增大，横径约 0.8cm 以上，截面积大于 0.10cm²，可作为诊断正中神经卡压的主要依据。

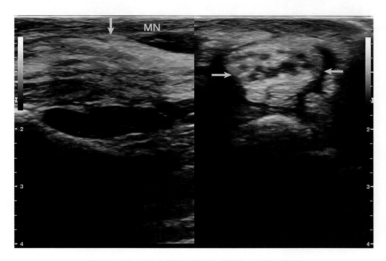

图 6-1-9 正中神经肿胀、增粗，回声减低
MN：正中神经

（二）腕尺管综合征（Guymon 管尺神经卡压）

即尺神经在腕部受到挤压，走行于尺动脉的内侧，临床见手背感觉正常，爪形手畸形较肘部尺神经卡压更明显。致病原因常为慢性尺神经损伤、腱鞘囊肿、腱鞘炎、创伤等，声像图示腕部尺神经增粗、水肿、回声减低（图 6-1-11）。

六、外周神经损伤的图像

（一）臂丛

早期臂丛神经节后损伤的横断面较正常侧臂丛神经明显水肿、增粗，呈低回声，并与周围组织有粘连，纵切面神经束状回声消失模糊。臂丛神经节前损伤于臂丛神经根发出处变细，连续性中断或消失（图 6-1-12），椎间孔外远端神经增粗或椎管旁伴有脑脊液囊性聚集

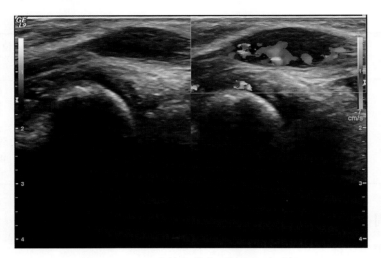

图 6-1-10　正中神经肿胀、增粗,回声减低

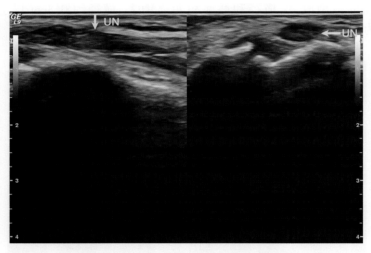

图 6-1-11　超声显示尺神经增粗、回声减低
UN:尺神经

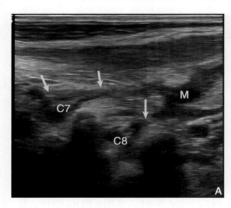
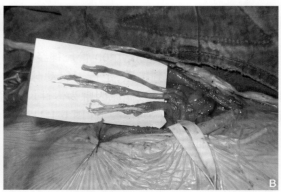

图 6-1-12　臂丛神经节前根性损伤
A:超声显示臂丛神经连续性中断,C7、C8 分别为臂丛神经颈 7、8,箭头为臂丛神经节前撕脱断裂外,
M 为神经断端;B:术中探查显示臂丛神经断裂

（图6-1-13），横突旁可见低回声神经瘤样改变，部分患者于肌间沟臂丛神经干锁骨下动脉旁周围粘连血肿形成，神经损伤的近端部分有神经瘤形成。

（二）正中神经

腕部多见，常因刀刺伤、砍伤、挤压引起正中神经弯曲或部分损伤，致手功能障碍。声像图显示神经的连续性中断或部分中断，呈现创伤神经明显增粗，内回声减低，神经损伤的两端部分形成神经瘤（图6-1-14）。

（三）尺神经

声像图显示肘部神经卡压处远端神经水肿增粗、神经束状回声消失，呈低回声，边界模糊，走行正常，部分形成神经瘤（图6-1-15）。

（四）桡神经

桡神经走行紧贴于肱骨上段，当创伤或刀砍伤时易将桡神经牵拉或断裂、损伤（图6-1-16、图6-1-17）。桡神经卡压时声像图显示上臂中下段桡神经呈线性回声，两端神经略增粗，回声暗淡，病变卡压处神经变细。

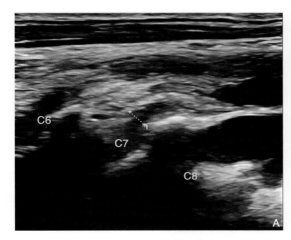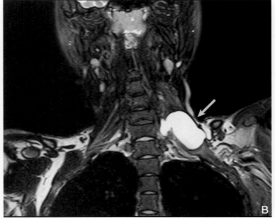

图6-1-13　臂丛神经节前根性撕脱伤

A：超声显示椎管旁囊性包块，测量处为C7神经根发出处超声显示椎弓旁囊性包块，C6～C8为臂丛神经颈6～颈8；B：磁共振显示相应位置囊性包块

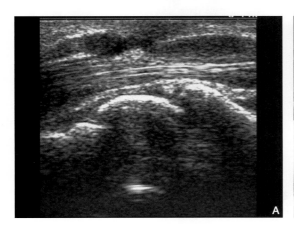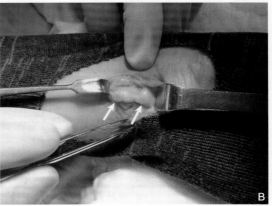

图6-1-14　正中神经损伤（神经瘤形成）

A：超声显示神经损伤两端形成神经瘤；B：术中探查显示神经损伤两端呈瘤样膨大

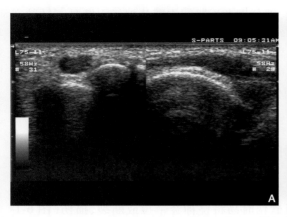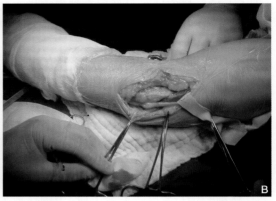

图 6-1-15　尺神经损伤（神经瘤形成）

A：超声提示尺神经瘤样增宽；B：术中探查显示尺神经瘤样膨大

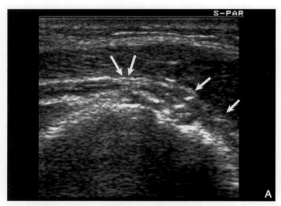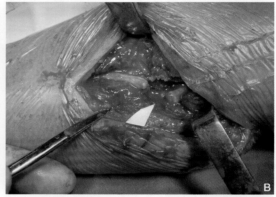

图 6-1-16　桡神经断裂

A：超声提示桡神经连续性中断；B：术中探查显示桡神经断裂

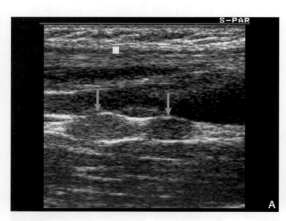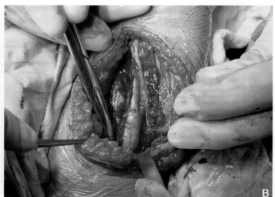

图 6-1-17　桡神经囊肿

A：桡神经内可见两个低回声；B：术中探查显示桡神经囊肿

(五) 坐骨神经

当坐骨神经由梨状肌的充血、炎症、水肿、肥厚等原因受压水肿引起的臀部和坐骨神经痛称为梨状肌综合征。声像图显示,梨状肌横断面积增大,形态异常内部呈低回声(图6-1-18,图6-1-19),梨状肌变窄,坐骨神经根部受压水肿,走行连续,部分患者坐骨神经变异或显示不清。

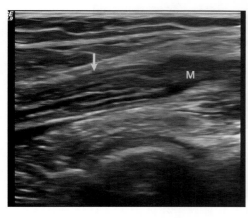

图 6-1-18　坐骨神经损伤声像图
箭头:坐骨神经明显增粗水肿;M:神经瘤形成

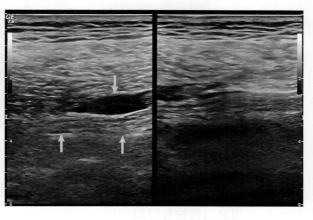

图 6-1-19　坐骨神经损伤声像图
下方箭头:坐骨神经水肿;上方箭头:渗出积液

胫神经损伤:胫神经因走行于肢体的深面,而很少受累,但在内踝可被屈肌支持带压迫而致跗管综合征,声像图显示,胫神经因受外伤瘢痕组织或腱鞘囊肿的压迫而肿胀水肿、增粗,束状结构模糊不清。

腓总神经损伤:腓总神经走行腘窝外侧沟后,在腓骨头的后外侧下行至腓管,当腓管的容积减少或内压增高,将引起腓总神经一系列麻痹症状,称为腓管综合征。超声检查可显示腓总神经走行的连续性及回声异常的改变(图6-1-20)。

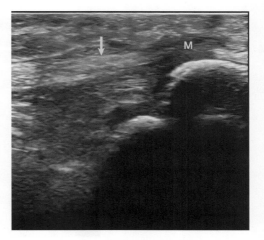

图 6-1-20　超声显示腓总神经受压
M:创伤神经瘤

七、常见周围神经瘤的图像

(一) 神经源性肿瘤

1. 多发生于外周神经主干。

2. 声像图显示椭圆形或梭形实性低回声肿物,边界清晰,有包膜,内部回声均匀,肿瘤内部有少许彩色血流信号。并与肿物两端神经相连续(图6-1-21)。

(二) 创伤性神经瘤

1. **神经离断性神经瘤**　神经外膜的条状强回声及神经束线性强回声连续性完全中断、损伤区为紊乱的无回声或低回声结构,神经近端直径增粗、分布欠均匀,正常神经的线性回声消失。

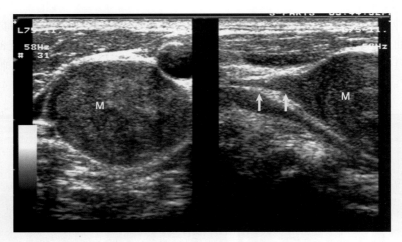

图 6-1-21　超声显示肿物与两端神经相连续

M：神经鞘瘤

2. 残端神经瘤　神经的末端局部膨出,呈梭状低回声与周围组织粘连(图 6-1-22)。

3. 不完全创伤性神经瘤　神经外膜的条状强回声及神经束线性回声连续或部分中断,内部点、线性回声不清,伴有不规则低回声,损伤的近端部分膨出,呈梭状低回声,不均匀,与周围软组织有粘连。

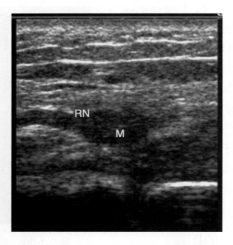

图 6-1-22　超声显示神经末端瘤样膨出

RN：桡神经;M：残端神经瘤

（陈定章）

参 考 文 献

1. 王克蓉,韩雪飞.超声扫查正常成人臂丛神经声像图特征.泰山医学院学报,2014,35(3):209-210.
2. 王月香,郭义柱,唐佩福,等.高频超声诊断坐骨神经及其分支病变.中国医学影像技术,2010,26(9):1728-1730.

第二节　外周神经阻滞

随着可视化技术的不断进展,超声已成为麻醉医师的第三只眼睛,在临床麻醉中的作用越来越重要。除了经食道超声心动图(transesophageal echocardiography,TEE)及经胸超声心动图(transthoracic echocardiography,TTE)在术中监测中的应用,超声在外周神经阻滞、动静脉穿刺等方面的应用也日益广泛。

在区域阻滞中使用超声引导,可清晰地看到神经结构及神经周围的血管、肌肉、骨骼及内脏结构;进针过程中可提供穿刺针行进的实时影像,以便在进针同时随时调整进针方向和进针深度,以更好地接近目标结构;注药时可以看到药液扩散,甄别无意识的血管内注射和无意识的神经内注射。此外,有证据表明,与神经刺激器相比,使用超声引导可缩短感觉阻滞的起效时间,提高阻滞成功率,减少穿刺次数,减少神经损伤。

超声引导下区域阻滞技术的基础是超声图像的获取和组织结构的辨识。在日常区域阻滞工作中熟练使用超声,需要熟练掌握超声成像的基本原理和超声仪器的使用方法,熟悉扫描部位的解剖结构,并能选择适宜的扫描技术获得更好的超声影像,且熟练掌握进针技术,使穿刺针能顺利到达目标结构。

超声引导的区域阻滞技术目前发展迅速,究其原因可能在于:相关研究的进展;临床的需求(区域阻滞相较于全身麻醉在某些特殊患者,如心肺合并症较多的患者具有优势);同时技术的进展,包括设备、药物、入路的不断进展,以及疼痛治疗的需求和疼痛治疗的入路引入临床麻醉,现在超声引导的区域阻滞技术进入了蓬勃发展期。同时符合现代治疗模式的更新,如快通道手术(Fast-Trac surgery)、加速康复外科学(Enhanced recovery after surgery,ERAS)。

一、外周神经阻滞

传统的外周神经阻滞多使用体表骨性标志定位或异感法定位,定位不精确,失败率高,并发症多(如刺破血管、胸膜、局麻药误入血管中毒等)。神经刺激器引导外周神经阻滞,大大提高了阻滞成功率。但神经刺激器引导依然需依赖体表标志定位,对于肥胖患者,解剖变异患者,存在周围神经病变(如糖尿病周围神经病变)阻滞的难度很大,成功率较低。超声引导神经阻滞能直观地看到目标神经的位置及神经周边结构(如血管或胸膜等),能显著提高成功率,减少不良反应的发生。同时能观察局麻药的扩散情况,减少局麻药用量。

(一)探头选择

超声探头分为高频(一般 6MHz 以上)和低频探头(一般 6MHz 以下),不同探头成像特征不同(图 6-2-1)。高频探头适合比较浅表的神经(目标结构距皮深度在 6cm 以内),如臂丛神经、股神经等。高频探头穿透力弱,因此能够达到的深度范围有限,但是由于分辨率高,因此成像质量高。低频探头适合使用较深的神经组织(目标结构距皮深度在 6cm 以上),如臀下坐骨神经、腰丛及骶丛神经等。低频探头穿透力强,扫面宽度广,因而可以用于深部组织结构的观察及引导,但成像质量差,所以较深的神经阻滞难度较大,通常需要神经刺激器辅助引导(图 6-2-2)。可以通过调整机器上的优化功能键(深度、焦距、频率、增益、多普勒)来优化成像质量。

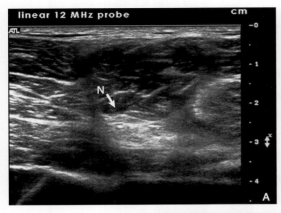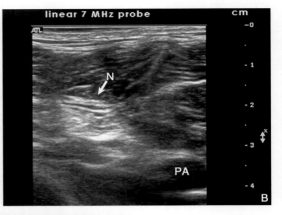

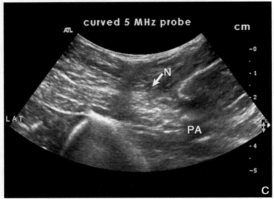

图 6-2-1 不同探头腘窝坐骨神经呈现特征

A:高频线阵探头,使用范围 7~14MHz,可及腘窝处坐骨神经位于半腱肌、半膜肌及股二头肌之间;
B:高频小微突探头,在同样位置可及坐骨神经,但图像宽度变窄;C:低频线阵/凸阵探头,在同样位置可及坐骨神经,但图像宽度变广;N:坐骨神经;PA:腘动脉

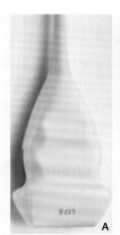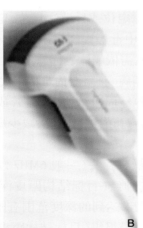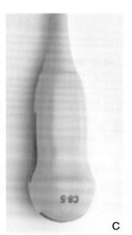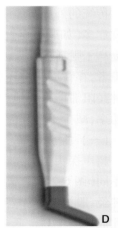

图 6-2-2 不同探头的适用范围

A:高频线阵探头,浅表结构(如肌间沟、锁骨上和腋窝区),使用范围 7~14MHz,穿透深度在皮下
6cm 范围以内;B:低频线阵/凸阵探头,较深结构(如臀部区),使用范围 7MHz 以下,穿透深度可
达皮下 6cm 之外区域;C:高频小微突探头,更适用于空间有限的区域扫描(如锁骨上区域);D:靴
型探头,小儿神经阻滞或细小周围神经阻滞,以及小儿外周血管穿刺

（二）成像特点

不同的组织结构在超声下显影成像的特点不同。明白这些特点,有助于我们分辨超声图像中的结构。外周神经在超声图像中可表现为低回声、强回声或蜂窝状结构。根据位置的不同而不同,通常近心端的外周神经为低回声结构(图6-2-3A),远心端的神经常表现为强回声结构(图6-2-3B),这与外周神经干中神经纤维和非神经纤维支撑组织的比例有关,非神经纤维支撑组织含量越高神经回声越强,而纤维组织含量少的神经结构由于没有神经周围结构的缓冲,因而神经损伤发生比例增加,超声引导可以视及穿刺针与周围神经之间的位置关系,并且可以发现神经内注射,因而可以最大程度地避免神经损伤的发生。外周神经常与血管,筋膜,韧带伴行。肌腱和韧带在超声下纵切面显像为平行排列的多数强回声带,横切时无散在小圆形低回声结构(神经纤维的超声下显影特点)。当肢体屈伸时,肌腱和韧带的位置、粗细会发生变化,而神经的大小、位置则相对固定。血管在超声下表现为波动行规则低回声结构。可通过彩色多普勒来鉴别。各组织结构的超声显像特点见表6-2-1。

超声引导神经阻滞时,穿刺针的显影很重要。尽量清晰的显示的穿刺针针尖和目标神经是成功穿刺的重要保证。影响穿刺针显影清晰度的因素包括:穿刺针的粗细,穿刺针与探头的角度,穿刺针与超声束的角度,穿刺针本身的设计(是否为超声显影针等),探头的频率等。根据穿刺针和超声探头的关系,可分为平面内(in-plane)进针技术和平面外(out-of-plane)进

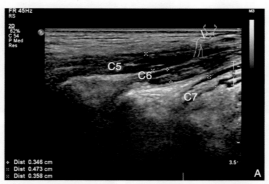

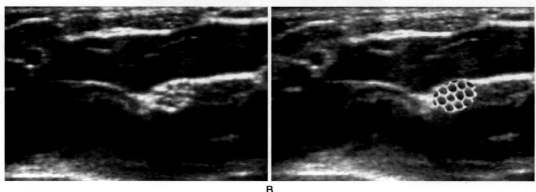

图 6-2-3　不同位置神经的超声影像

A:C5、C6、C7神经根纵截面扫面图像,由于神经根周围纤维结缔组织含量少,因而超声图像上显示为低回声结构;B:腕管处的正中神经横断面图像,低回声束代表神经结构中的神经纤维束,高回声束为包裹在神经纤维束周围的神经束膜或纤维结缔组织(神经的框架结构)

表 6-2-1　超声识别组织结构

组织	超声图像	组织	超声图像
静脉	可压缩性无回声（黑色）	肌腱	高回声（白色）
动脉	搏动性无回声（黑色）	神经	低回声（黑色）
脂肪	低回声伴细颗粒（黑色）	神经内、外膜	高回声（白色）
筋膜	高回声（白色）	局麻药	低回声（黑色）
肌肉	高回声及低回声条带（黑色及白色）		

针技术（图 6-2-4）。平面内穿刺时，穿刺针保持在超声波束的扫描扇面之内，针尖和针干容易被显示。平面外穿刺时，穿刺针在超声图像中显示为一个点，需根据组织的移动来间接推测针尖位置，有时需辅助给予少量空气（气分离技术）或液体（水分离技术）来确定针尖位置。

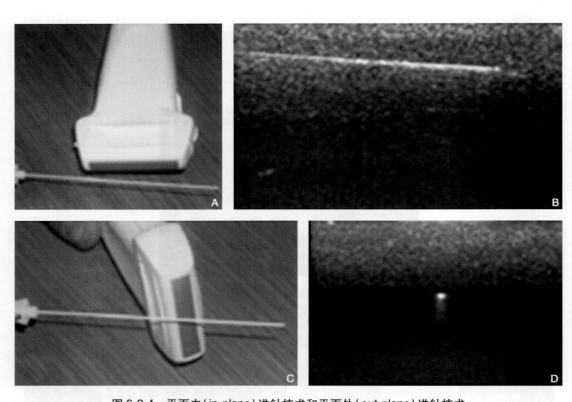

图 6-2-4　平面内（in-plane）进针技术和平面外（out-plane）进针技术

A：平面内穿刺时，穿刺针保持在超声波束的扫描范围之内；B：在超声图像中可以看见穿刺针的全长，针尖容易辨识；C：平面外穿刺时，穿刺针与超声束不在同一平面内；D：此时无法显示穿刺针的全长，穿刺针在超声图像中显示为一个点

（三）扫描技术

首先需明确超声图像中与身体相对应的前后，左右的关系。神经超声成像通常使用横断面显像，也可使用纵断面成像。横断面成像显示的神经结构更容易辨认，神经图像通常显示为圆形或椭圆形，神经干内部的神经纤维束显示为低回声结构。纵断面成像时，神经显像

为伴有细长低回声束样成分（神经纤维束）的管状结构，期间混杂有较强回声的带状结构（神经束膜及神经束之间的结缔组织）。基本的扫描技术包括压迫、倾斜、旋转、滑动。即探头的运动方式，可总结为英文单词"PART"。P：pressure 加压，利用不同组织结构在不同压力下的不同表现加以区别，适当加压超声探头，可以改善成像质量，区别动静脉（静脉容易被压扁，动脉不易被压闭）。A：Alignment，沿皮肤表面滑动探头。一般用于追溯某结构的走行。R：Rotation，旋转探头，以获得目标结构的横断面或纵切面。T：Tilting，倾斜探头，改变探头与皮肤的夹角即改变超声的入射角度。超声束与目标结构呈 90° 入射时，超声束可被完全反射并被探头接收，此时图像最清晰。

适当加压超声探头，可以改善成像质量，区别动静脉（静脉容易被压扁，动脉不易被压闭）。倾斜和旋转可以寻找到最佳的成像角度，改善靶神经的显像质量和穿刺针途径显像。滑动可用以追踪靶神经和周围组织的关系，辅助判断确认目标神经。

超声引导下神经阻滞主要有以下四个基本目的：①成像不同回声强度的神经或神经丛；②辨认伴行的结构，如动脉、胸膜等；③直视下观察针尖接近目标，并避开目标伴行结构；④确认局麻药在神经周围有效扩散。根本目的在于引导穿刺针避开周围结构，比如说血管、胸膜等，并保证局麻药在正确的筋膜层内，围绕目标神经扩散。

（四）超声引导下外周神经阻滞的一般不良反应和禁忌证

1. 不良反应

（1）穿刺部位感染、血肿和神经损伤。

（2）局麻药毒性反应：中枢神经系统和/或心血管系统并发症。

（3）丙胺卡因所致的高铁血红蛋白血症。

（4）局麻药过敏（极罕见）。

2. 绝对禁忌证

（1）穿刺部位感染或血肿。

（2）穿刺部位远端拟刺激的神经受损。

（3）患者拒绝。

3. 相对禁忌证 拟麻醉肢体神经系统功能不全。阻滞前进行仔细的神经系统检查，外周神经阻滞才有可能实施。

二、常见外周神经阻滞

（一）上肢神经阻滞技术

臂丛由第 5 颈神经至第 1 胸神经前支组成，加上颈 4 和胸 2 的细小分支。第 5 和第 6 颈神经汇合成上干，并延续形成外侧束的大部分。第 7 颈神经的前支形成中干，并与上干和下干的部分汇合形成后束。最终，第 8 颈神经和第 1 胸神经形成下干，并与中干的部分汇合形成内侧束（图 6-2-5）。

臂丛神经穿过斜角肌后间隙，相对接近前、中斜角肌表面。经过一段很短的距离后由上干向背侧发出肩胛上神经，主要支配肩关节。主干随即在锁骨上分开形成各束。

腋动脉与各束一同包在一个筋膜鞘内，朝着腋窝方向，穿行于锁骨下。这一神经血管鞘发自颈筋膜深层，走向腋窝。在到达腋窝前分出以下分支：肌皮神经，来自外侧束；正中神经，来自外侧束和内侧束；尺神经，来自内侧束；以及桡神经和旋肱神经，均来自后束。

良好的解剖知识是成功阻滞的先决条件。简单说来，臂丛神经的走行可以比作一个沙

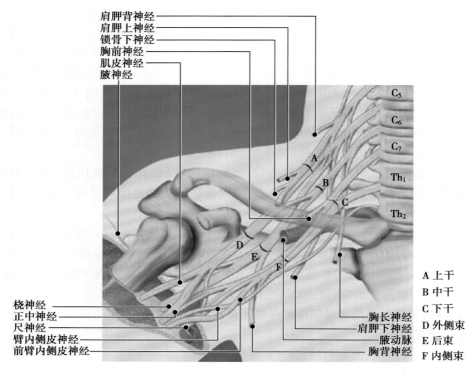

图 6-2-5　臂丛神经的解剖

漏。靠近脊柱时神经根分布很宽,而锁骨中点附近神经束被包裹形成较粗的簇而变得很窄。这里就好比沙漏的腰部。行至腋窝,神经再次分散开。对于臂部区域阻滞而言,这种沙漏形状会带来以下影响:完善的臂部(除肩部外)麻醉最好在沙漏的腰部完成,即锁骨下和锁骨中点。在其近端(肌间沟)阻滞时,该操作也包括对颈浅丛感觉支(锁骨上神经)的阻滞,阻滞区域会达到肩部,但前臂和手的尺侧有时阻滞不全。肌间沟路径很少能阻滞到臂丛的低位神经纤维。而在其远端(如腋路神经阻滞)阻滞时则可能出现桡神经和肌皮神经阻滞不全。因此,为了选择对患者最适合的阻滞入路,充分了解神经的定位和手术涉及的范围就显得尤为重要。

1. **肌间沟臂丛神经阻滞**　该部位的臂丛阻滞通常使用高频(10~15MHz)探头。在肌间沟部位,臂丛神经位于前中斜角肌之间。患者通常平卧位,头略偏向对侧,可适当抬高头部,减少静脉充盈。通常在此部位行神经横断面扫描,探头的初始位置一般放在环状软骨水平,通过上下滑动探头和适当倾斜探头,使神经显影更易辨认(图 6-2-6A)。神经通常显像为位于前中斜角肌之间的低回声串珠样结构(图 6-2-6B)。在前斜角肌的内侧,有颈内动脉和颈内静脉。在前斜角肌的浅层,是椎前筋膜、颈浅丛和胸锁乳突肌。通常采用平面内进针以显影整个针体和针尖。腹侧或背侧进针均可。从前侧进针时,需小心刺破颈内静脉和动脉。给药过程中,根据超声显像中局麻药的扩散情况,适当改变针尖位置,以使局麻药扩散更均匀。

肌间沟臂丛神经阻滞的禁忌证:对侧喉返神经麻痹;对侧膈神经麻痹。不良反应和并发症包括:膈神经麻痹;Horner 征(星状神经节阻滞);喉返神经麻痹;血管损伤(颈外静脉,颈内静脉,颈总动脉)和气胸(罕见)。其局限性在于:局麻药更多地分布到头侧会导致尾侧发

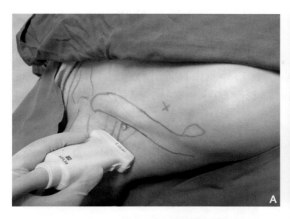
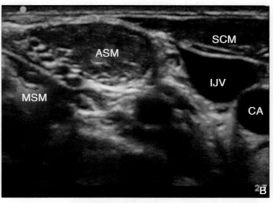

图 6-2-6 肌间沟臂丛神经阻滞时探头的位置及获取的超声影像

A：肌间沟入路臂丛神经阻滞时的体位摆放和探头位置图；B：肌间沟臂丛神经的超声影像。SCM：胸锁乳突肌；ASM：前斜角肌；MSM：中斜角肌；IJV：颈内静脉；CA：颈总动脉；臂丛神经呈低回声串珠样结构位于前中斜角肌之间

出的神经纤维（内侧束、尺神经、臂内侧皮神经、前臂内侧皮神经）支配区镇痛不全，通过增加局麻药的剂量也不能解决这一问题。因此，肌间沟阻滞主要用于肩部手术。

2. **锁骨上臂丛神经阻滞** 锁骨上臂丛神经是臂丛神经经肌间沟向下的延伸，在此部位，臂丛神经表现为锁骨下动脉旁的团状蜂窝状结构（图 6-2-7A）。根据探头扫描的水平和方向不同，神经结构可表现为椭圆形或扁平形。通常将探头放在锁骨中点上方，略向尾侧倾斜（图 6-2-7B）。当锁骨下动脉在超声图像中显示为一圆形无回声的搏动结构时，臂丛显示常常较为清晰。平面内进针，针尖需突破臂丛鞘后再给药，突破臂丛鞘时往往会有一个突破感，当局麻药把臂丛推开后，需适当继续进针，以使局麻药更好的扩散，提高起效速度，增加成功率。

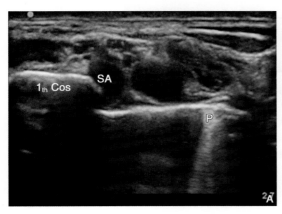
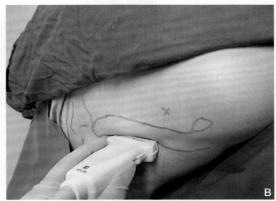

图 6-2-7 锁骨上臂丛神经阻滞时探头的位置及获取的超声影像

A：锁骨上臂丛神经的超声影像；B：锁骨上入路臂丛神经阻滞时的体位摆放和探头位置。P：胸膜，胸膜后可见彗星尾征；1$_{th}$Cos：第一肋；SA：锁骨下动脉；臂丛神经呈低回声葡萄串样结构位于锁骨下动脉外侧

锁骨上臂丛神经相当于臂丛神经股的水平，由于腋神经、肩胛上神经、胸长神经均走行其中，因此适应证包括肩部、上臂远端、前臂及手的手术。禁忌证：胸廓畸形、锁骨骨折后畸

形愈合、无法定位穿刺点。不良反应及并发症包括：Horner 综合征、血管损伤（锁骨下动静脉及其分支）、气胸、膈神经麻痹（罕见）。

3. **锁骨下臂丛神经阻滞** 锁骨下臂丛神经阻滞患者取平卧位（图 6-2-8A）在锁骨下部位，臂丛神经表现为围绕腋动脉的内侧束（5 点位置），外侧束（9 点位置）和后侧束（7 点位置）（图 6-2-8B）。神经位置较深，超声显影同时显影穿刺针和靶神经结构难度较大。但锁

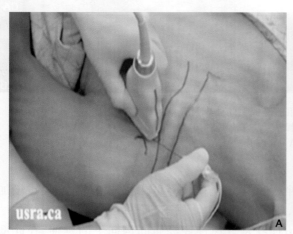
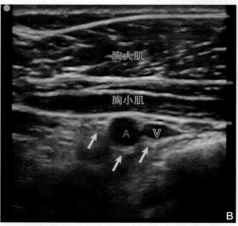
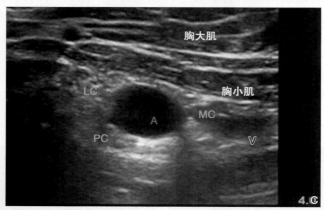

图 6-2-8 锁骨下臂丛神经阻滞时探头的位置及获取的超声影像

A：锁骨下入路臂丛神经阻滞时的体位摆放和探头位置。B：锁骨下臂丛神经的超声影像；A：腋动脉；V：腋静脉；LC：臂丛神经外侧束；PC：臂丛神经后束；MC：臂丛神经内侧束；可见围绕腋动脉的臂丛神经内侧束（MC，2 点位置），外侧束（LC，10 点位置）和后侧束（PC，7 点位置）呈现高回声蜂巢状结构。C：锁骨下臂丛神经的超声影像；在腋动脉、腋静脉及臂丛神经周围，可见局麻药（LA）围绕呈现高回声蜂巢状结构的臂丛神经外侧束（LC）和后侧束（PC）呈 U 形扩散

骨下动脉容易显示，在动脉周围注射局麻药形成 U 形包绕（图 6-2-8C），常可以获得满意效果。锁骨下臂丛阻滞适合留置导管持续给药，该部位留置导管易于固定，方便护理，患者舒适度高。穿刺时将探头放置在喙突旁，进矢状位位置，显示腋动脉。腋动脉通常位于 3~5cm 深度。腋动脉周围的三个臂丛束支有时显示不清。平面内进针，需尽可能清晰显示穿刺针的针尖位置，当针体及针尖显示不满意时，需间断给予少量水或空气以明确针尖位置。避免穿刺针刺破胸膜。当单点注射局麻药扩散不充分时，需多点给药，以使局麻药在动脉周围呈 U 形扩散。

锁骨下臂丛神经相当于臂丛神经束的水平,适应证包括上臂远端、前臂及手的手术。禁忌证:穿刺点感染及无法定位穿刺点。不良反应及并发症包括:血管损伤(腋动静脉及其分支)、气胸。由于锁骨下臂丛神经阻滞的穿刺进针点位于胸大肌表面,因而便于固定留置的导管,因此适用于术后镇痛置管持续给药。

4. 腋入路臂丛神经阻滞　该部位神经阻滞的优点是安全性高,操作容易。在此部位,臂丛神经分为桡神经、正中神经、尺神经、肌皮神经(图6-2-9A)。肌皮神经通常在腋鞘外,位于肱二头肌和喙肱肌之间的筋膜内,超声显像常表现为一眼形结构。当向近心端滑动超声时,可见肌皮神经"滑入"腋鞘。肌皮神经需单独阻滞。其他三支神经围绕腋动脉分布,顺时针方向(9点位置开始)依次为正中神经、尺神经、桡神经(图6-2-9B)。

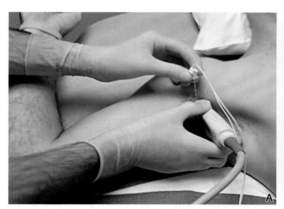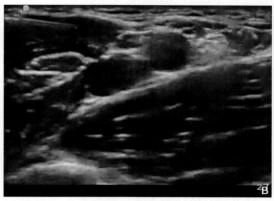

图6-2-9　腋入路臂丛神经阻滞时探头的位置及获取的超声影像
A:腋路臂丛神经阻滞时的体位摆放和探头位置;B:腋窝处(肱二头肌与胸大肌外侧缘交界处)臂丛神经的超声影像

患者仰卧位,患肢外展90°,避免过度外展。探头放在上臂近心端,近胸大肌远端,平行上臂短轴,显示神经和血管的横断面。超声引导平面内进针,依次阻滞肌皮神经、正中神经、尺神经、桡神经,给予局麻药时应缓慢给药并经常回吸。避免刺破腋动脉、腋静脉。避免神经内注射。

肌皮神经在腋鞘外,位于肱二头肌和喙肱肌之间的筋膜内,超声显像常表现为一眼形结构。其他三支神经呈现为高回声蜂巢样结构围绕腋动脉分布,顺时针方向依次为正中神经、尺神经、桡神经。

适应证:适用于肘上1/3的上臂手术、前臂和手的手术。禁忌证:腋路臂丛阻滞没有特别的禁忌证,一般为穿刺部位感染或血肿,或是穿刺部位远端的神经受损。腋路臂丛阻滞没有特别的不良反应,主要不良反应为出血血肿、局麻药毒性反应及感染。腋路臂丛阻滞的优点为方法简便,风险低,有无刺激器都能完成。腋路臂丛阻滞的缺点为对上臂近端止血带的耐受较差,因为上臂内侧由肋间臂神经(T2)支配而上臂外侧近端由腋神经(往往阻滞不到)支配。时常出现肌皮神经和桡神经阻滞不全。这些技术缺陷可以通过同一神经的二次阻滞来弥补。

(二) 下肢神经阻滞技术

下肢主要由两个神经丛支配:股神经、闭孔神经和股外侧皮神经由腰丛发出,坐骨神经和股后皮神经由骶丛发出。要获得良好的下肢麻醉效果常需同时阻滞两个神经丛。

腿的神经支配来自腰丛和骶丛(图6-2-10A)。从椎间孔(T12~L4)穿出后,腰丛行走于腰大肌和腰方肌的筋膜鞘中。腰椎椎体和横突位于其内侧。髂腹下神经(T12,L1)、髂腹股沟神经(L1)和生殖股神经(L1,L2)由腰丛的头侧部分形成。股外侧皮神经(L2,L3)、闭孔神经(L2~L4)和股神经的发出更靠近尾侧。股神经延伸经过髂腰肌腹侧面,在腹股沟韧带下穿过肌间隙,在股动脉外侧1~2cm处发出其分支。其皮支隐神经延伸至小腿内侧。股外侧皮神经为纯感觉神经。它从髂前上棘稍内侧通过,从腹股沟韧带下穿过支配大腿外侧皮肤。在此,大腿外侧皮肤的神经支配存在很大变异,有时该处主要由股神经支配。闭孔神经贴行于腰大肌内侧缘,通过闭孔,于耻骨结节背中部穿过小骨盆到达大腿内侧:尽管书中指出它支配大腿内侧中部这一局限区域的感觉,但却很少在临床实践中证实。因此可以推测这一区域由股神经的分支完全支配。腰骶干由L4/L5根(第4腰神经)发出,形成两个神经丛。骶丛走向背侧,穿过坐骨大孔走于骨盆下方。股后皮神经直接由骶丛发出。坐骨神经来自腰5~骶3段。在臀区,它从臀大肌下经过,穿过坐骨结节和股骨大粗隆之间至大腿背侧。在此它支配大腿背侧肌肉。它通常在膝关节上7~12cm处分成胫神经和腓总神经。

腰骶丛神经阻滞方法很多,下面将一一介绍。

1. 腰大肌间隙阻滞　腰丛后路阻滞,也称腰大肌间隙阻滞,由Chayen等于1976年首先阐述。与椎管内麻醉体位相似,患者侧卧,屈髋屈膝,患侧在上。标记解剖标志—第4腰椎棘突和髂后上棘。穿刺点位于此二者连线的中外1/3处。皮肤消毒,局部浸润麻醉,电刺激针以矢状方向刺入。若触及第5腰椎横突,针尖应偏向头侧避开横突。继续进针1~2cm可及股神经。引出股四头肌收缩表明针尖紧邻股神经。达阈值(0.2~0.3mA)后注入试验剂量的局麻药,以针尖误入血管内或椎管内。1~2分钟后如无不良反应,则注入剩余剂量。另一种穿刺方法以第4腰椎棘突旁开4cm处为穿刺点(图6-2-10B)。穿刺时可触及第4腰椎横突,针尖应偏向尾侧避开横突。此法仍可于相似位置刺激到股神经,但穿刺角度不同,且易于置管。后路腰大肌间隙腰丛神经阻滞有不同的探头摆放及超声成像方法,不同的探头摆放方式、超声影像及进针方法如下表所示(图6-2-10C、表6-2-2)。

在超声影像上,腰丛神经为位于横突腹侧面,腰大肌间隙内的高回声纤维索条状结构,但是并非所有人都可以视及清晰的神经结构,有时需仔细调整探头的角度及方向以获取清晰的神经影像。

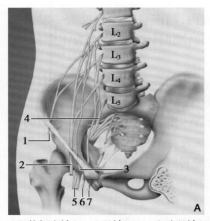

1 股外侧皮神经　2 股神经　3 生殖股神经
4 叉状神经(来自第4腰神经)　5 坐骨神经
6 闭孔神经　7 阴部神经

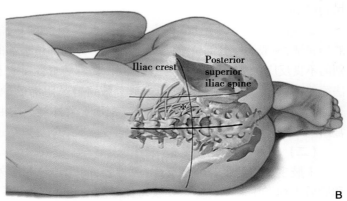

B

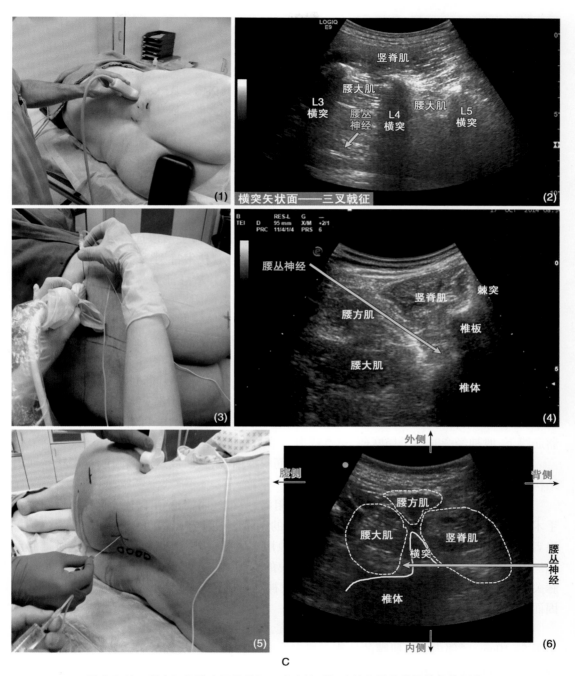

图 6-2-10　腰大肌间隙内腰丛神经阻滞实施时探头的位置及获取的超声影像

A:腰骶丛解剖;B:后路腰丛神经阻滞时的体位摆放和体表定位图;C:不同后路腰大肌间隙腰丛神经阻滞方法及超声图像

表 6-2-2　不同后路腰大肌间隙腰丛神经阻滞方法及超声图像

	后路腰丛的超声解剖（长轴）	后路腰丛的超声解剖（短轴）	三叶草技术的后路腰丛神经阻滞
探头摆放	图 6-2-10C（1）	图 6-2-10C（3）	图 6-2-10C（5）
超声图像	图 6-2-10C（2）	图 6-2-10C（4）	图 6-2-10C（6）
注意事项	将探头沿躯体长轴放置，可获取 L3~L5 的横突矢状位图像，在 L4~L5 的横突之间，在腰大肌内横突尖深部 2cm 左右可及高回声的腰丛神经	将低频探头在 L4 椎体横向放置，可获取 L4 椎体及其周围结构的横断面影像，将探头由 L4 横突向尾侧滑动，即可见位于腰大肌间隙内高回声的腰丛神经结构	将低频探头放置在髂嵴头侧，可从侧方获取 L4 椎体及其周围结构的横断面影像（腰大肌、腰方肌及竖脊肌），将探头由 L4 横突向尾侧滑动，即可见位于腰大肌间隙内高回声的腰丛神经结构

需要说明的是，由于腰大肌间隙入路的腰丛神经阻滞时，腰丛神经的平均距皮深度为 7~9cm，因而必须辅以神经刺激器定位以明确目标神经的位置。

腰丛神经阻滞的适应证：联合坐骨神经阻滞可用于下肢髋关节以远手术，尤其适合膝关节复杂手术或需要使用腹股沟区止血带的手术。连续置管技术特别适合术后镇痛要求高的手术，如交叉韧带移植术、滑膜切除术和膝关节置换术。其禁忌证为凝血功能障碍，这一点与椎管内麻醉相似。常见的不良反应及并发症：非典型双侧阻滞（与硬膜外麻醉相似）；鞘内注射导致麻醉平面过高（全脊麻）。

2. **股神经阻滞**　股神经是腰丛的主要分支。在腹股沟部位，股神经位于股三角内，股动脉外侧，髂筋膜的深部，髂腰肌浅层。深度通常为 2~4cm。患者通常仰卧位，患肢轻度外展外旋。超声探头在腹股沟皱褶处，横向放置，适当向头侧或尾侧倾斜探头，有助于更清晰地显示神经（图 6-2-11A、B）。超声显影中股神经显示为股动脉外侧，髂腰肌浅层的椭圆或扁平状高回声结构（图 6-2-11C）。单次阻滞时，使用平面内进针，由外侧向内进针，针尖到达髂筋膜下，股神经旁时给予局麻药，单点或多点给药均可。避免误穿血管。

超声影像中股神经显示为股动脉外侧，髂筋膜深面、髂腰肌浅层的椭圆或扁平状高回声结构。股神经在此已分为前支及后支。

股神经阻滞的适应证：联合近端坐骨神经阻滞，股神经阻滞适用于下肢所有的诊断性及手术操作，也适合大腿止血带时间超过 1 小时的手术。股神经阻滞可单独用于股骨颈骨折患者的镇痛（可作为脊麻前的准备），也可单独用于大腿前侧、内侧和外侧无需止血带的手术。由于闭孔神经参与了膝关节囊及股骨骨膜的支配，单纯的股神经阻滞对韧带重建或全膝关节置换等复杂的膝关节手术效果稍差。股神经阻滞无特殊禁忌证，亦无特殊的副作用，因而可用于髋部骨折的急救镇痛处理。

3. **闭孔神经阻滞**　患者大腿轻度外展外旋，可扪及内收长肌起点。穿刺点位于耻骨结节下 5~10cm，紧邻内收长肌腱的外侧。超声探头平行腹股沟皱褶放置，视及股动静脉及股神经后向内侧滑动探头（图 6-2-12A），可见耻骨肌及其内侧平行的三块肌肉：长收肌、短收肌及大收肌，在长收肌及短收肌之间走行着闭孔神经前支，在短收肌及大收肌之间走行着闭孔神经后支（图 6-2-12B）。使用 in-plane 技术进针，进针 4~6cm 可及闭孔神经前支，引出内收肌群收缩反应。再调整进针角度向深部进针触及闭孔神经后支，同样引出内收肌群收缩反应，达阈值后回抽无血即可注入 10~15ml 局麻药，麻醉起效需 10~15 分钟。如内收肌阻滞

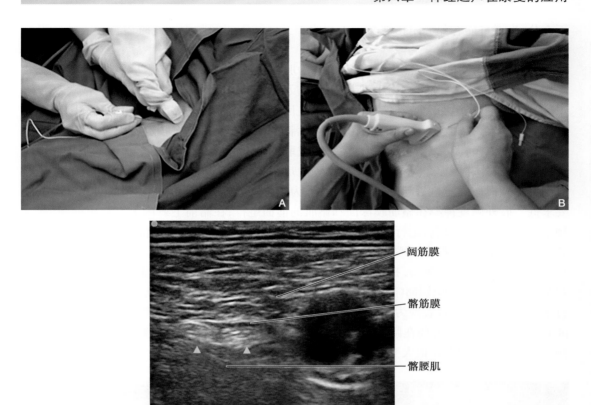

阔筋膜

髂筋膜

髂腰肌

图 6-2-11　股神经阻滞时探头的位置及获取的超声影像

A:股神经阻滞时探头沿腹股沟皱褶放置获取股神经横断面影像,穿刺针可以平面外技术进针;B:股神经阻滞时探头沿腹股沟皱褶放置获取股神经横断面影像,穿刺针可以平面内技术进针图;C:股神经的超声影像

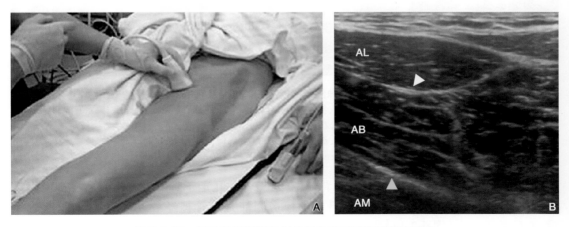

图 6-2-12　闭孔神经阻滞时探头的位置及获取的超声影像

A:闭孔神经阻滞时的体位摆放和探头位置;B:闭孔神经的超声影像,在超声影像下可见长收肌(AL)、短收肌(AB)、大收肌(AM)及其外侧的耻骨肌,在长收肌及短收肌之间走行着闭孔神经前支,在短收肌和大收肌之间走行着闭孔神经后支

不充分,患者可能有部分闭孔神经分支与股神经伴行于肌间隙中。此时需再行股神经阻滞以阻断这些分支。

　　闭孔神经阻滞的适应证为术后镇痛,作为股神经阻滞的补充用于术后内侧膝关节疼痛,经尿道膀胱外侧壁切除术时用于抑制内收肌反射,治疗内收肌痉挛。由于神经浅表易于辨识,因此闭孔神经阻滞无特殊禁忌证。其不良反应及并发症为刺破血管(闭孔动静脉)。

　　4. 股外侧皮神经阻滞　股外侧皮神经阻滞可单独或于其他下肢阻滞联合,用于下肢手术麻醉或者镇痛,尤其是大腿外侧表浅手术或取皮时,也可联合应用于小腿手术中止血带疼痛的控制;股外侧皮神经阻滞可用于鉴别和治疗感觉异常性股痛,感觉异常性股痛通常是股外侧皮神经损伤或压迫引起。股外侧皮神经为纯感觉神经,无运动神经,因此对局麻药浓度要求低。股外侧皮神经在髂筋膜深面和髂肌的前面走行,在髂前上棘内下方穿出筋膜,通过韧带后穿过缝匠肌起点,走行于阔筋膜之下,分出前、后两支。传统定位为在髂前上棘内下各2cm处垂直皮肤穿刺,感受到阔筋膜突破感后从内向外扇形阻滞。超声引导时使用6~13MHz高频线形超声探头,探头方向为轴位或斜轴位,放置于髂前上棘内下方(图6-2-13A),在超声影像上识别髂嵴及缝匠肌,股外侧皮神经通常走行于阔筋膜及髂筋膜之间,走行于缝匠肌表面,通常表现为在高回声脂肪垫中走行的低回声结构(图6-2-13B)。使用 in-plane 技术进针,使局麻药在阔筋膜与髂筋膜之间扩散,给予2~5ml局麻药即可。由于股外侧皮神经支配范围存在很大变异,用于取皮时要先划出支配范围。

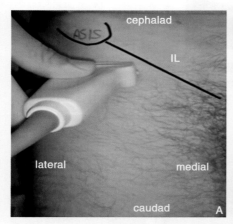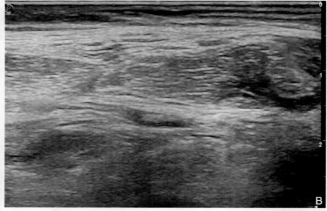

图 6-2-13　股外侧皮神经阻滞时探头的位置及获取的超声影像

A:股外侧皮神经阻滞时探头摆放的位置,探头方向为轴位或斜轴位,放置于髂前上棘内下方;B:髂前上棘下内侧股外侧皮神经的超声影像,在超声影像上识别髂嵴及缝匠肌,股外侧皮神经通常走行于阔筋膜及髂筋膜之间,走行于缝匠肌表面,通常表现为在高回声脂肪垫中走行的低回声结构

lateral:外侧;medial:内侧;cephalad:头侧;caudad:尾侧;IL:腹股沟韧带

　　5. 骶旁坐骨神经阻滞　骶丛走向背侧,穿过坐骨大孔走于骨盆下方。股后皮神经直接由骶丛发出。坐骨神经来自腰5~骶3段。骶旁阻滞是坐骨神经最近端的阻滞点,起效迅速,麻醉效果完全(图6-2-14A)。患者可取坐位或侧卧位。骶旁阻滞联合腰大肌间隙阻滞可用于复杂的下肢手术,此时以侧卧位更好,可避免患者变换体位造成的不便。患者侧卧,患侧在上,弯腰屈髋以便于定位。标记髂后上棘和坐骨结节,两者连线上距髂后上棘5~7cm处为穿刺点。在使用超声引导的骶旁坐骨神经阻滞时,首先在体表标记出髂后上棘及股骨大转子之间的连线,将低频探头平行于连线方向放置在连线上1/3处,此时可见高回声的连

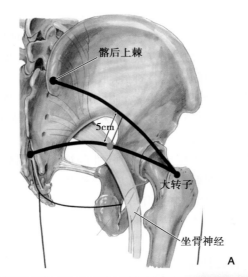

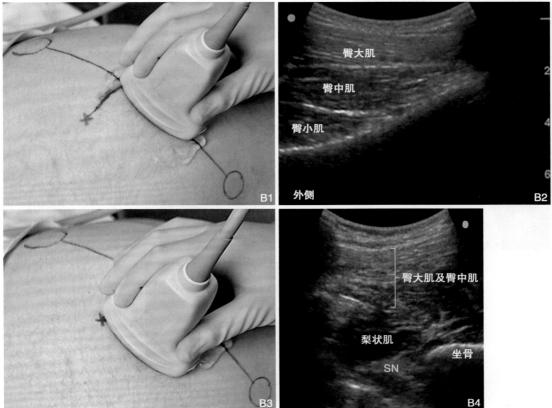

图 6-2-14 骶旁坐骨神经阻滞时探头的位置及获取的超声影像

A:骶丛神经及骶旁坐骨神经的解剖图;B:骶旁坐骨神经阻滞体位摆放、探头摆放及超声影像;B1:探头初始位置,首先将探头放置于髂后上棘及股骨大转子连线的上 1/3 处;B2:初始位置下的超声影像,超声影像上可及完整的髂骨骨面及其浅层的臀大肌及臀中肌;B3:探头向中线滑动寻找坐骨大孔,将探头平行连线向中线滑动,直至连续的髂骨骨面中断,即梨状肌口的位置;B4:坐骨大孔及骶旁坐骨神经的超声影像,超声影像上可及臀大肌及其深面高回声纤维索条状的坐骨神经,在此处注意观察血管结构,臀上及臀下动脉往往与坐骨神经伴行;SN:坐骨神经续髂骨骨面,将探头平行该连线向中线滑动,直至视及连续的骨面断裂,即为梨状肌口,轻轻滑动探头寻找高回声纤维索条状的坐骨神经,此时往往可同时视及臀上或臀下动脉。骶旁坐骨神经阻滞时探头摆放及神经成像方法如图 6-2-14B(1~4)步骤所示。

骶旁坐骨神经阻滞可同时阻滞坐骨神经、股后侧皮神经、臀上神经及臀下神经,因此可与腰丛神经阻滞联合用于整个下肢的手术。由于骶旁坐骨神经阻滞为深部神经阻滞,应连接神经刺激器辅助定位神经,电流达阈值后注入 15~25ml 的局麻药。引出臀肌收缩无意义,而股后侧肌群的收缩可作为阳性刺激反应。

骶旁坐骨神经阻滞适用于大腿后侧、小腿(非隐神经支配区)及足手术的麻醉与镇痛,与腰大肌间隙阻滞或股神经阻滞联合用于髋以下的整个下肢手术。由于有臀上及臀下动静脉伴行且为深部穿刺止血困难,因此禁忌用于凝血功能障碍的患者。主要不良反应及并发症为刺破血管(臀上或臀下动脉)及局麻药不良反应,偶有阴部神经阻滞后一过性大小便功能障碍及内脏损伤的报道。

6. **经臀及臀下坐骨神经阻滞**　坐骨神经阻滞有许多入路,超声可在多水平显示神经位置。经臀入路是较常使用的入路。这个部位的坐骨神经位置较深,需使用低频探头。患者通常侧卧或俯卧,轻度屈髋、屈膝。超声探头放置在坐骨结节和股骨大转子之间(图 6-2-15A),坐

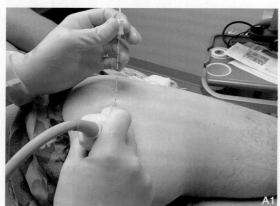
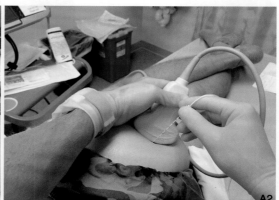
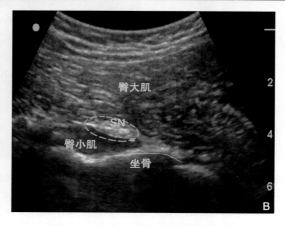

图 6-2-15　经臀及臀下坐骨神经阻滞

A:经臀坐骨神经阻滞时探头的位置及穿刺针进针方向;A1 In-plane 技术,穿刺针进针方向与超声束平行,此时可视及穿刺针全长;A2 Out-of-plane 技术,穿刺针进针方向与超声束不平行,此时穿刺针显示为一个点。B:经臀坐骨神经阻滞的超声影像;SN:坐骨神经

骨神经显像为位于臀大肌深面,股方肌表面的强回声结构(图 6-2-15B)。通常更靠近坐骨结节。临床上有时超声图像显影坐骨神经位置不清,可适当倾斜或滑动探头增加坐骨神经和周围组织的对比度。也可结合神经刺激器做精确定位。给予局麻药时应避免高注射压力时给药,因为这时可能是神经内注射。

经臀坐骨神经阻滞的适应证为大腿后侧、小腿(非隐神经支配区)及足部手术麻醉,镇痛,与腰大肌间隙阻滞或股神经阻滞联合用于髋以下的整个下肢手术。禁忌无特殊。不良反应及并发症主要为刺破血管(臀下动脉)。

7. 腘窝坐骨神经阻滞　腘窝坐骨神经阻滞很适合用于小腿及远端的手术及术后镇痛。尤其是用于术后镇痛时,在提高较好的镇痛效果的同时,对下肢的肌力影响较小。患者的舒适度很高。在此部位,坐骨神经通常分为胫神经和腓总神经。胫神经位于内侧,腓总神经位于外侧(图 6-2-16A)。患者俯卧位或侧卧位,超声探头在腘窝处横向放置,在邻近腘动脉的浅层、外侧可显示高于周围组织回声的胫神经和腓总神经[图 6-2-16B(1)]。当超声探头沿神经向头端滑动时,可观察到两根神经汇合到一起[图 6-2-16B(2)]。交汇点通常在腘窝皮纹上方 5~10cm 处。通常可在汇合处给药,或在腘窝皱褶处分别给药。进针点为大腿外侧,进针途径为平面内进针(图 6-2-16C)。

以坐骨神经分支处胫神经和腓总神经之间为阻滞目标点,定位成功后,将局麻药注入神经外筋膜鞘下,经穿刺针注入局麻药,注药过程中可见局麻药在神经外鞘内扩散,围绕神经环形扩散,超声下显示两个圆形区域,将坐骨神经的两个分支推开并包绕胫神经和腓总神经。

腘窝坐骨神经阻滞适用于大腿下段后侧、小腿(非隐神经支配区)及足手术与镇痛,与腰大肌间隙阻滞或股神经阻滞联合用于髋以下的整个下肢手术,亦可放置远端坐骨神经管用于(术后)镇痛,如利用其抗交感效应用于截趾或足前部截肢术后。远端坐骨神经阻滞无特殊禁忌证。远端坐骨神经阻滞无特殊不良反应及并发症。

(三) 超声辅助椎管内穿刺

在肥胖患者,韧带骨化患者,准确定位椎间隙比较困难。超声成像能辅助定位椎间隙或实时引导穿刺,能提高穿刺的准确性和安全性。

患者通常采用侧卧位或坐位。由于椎管内结构较深,硬膜外间隙和蛛网膜下腔被骨性结构包绕,超声成像椎管内结构难度较大。需采用低频(1~5MHz)探头增加穿透性及视野,以显示骨性及韧带结构深部椎管。硬膜外间隙及蛛网膜下腔的超声显像为低回声结构。根据探头位置的不同,可将椎管超声显像分为旁矢状横突位、旁矢状关节突位、旁矢状倾斜位、横向棘突位以及横向椎板间隙位,其中最重要的是旁矢状倾斜位和横向椎板间隙位。

旁矢状倾斜位是将探头平行于脊柱放置,旁开脊柱中线 1~3cm,通过缓慢滑动探头寻找到连续高回声波浪样结构(上下关节突影像)(图 6-2-17A),然后朝脊柱中线方向倾斜探头,寻找出高回声"锯齿状"图像,即椎板结构(图 6-2-17B)。在锯齿状结构之间的间隙即椎板间隙。在此间隙位置,从浅至深的结构为:黄韧带、硬膜外腔、后部的硬脊膜、蛛网膜下腔、前部的硬脊膜、后纵韧带以及椎体的后部。黄韧带、硬膜外腔、背侧硬膜囊被统称为"后复合体",在超声图像上呈一条高回声线状结构。前方的硬脊膜、后纵韧带、后部的椎体统称为"前复合体"。亦呈现一条高亮的线状结构。

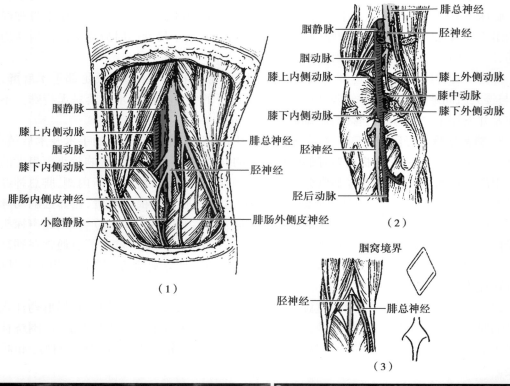

胭静脉　　　　　　　　　　　　　　　　　　　　腓总神经

膝上内侧动脉　　　　　　　　　　　　　　　　　胫神经

胭动脉

膝下内侧动脉　　　　　　　　　　　　　　　　　腓总神经

腓肠内侧皮神经　　　　　　　　　　　　　　　　胫神经

小隐静脉　　　　　　　　　　　　　　　　　　　腓肠外侧皮神经

（1）

腓总神经
胭静脉　　　　胫神经
胭动脉
膝上内侧动脉　　　　膝上外侧动脉
膝下内侧动脉　　　　膝中动脉
　　　　　　　　膝下外侧动脉
胫神经
胫后动脉

（2）

胭窝境界
胫神经　　　　　　腓总神经
（3）

A

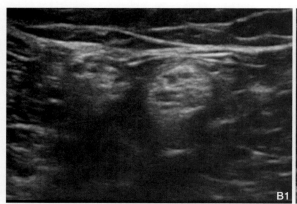
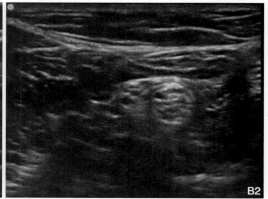

B1　　　　　　　　B2

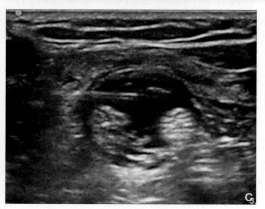

C

图6-2-16　胭窝坐骨神经阻滞时探头的位置及获取的超声影像

A：胭窝处坐骨神经的解剖，坐骨神经在胭窝皱褶头侧7～12cm分支形成胫神经及腓总神经，胫神经将与胭动脉一起沿小腿后侧向下走行，腓总神经将向外下走行绕过腓骨小头分支形成腓深及腓浅神经。B：胭窝处坐骨神经的超声影像：B1胭窝皱褶头侧4cm处，此时胫神经及腓总神经分开走行，腓总神经将向外下走行绕过腓骨小头；B2胭窝皱褶头侧7cm处，此时胫神经及腓总神经汇合在一起，2支神经共同走行于1个筋膜鞘内。C：超声引导下In-plane技术进针及注药图

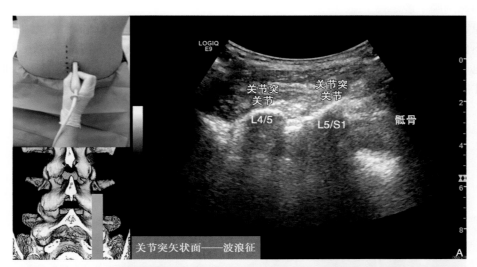

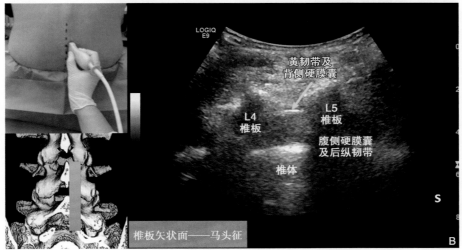

图 6-2-17　腰椎的旁矢状位超声影像获取时探头摆放的位置及获取的超声影像

A：腰椎上下关节突的旁矢状位超声影像，在脊柱中线旁开 2.5cm 处纵向放置超声探头，可见波浪样高回声影像，为上下关节突影像。每一个波浪（关节突关节）由上一位椎体的下关节突和下一位椎体的上关节突构成。B：腰椎椎板的旁矢状位超声影像在中线旁开1.5~2cm 处寻找高回声"锯齿状"影像，即椎板结构。在锯齿状结构之间的间隙即椎板间隙。在此间隙位置，从浅至深的结构为：黄韧带、硬膜外腔、背侧硬膜囊、蛛网膜下腔、腹侧硬膜囊、后纵韧带以及椎体的后部

　　获得横向椎板间隙位的方法是将探头垂直于脊柱长轴放置,获取棘突的横断面影像(图6-2-18A),向头端或者尾端滑动探头,当超声束可以通过棘突间隙和椎板间隙进入椎管时,此图像即水平椎板间隙位图像(图6-2-18B)。在此位置即传统方法可利用的穿刺间隙。可以观察到2条平行的高回声结构,即为"前后复合体","前后复合体"之间的管状结构是低回声的蛛网膜下腔。

　　稳定超声成像后,可测量硬膜外腔与皮肤的距离,减少随后试穿刺的次数,增加成功率,减少不良反应。超声仅用于定位时,确定好位置后用记号笔标记好,随后用传统手法穿刺。超声也可用以实时引导,需要同时显示较好的解剖结构和穿刺针,难度较大,需要长时间的实践才能掌握。

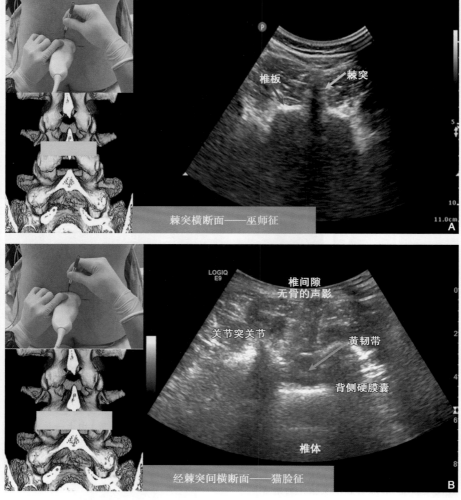

图6-2-18　腰椎的横断面超声影像获取时探头摆放的位置及获取的超声影像

A:经棘突横断面影像:此时由于棘突及椎板对声束的阻挡,其后的结构声影脱失而无法显示;B:椎间隙横断面影像,此时无棘突的声影阻挡,通过椎间隙可以观察到2条平行的高回声结构,即为"前后复合体",后复合体由黄韧带及背侧硬膜囊构成,前复合体由腹侧硬膜囊及后纵韧带构成,"前后复合体"之间的管状结构是低回声的椎管内容物

（四）超声辅助的胸部神经阻滞

1. 超声引导下的胸椎旁阻滞　胸椎旁阻滞（thoracic paravertebral block，TPVB）是指将局麻药注射到胸椎旁间隙（thoracic paravertebral space，TPVS）从而产生半侧节段性的躯体神经及交感神经阻滞效果的方法。胸椎旁阻滞的优势在于：可以提供半侧的有效镇痛，因而减少了围术期阿片类药物的需求量；同硬膜外阻滞不同，TPVB只阻滞了半侧的交感神经，因而减少了低血压的发生比例；保留了下肢的神经功能和膀胱功能；由于可以提供有效的镇痛，同时呼吸肌阻滞程度轻，从而最大限度地保留了肺功能；理论上讲TPVB可用于抗凝治疗患者。

解剖学基础知识不仅适用于传统体表定位的TPVB技术，同时适用于超声辅助定位的TPVB技术以及超声实时引导的TPVB技术，所有的技术要领及操作注意事项都是建立在解剖学基础知识之上的，因此了解相关解剖结构至关重要。TPVS是指椎体两侧的楔形区域，位于肋骨头以及肋骨颈之间。胸椎旁结构的解剖包括骨性结构及软组织结构。胸椎有两个特征：①棘突呈叠瓦状，棘突比相应的横突低一个节段，即上一节段棘突和下一节段横突在一个水平上，如T7的棘突和T8的横突在一个水平上。因而长轴平面内技术欲阻滞T7神经时，探头在T7的棘突水平向上移滑过T8的横突。②胸椎的关节突前后重叠（腰椎的关节突左右相对），超声上显示是一平线。

TPVS是指椎体两侧的楔形区域，位于肋骨头以及肋骨颈之间（图6-2-19A）。边界：上界为肋骨头及肋骨颈，前界为部分胸膜，后界的内侧为部分TP下部及上肋横突韧带（SCTL），后界的外侧为肋间内膜（IIM肋间内肌的纤维部分延续，肋间外肌在肋间内膜的背侧）。TPVS内侧为椎体的后外侧部分，椎间盘以及椎间孔，外侧为通过肋骨颈外侧界的假想平面（理论上讲会延续成为肋间最内肌）。TPVS的内容物为脊神经和交感链。每个TPVS的比邻结构：上面及下面为毗连的TPVS，内侧及前界为硬膜外间隙及纵隔膜，外侧为肋间隙（图6-2-19B）。由于TPVS内走行了脊神经和交感链，同时上下联通，因而TPVB可以产生半侧节段性的躯体神经及交感神经阻滞效果。

根据探头摆放位置的不同，可以获取不同切面的胸椎旁结构超声影像，包括旁正中矢状位扫描、经下关节突肋间横断面扫描及经肋间平面扫描。胸椎旁阻滞可采用两种方法：长轴平面内技术和短轴平面外技术（图6-2-20）。瘦的成年人和儿童可用线阵高频探头，胖的成年人可选用凸阵低频探头。

长轴（矢状面）图像的平面内或平面外技术进针：探头在目标阶段的棘突水平平行于背正中线放置，探头和背正中线距离为2~3cm，此时垂直于横突且探头中间位于两个横突之间［图6-2-21A（1）、（2）］。探头偏内侧即显示一高回声水平线（为关节突影像），偏外侧时显示肋骨和高回声水平线的胸膜（图6-2-21B），将探头置于两个横突之间时，可获取典型的胸椎旁结构矢状面超声影像（图6-2-21C）。平面外进针时从探头外侧中点（横突之间）进针（图6-2-21D），针尖深度在横突深面1cm，回抽无血或脑脊液即可注射局部麻醉药。平面外进针连续置管技术更适用于胸科手术（远离术野），需要强调的是使用平面外技术时不易获取针尖位置图像，进针时持续使用小剂量水分离技术观察针尖位置，当穿刺针穿过IIM/SCTL时会产生胸膜下压征，是定位正确的标志，但是Marhofer指出胸膜下压征只有在外侧TPVS区域才会出现。也可以选择平面内进针技术，穿刺针从尾侧进针，针尖指向上一节段的横突下缘，此处上肋横突韧带与胸膜之间距离较远，可以降低胸膜损伤的发生概率（图6-2-21E）。

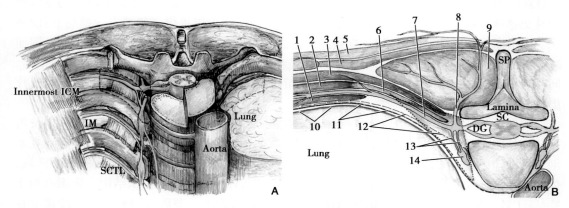

图 6-2-19　胸椎旁间隙结构的解剖示意图

A：胸椎旁间隙的解剖；右侧切开的组织为肺及部分胸膜；上侧的肋骨头以及肋骨颈；以及部分椎体；即可见到左侧的胸椎旁间隙；IM：intercostal membrane，肋间内膜；SCTL：superior costotransverse ligament，上肋横突韧带；Innermost ICM：innermost intercostal muscle，肋间最内肌；Lung：肺；Aorta：主动脉；B：胸椎旁结构的冠状面图解（肋骨以及横突之间间隙）；SP：spinous process 棘突；Lamina：椎板；SC：spinal cord，脊髓；DG：Dorsal root ganglion；1：肋间最内肌；2：肋间内肌；3：肋间外肌；4：菱形肌；5：斜方肌；6：肋间内膜（向内与 SCTL 融合）；7：肋间神经前支；8：肋间神经外支；9：椎旁肌；10：脏层胸膜；11：壁层胸膜；12：胸内筋膜；13：交通支；14：交感链

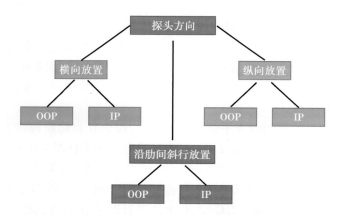

图 6-2-20　实时 US 引导的 TPVB 探头摆放及进针方向

3 种探头放置方向以获取 TPVS 结构视图（轴向、纵向或倾斜放置探头）；每种探头放置方向均有 2 种进针技术（平面外技术 OOP 或平面内技术 IP），理论上讲每种进针技术均可从探头内侧或外侧（IP）或头侧或尾侧（OOP）进针。患者可取坐位、侧卧位或俯卧位，进针、注药时有不同的观察指标

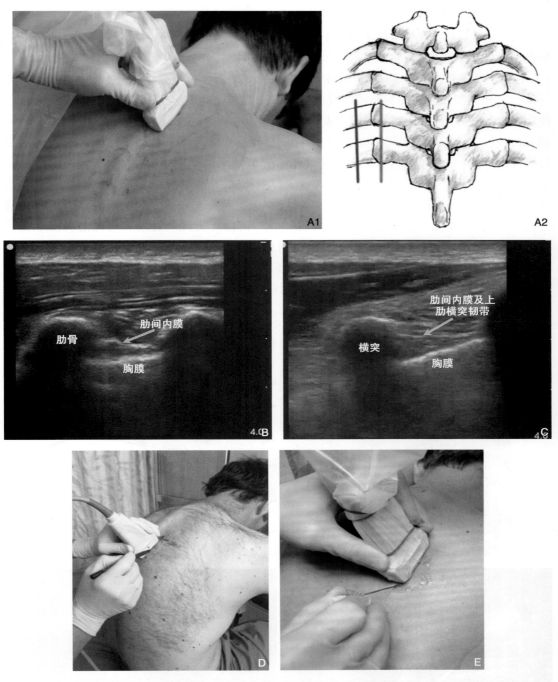

图6-2-21 胸椎旁结构旁矢状位影像获取时探头摆放的位置及获取的超声影像,以及进针方法示意图

A(1):胸椎旁结构长轴图像的获取,探头在目标阶段的棘突垂直于背正中线放置,探头内侧端在背正中线上;A(2):胸椎旁结构长轴图像获取的结构示意图蓝线为肋骨结构,距离中线旁开5cm左右,红线为横突结构,即胸椎旁结构区域,距离后正中线3cm左右;B:经肋骨间隙椎旁结构的长轴超声影像,此时可见相邻肋骨呈现为高回声圆帽结构,以及肋间骨高回声水平线的胸膜,在胸膜浅层可视及肋间内膜,肋间内膜在头侧(即上一节段肋骨的下缘)与胸膜距离较宽,而在尾侧(即下一节段肋骨的上缘)与胸膜距离较窄。C:胸椎旁结构的长轴超声影像随着探头向中线滑动,圆形的肋骨骨面将会变成矩形的横突骨面,同时骨面的深度会变浅,胸膜反射会变深,肋间内膜(IIM)以及壁层胸膜之间的间隙会变宽。D:胸椎旁长轴影像平面外进针法,探头外侧中点(横突之间)进针。E:胸椎旁长轴影像平面内进针法,穿刺针从尾侧进针,针尖指向上一节段的横突下缘

经肋间斜行横断面图像的平面外或平面内技术进针：探头在目标节段的棘突垂直于背正中线放置，探头内侧端在背正中线上，显示目标节段的棘突和下一节段的横突，并获取横突及肋横突关节影像后，将探头旋转使探头平行于肋骨并置于肋骨间隙［图 6-2-22A（1）、（2）］，向上移动探头，避开下一节段横突，即探头位于两个横突之间并平行于横突，关节突深部和其外侧（1cm 左右）与胸膜围成的空间即为胸椎旁间隙［图 6-2-22B（1）、（2）］。可以使用平面外技术进针，从探头尾侧中点（横突之间）进针，针尖深度在横突表面深部 1cm，回抽无血或脑脊液即可注射局部麻醉药，当穿刺针穿过 IIM/SCTL 时会产生胸膜下压征，是定位正确的标志（图 6-2-22C）。平面外进针连续置管技术更适用于胸科手术（远离术野），需要强调的是使用平面外技术时不易获取针尖位置图像，进针时持续使用小剂量水分离技术观察针尖位置。也可以使用平面内技术进针，穿刺针从探头外侧进针［图 6-2-22D（1）］，避开胸膜，将针头放置在关节突和胸膜之间的间隙，回抽无血或脑脊液即可注射局部麻醉药［图 6-2-22D（2）］。初学者推荐使用经肋间斜行横断面图像获取实时 US 引导 TPVB，并以 in-plane 技术进针。US 引导的 TPVB 对于有经验的区域阻滞操作者大部分习惯于使用平面内进针技术，推荐获取横断面图像或者经肋间斜行图像，并使用平面内技术由外侧向内侧进针，穿刺靶点为 TPVS 外侧区域（Shibata 技术）。

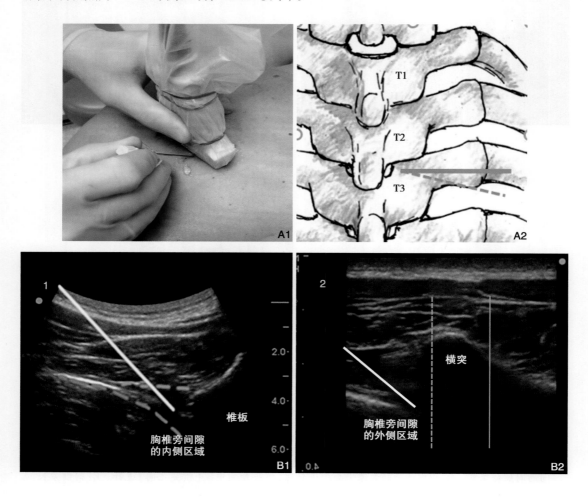

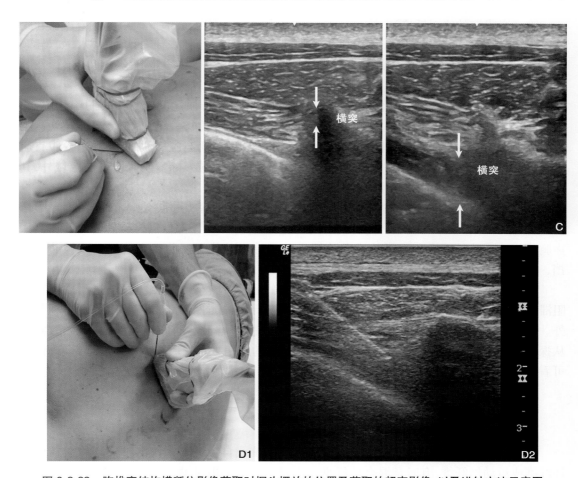

图 6-2-22　胸椎旁结构横断位影像获取时探头摆放的位置及获取的超声影像,以及进针方法示意图

图 6-2-22 A(1)胸椎旁结构经肋间横断面图像获取探头摆放位置;图 6-2-22 A(2)胸椎旁结构经肋间横断面图像的获取,将探头沿肋间隙斜行放置,获取经肋间斜行胸椎旁结构的横断面图像;图 6-2-22 B(1)及(2)胸椎旁结构的长轴超声影像,内侧区域阻滞并不会比外侧区域阻滞提供更好的阻滞效果,因而为了减少神经并发症发生的可能性,推荐不要进行内侧区域阻滞。(1)由 Gautier 提出,(2)由 Shibata. Ben-Ari 进行更靠外侧的肋间隙阻滞,证实同样可以扩散到胸椎旁间隙,但是一定在肋间最内肌内侧。图 6-2-22 C 经肋间斜行扫描的超声解剖及平面外技术进针注药后影像,当穿刺针穿过肋间内膜/上肋横突韧带时注药会产生胸膜下压征,是定位正确的标志;图 6-2-22 D(1)经肋间斜行扫描平面内技术进针方法,获取经肋间斜行扫描胸椎旁间隙影像后,穿刺针平行探头由外侧向内侧进针;图 6-2-22 D(2)经肋间斜行扫描的超声解剖及平面内技术进针注药后影像,当穿刺针穿过肋间内膜/上肋横突韧带时注药同样会产生胸膜下压征,是定位正确的标志。此时可以实际穿刺针全长及其进针路径

　　一般来说每一个节段 TPVS 需要 3~5ml 局麻药。在 TPVS 内注射大剂量局麻药可扩散至多个节段,扩散区域包括:硬膜外间隙,肋间隙,椎前区域,向上或向下,单次大剂量注射局麻药后的 4 个扩散特点:①纺锤状向上或向下扩散;②云雾状扩散;③单间隙肋间隙扩散;④以上几种综合。单次阻滞技术,多点注射时每节段 3~5ml 局麻药,单点单次注射 10~20ml;连续导管技术给予 0.125%~0.2% 罗哌卡因,注药速度 5ml/h 或 0.1ml/(kg·h)。

胸椎旁阻滞的绝对适应证:胸科手术,包括开胸手术及胸腔镜手术;胆囊手术,包括开腹胆囊手术和腹腔镜下胆囊手术;肾脏手术;多发肋骨骨折以及胸部畸形的矫正手术,如鸡胸、漏斗胸矫形术的手术麻醉及术后镇痛。同时胸椎旁阻滞可用于胸段带状疱疹疼痛治疗及胸段脊柱源性疼痛的治疗。

2. 超声引导下的肋间神经阻滞 肋间神经在肋间内、外肌之间走行于各肋沟之中,在腋前线附近开始离开肋骨下缘,并发出外侧皮支,主干继续前行。第 1~6 肋间神经到达胸骨侧缘穿出为前皮支。低位肋间神经斜向内下,行于腹内斜肌与腹横肌之间,并进入腹直肌鞘,在腹白线附近穿出,称为前皮支,支配胸腹部近正中线区域。除肩胛骨覆盖的区域外,其他部位的肋间神经应都可以阻滞。

选用 7~13MHz 的线阵探头。使用短轴平面内技术,将探头和肋骨垂直放置,即可显示肋间神经的横截面超声图。肋骨呈城垛样表现,表面高回声,深部低回声。肋骨之间由高回声胸膜相连。肋骨下缘和胸膜的成角处即为肋间神经的位置。肋间血管细小或被肋骨阻挡,一般很难在超声上显示。

临床上可从后路(肋骨角处)、侧路(腋后线附近)、前侧路(腋前线附近)进行肋间神经阻滞。在行胸 7 以上水平后路肋间神经阻滞时,患者两臂向前并略内旋,使两侧肩胛骨向外。常用短轴平面内技术。将探头和肋骨垂直放置,即可显示肋间神经的横截面超声图。从探头的下方进针,看到针尖到达肋骨下缘和胸膜的成角处即可,注射 3~5ml 局部麻醉药。可看到相应位置胸膜下陷。

三、神经电刺激

(一) 神经电刺激的生理

外周神经包含无数神经纤维;组成躯体神经系统或自主神经系统的神经纤维包括感觉性纤维或运动性纤维,有时是混合性纤维。当到达神经的电脉冲超过一个特定阈刺激电流(基强度)时,就会引起神经细胞膜去极化,从而引起沿神经纤维传导的兴奋。如果该神经含有运动纤维,就会引起效应肌肉的收缩。如果刺激感觉纤维,则该神经支配区出现异感。神经刺激器引导的外周神经区域麻醉应用的正是这一神经电刺激基本原理。

1. 生理 根据有无髓鞘、传导速度和功能,可将神经纤维分为不同种类。在 2 倍基强度下产生神经细胞膜去极化所需的刺激时间称为时值,用来衡量不同神经组织的兴奋阈,即反映引出效应所需有效电刺激的时长。当刺激电流的时长(脉冲宽度)在时值范围内时,出现选择性的运动感觉纤维刺激(表 6-2-3)。

表 6-2-3 不同种类神经纤维的电生理特征

类型	功能	时值
Aα	运动	0.05~0.1 毫秒
Aβ	触觉、压觉	
Aγ	触觉	
Aδ	痛觉、温度觉	0.150 毫秒
B	交感神经系统	
C	交感神经系统、痛觉、温度觉	0.4 毫秒

2. **神经刺激器**　神经刺激器（图 6-2-23A）具有以下特点：①电流范围在 0～1mA（或 5mA）内可调；②脉冲宽度 0.1、0.3、0.5 或 1.0 毫秒可调；③脉冲频率可设定在 1～2Hz 可调。

设定电流后，引发肌肉收缩所需电流与刺激针针尖到神经的距离有关。即刺激针越接近神经，引起收缩或感觉效应所需的电流强度越低。在常规临床实践中，通常设定初始电流为 1mA 来引发反应，称为阈电流。当阈电流为 0.2～0.3mA 时（脉冲宽度 0.1 毫秒）能够引发效应肌肉收缩时可认为刺激针到达期望部位。脉冲幅度过低可能导致神经损伤。但是进行疼痛治疗时由于患者存在神经病变，且为了复制患者的痛性区域，往往将初始电流设定为 1.5mA，频率设定在 1Hz（用于引发患者疼痛区域），有时可能需要调定脉冲宽度至 0.2 或 0.3 毫秒，以诱发病变神经的兴奋传导。因此，应当事先明确最小刺激电流作为基本原则：这将使操作者在刺激针过于接近神经时回撤以重新调整位置。

在这一阈电流下，设定脉冲宽度<0.15 毫秒可选择性地刺激运动纤维。在这一脉冲宽度下疼痛纤维不受影响，因此患者可以较为轻松地接受神经刺激。当目标神经是纯感觉神经（如股外侧皮神经）时，可选择脉冲宽度>0.15 毫秒。患者会感到该神经支配区出现相应地异感。

脉冲频率通常设定为 2Hz。较高的脉冲频率有助于刺激，这是因为快速的脉冲序列可以使定位更加精确，从而消除了刺激针滑过神经的危险。较低的脉冲频率（1Hz）可以减轻肌肉收缩造成的疼痛，更加适合于那些创伤患者。

3. **刺激针**（图 6-2-23B）　临床中使用的刺激针除针尖外是完全绝缘的。它们被覆完全，没有锐缘。这种针称为单极刺激针。电流的出口很小，这样在针尖处能产生较高的电流密度。针尖处电流密度越高，刺激所需电流越低。当刺激针接近神经时，去极化所需电流降低。如果针尖滑过神经，该值又快速升高。这种方法能够在精确地定位神经的同时将损伤的风险降至最低。关于针尖斜面与神经损伤风险间的关系，有很多不同观点。应用短斜面针（30°～45°）应该可以降低神经损伤的危险。用它很容易感受筋膜层次结构，这在不使用神经刺激器时也很重要。使用斜面为 15°～30° 的单极刺激针，更容易穿透组织，损伤更小，这有助于神经定位，但是斜面更锐的穿刺针有引起神经损伤的风险。我们认为，使用合适的神经刺激器和适当的操作可以最大限度地降低神经损伤的风险。

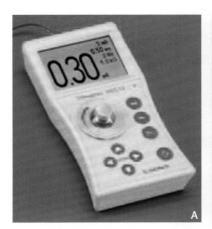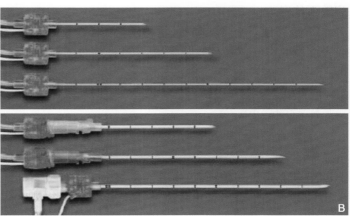

图 6-2-23　神经刺激器及神经刺激针
A：神经刺激器；B：神经刺激针

（二）操作步骤

1. 检查神经刺激器性能。

2. 皮肤消毒,局部作一皮丘,必要时浸润麻醉穿刺径路。阻滞浅表神经(如臂丛神经、股神经)时浸润穿刺部位需要小心,否则引起局部阻滞会影响刺激效果。

3. 将刺激针穿透皮肤进入皮下组织。

4. 打开刺激器开关并设定脉冲宽度(混合神经选择 0.1 毫秒),脉冲频率(2Hz)和刺激电流(1mA)。检查确认当前电流读数与设定一致。如果读数与设定值明显不符,需要再次检查电极和刺激器。

5. 将刺激针朝向神经前进,直到出现目标肌肉区域的首次收缩。一边观察刺激反应一边逐步减小刺激电流,直至达到阈电流(0.2~0.3mA)且还可见到肌肉收缩。为了检测针的位置是否过于接近,可进一步减小直到看不到肌肉收缩。如果在 0.2mA 时还能引出反应,必须将针回撤少许。此时麻醉医师与助手的配合十分重要,仅由一人进行调节:或由麻醉医师调整刺激针的位置,或由助手调整电流。

6. 当达到阈电流时还可见到目标肌肉的收缩,回抽无血后可注入局麻药。

7. 注入 10ml 局麻药后再次将刺激电流调到 1.0mA。这是为了排除误入血管内。如果针尖误入血管,局麻药将被血流带走,此时稍增加刺激电流即可见到明显的肌肉收缩。在整个注药过程中必须不断回抽检查。

8. 如果采用置管技术,建议在穿刺前用金属针头开皮。我们通常通过刺激针注入全量药物。这使得神经周围结缔组织被撑开,有助于置管。

（周　雁）

第三节　超声引导下神经松解治疗

一、超声引导下神经松解治疗适应证及禁忌证

1. 适合于局限性神经瘢痕粘连、神经卡压,腕管综合征等,经药物、康复理疗等治疗后,疗效不佳者。

2. **禁忌证**　全身状况差、精神疾病、儿童等;无法配合或耐受有创操作;局部感染、和/或表面皮肤有红斑、发烫、肿胀,则不能注射皮质类固醇;近期多次穿刺治疗效果不佳。

二、超声引导下囊性病变介入治疗步骤

1. 询问病史。

2. 患者坐位或仰卧位。观察神经病变,及其周围组织结构,评估安全穿刺路径,避开周围血管。

3. 获得患者知情同意,签署同意书。

4. 戴无菌手套后行皮肤消毒,抽吸利多卡因等药物。

5. 使用无菌探头套,在超声引导下平面内法或平面外法进针,穿刺针进入神经病变窄处周围瘢痕、卡压组织处,用 18G 穿刺针反复针刺,或注射生理盐水。

6. 操作完成后,于皮肤穿刺点消毒贴敷料。

三、超声引导下神经松解治疗

（一）超声引导下神经粘连松解介入治疗

神经瘢痕粘连或卡压主要表现为支配区域的感觉减退、麻木、刺痛感。长期反复的活动，直接损伤和局部受压都可能影响神经，神经也可以一处或多处受压。超声引导下生理盐水分离方法可以松解瘢痕粘连或卡压。

方法：患者仰卧位或坐位，充分暴露神经粘连或卡压部分，使用高频线阵探头短轴和长轴观察神经及周围瘢痕组织或卡压组织后，采用神经短轴切面，选用 25 号穿刺针，5~10ml 生理盐水、局麻药±右旋糖酐注射液，平面外进针法，逐步深入技术，由远侧向近端接近神经，再转换至长轴切面显示穿刺针进行药物注射（图 6-3-1）。

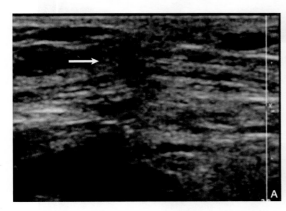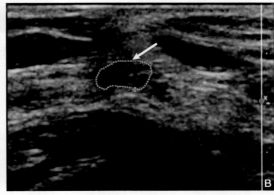

图 6-3-1　超声引导股神经瘢痕粘连松解治疗
A.股神经粘连声像图（箭头）；B.曲线面积为增粗神经，箭头所示为进针路径

（二）超声引导下腕管综合征注射治疗

当腕管内屈肌腱腱鞘炎或腱鞘囊肿等使腕管内的压力增大时，由于腕管的壁相对较坚韧，可使正中神经受压，导致手部感觉异常和疼痛，支配的手部肌肉麻痹。超声引导下腕管内药物注射，可以治疗腱鞘炎或腱鞘囊肿，减轻腕管内压力，从而治疗腕管综合征。

方法：病人的体位坐位或仰卧位，使掌心向上，下方垫毛巾卷使手腕背屈。使用正中神经和腕管的横断面，从尺侧到桡侧平面内进针，使用 25~27G 穿刺针，针尖到达腱鞘或腱鞘囊肿内注射药物，0.5~1ml 局部麻醉剂和 0.25~0.50ml 注射用皮质类固醇。注意避开尺神经和动脉，避免穿刺针刺入神经内（图 6-3-2）。

（三）超声引导下腕管综合征松解治疗

由于腕横韧带卡压正中神经所致的腕管综合征，正中神经显示为近端肿胀，横截面积增大，神经纵切面观显示为近端肿胀，远端变窄。可在超声引导下行腕横韧带松解治疗。

方法：患者坐位，掌心向上并放松，腕下垫一软垫。探头水平放置于腕横纹处，纵切腕管。针头与探头位同一平面，从近端到远端，到达正中神经的浅面，反复针刺腕横韧带（图 6-3-3）。

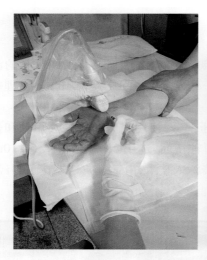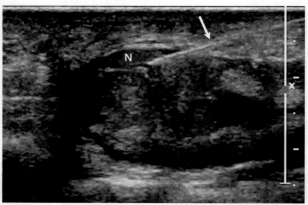

图6-3-2　超声引导下腕管综合征注射治疗

同一平面法显示穿刺针由尺侧向桡侧进针,箭头表示穿刺针进针路径。N:正中神经

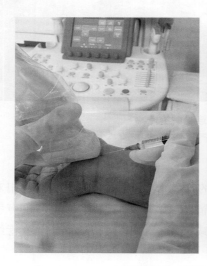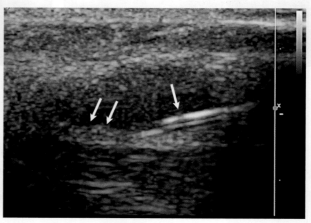

图6-3-3　超声引导下腕管综合征腕横韧带松解治疗

同一平面法显示穿刺针由腕管近端向远端进针,单箭头表示穿刺针,双箭头表示腕横韧带

（卢　漫）

第七章

心脏超声在康复的应用

第一节 标准切面、测量参数、观察时相及测量方法

常用的超声心动图窗口有胸骨旁、心尖部、剑突下及胸骨上窝。

采用平卧位或左侧卧位作为超声心动图胸骨旁和心尖切面检测体位。采用平卧位作为超声心动图胸骨上凹、剑下或肋下切面检测体位。

一、胸骨旁左室长轴切面

探头置于胸骨左缘第3、4肋间,扫查声束平面与右胸锁关节和左乳头的连线平行。

该切面可清晰显示右室、室间隔、左室、左房、主动脉、主动脉瓣与二尖瓣等结构(图7-1-1)。

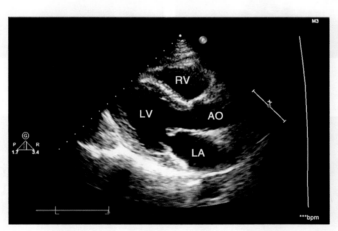

图7-1-1 胸骨旁左室长轴切面
RV:右心室;LV:左心室;LA:左心房;AO:主动脉

主动脉根部内可见右冠瓣和无冠瓣分别附着于前后瓣环,主动脉根部瓣环上方动脉壁稍向外膨出,为主动脉窦,窦以远为升主动脉。此切面可于收缩期测量主动脉根部不同节段内径大小,显示主动脉病变(图7-1-2、图7-1-3)。

主动脉根部后方为左房,可于收缩期测量左房前后径。

左心室位于右心室后方,两者间为室间隔,正常情况下室间隔参与左室运动,与左室后壁呈反向运动。应在胸骨旁左心室长轴切面测量左室舒张末期及收缩末期内径。测量时仔细选择与左心室长轴垂直的部位,在二尖瓣瓣尖水平进行测量。电子卡尺应置于心肌壁与心腔之间的界面,以及室壁与心包之间的界面(图7-1-4)。

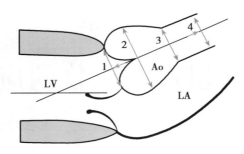

图 7-1-2　主动脉根部示意图

1. 主动脉瓣瓣环径；2. 主动脉窦内径；3. 窦管
交界内径；4. 升主动脉；LV：左心室；LA：左心
房；Ao：主动脉

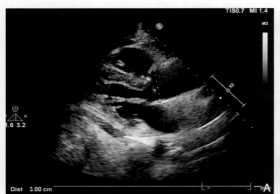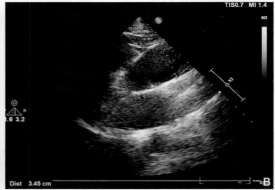

图 7-1-3　显示主动脉窦（A）及升主动脉（B）

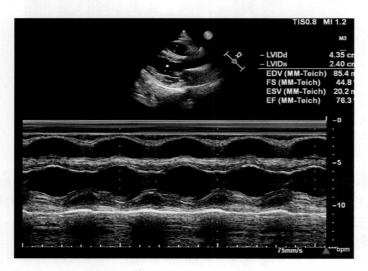

图 7-1-4　该切面还可显示舒张末期左右心室壁厚度和室间隔厚度

二、胸骨旁主动脉短轴切面

探头置于胸骨左缘3、4肋间,在左室长轴切面的基础上,将探头顺时针旋转90°,使声束与左肩和右肋弓的连线平行。

该切面可测量舒张末期右心室流出道前后径、肺动脉瓣环内径、肺动脉主干内径和左右肺动脉主干内径及血流频谱。

在肺动脉瓣的右室流出道侧(肺动脉瓣瓣下2cm处)测量右心室流出道内径,将取样容积置于该处,频谱呈负向三角形窄带,幅度较低。

在肺动脉瓣瓣上1cm处测量肺动脉主干内径,将取样容积置于该处可获取肺动脉血流频谱,频谱呈负向三角形窄波带(图7-1-5)。

在左右肺动脉主干起始处远心端1cm处测量左右肺动脉主干内径。

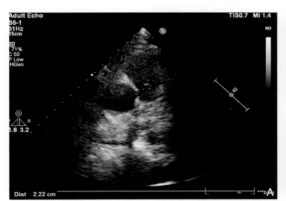
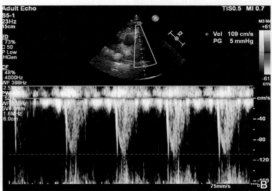

图 7-1-5　显示肺动脉主干(A)及肺动脉血流频谱(B)

三、胸骨旁二尖瓣水平左室短轴切面

探头置于胸骨左缘第3、4肋间,由胸骨旁主动脉短轴切面稍向心尖偏斜。

此切面右心室呈月牙形位于近场,室间隔呈弓状凸向右心室侧,左室横断面呈圆形结构回声位于左后。二尖瓣口呈鱼口状回声位于左心室短轴圆环状结构内。

四、胸骨旁乳头肌水平左室短轴切面

探头置于胸骨左缘第3、4肋间,扫查方向与二尖瓣水平短轴切面相似,探头略偏向心尖或下移一个肋间。

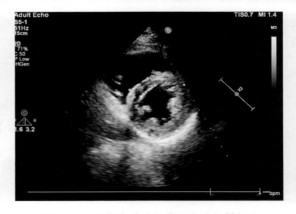

图 7-1-6　胸骨旁乳头肌水平左室短轴切面

同样可显示右心室、室间隔、左心室,左室内可见前后两组乳头肌的圆形断面回声(图7-1-6)。

五、胸骨旁心尖水平左室短轴切面

探头置于胸骨左缘4、5肋间。此切面右心室腔消失,左心室为圆环状结构。

六、心尖四腔心切面

探头置于心尖搏动处,声束指向右肩胛部,扫查平面中线经过心脏十字结构。

此切面显示心脏的四个心腔、房间隔、室间隔、两组房室瓣及肺静脉。心室收缩时关闭的两组房室瓣与心腔内的房间隔及室间隔形成十字交叉,将切面分成四部分,两个心室在图像的上方,两个心房在下方。三尖瓣隔叶附着点较二尖瓣前叶附着点略靠近心尖(图7-1-7A)。

在收缩末期测量左右心房横径、长径。在心房中部水平测量横径,在二、三尖瓣瓣环连线中点向心房底部连线,与横径连线垂直测量长径,测量时避开肺静脉及上腔静脉口。在舒张末期测量左右心室内径(图7-1-7B、C)。

标准四腔心切面样线于二尖瓣口引导脉冲多普勒可获得舒张期二尖瓣血流频谱,频谱呈正向双峰波形,第一峰(E峰)较高,为心室舒张早期快速充盈所致,第二峰(A峰)较低,为心房收缩心室缓慢充盈所致(图7-1-7D),三尖瓣舒张期血流频谱测量方法及频谱波形与二尖瓣相似,频谱幅度小于二尖瓣。

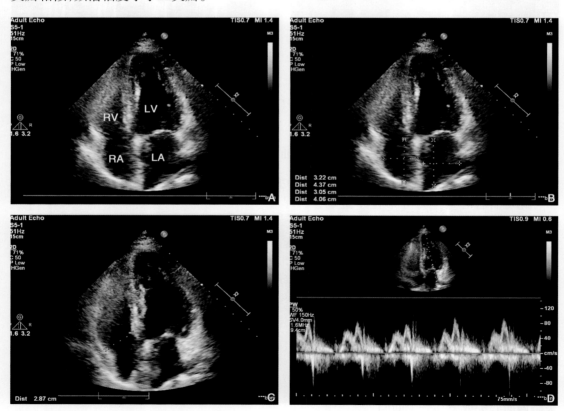

图7-1-7 心尖四腔心切面

A.心尖四腔心切面声像;B.左、右心房横径、长径测量;C.左、右心室内径测量;D.舒张期二尖瓣血流频谱;RV:右心室;LV:左心室;RA:右心房;LA:左心房

七、心尖五腔心切面

在心尖四腔心切面基础上将探头向胸壁方向前翘,左心室侧出现左心室流出道及主动脉根部结构。主动脉根部管腔位于左右心房之间,近侧腔内有主动脉瓣回声(图7-1-8A)。

取样容积置于主动脉瓣开放的瓣尖水平即可探及主动脉瓣口收缩期单峰窄带波形的主动脉瓣口血流频谱(图7-1-8B)。

取样容积置于左心室流出道内可探及收缩期负向血流频谱,与主动脉瓣口血流频谱类似。

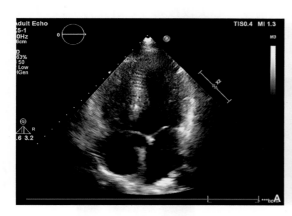
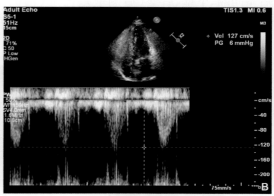

图 7-1-8 心尖五腔心切面(A)及主动脉瓣口血流频谱(B)

八、心尖左室两心腔切面

探头置于心尖部,在心尖四心腔切面基础上逆时针旋转探头约60°直至右侧心腔完全从图像中消失。

九、心尖左室长轴切面(心尖三心腔切面)

探头置于心尖部,在心尖左室两心腔切面基础上继续逆时针旋转探头约60°,直至主动脉根部长轴出现。

此切面与胸骨旁左室长轴切面相似,可清晰显示心尖部结构。

十、剑突下四腔心切面

探头置于剑突下,声束指向左肩,超声平面与标准左室长轴切面垂直,可以显示心脏的四个房室腔、两组房室瓣及房间隔和室间隔等结构。

第二节 超声心动图在康复中的应用

一、急性心肌梗死、稳定型心绞痛、经皮冠状动脉成形术、冠状动脉旁路移植术后的评估

(一) 左心室节段的划分

节段性室壁运动异常是心肌缺血早期、敏感的特征性指标。节段性室壁运动异常是超

声心动图诊断心肌缺血敏感和特征性指标。

为评估左心室功能,心室被分成若干节段。节段的划分能反映冠脉血流供应的区域。分段的方法较多,目前多采用十六节段划分法。

十六节段划分法,首先沿左室长轴,将左心室壁分为三段,产生出左心室三个环状短轴切面,分别为:①基底段:从二尖瓣环至乳头肌顶部;②中间段:即乳头肌段;③心尖段:乳头肌下缘至心尖段。再将基底段和中间段按每60°划分为一段(共12段),从室间隔与右心室游离壁的前结合部开始,连续逆时针划分,其基底段和中间段的节段应分别称为前室间隔、后室间隔、下壁、后壁(后侧壁)、侧壁(前侧壁)、前壁。心尖段按每90°划分为一段(共4段),包括前壁、间隔、下壁、侧壁,共计16个节段(图7-2-1)。

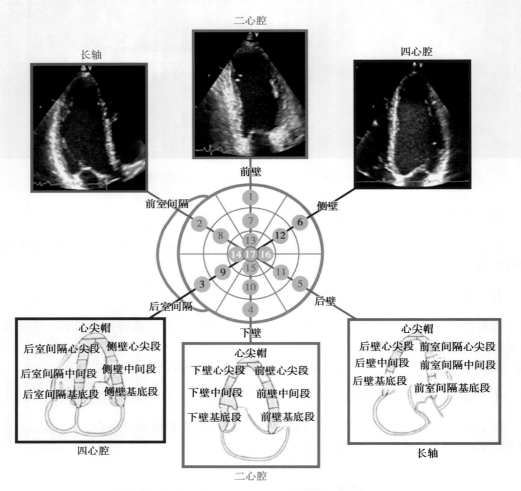

图 7-2-1　左心室十六节段划分法

十七节段分段法在十六节段分段法的基础上,将心尖顶部心肌单独作为一段进行分析。

(二)　室壁节段与冠状动脉供血关系

通常情况下,前室间隔、前壁与心尖部心肌主要由冠状动脉左前降支及其分支供血,侧壁与后壁主要由左回旋支及其分支供血,下壁与后室间隔主要由冠状动脉供血。

（三） 室壁运动异常的判断

1. **1 分** 运动正常,心内膜运动幅度>5mm,收缩期室壁增厚率>25%。

2. **2 分** 运动正常,心内膜运动幅度<5mm,收缩期室壁增厚率<25%。

3. **3 分** 运动消失,心内膜运动和室壁收缩期增厚率消失。

4. **4 分** 反常运动(如室壁瘤),局部室壁变薄,收缩期与正常心肌节段呈矛盾运动。

室壁运动计分指数(WMSI)= 各节段计分之和/计分节段总数。

正常左心室 WMSI 为 1(以 16 节段划分法为例,每节段计分为 1,故 WMSI = 16/16 = 1),≥2 分为异常。WMSI 与整体左心室射血分数相关性良好,WMSI 越高,病情越重,并发症越多,预后越差。

（四） 超声心动图表现

1. **节段性室壁运动异常** 受累节段室壁变薄,运动减弱、无运动或反常运动,收缩期增厚率减低或消失。未受累节段室壁代偿性运动增强。急性心肌梗死时,梗死节段室壁厚度和回声无明显变化;而陈旧性梗死节段室壁变薄,回声增强。

2. **腔室大小、形态改变。**

3. **心功能减低** 梗死区局部心功能明显减低,如节段性缩短分数减少。较大范围心肌梗死时,可出现整体左心功能降低。

4. **心肌梗死并发症** 缺血性二尖瓣关闭不全、乳头肌功能不全、乳头肌断裂、室壁瘤形成、血栓形成、室间隔穿孔、心脏破裂。

二、心脏人工瓣膜置换术后的应用

心脏人工瓣膜是指用于替代严重受损瓣膜的人工制造的具有瓣膜功能的器具,心脏瓣膜置换的目的是最大程度的提高患者的生活质量,并使与瓣膜有关的并发症降至最低。

瓣膜置换术后,对人工瓣膜的功能评价非常重要。经胸超声心动图是评价人工瓣膜功能的首选方法。

人工瓣包括两个基本部分:①瓣环(瓣架):环外周用于与生理位置瓣环组织进行缝合固定,环内腔为血流通道;②瓣叶:为生物组织或人造材料制成的活瓣,随心动周期开启和关闭。不同类型和大小的人工瓣有不同的血流动力学特征和启闭活动。

人工瓣主要有机械瓣和生物瓣两种(图 7-2-2):

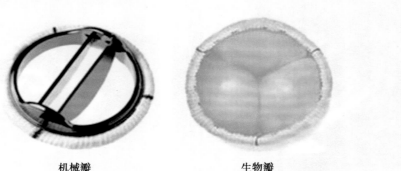

机械瓣　　　　　　　　　　生物瓣

图 7-2-2　人工心脏瓣膜

1. **机械瓣**　全部使用人工材料制成的心脏瓣膜代用品称为机械瓣,是目前临床上应用最多的一种人工心脏瓣膜。有笼球瓣、笼碟瓣、倾碟瓣、双叶碟瓣。目前应用最多的是双叶碟瓣,它由 2 个半圆形片状瓣叶和 1 个圆形瓣环组成,每个瓣叶直径的两端各有 1 个轴与瓣环内相应凹槽构成铰链,可以自由启闭、有效瓣口面积较大、跨瓣压差小、属于中心血流型,血栓栓塞率低。

2. **生物瓣**　是仿照人的主动脉瓣 3 个半月瓣的结构,用生物组织制作而成。瓣膜材料主要有同种同体组织,如肺动脉、阔筋膜等;同种异体组织,如主动脉、阔筋膜等;异种异体组织,如猪的主动脉瓣、牛的主动脉瓣、牛心包等。生物瓣的血流通过瓣口为中心血流,血流动力学性能好。但是由于生物瓣容易钙化、衰败、破损撕裂等原因,其使用寿命较短,限制了临床应用范围。

（一）人工瓣异常

1. **人工瓣血栓**　人工瓣术后血栓形成是人工瓣的严重并发症。血栓会引起人工瓣阻塞和瓣叶开放障碍,以及引起其他临床血栓栓塞事件。

2. **人工瓣膜心内膜炎**　感染常发生在人造瓣环和自体瓣环的结合处,并引起瓣周脓肿、开裂、假性动脉瘤和瓣周漏。机械瓣感染多从瓣周部位开始,通常形成瓣周脓肿,不易形成赘生物。生物瓣心内膜炎更常发生于瓣叶上,并导致尖端破裂、穿孔和赘生物形成,多数发生于手术后 1 年。

3. **人工瓣膜狭窄**　人工机械瓣置换术后跨瓣压差均明显高于正常自然瓣膜。然而由于人工瓣型号选择偏小等因素,也会导致类似瓣膜狭窄的病理性血流动力学改变。生物瓣多数由于瓣叶增厚、粘连、钙化等引起狭窄出现。

4. **人工瓣反流**　因机械瓣具有机械惰性,需借助少量反流冲击关闭瓣叶,因此均有少量功能性反流。病理性反流常见于以下 3 种情况:①生物瓣叶增厚和钙化、穿孔、脱垂、赘生物;②机械瓣血栓或肉芽组织增生,瓣环开裂,瓣片脱位;③瓣周漏:缝合开裂所引起的缝合环和周围自然瓣组织之间的病理性反流。瓣周漏最常见于机械瓣。

（二）人工瓣膜的超声检查

人工瓣膜置换后准确观察人工瓣膜装置的形态结构和功能,对评价人工瓣膜置换的效果和预后评估具有价值。主动脉瓣位人工瓣常在胸骨旁左心室长轴切面、心底短轴切面及心尖五腔切面探查(图 7-2-3)。二尖瓣位人工瓣常在胸骨旁左心室长轴切面、左心室短轴二尖瓣水平切面、心尖四腔切面观察(图 7-2-4)。检查人工瓣膜时,不仅要扫查各种标准切面,而且要扫查多种非标准切面,以便充分显示瓣膜内部成分。

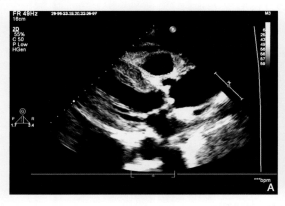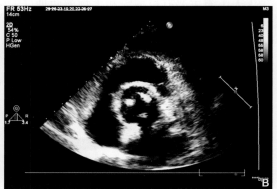

图 7-2-3　主动脉瓣位生物瓣
A.胸骨旁左室长轴切面;B.心底短轴切面

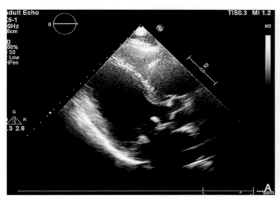
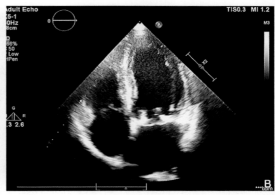

图 7-2-4　二尖瓣位生物瓣

A.胸骨旁左室长轴切面；B.心底短轴切面

1. 二维超声心动图　主要观察人工瓣位置和类型、瓣架固定状态、瓣周是否有裂隙。瓣叶活动情况，以及瓣叶上有无异常回声光团。人工瓣血栓发生多为低于瓣架回声的低回声团块，活动度较低，附着于瓣周或瓣叶。如果附着团块松散，活动度大，毛刺或蓬草样，结合有无发热等病史，首先考虑赘生物可能。

2. 多普勒超声心动图

（1）彩色多普勒血流显像观察：人工瓣前向血流类型；瓣口反流及程度；是否有瓣周漏。生理性反流一般流速低，病理性反流流速多出现半圆形血流汇聚区，反流流速较高。瓣周漏为源于瓣架与瓣环之间的反流信号。

（2）频谱多普勒测量各类人工瓣前向血流参数：人工瓣膜的血流动力学性能通常用跨瓣压差、有效瓣口面积等指标来评价。人工瓣膜的跨瓣压差是指血流经过人工瓣时，由于瓣口对血流的阻滞作用所产生的压差，是评价人工瓣膜功能的最重要的血流动力学参数之一。跨瓣压差越小，瓣膜的收缩期性能越好，然而，目前在临床上应用的人工瓣膜都有明显的跨瓣压差。一般认为，正常的跨瓣压差应<40mmHg。

三、术后导致的肺栓塞

肺血栓栓塞（pulmonary thromboembolism，PTE）是肺栓塞（pulmonary embolism，PE）最常见类型，深静脉血栓形成（deep vein thrombosis，DVT）和 PTE 在发病机制上存在相互关联，是同一种疾病病程中两个不同阶段的不同临床表现，因此把它们作为整体理解，通称为静脉血栓栓塞症（venous thromboembolism，VTE）。DVT 不同阶段的临床症状可有可无，症状的出现取决于血栓栓塞程度、侧支循环、血管闭塞及再通情况，另外一个重要因素则是患者对于血栓的耐受程度。下肢深静脉超声探查能够及时发现下肢深静脉血栓，治疗结束后定期复查超声可以及时提示静脉血栓栓塞再发，降低患者罹患致死性 PTE 的危险。有研究认为急性肺血栓栓塞症是临床上一种危重心肺疾病，超声心动图对其病变程度、治疗效果及评估预后有重要作用，已经普遍应用于临床。其中最主要、最常见的种类为肺动脉血栓栓塞（PTE），还包括其他以肺血栓性栓子栓塞为病因的类型，如脂肪栓塞、羊水栓塞、空气栓塞、异物栓塞和肿瘤栓塞。

手术创伤后修复使凝血功能增加、手术时间过长及方式复杂、术后长期卧床致深静脉血栓形成及患者自身因素均可导致术后肺栓塞的产生。

超声心动图能提示肺栓塞的存在，具有一定价值，且无创、廉价、可重复利用。其在评价溶栓后的疗效和随访中具有重要价值。

　　栓塞的肺动脉及其分支达到一定程度后,通过机械阻塞作用和神经体液、低氧血症引起的肺动脉收缩,导致肺循环阻力增高、肺动脉高压。

　　PTE 诊断标准切面主要包括以下切面:心尖四腔切面(the apical four-chamber view);心尖五腔切面(the apical five-chamber view);胸骨旁左心长轴切面(the parasternal long-axis view);胸骨旁短轴切面(the parasternal short-axis view);剑突下下腔静脉长轴切面(the subcostal long-axis view of the inferior vena cava)。

　　在实际临床工作中,PTE 有哪些超声征象,我们要如何解读 PTE 超声征象呢? 下面为大家一一详细介绍。

(一) 右心扩大(right heart enlargement)

　　急性 PTE 患者由于右心负荷增加引起右心腔内径增大,主要参考指标有右室/左室前后径比值>0.5,右室/左室横径比值>1.1;右房/左房横径比值>1.1;左心室收缩末期和舒张末期内径的减小,以舒张末期减小为著(图 7-2-5、图 7-2-6)。

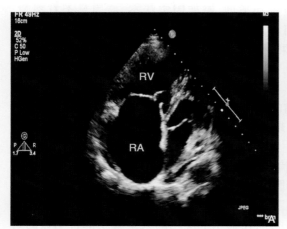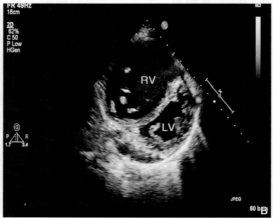

图 7-2-5　PTE 超声心动图征象-右心扩大

A:心尖四腔心切面显示右心扩大;B:左室短轴切面,左室受压呈"D"型改变。RV:右心室;RA:右心房;LV:左心室

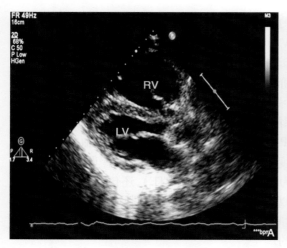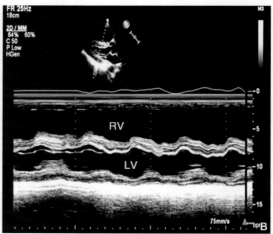

图 7-2-6　左室长轴切面显示右心扩大

A:胸骨旁左室长轴切面,示右室扩大;B:M 型显示右室扩大,右室/左室前后径比值>0.5。RV:右心室;LV:左心室

（二）右室壁运动幅度减低（RV wall motion reduce）

正常情况下，右室前壁运动幅度>5mm，右室游离壁运动幅度>8mm（图7-2-7）。PTE患者右室壁基底部至游离部运动幅度减低，甚至消失（图7-2-8）。观察右室壁要点：在胸骨旁左室长轴切面观察右室前壁厚度/运动幅度，在肋下切面观察右室游离壁厚度/运动幅度。

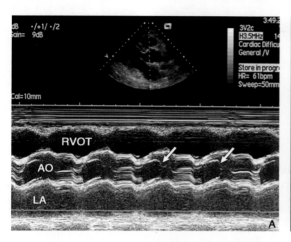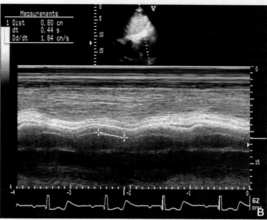

图7-2-7　正常人右室壁厚度及运动幅度测量图像
A：胸骨旁左室长轴切面；B：肋下切面；RVOT：右室流出道；AO：主动脉；LA：左心房

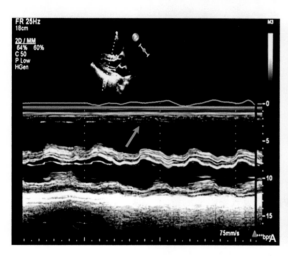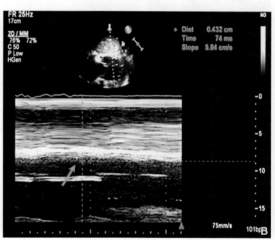

图7-2-8　PTE右室壁运动幅度减低
A：胸骨旁左室长轴切面；B：肋下切面（箭头所示）

（三）肺动脉增宽（pulmonary artery widened）

正常情况主肺动脉MPA<30mm，左右肺动脉分支LPA、RPA<20mm。PTE患者MPA>30mm，LPA和/或RPA>20mm。CTEPH患者MPA会出现明显扩张的情况（图7-2-9）。

（四）下腔静脉增宽，吸气塌陷率减小（the size and respiratory variation of the inferior vena cava have been used to predict right atrial pressure）

正常情况下腔静脉深吸气出现明显的塌陷，吸气塌陷率>80%。当下腔静脉内径>2.1cm和/或吸气塌陷率<50%，提示右房压升高（图7-2-10）。根据2010版ASE指南，对于右房压的评估参照以下方法：

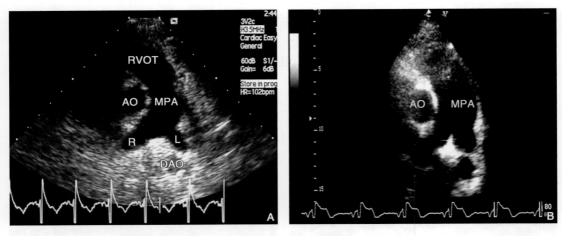

图 7-2-9 肺动脉测量图像

A:正常人;B:PTE 患者。MPA:肺动脉主干;RVOT:右室流出道;AO:主动脉;DAO:降主动脉

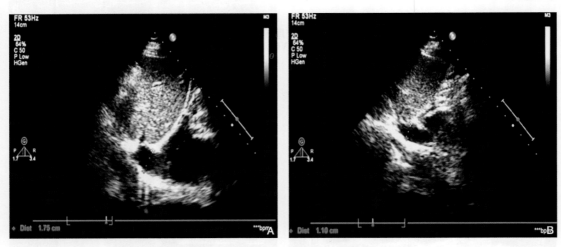

图 7-2-10 下腔静脉内径及吸气塌陷率测量

A:最大内径(Max D);B:最小内径(Min D)。吸气塌陷率=(Max D−Min D)/Max D×100%

A. 正常:IVC 直径≤2.1cm 且吸气塌陷率>50%,即 3mmHg(范围:0~5mmHg)。

B. 升高:IVC 直径>2.1cm 且吸气塌陷率<50%,即 15mmHg(范围:10~20mmHg)。

C. 中间值:IVC 直径和塌陷率不适合此标准的情况下,可取中间值 8mmHg(范围:5~10mmHg)。

(五) 三尖瓣反流速度增大(tricuspid regurgitation jet velocity increase)

PTE 患者会出现三尖瓣反流速度增大的情况。我们知道,超声无创评估肺动脉收缩压是根据简化 Bernoulli 方程。在无右室流出道及肺动脉狭窄的情况下,肺动脉收缩压近似等于右室收缩压,即 $SPAP \approx RVSP = 4(TRvelocity)^2 + PRA$(图 7-2-11)。肺动脉舒张压及平均压的无创评估公式较多,应根据患者具体情况选择合适的计算公式(图 7-2-12)。根据简化 Bernoulli 方程 RVSP 通过三尖瓣反流峰值流速加估计的右房压准确算出:$RVSP = 4 \times V^2 +$ 右房压,其中,V指三尖瓣反流峰值流速(以 m/s 为单位),右房压根据 IVC 直径和呼吸变化率来估计。肺动脉瓣或右室流出道无梗阻时,SPAP 等于 RVSP。如果 RVSP 升高,应排除右室流出道或肺动脉瓣水平梗阻,尤其是先天性心脏病或肺动脉瓣术后的患者。因为简化的 Bernoulli 方程忽略了完整方程中的惯性因素,有时可能低估右房室间的压力阶差。由于速度测量存在角度依赖性,建议多切面探查取三尖瓣反流最大速度。从技术上讲,多数患者均能获得边缘完整的满意信号。建议多普勒扫查速度为 100mm/s。如果信号微弱,可以使用振荡盐水或血液盐水对比增强,但不论是否使用造影剂应避免高估频谱范围,测量容易辨认的形态完整的频谱。

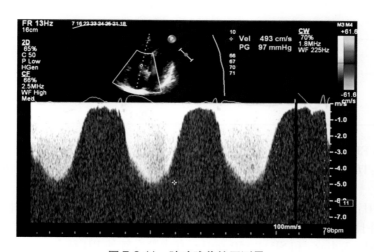

图 7-2-11　肺动脉收缩压测量

根据简化的 Bernoulli 方程,SPAP≈RVSP=4(三尖瓣反流速度)^2+右房压

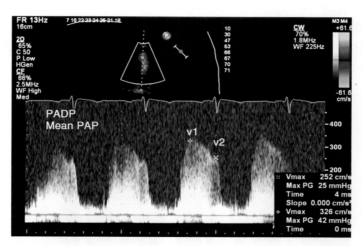

图 7-2-12　肺动脉舒张压及平均压测量

PADP=4×(肺动脉舒张末期反流速度 V2)^2+右房压;Mean PAP=4×(肺动脉反流早期速度 V1)^2+右房压

我们在临床工作中,经常会遇到超声估测肺动脉收缩压与有创检查右心导管之间测值存在差异的情况,如何分析和看待超声估测 SPAP 产生误差原因? 低估 SPAP 主要原因包括:Doppler 角度过大;右房压估计过低;心导管-多普勒的非同步测量;吸气相测量及右心功能不全。高估 SPAP 主要原因包括:三尖瓣反流频谱不完整;右房压估计过高;合并隔瓣后室缺;心导管-多普勒的非同步测量。那么,是不是超声评估 SPAP 就不准确,临床上怎么看待这一问题? 关于这一问题,2010ASE 指南建议是使用多种有效的方法评估肺血流动力学适合大部分人群。利用三尖瓣反流估测 SPAP 是可靠的(表 7-2-1)。肺动脉高压或心衰的患者:可用三尖瓣反流的平均压差或肺动脉反流来估测 PADP。如果 SPAP>35~40mmHg,且存在其他临床因素,应进一步确定是否存在肺动脉高压。

表 7-2-1　三尖瓣反流程度评估方法

	最大反流面积与右房面积比例	反流束基底部宽度与三尖瓣环宽度比例	三尖瓣反流面积
轻度	≤20%	≤1/3	≤4cm^2
中度	>20%,≤40%	>1/3,≤2/3	>4cm^2,≤10cm^2
重度	>40%	>2/3	>10cm^2

2009 ESC/ERS PH 诊断和治疗指南

A. 无 PH:TRV≤2.8m/s,SPAP≤36mmHg(假设 RAP 5mmHg),没有额外 PH 超声心动图征象。

B. 可疑 PH:TRV≤2.8m/s,SPAP≤36mmHg,存在额外 PH 超声心动图征象,或 TRV 在 2.9~3.4m/s 并且 SPAP 为 37~50mmHg,有或没有额外 PH 征象。

C. PH:TRV>3.4m/s 和 SPAP>50mmHg,有或没有额外 PH 征象。

超声评估肺动脉收缩压注意事项:多切面观察三尖瓣反流速度;推荐联合使用彩色血流多普勒;可以应用右心声学造影技术增加三尖瓣反流频谱的完整性;寻找其他符合"临床和 echo"PH 的征象;静息的 SPAP 的正常生理范围,依赖于年龄和 BMI,并且在年龄>50 岁或体重指数>30kg/m^2 中,SPAP 可能高达 40mmHg。

(六) 肺动脉血流频谱改变(change of pulmonary flow spectrum)

"指拳征"是指右室流出道前向血流频谱收缩中期切迹,是 PTE 较为敏感的征象(图 7-2-13)。

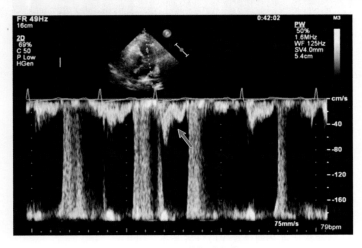

图 7-2-13　"指拳征"
右室流出道前向血流频谱收缩中期切迹,是 PTE 较为敏感指标

肺动脉血流速度明显减低,血流加速时间缩短:ACT<80 毫秒(图 7-2-14);右室射血前期缩短:RPEP<300 毫秒;ACT 与 RVET 比值减低:ACT/RVET<40%。"60/60 征"指右室加速时间≤60 毫秒和三尖瓣反流压差≤60mmHg,提示 PTE(图 7-2-15)。

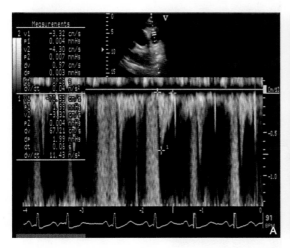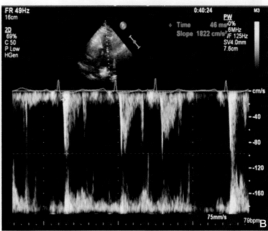

图 7-2-14　ACT 测量示意图

A:ACT=60 毫秒;B:ACT=46 毫秒

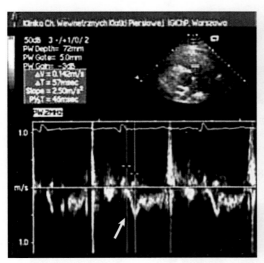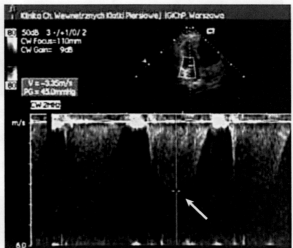

图 7-2-15　60/60 征

右室加速时间≤60 毫秒+三尖瓣反流压差≤60mmHg

（七）血栓(thrombus)

右心系统内血栓形态各异(图 7-2-16)。肺动脉内血栓常为大块,从主干延续至一侧或双侧肺动脉分支(图 7-2-17)。右肺动脉主干血栓易于显示,左肺动脉因显示较短,血栓不易显示。血栓需与右心系统肿瘤相鉴别。

血栓需与右心系统肿瘤、赘生物等相鉴别,我们通过病例分享来加深了解。

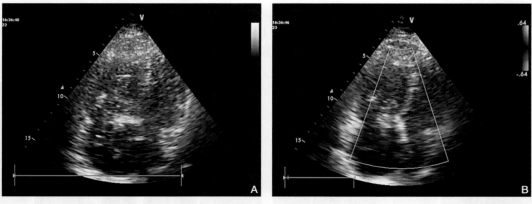

图 7-2-16　急性肺栓塞患者,呼吸心搏骤停,超声心动图探查可见心脏停搏,右心腔内大量血栓
A:右房及右室可见血栓填充;B:彩色多普勒无血流

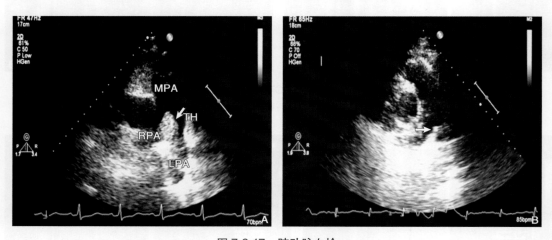

图 7-2-17　肺动脉血栓
A:肺动脉主干可见血栓;B:肺动脉分叉处可见血栓
MPA:肺动脉主干;RPA:右肺动脉;LPA:左肺动脉;TH:血栓

病例 1:患者女,65 岁,临床考虑 PE(图 7-2-18～图 7-2-20)。

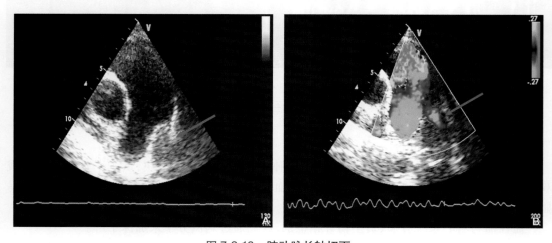

图 7-2-18　肺动脉长轴切面
A:左肺动脉内中强回声占位;B:左肺动脉起始处窄束血流

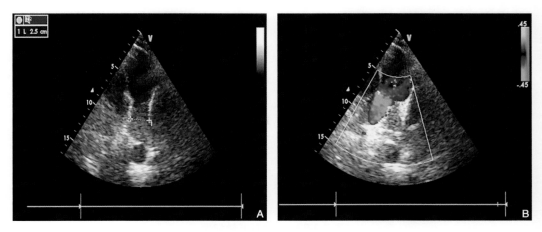

图 7-2-19　溶栓治疗后复查
A：左肺动脉内仍可见中强回声占位；B：左肺动脉起始处未见明显血流

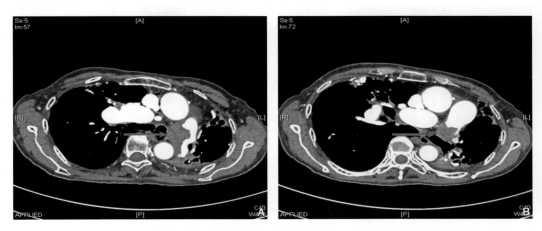

图 7-2-20　CTPA 图像
A 和 B：左肺动脉干偏心性软组织密度充盈缺损影，仅见左肺上叶少许肺动脉纤细显示，其余分支未见显示

病例 2：患者男，81 岁，咳嗽、气促（图 7-2-21～图 7-2-23）。

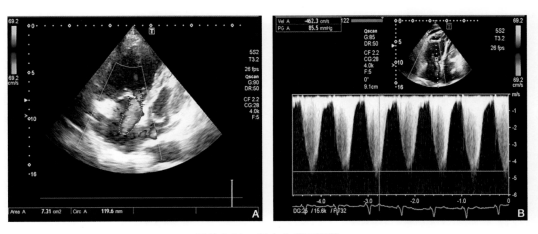

图 7-2-21　超声心动图图像
A：三尖瓣中度反流；B：三尖瓣反流压差＝85.5mmHg

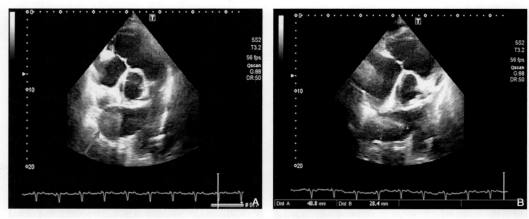

图 7-2-22　肺动脉长轴切面
A:右肺动脉内可见团块状中等回声(箭头);B:异常团块大小约 48.8cm×28.4mm

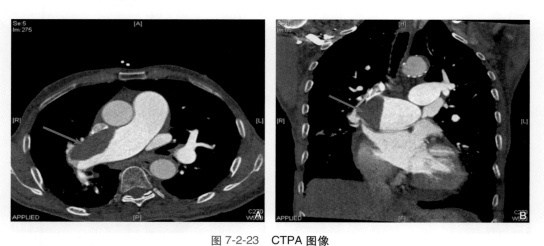

图 7-2-23　CTPA 图像
A、B:右肺动脉干、中间段及下叶基底段可见条状附壁充盈缺损,右肺中叶肺动脉未见显示,右肺下叶外基底段可见附壁充盈缺损。考虑 CTEPH,肺通气/灌注不匹配

病例 3:患者,男,39 岁,间断发热 7 个月,查体:心脏可闻及收缩期杂音(图 7-2-24~图 7-2-28)。

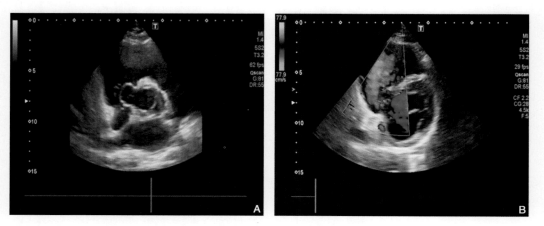

图 7-2-24　大动脉短轴切面示室间隔缺损
A:室间隔缺损并膜部瘤形成;B:室水平左向右分流

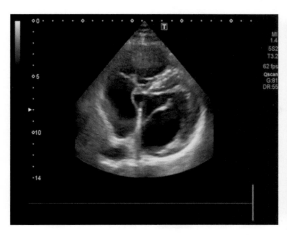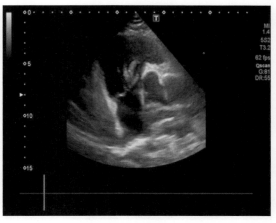

图 7-2-25　超声心动图示三尖瓣赘生物

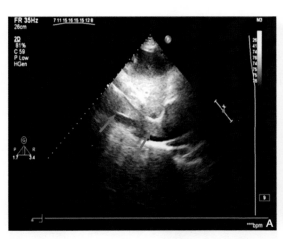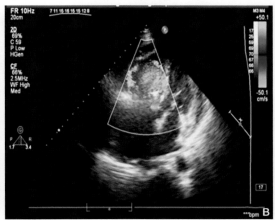

图 7-2-26　下腔静脉平滑肌瘤病累及右心
A:IVC 内条索状占位延伸至右房开口处;B:心腔内占位病变,CDFI 显示右室内仅存环形血流

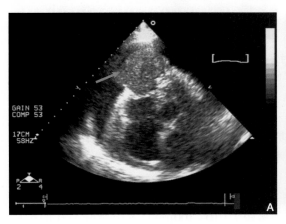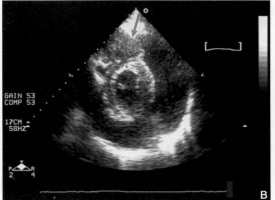

图 7-2-27　右室心尖占位——肺癌转移
A:右室心尖部位占位病变(箭头);B:大量心包积液

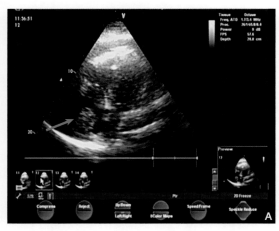
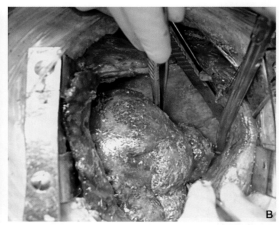

图 7-2-28　心包恶性平滑肌肉瘤累及右心房

A：超声显示右房占位（箭头），大量心包积液；B：术中瓷白色肿物覆盖心包

（八）室间隔运动异常

左室短轴切面"D"型改变（图 7-2-29A）。室间隔偏向左室侧，运动平直，收缩期运动幅度减低，室壁增厚率减小，与右室前壁及左室后壁运动不同步（图 7-2-29B）。

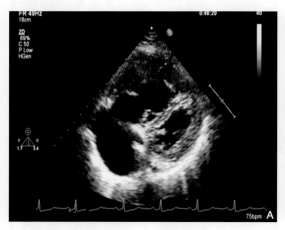
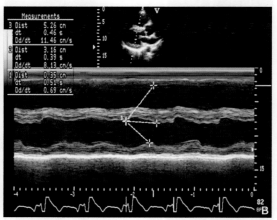

图 7-2-29　PE 时室间隔运动异常

A：左室短轴"D"型改变；B：室间隔与左、右室壁运动不同步

（九）卵圆孔（PFO）重新开放

肺动脉高压患者右房压力升高，可以造成卵圆孔重新开放，患者可能出现矛盾性栓塞的情况。临床工作中，我们应用右心声学造影技术判断卵圆孔开放，经食管超声心动图显示卵圆孔分流情况。

我们之前提到了右心声学造影技术，这是一项在临床应用非常广泛的技术。右心声学造影技术原理：用于右心声学造影的小气泡直径多较大（10～100μm），在经过肺循环的微血管床时被滤过或受压破灭，所以经静脉注射右心声学造影剂时，"理论上"左心系统无微小气泡出现。肺毛细血管前微小肺动脉-静脉短路。右心声学造影技术在肺动脉高压中的应用主要包括:检出心内分流,肺水平分流;改善多普勒血流信号;显示心内膜及结构。目前应用右心声学造影剂主要有维生素 B_6+碳酸氢钠(常用)及生理盐水 9ml(90%)+空气 1ml(10%)(推荐)。右心声学造影注意事项包括:

1. **次数**　不宜过多,一般在 5 次之内。
2. **间隔时间**　应在 5 分钟以上。
3. **路径**　一般取左肘静脉穿刺。
4. **切面**　探头应固定于最佳观察切面。
5. **增强造影效果**　咳嗽、Valsalva 动作、深吸气。
6. **造影结束**　观察患者 10 分钟以上,无不适可离开,局部避免皮下气肿。

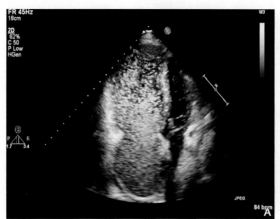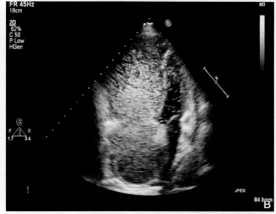

图 7-2-30　CTEPH 伴卵圆孔开放

A:经肘静脉注射声学造影剂,右心房、室顺序显影后经过 2~3 个心动周期后左心房水平出现造影剂气泡;B:嘱患者咳嗽后,分流气泡增加

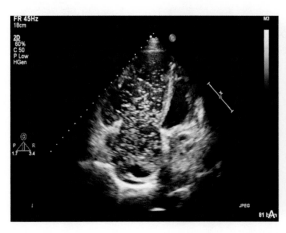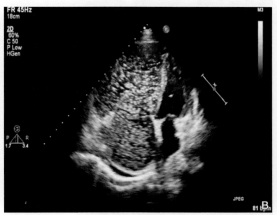

图 7-2-31　PH 伴肺动-静脉水平分流

A 和 B:经肘静脉注射声学造影剂,右心房、室顺序显影后经过 5~6 个心动周期后左心腔内出现较暗淡造影剂小气泡

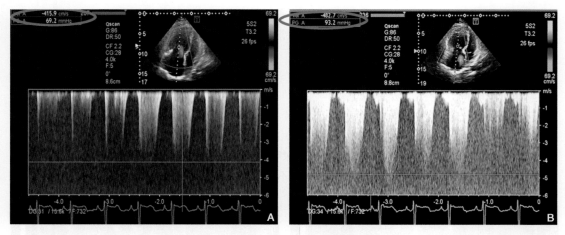

图 7-2-32　右心造影后改善多普勒血流信号

A：右心造影前测量三尖瓣反流速度；B：部分三尖瓣反流频谱较难获得时，可通过声学造影增强血流频谱的清晰度，以便精确估测 SPAP

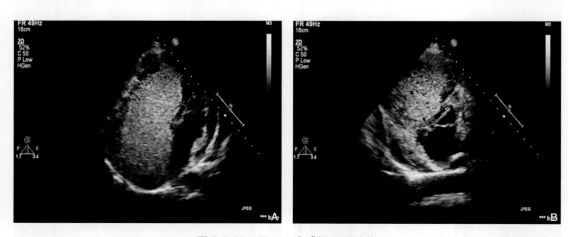

图 7-2-33　显示心内膜及心腔结构

TTE 图像显示不佳 PH 患者。A、B 协助显示心内膜以便了解心腔内径及右心功能，观察心腔内血流动力学变化

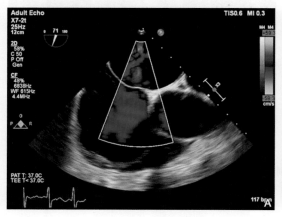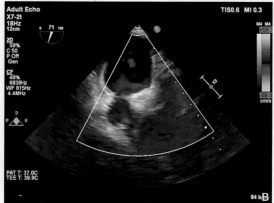

图 7-2-34　经食管超声心动图显示卵圆孔未闭

A：卵圆孔未闭患者；B：PTE 患者卵圆孔再开放

四、PTE 患者右心功能评价

有研究认为右心功能决定了肺动脉高压患者病情的严重程度、生存状况,是其预后的重要因素。尽管肺动脉病变程度及其范围对 PAH 具有意义,但右心功能决定了 PAH 患者病情的严重程度、生存状况及预后。无论哪种类型 PAH,患者最终均进展为难治性右心衰竭,右心功能是影响 PAH 患者预后的重要因素。右心室对于心肺疾病患者的发病率和死亡率发挥重要作用。然而,系统评价右心室功能却没有达成一致。部分原因是由于对左心功能评价的过度关注,同时缺少能用于右心成像的超声技术,寻找切实可行评价右心功能的方法,在右心衰竭出现之前对亚临床右心衰竭的发生和严重程度进行评价就显得非常重要了。随着超声心动图对右心室功能评价能力的提高,评价 PAH 对右心功能的影响也成为可能。右心室评估难点在于右心室形状不规则、心尖部肌小梁较多、心内膜显示不清,常规二维超声对右心室的评价价值有限。2010 年美国超声心动图学会推荐常规的超声心动图诊断应纳入如下几项简单且重复性好的指标,包括 FAC,TAPSE,脉冲组织多普勒 s' 及 MPI。联合使用一种以上的右室功能测量方法,如 s' 和 MPI,对区分功能正常与否更为可靠。强烈建议在常规超声心动图检查及报告中至少纳入上述量化检查方法中的一项,尤其在右室功能不全或右室功能可能受到影响时格外重要。更先进的技术,如 IVA,应变及应变率,目前不推荐作为常规检查,在有经验的实验室作为特殊的临床和研究应用。

1. 三尖瓣环收缩期位移(TAPSE)　见图 7-2-35、图 7-2-36。

2. 右室面积变化分数(RVFAC)　见图 7-2-37。

3. 右室心肌做功指数(RIMP/Tei index)　见图 7-2-38。

4. 右室射血分数(RVEF)——RT3DE　右室射血分数参考低限值 45%(图 7-2-39)。

5. 组织多普勒(TDI)

(1) 脉冲成像:三尖瓣瓣环及游离壁基底段 s',参考值下限为 10cm/s。

(2) 彩色编码组织多普勒:三尖瓣瓣环 s' 正常值 8.5 ~ 10cm/s,游离壁基底段 9.3 ~ 11cm/s(图 7-2-40)。

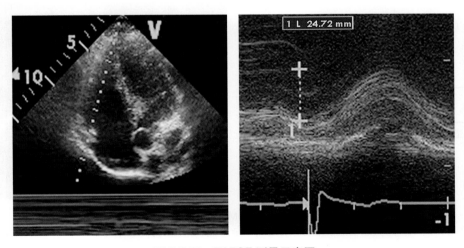

图 7-2-35　TAPSE 测量示意图

预后好	预后影响因素	预后差
无	临床右心衰指证	有
慢	症状进展速度	快
无	晕厥	有
Ⅰ，Ⅱ	WHO心功能分级	Ⅳ
较长(>500m)	6分钟步行距离	较短(<300m)
峰值摄氧量>15mL/(min·kg)	心肺运动试验	峰值摄氧量<12mL/(min·kg)
正常或接近正常	血浆BNP/NT-proBNP水平	明显升高
无心包积液 三尖瓣环收缩期位移>2.0cm	超声心动图结果	心包积液 三尖瓣环收缩期位移<1.5cm
右房压<8mmHg 或心指数≥2.5L/(min·m²)	血流动力学	右房压>15mmHg 或心指数≤2.0L/(min·m²)

图 7-2-36　2009 ESC/ERS 指南

TAPSE<15cm 提示肺动脉高压患者预后不佳

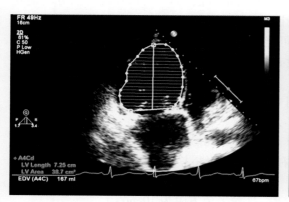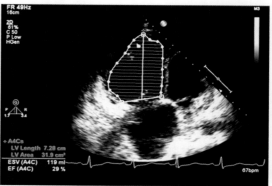

图 7-2-37　RVFAC 测量示意图

EDA：38.7cm²；ESA：31.9cm²；FAC=(EDA−ESA)/EDA=(38.7−31.9)/38.7=0.175=17.5%

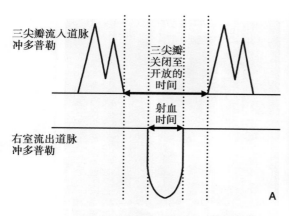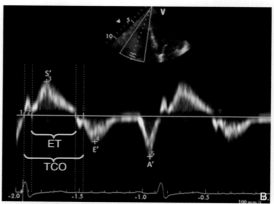

图 7-2-38　RIMP 测量示意图

RIMP=(IVRT+IVCT)/ET；A：脉冲多普勒法测量示意图，上限值为 0.40；B：组织多普勒法测量示意图，上限值为 0.54

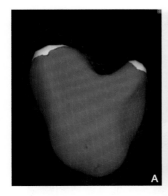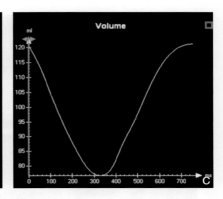

图 7-2-39　RT3DE 测量 RVEF 示意图

A：动态模型；B：RVEDV，RVESV 和整体 RVEF；C：右室时间容积曲线

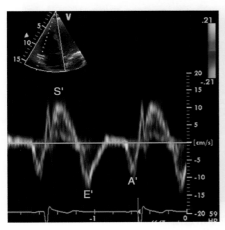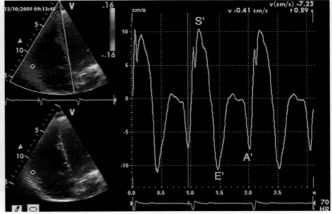

图 7-2-40　彩色编码组织多普勒测量三尖瓣环游离壁基底段 s'示意图

6. 斑点追踪技术（STE）　不受运动方向与声束夹角的影响，是评价右心室功能的新方法。右心室壁较薄，右心室心肌主要由心外膜下的纵形心肌及心内膜下的环形心肌组成，而纵形心肌在右心室的收缩与舒张过程中起主要作用，因此二维 STE 对右心室功能的研究主要为长轴方向上的心肌运动。应变反映心肌的主动收缩及舒张变形能力，不受心脏整体运动及周围邻近组织的被动牵拉，也不受参数改变的影响，具有相对独立性。右室游离壁整体长轴应变>−20%（绝对值<20%）认为异常（图 7-2-41）。

五、心肺联合超声在诊断 PTE 中的应用

心肺联合超声在评估肺栓塞方面的应用，近年来逐渐受到关注。肺超声特点：经济，易操作，可床旁进行，重复性好，准确性好，无放射性。

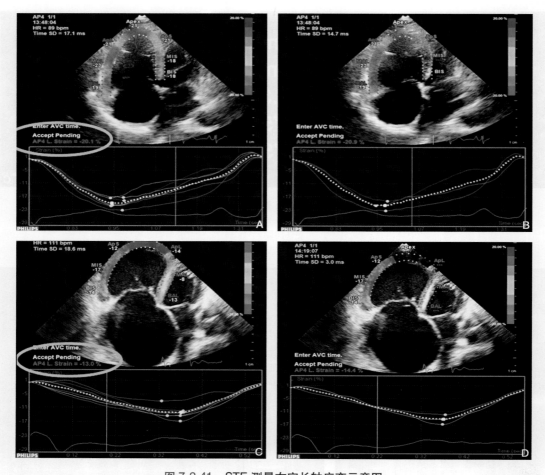

图 7-2-41　STE 测量右室长轴应变示意图

A:正常人右室整体长轴应变测量;B:正常人右室游离壁整体长轴应变测量;C:PH 患者右室整体长轴应变减低;D:PH 患者右室游离壁整体长轴应变减低

病例 1(图 7-2-42、图 7-2-43)

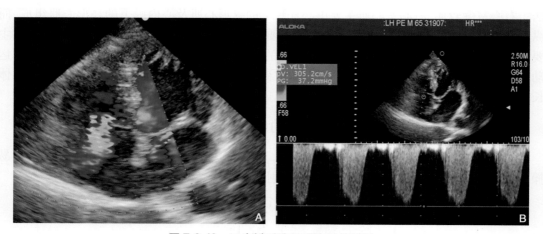

图 7-2-42　三尖瓣反流及反流压差测量

A:三尖瓣中-大量反流;B:SPAP 47mmHg

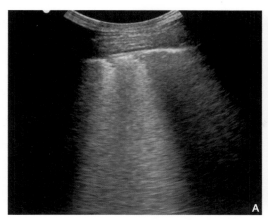
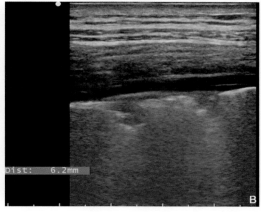

图 7-2-43 肺超声图像
A：凸阵探头（B 线凸显）；B：线阵探头，胸膜下多发类圆形低回声

病例 2（图 7-2-44~图 7-2-46）

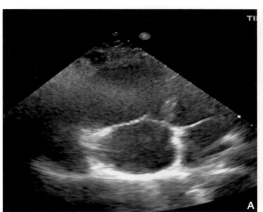
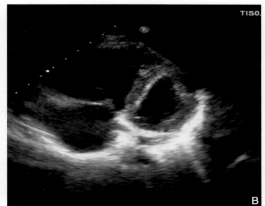

图 7-2-44 Echo 显示右心扩大
A：心尖四腔心切面右心扩大；B：心室短轴切面右心扩大

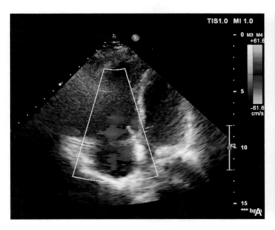
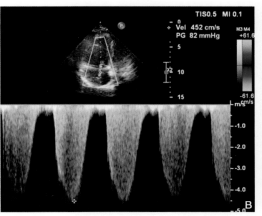

图 7-2-45 三尖瓣反流及反流压差测量
A：三尖瓣轻-中度反流；B：SPAP 92mmHg

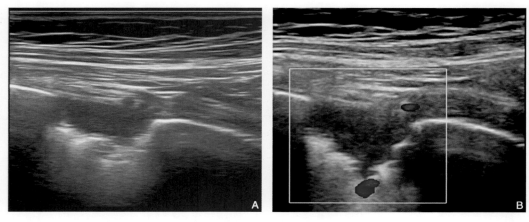

图 7-2-46　肺超声图像
A：胸膜下楔形低回声，尖端指向肺门；B：其内未见血流信号

病例 3（图 7-2-47~图 7-2-49）

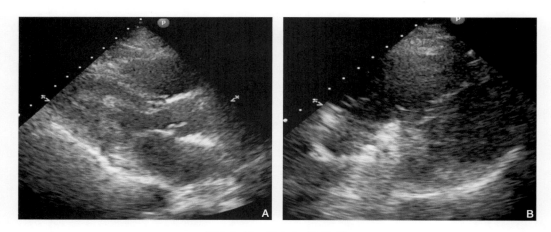

图 7-2-47　超声心动图图像
A：胸骨旁长轴切面；B：胸骨旁短轴切面

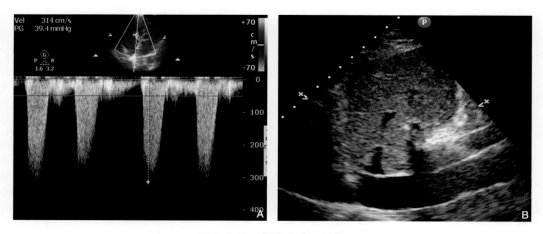

图 7-2-48　超声心动图图像
A：SPAP 49mmHg；B：下腔静脉增宽，吸气塌陷率减低

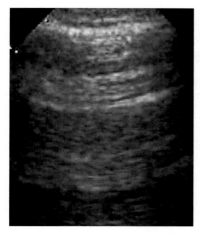

图 7-2-49　肺超声图像。肺超声未见明显异常

示血栓栓塞范围小或程度较轻。

SESAME 原则（sequential emergency scanning assessing mechanism or origin of shock of indistinct cause），在 BLUE 方案和 FALLS 方案之后继续检查外伤患者有无大量腹腔出血，或检查下肢静脉增加肺栓塞诊断信息，此外检查心脏排除心脏压塞，还能够发现室颤、房室传导阻滞或心跳停止。值得我们注意的是，肺超声对于周围型肺栓塞能够探查，中央型肺栓塞则很难显示（图 7-2-50、图 7-2-51）。

六、结语

（一）超声心动图在 PTE 诊治过程中的作用

1. 有助于临床对急性 PTE 的分型。

2. 若心脏结构正常，肺动脉正常或轻度升高，提

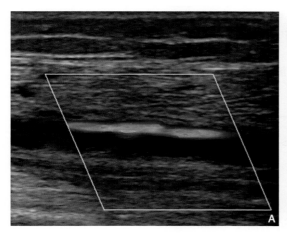
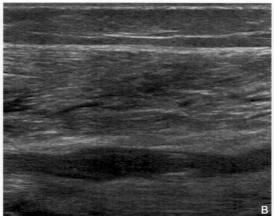

图 7-2-50　胫后静脉血栓形成
A：彩色血流多普勒显示，管腔充盈欠佳，可见窄束血流通过；B：管腔内可见中低回声填充

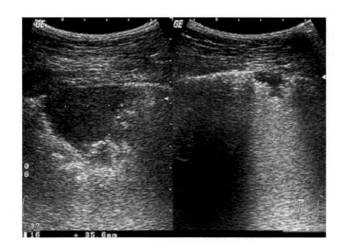

图 7-2-51　肺超声提示周围型肺栓塞

可见胸膜下楔形低回声，尖端指向肺门

3. 监测 PTE 病情进展情况。

4. 动态观测可疑 PTE 患者右心结构及功能改变情况。

（二）对于超声心动图诊断 PTE 主要诊断参数进行梳理（表 7-2-2）

表 7-2-2　2015 年 ESC/ERS 肺动脉高压诊断和治疗指南提示肺动脉压力升高的征象

表 A　超声心动图判断有症状的可疑患者肺动脉高压的可能性

三尖瓣反流速度（m/s）	是否存在其他超声 PH 征象	超声心动图判断 PH 可能性
≤2.8 或无法测量	否	低
≤2.8 或无法测量	是	中
2.9~3.4	否	中
2.9~3.4	是	高
>3.4	不需要	高

表 B　除三尖瓣反流速度外，提示肺动脉高压的超声心动图征象

心室	肺动脉	下腔静脉和右房
右室/左室基底径线比值	右室流出道多普勒加速时间<105msec 和/或收缩中期喀拉音	下腔静脉内径>21mm 伴吸气塌陷率减低（深吸气时<50% 或平静吸气时<20%）
室间隔变平（收缩期和/或舒张期左室偏心指数>1.1）	舒张早期肺动脉反流速度>2.2m/s	右房面积（收缩末期）>18cm²
	肺动脉内径>25mm	

1. 右室横径>40mm，长径>50mm，前后径>35mm。

2. 右室/左室前后径比值>0.5。

3. 右室/左室横径比值>1.1。

4. 右房/左房横径比值>1.1。

5. 右室前壁运动幅度<5mm，右室游离壁运动幅度<8mm。

6. 主肺动脉内径>30mm，左、右肺动脉内径>20mm。

7. 下腔静脉最大径>21mm，吸气塌陷率<50%。

（三）诊断 PTE 及评价右心功能参数

1. 肺动脉前向血流 ACT<80 毫秒，PEP<300 毫秒。

2. 右室流出道前向血流 ACT<60 毫秒。

3. ACT/RVET<40%。

4. 三尖瓣反流估测 SPAP>50mmHg。

5. 右室面积变化分数<35%。

6. 右室射血分数<45%。

7. TAPSE<17mm。

8. RIMP>0.54。

9. GLS 绝对值<20%。

超声心动图在 PTE 诊断中的价值：不同研究 PE 的超声诊断标准不同，右室几何形态特殊，缺乏独特的超声参数可以快速、可靠的提示右室结构和功能。阴性预测价值 40%~50%，

阴性结果不能排除 PE。右室功能不全,由其他心肺疾病引起。60/60 征和 McConnell 征,在 PE 中有相对高的阳性预测价值,排除右室心肌梗死引起的右室游离壁运动减低或消失。TAPSE 可能是有帮助的。PE 时会出现右室壁应变的异常,但缺乏特异性,并且血流动力学稳定的 PE 患者,应变可正常。活动的右心血栓——证实 PE 的诊断,和右室功能不全和早期死亡率高相关。不推荐作为血流动力学稳定,血压正常的疑似 PE 患者的诊断检查(not high-risk)。疑似 PE 的患者(high-risk)缺乏右室后负荷过重或功能不全的征象,可排除因肺栓塞引起血流动力学不稳定。

（四）　超声心动图在 PTE 预后评估中的价值

1. 超声心动图

（1）　发现≥25%PE 患者合并右室功能不全。

（2）　不良预后的独立预测因子。

（3）　参数多样,难以标准化。

2. 可用于 PE 危险分层的超声心动图异常结果

（1）　右室扩大,右室/左室内径增大。

（2）　右室游离壁运动减低。

（3）　三尖瓣反流速度增加。

（4）　TAPSE 减低。

3. PE 患者死亡率增加

（1）　房水平右向左分流(通过卵圆孔)。

（2）　右心血栓。

（吕秀章　李一丹）

参 考 文 献

GALIE N,HUMBERT M,VACHIERY JL,et al. 2015 ESC/ERS Guidelines for the Diagnosis and Treatment of Pulmonary Hypertension[J]. Rev Esp Cardiol(Engl Ed),2016,69(2):177.

第八章

介入超声在康复的应用

第一节　超声引导下关节病变的介入治疗

一、超声引导下关节疾病介入治疗的适应证及禁忌证

1. 适合于类风湿关节炎、痛风性关节炎、银屑病性关节炎、骨性关节炎等所致的关节腔积液、滑膜增生、滑膜炎或关节周围滑囊病变,经理疗、休息、抗炎等保守治疗无效的患者。

2. **禁忌证**　全身状况差、精神疾病、儿童等;无法配合或耐受有创操作;不能使用糖皮质激素及麻药患者;未能很好控制的糖尿病、慢性感染、结核等;局部感染、缺血、外伤等;近期多次注射效果不佳。

二、超声引导下关节介入治疗步骤

1. 询问病史。

2. 患者坐位或仰卧位,对关节进行横切及纵切超声检查,判断关节腔有无积液、液体量、滑膜增生和有无滑膜炎,避开神经及血管,选择安全穿刺路径。

3. 获得患者知情同意,签署同意书。

4. 戴无菌手套后行皮肤消毒、抽吸药物。

5. 使用无菌探头套,在超声引导下平面内法或平面外法进针(尽量用平面内进针法,可以观察整个进针路径及针尖位置),穿刺针到达关节腔后,先进行抽吸,再根据病变性质决定是否药物注射,注射药物类型及注射剂量根据不同的病变和关节部位而不同。

6. 操作完成后,于皮肤穿刺点消毒贴敷料。

三、超声引导下关节疾病介入治疗

1. **超声引导下指间关节注射**　仰卧位或坐位,手放于床上或桌面上,腕关节旋前,选用 25~30G 穿刺针,使用高频线阵探头或"曲棍球棒"探头,探头垂直于指骨的长轴,穿刺针较好的入路是关节屈曲位时从背侧进针,使用平面外或内进针法,将药物注射到关节腔内(图 8-1-1、图 8-1-2)。

2. **肩关节腔注射治疗**　采用后关节腔入路。患者坐位或侧卧位,侧卧位时患肩朝上,中立位,显示后关节腔纵切面,包括关节盂唇,超声引导下平面内法,穿刺针达到后关节腔,注射药物,实时观察可见关节腔扩展。穿刺过程避免损伤关节盂唇及肩胛上神经及血管(图 8-1-3、图 8-1-4)。

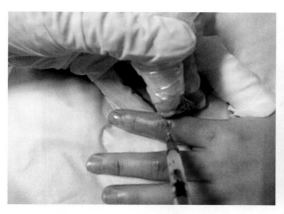

图 8-1-1　超声引导指间关节腔注射治疗

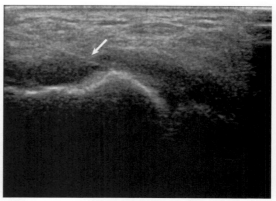

图 8-1-2　超声引导指间关节腔注射治疗
超声引导穿刺针进入指间关节腔内,箭头显示为进针路径

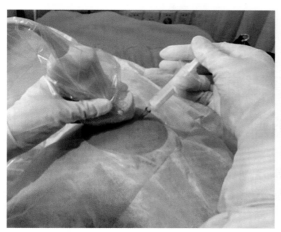

图 8-1-3　超声引导肩关节腔注射治疗

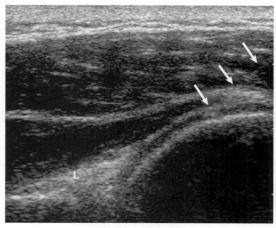

图 8-1-4　超声引导肩关节腔注射治疗
超声引导穿刺针进入肩关节腔内,箭头显示为进针路径

3. 超声引导下髋关节腔注射治疗(见髋关节章节)。

4. **超声引导下膝关节腔注射治疗**　患者仰卧位或坐位,屈膝30°,超声探头横切髌骨上方髌上囊,针头与探头位于同一平面,在积液明显的位置,由外侧向中间进针。使用18G 穿刺,先进行液体抽吸干净,再进行药物注射。抽吸过程中注意滑膜堵塞针尖(图8-1-5、图8-1-6)。

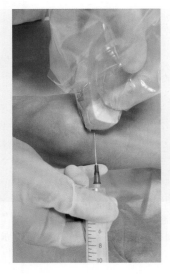

图 8-1-5 超声引导髌上囊注射治疗

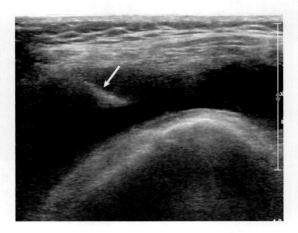

图 8-1-6 超声引导髌上囊注射治疗
超声引导穿刺针进入髌上囊内,箭头显示为进针路径

（卢　漫）

第二节　超声引导下囊性病变的介入治疗

一、超声引导下囊性病变介入治疗的适应证及禁忌证

1. 适合于腱鞘囊肿、滑囊积液、血肿、脓肿等囊性病变的介入治疗。

2. **禁忌证**　全身状况差、精神疾病、儿童等;无法配合或耐受有创操作;局部感染、患者发热,和/或滑囊表面皮肤有红斑、发烫、肿胀,则不能注射皮质类固醇;近期多次穿刺治疗效果不佳。

二、超声引导下囊性病变介入治疗步骤

1. 询问病史。

2. 患者坐位或仰卧位,充分暴露囊性病变,对囊性病变行横切及纵切超声检查,判断囊性病变的性质、与周围组织关系,尤其是周围血管及神经关系,评估安全穿刺路径。

3. 获得患者知情同意,签署同意书。

4. 戴无菌手套后行皮肤消毒、抽吸药物。

5. 使用无菌探头套,在超声引导下平面内法或平面外法进针,穿刺针进入囊性病变后,进行抽吸或生理盐水冲洗,根据病变性质决定是否注射药物,注射药物的类型及注射剂量根据不同的病变和部位而不同。

6. 操作完成后,于皮肤穿刺点消毒贴敷料。

三、超声引导下囊性疾病介入治疗

1. **超声引导下腱鞘囊肿介入治疗**　仰卧位或坐位,充分暴露腱鞘囊肿,使用高频线阵

探头垂直囊肿,选用 16G 穿刺针,用平面内法进针后进行抽吸,如果液体黏稠,用生理盐水注射稀释后抽吸,可注射少量类固醇,加压包扎,防止复发(图 8-2-1、图 8-2-2)。

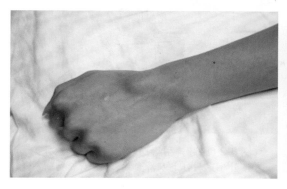

图 8-2-1　手背腱鞘囊肿

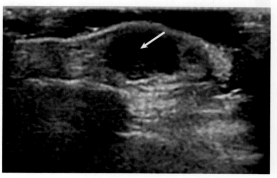

图 8-2-2　超声引导穿刺针进入腱鞘囊肿内
箭头所示为进针路径

2. **超声引导下腘窝囊肿(Baker 囊肿)介入治疗**　患者俯卧位,超声将探头放于腘窝处,纵断面或横断面扫查,选择液体量明显处,使用 16~18G 穿刺针,使用平面内进针,由外侧向中间进针,抽吸液体干净后,注入 0.5~1ml 注射用皮质类固醇或玻璃酸钠 1 支(图 8-2-3、图 8-2-4)。

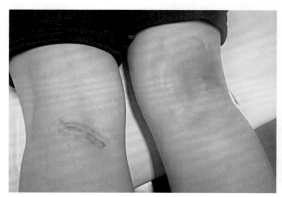

图 8-2-3　右侧 Baker 囊肿

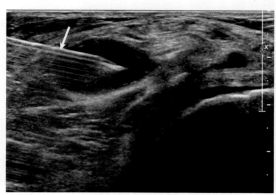

图 8-2-4　超声引导 Baker 囊肿介入治疗
超声引导穿刺针进入囊肿内,箭头所示为进针路径

3. **超声引导下鹰嘴滑囊炎介入治疗**　患者仰卧位,肩部内旋,肘部弯曲 30°,纵断面或横断面扫查滑囊,选择液体量明显处,使用 18G 穿刺针,平面内进针法,由外侧向中间进针,针尖到达囊腔内,抽吸液体,用生理盐水冲洗后,注入 0.5~1ml 注射用皮质类固醇(图 8-2-5、图 8-2-6)。

4. **超声引导下髌前滑囊炎介入治疗**　患者仰卧位或坐位,屈膝 30°,超声探头髌骨前方纵切和横切扫查,选择液体较多部分,用 18G 穿刺针,平面内法,由外侧向中间进针。液体抽吸干净后,用生理盐水冲洗,再注入 0.5~1ml 注射用皮质类固醇(图 8-2-7、图 8-2-8)。

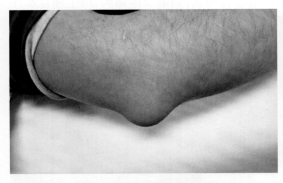

图 8-2-5　右手鹰嘴滑囊炎

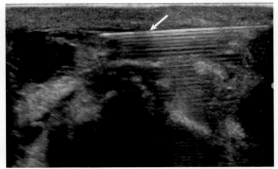

图 8-2-6　超声引导鹰嘴滑囊炎介入治疗

超声引导穿刺针进入滑囊内,箭头所示为进针路径

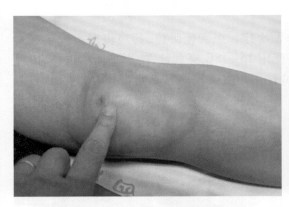

图 8-2-7　左膝关节髌前滑囊炎

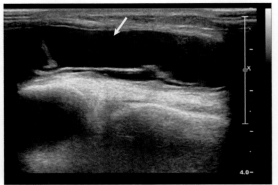

图 8-2-8　超声引导髌前滑囊炎介入治疗

超声引导穿刺针进入滑囊内,箭头所示为进针路径

　　5. 超声引导下血肿介入治疗　患者仰卧位,超声探头在对血肿进行方纵切和横切扫查,选择液体较多安全路径,用 16~22G 穿刺针(根据血肿的时间选择),平面内法,进行液体抽吸,慢性血肿需要生理盐水冲洗。通常选择高频线阵探头;深部血肿选择凸阵探头。

(卢　漫)

第九章

超声新技术在康复中的应用

第一节 超声新技术简述及其在康复医学中的医用

随着社会经济的不断发展,人们对运动的重视程度也越来越高,因此,人体肌肉骨骼的损伤疾病也越来越常见,运动系统损伤疾病的康复也成为治疗中的必要关键环节。传统上,对于肌肉组织损伤性病变,主要应用 X 线进行首要诊断,但 X 线软组织分辨率低,限制其应用。CT 对肌肉软组织结构的分辨显示欠佳。相比之下,MRI 适合于评价肌肉骨骼相关病变,在诊断肌肉骨骼疾病上是临床比较倚重的标准,但其往往不能实时动态检查,另外价格的因素也限制了 MRI 在肌肉病变诊断中的应用。高频超声(ultrasonography,US)检查具有无射线损害、无创、价廉、短期内可重复检查、实时成像及软组织分辨率高等优势,可广泛应用于肌骨组织的损伤病变中,评估其损伤程度及恢复情况。实践证明,高频超声能清晰地显示肌肉等软组织层次关系及内部结构,识别肌肉、肌腱、韧带、神经等组织病变,还能从任意方向及角度观察病变与周围组织的关系,以获取病变的全方位信息。

传统超声成像技术主要依靠灰阶二维、彩色多普勒超声及频谱多普勒超声进行检查,但随着科学技术的不断发展,超声技术同样得到迅速的发展。目前超声有关的各项新技术,如超声造影成像技术(contrast-enhanced ultrasound,CEUS)、超声弹性成像(elastography,E)、超声三维血管成像、介入性超声(interventional ultrasound)诊断/治疗、超声微血管成像、超声微血管血流指数成像技术等,均可以应用肌肉骨骼相关损伤康复中。下面将对其中几种新的成像技术进行相关简介。

一、超声造影成像

CEUS 是采用微泡造影剂显示病变组织内微循环的一种超声成像方式。其通过外周静脉注射声学造影剂(声诺维),通过外周循环,对病变组织微血流灌注情况进行显像。其在腹部器官、浅表小器官中的应用已被大家所熟知。随着肌骨超声的不断发展,其在肌肉骨骼组织的中应用也越来越受到关注。目前很多学者通过对类风湿关节炎)(RA)患者的受累关节进行 CEUS 检查,可清晰显示增生滑膜内血管翳的情况,同时,还有部分学者将 CEUS 表现与磁共振成像(magnetic resonance imaging,MRI)增强扫描结果进行对比分析,发现 CEUS 在对增生滑膜内新生血管的显示方面,与 MRI 增强扫描结果有较好的一致性,进一步证实 CEUS 在 RA 滑膜内血管翳形成的应用价值,对预测病变的侵蚀性具有较好的诊断依据。

二、超声弹性成像技术

超声弹性成像技术是通过一系列的复杂计算,根据组织内不同组织成分,采用不同的颜色、千帕值或速度反应组织的软硬度,是一种有关组织质地的超声成像方式。目前已有学者针对风湿相关性跟腱炎进行实时弹性成像评估,发现正常情况下,跟腱组织呈相对较硬状态,当出现病变时,约一半患者跟腱呈相对较软的状态,且多出现于跟腱中下部位。当肌肉组织发生病理性改变时,其组织内会因损伤原因发生相应的病理改变,如炎症细胞侵入、炎性渗出、出血、坏死液化及修复后的纤维组织增生,这些病理改变,均可相应的导致肌肉组织质地的相应变化。

病例 1:患者男,因摔伤急诊就诊,进行右小腿肌肉组织超声检查(图 9-1-1~图 9-1-7)。

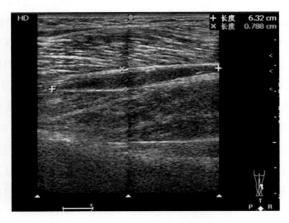

图 9-1-1　伤后 2 小时,示腓肠肌-比目鱼肌间血肿形成

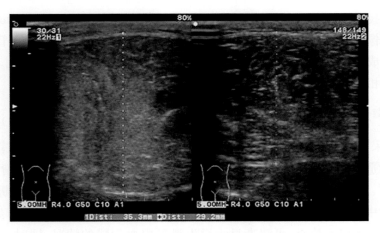

图 9-1-2　伤后 28 小时示伤侧小腿前室筋膜腔内肌组织较对侧明显增厚

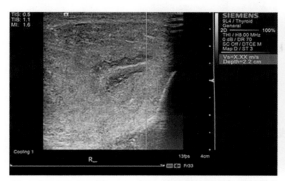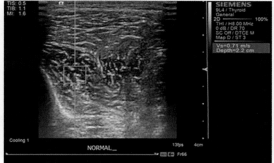

图 9-1-3　AFRI 技术示患侧前室深层肌肉组织质地较健侧硬

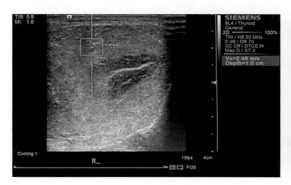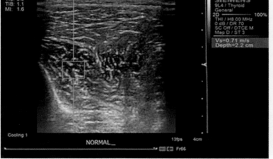

图 9-1-4　AFRI 技术示患侧前室浅层肌肉组织质地较健侧硬

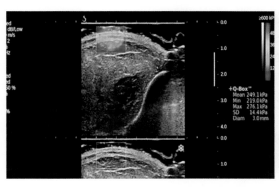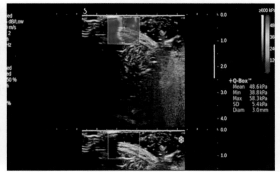

图 9-1-5　SWE 技术示患侧皮肤层质地较对侧明显硬

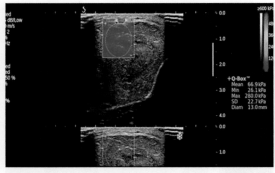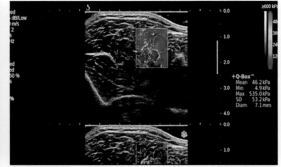

图 9-1-6　SWE 患侧前室浅层肌肉组织质地较健侧硬

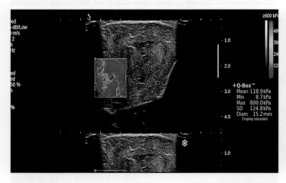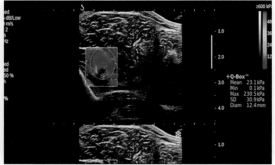

图 9-1-7　SWE 患侧前室深层肌肉组织质地较健侧硬

三、介入超声

　　介入超声是在实时超声引导在对病变组织进行穿刺活检、抽吸治疗、注药及各种消融等的技术。对于临床常见的关节腔积液,实时超声引导下穿刺抽吸,既安全又有效,在缓解病变的同时,也减少了盲穿过程中所引起的各种并发症。同时,还可以在抽吸液体后进行注药治疗,达到病变部位直接治疗的目的。对于临床上常见的各种关节、筋膜室、肌腱、韧带、神经组织等的治疗,实时超声引导下的诊断及治疗均可以提供很好的辅助功能,在解决临床病痛的同时,也达到减少并发症的目前,对其病变的早期康复具有很大的意义。

　　病例 1:患者男,双侧足踝处肿胀疼痛(图 9-1-8、图 9-1-9)。

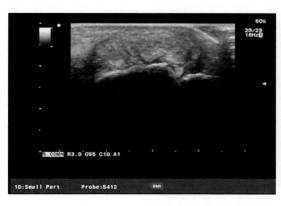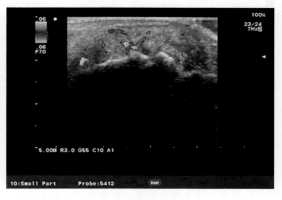

图 9-1-8 患者左足外踝处明显增厚滑膜组织，CDFI 示内可见较丰富血流信号

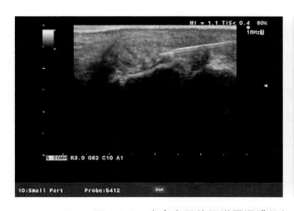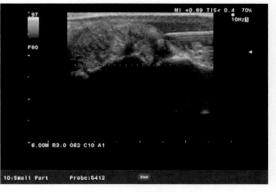

图 9-1-9 患者左足外踝增厚滑膜处行超声引导下穿刺活检并进行注药治疗

病例 2：患者男，双侧足跟部疼痛（图 9-1-10、图 9-1-11）。

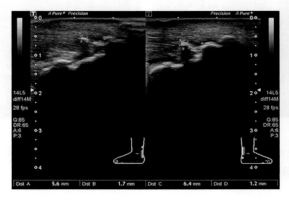

图 9-1-10 灰阶超声示双侧跟腱附着处可见强回声后伴声影

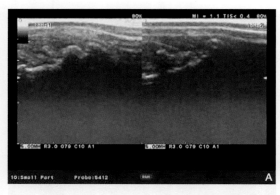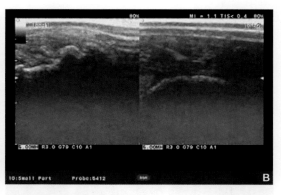

图 9-1-11　超声引导下右侧跟腱钙化性肌腱炎治疗

A：超声引导下跟腱附着处钙化灶捣碎前及捣碎治疗中对比；B：超声引导下跟腱附着处钙化灶捣碎前及捣碎治疗后对比

四、超声微血流成像技术

超声微血流成像技术（super micro-vascular imaging，SMI），其成像方式类似彩色多普勒超声及能量多普勒超声检查，但因其利用特殊的滤波技术，可以将组织振动所形成的微小多普勒信号滤除，保留探测目标内低速血流信号的信息。目前已有大多数学者通过各种研究，证实能量多普勒超声在显示 RA 患者增生滑膜内微血管的价值，但其与 SMI 成像之间是否就要有一致性或存在一定的差异性，尚未得到更多研究数据的证实。

病例 1：患者男，双腕肿胀疼痛（图 9-1-12）。

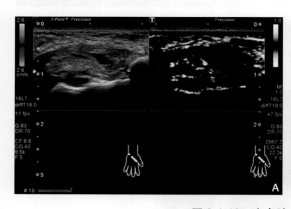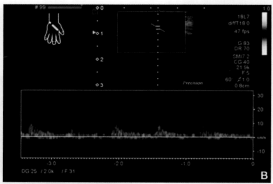

图 9-1-12　患者腕关节滑膜明显增厚

A：CDFI 及 m-SMI 增生滑膜内血流信号，m-SMI 示血流信号多于 CDFI；B：利用 PW 证实 m-SMI 检查示血流信号处为低速动脉样频谱

病例 2：患者女，全身多处关节疼痛肿胀（图 9-1-13）。

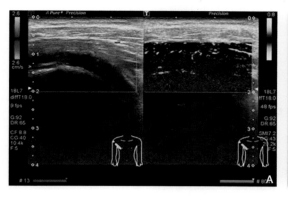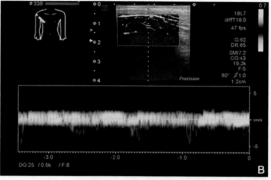

图 9-1-13　患者右侧关节滑膜增厚

A：CDFI 及 m-SMI 增生滑膜内血流信号，m-SMI 示血流信号多于 CDFI；B：利用 PW 证实 m-SMI 检查示血流信号处为低速动脉样频谱

五、血管指数

血管指数是在能量多普勒成像技术或超微血流成像技术的基础上，对选取的部位进行复杂运算，得出选取目标部位内血管数量占整个取样框的比值。其一方面具有两种成像方式对微血流成像的优点，同时可以量化血管指数，特别对于病变的动态变化具有重要价值。

病例：患者女，因左侧髋关节疼痛就诊，灰阶超声检查发现其左侧髂肌附着处可见滑囊形成，并于附着处见强回声（图 9-1-14～图 9-1-17）。

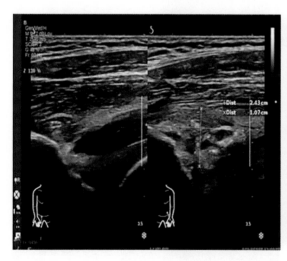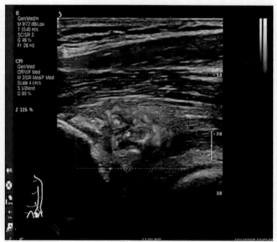

图 9-1-14　双侧髂肌附着处对比灰阶超声表现及患侧 PDI 表现

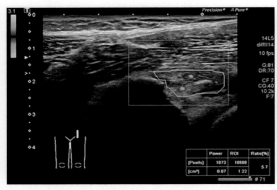
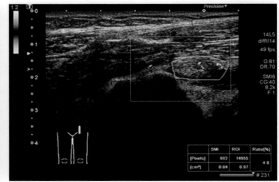

图 9-1-15　患侧髂肌附着处 PDI 及 c-SMI 血管指数
PDI：Ratio 5.7；c-SMI：Ratio 4.0

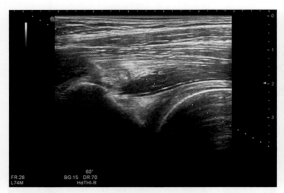
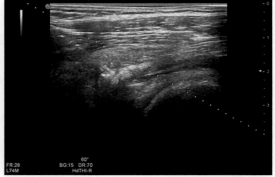

图 9-1-16　超声引导下左侧髂部肌层滑囊穿刺检查

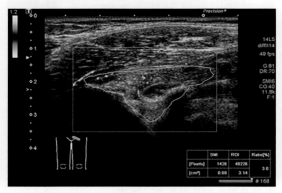
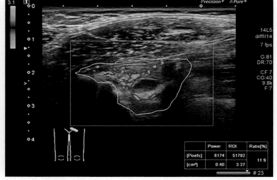

图 9-1-17　超声引导下穿刺术后 1 周复查，超声检查示髂肌附着处 c-SMI 及 PDI 血管指数

（郭瑞君　孙宏　张玲玲）

参　考　文　献

1. 徐智章,俞清. 超声弹性成像原理及初步应用. 上海医学影像,2005,14(1):3-5.
2. 温朝阳,范春芝,安力春,等. 实时定量超声弹性成像技术检测肱二头肌松弛和紧张状态下弹性模量值差异. 中华医学超声杂志(电子版),2011,08(1):129-134.
3. De Zordo T,Chhem R,Smekal V,et al. Real-time sonoelastography:findings in patients with symptomatic Achilles tendons and comparison to healthy volunteers. Ultraschall Med,2010,31(4):394-400.
4. Strunk J,Klingenberger P,Strube K,et al. Three-dimensional Doppler sonographic vascular imagingin regions with increased MR enhancement in inflamed wrists of patients with rheumatoid arthritis. Joint Bone Spine,2006,73(5):518-522.
5. Watanabe T,Takemura M,Sato M,et al. Quantitative analysis of vascularization in the finger joints in patients with rheumatoid arthritis using three-dimensional volumetric ultrasonography with power Doppler. Clin Rheumatol,2012,31(2):299-307.
6. 孙国祥,周黎明,张卫平,等. 常规联合超声引导下肩关节腔内药物注射治疗肩周炎疗效观察. 人民军医,2016,59(3):268-269.

第二节　超声弹性成像技术在康复医学中的应用

超声弹性成像(ultrasound elastography,UE)技术于1991年问世,最近几年已开始用于骨骼肌肉系统。UE具有提供实时客观测量肌肉硬度以鉴别正常及异常肌肉组织的能力,不仅可以辅助急慢性肌肉损伤性疾病的诊断、评价神经肌肉系统或肌肉骨骼系统疾病的介入治疗结果,还可以有效预测神经肌肉及骨骼肌肉系统疾病的功能预后。在物理医学与康复医学中的应用受到了广泛关注。

一、超声弹性成像技术原理

弹性成像技术是通过获取有关组织弹性信息进行成像。弹性即可压缩性,指外力作用下组织发生变形的难易程度。组织的弹性值与组织的硬度呈反比,组织越硬,可压缩性越小,弹性越小;组织越软,可压缩性越大,弹性越大。超声弹性成像的原理是基于常规超声的阻抗回波信号,利用探头对被检测组织施加以一定压力,因组织内部发生变形程度不同,导致收集回波信号分布产生一定差异,回波信号经计算机处理在示波屏上以黑白/彩色的形式表示,得到组织弹性分布图,进一步分析被检组织的弹性系数变化。

临床病理学研究表明:疾病、损伤及功能失调常常会导致组织弹性的变化,因此,评估组织弹性变化具有重要的临床应用价值。以往对于肌肉系统疾病的检查多仅限于医生的体格检查,如测量肌张力、关节活动度、肌力等,虽然他们可以评估全关节的状态,但对于各自独立的肌肉、肌腱、神经血管组织或关节囊的评价却很难做到。肌肉活组织检查可以探查肌肉某一局部区域的微观结构,但是可能会因为样本偏差而低估甚至漏诊某些病理改变。灰阶超声及磁共振成像可以揭示肌肉的解剖结构,但是他们不能评价与肌肉、关节活动相关的机械性能,而UE技术可以做到。

二、常用的超声弹性成像方法

UE技术发展至今,已产生多种技术方法,目前,有三种常用的技术用于骨骼肌的评估,分别是:应变弹性成像(strain elastography,SE),声辐射脉冲弹性成像(acoustic radiation force impulse imaging,ARFI)及剪切波弹性成像(shear-wave elastography,SWE)。

(一) 应变弹性成像(SE)

在 SE 中,超声医师将探头放于被检者皮肤表面行手动加压,组织变形程度在探头下方的二维(2-dimensional,2D)区域内测量并显示为弹性图。当外加力量相同时,组织越软,变形越大,在弹性图上表现为弹性越大;反之,组织越硬,变形越小,弹性图上表现为弹性越小。弹性图依靠彩色或灰度标尺显示组织弹性的差异。此项技术为定性检查手段,另外,由于此项技术是超声医师对组织手动加压,加压误差也使得此项技术的可靠性受到质疑。

(二) 声辐射力脉冲弹性成像(ARFI)

在 ARFI 技术中,由单个探头产生推进粒子束(push beam)向组织内施加压力,然后沿着粒子束测量组织位移。与传统的材料测试技术一样,组织越软,位移越大,组织越硬,位移越小。随着对推进粒子束的转换及探测粒子束的获取,多重推进探测数据可对 2D 成像区域进行全覆盖,以此对感兴趣区进行 2D ARFI 成像。因为组织位移取决于超声推进粒子束产生的应力,而这种应力的大小在 AFRI 中无法得知与 SE 成像相同,因此 AFRI 成像也显示组织的定性变化。但 AFRI 不同于 SE 的是其利用对组织的加压由固定的超声波产生,而 SE 是由超声医师对组织进行手动加压。因此 ARFI 的测量结果可能比 SE 更加可信。但这种产生一系列推进粒子束的方法需要巨大的电功率,将导致探头及组织过热,限制了帧频及数据获取的范围。

(三) 剪切波弹性成像(SWE)

SWE 是利用剪切波定量测量组织硬度的超声弹性成像技术。剪切波垂直于粒子振动方向在组织中传播。与 SE 或 ARFI 不同,利用 SWE 描述组织弹性不需要得知外加压力。通过解剪切波方程,即可以评估组织的机械特性,是一种定量检测方法,单位为帕(Pa)。通过追踪剪切波,定量分析系统可以直接得到感兴趣区域的杨氏模量绝对值定量计算组织弹性模量。杨氏模量与剪切波关系 $E = 3pc^2$(E:杨氏模量,C:剪切波传播速度,p:组织密度)。SWE 利用剪切波的这种优点,目前已开发出多种在组织中诱导产生剪切波的方法,比如利用外部机械振动的瞬时弹性成像(transient elastography,TE)和利用超声波推进粒子束的超声剪切成像(supersonic shear imaging,SSI)。

1. **瞬时弹性成像(TE)**　使用单元件超声换能器可显示一维(1-dimensional,1D)信息。因此,TE 设备无法显示传统 2D B 型超声图像,因为后者需要多元件灰阶超声换能器。同时,采用标准探头的 TE 难以实现深度穿透,因而在肥胖患者的检查中受限。二维 TE,也称 2D SWE,与传统 TE 相比优点颇多,其中最重要的是 B 型超声引导。与传统 TE 的瞬时剪切波不同,2D SWE 产生连续波振动,可被较慢的超声波帧频捕获。然而,连续波振动会受到边界条件(振动波可因穿过皮肤或脂肪组织受到影响或改变)及测量反射剪切波的干扰,变得十分复杂。

2. **超声剪切成像(SSI)**　与 TE 相比,SSI 将多个推进粒子束聚焦于不同深度的组织,在更大深度范围内产生剪切波,促进剪切波的探测以便进行大面积成像。SSI 使用超快速平面波成像(ultrafast plane-wave imaging)技术,采用高帧频探测剪切波,可捕获 2D 剪切波的传播,使实时 SWE 成为可能。SSI 产生叠加在 B 型图像上的 2D 定量杨氏模量图像。由于 SSI

的组织形变依靠高度可控的推动粒子束,而不是超声医师对组织加压,因此 SSI 被认为较 SE 相比大大降低了操作者依赖性。然而,超声换能器对组织的压力可以提高组织硬度,因此,应该用最小的压力保持超声换能器与身体表面的接触。

三、骨骼肌系统的弹性成像及在康复医学中的应用

超声弹性成像技术应用于肌肉骨骼系统的评价还处于起步阶段,但近年的研究表明,其在康复医学中的应用有着光明的前景。下面对这方面的进展做一简单总结:

（一）正常人静息状态下骨骼肌的弹性及应用价值

目前,已有许多学者利用上述超声弹性成像技术测量各种正常人静息状态下骨骼肌的弹性。早期研究表明,不同性别及年龄的正常人,其肌肉硬度不存在显著差异。几种弹性技术的测量结果可靠性比较,SSI 较 TE、SE 及 ARFI 好。使用 UE 测量肌肉弹性可能是最简单的方法,但是必须以标准化方式进行。比如,探头方向的变化可能影响测量结果的可靠性。而这些测量方法在肌束断裂或严重纤维化情况下测量结果的可靠性尚未确定。此外,虽然已有羽状肌的相关研究,但是肌肉羽状角对测量结果可靠性的影响尚未可知,还需在今后的研究中进一步探讨。测量正常肌肉弹性的研究将有利于对肌肉功能紊乱等异常状态的识别。

（二）正常人运动状态下骨骼肌的弹性及应用价值

对于肌肉主动收缩时弹性的研究是 UE 在康复医学中一个热点话题。在此之前,其测量仅局限于体外研究,比如评估作为肌动蛋白-肌球蛋白横桥偶联功能状态的指标——肌力。而生物力学的研究只局限于全关节、多肌群的测量,如需评估单个肌肉的功能,只能应用数学建模估算单个肌肉对此集群合力的贡献,不利于临床应用。而今,超声已被用于直接测量肌肉主动收缩过程中单个肌肉的硬度,表明随着肌力增加,肌肉硬度增大。但是,当骨骼肌最大限度收缩时会变得异常僵硬,而当前的研究将测量限制在 40% 最大随意收缩力量,因为收缩力越大导致剪切波速度过快无法探测。这一限制意味着当前的 SWE 技术无法识别出现在最大随意收缩水平的拉伸强度的细微变化。尽管受到以上限制,但是有研究提供了关于肌肉在持续等长收缩的极限状态下发生衰竭的重要信息。这方面的研究对于康复医学有重大的意义,可以对肌肉功能紊乱患者针对性地减少肌肉疲劳;也为优化运动员的耐力训练提供帮助;还可以帮助建立正常肌肉的疲劳模型,有助于疾病状态的诊断,如重症肌无力或其他神经肌肉系统疾病等。

（三）病理状态下骨骼肌的弹性及应用价值

1. **脑瘫患儿的肌肉弹性**　一项 SE 研究表明脑瘫患儿的肌肉硬度增加。从病理学角度来看,这一发现证实了最近一项关于脑瘫患儿肌活检的研究结果,结果显示肌组织中胶原含量增加,而肌纤维含量减少。这一研究显示 UE 在直接研究肌肉功能紊乱方面却具有重要价值。随着不断发展,UE 可用于测量肌肉痉挛治疗后的效果或对肌肉内部硬度升高特定区域的定向引导。

2. **先天性斜颈患儿肌肉弹性**　另一项 SE 研究表明,婴幼儿先天性斜颈患者患侧胸锁乳突肌的硬度增加,与斜颈的症状一致。这一发现表明 UE 可能在年幼患者干预治疗的长期随访中具有重要价值。

3. **急性疼痛的肌肉弹性**　有学者对延迟性肌肉酸痛（delayed-onset muscle soreness, DOMS）患者进行了 SE 测量,发现 DOMS 患者的肌肉硬度在病程的前 2 天增加,第 3 天开始

下降,但不会减低到基线水平。这一研究结果与 DOMS 的预期病程一致,表明 UE 对继发于急性炎症及肿胀的肌肉硬度变化的检测足够敏感。因此,UE 可用于 DOMS 的测量及检测,并为追踪其对肌肉的影响提供实时的临床测量数据。

4. **慢性肌肉疼痛触发点的弹性**　目前,触发点的确切病因不明,其中一项理论认为是由于慢性肌肉过度使用引发炎症导致。UE 可探测到其弹性的改变,而慢性疼痛肌肉的组织学改变可解释其弹性的变化。UE 还可用于检测触发点的治疗反应,如针灸、按摩或肉毒毒素治疗。

5. **脊柱侧凸的椎旁肌弹性**　目前,临床对于脊柱侧凸患者的关注重点多集中于手术或康复治疗对于脊椎成角的改善,也就是说除骨骼系统之外的肌肉及软组织缺少评价。然而,患者的临床表现及预后与肌肉及软组织密切相关。目前,本课题组利用二维超声及 SWE 技术观察脊柱侧凸患者脊柱两侧皮肤、浅筋膜、深筋膜及椎旁肌厚度及硬度的不同,发现患者两侧浅筋膜厚度、皮肤弹性、深筋膜弹性及肌肉弹性明显不同,凸侧浅筋膜厚度明显减低,凹侧皮肤、深筋膜及肌肉弹性明显升高,考虑与凹侧肌肉萎缩、牵拉有关。但这些软组织的变化受到多种因素的影响,今后仍需要大样本及多中心研究观察不同类型侧凸患者的软组织变化。

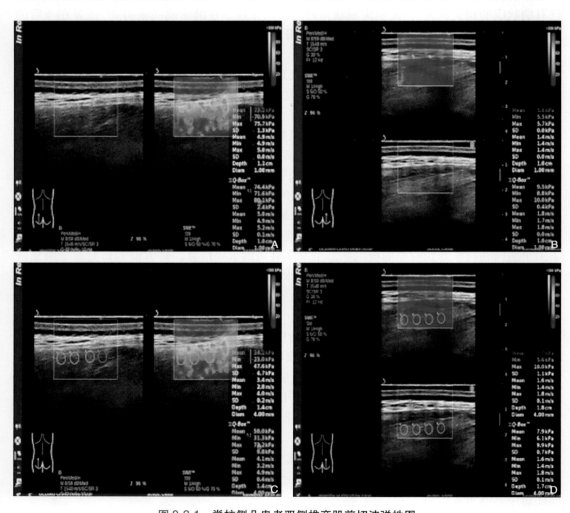

图 9-2-1　脊柱侧凸患者双侧椎旁肌剪切波弹性图

患者脊柱凸向右侧,凹侧深筋膜(A)硬度明显高于凸侧深筋膜(B)硬度;凹侧(C)肌肉硬度明显高于凸侧深筋膜(D)硬度

（四）中医疗法对骨骼肌弹性的影响及应用价值

1. 针灸对骨骼肌弹性的影响　针灸临床中,腧穴的准确定位对提高临床疗效十分重要。以往在取穴时,由于患者个体差异及操作者自身因素,难以做到精准定位,而应用 CT、MRI 等只能进行静态定位。目前,高频超声已用于对腧穴的实时定位及针灸理论的探索。有研究运用 SWE 对足三里穴位针刺前后局部肌肉硬度变化进行测定,以穴位区域有酸、麻、胀感为"得气"标准,发现进针前与"得气"时比较,"得气"时肌肉硬度明显升高,考虑由于针尖的机械刺激使不同感受器兴奋,神经冲动经中枢逐步传导至效应装置,引起肌肉收缩所致。近期,本课题组利用 SWE 观察曲池穴位在针刺前及"得气"时局部肌肉硬度变化,结果发现针刺前后肌肉硬度无明显差别,而"得气"时肌肉硬度较前明显升高,这与之前的研究一致。

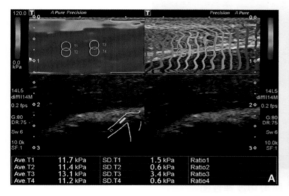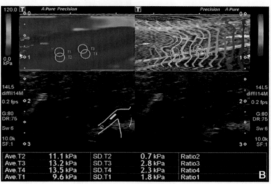

图 9-2-2　曲池穴位剪切波弹性图
A:针刺前;B:得气时

2. 按摩对骨骼肌弹性的影响　按摩是常用的补充与替代医学疗法之一,广泛应用于康复医学、中医学及运动医学领域。但是,以往对按摩疗法疗效的评估多限于主观评价,缺乏客观指标评估。近期,将 SWE 应用于评估按摩疗法对改善长时间工作造成肌肉僵硬的疗效,发现较静息状态相比,上午工作 4 小时后,颈肩部肌肉硬度明显升高;经有经验的中医科医生经手法按摩对受试者进行放松后,立即对同一位置肌肉进行超声弹性测量,发现肌肉硬度明显降低,表明按摩疗法对改善肌肉状态、放松疲劳具有即时疗效,为按摩疗法的应用提供了客观依据。

（五）肌腱的弹性

近年来,UE 也逐渐应用于正常健康志愿者和患者的肌腱成像。正常状态下,肌腱是硬度较高的组织,但在变性或损伤的情况下,其硬度会发生不同程度的改变。研究表明,跟腱的硬度在拉伸和长期锻炼后均有增高,因此可以利用 SWE 评估并随访锻炼对健康运动员或接受康复治疗的患者的影响。对跟腱撕裂外科修复术后患者的研究中发现,在 48 周的随访期间,被修复肌腱的弹性模量与功能结果呈正相关,表明可以利用 SWE 评估有关跟腱愈合过程的生物力学信息并且预测肌腱功能。有关髌腱及其他肌腱的研究也在陆续开展,在跟腱、髌腱及上髁肌腱病,肌腱的硬度值与患者症状评分呈负相关,表明 SWE 在肌腱病随访中的具有光明的应用前景。此外,利用 SWE,肌腱病的诊断准确性也有所提高。

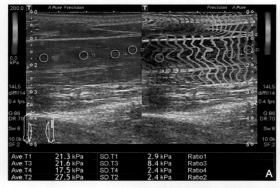
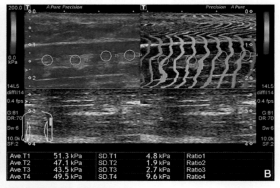
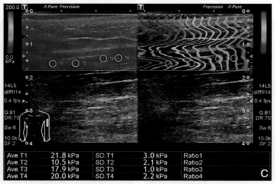

图 9-2-3　肱二头肌剪切波弹性图
A：静息状态下；B：工作 4 小时后；C：按摩后立即测量

　　总之，UE 对于肌肉骨骼系统的研究有助于早期发现肌肉肌腱损伤、疾病或功能紊乱时机械性能的细微改变，早期治疗以改善预后；对长期卧床患者肌肉弹性动态的检测可以为制定精准、个体化的康复策略、预测住院时间及设定康复目标提供帮助；对于慢性骨筋膜室综合征患者进行实时无创的监测；跟踪随访肌筋膜疼痛触发点或腰背痛患者康复治疗效果；以及检测痉挛干预疗法的反应。随着 UE 的发展，了解其技术原理十分必要。这项技术作为崭新的工具，必将为物理医学与康复医学的发展提供更广阔的空间。

（郭瑞君　梁晓宁　尹莉）

第十章

超声在传统医学的拓展应用

在我国传统医学中,康复医学很早就产生了,并随着中医学的发展而发展。在历代医家的努力下,中医康复学的内容不断得到完善,康复方法不断得到补充,其中包括了大量的药物疗法和非药物疗法。如中药疗法、针灸疗法、按摩疗法、熏洗疗法、气功疗法、运动疗法等,这些方法都是在中医学理论指导下,与现代康复方法相比,独具特色而历经实践检验,行之有效的治疗方法。

1976 年朱汉章教授发明了中西医结合的"小针刀疗法",治疗慢性软组织损伤、骨科疾病等疗效显著,经过 30 年的发展完善形成了独立的、比较完整的理论体系和比较完善的诊疗规范,治疗的适应证范围扩大到内科疾病、外科疾病、皮肤科疾病、五官科疾病、儿科疾病等。1984 年,小针刀疗法通过江苏省卫生厅鉴定,通过培训方式在全国推广。小针刀是由金属材料做成的在形状上似针又似刀的一种针灸用具。是在古代九针中的针、锋针等基础上,结合现代医学外科用手术刀而发展形成的,是与软组织松解手术有机结合的产物,已有十多年的历史、近几年有进一步发展的趋势,并为世人所重视。小针刀疗法是一种介于手术方法和非手术疗法之间的闭合松解手术,是在切开性手术方法的基础上结合针刺方法形成的。小针刀疗法操作的特点是在治疗部位刺入深部到病变处进行轻松的切割,剥离等不同的刺激,以达到止痛祛病的目的。其适应证主要是软组织损伤性病变和骨关节病变。小针刀疗法的优点是治疗过程操作简单,不受任何环境和条件的限制。治疗时切口小,不用缝合,对人体组织的损伤也小,且不易引起感染,无不良反应,病人也无明显痛苦和恐惧感,术后无需休息,治疗时间短,疗程短,患者易于接受。但是,传统的针刀治疗技术仍然存在不足,特别是软组织疾病的诊断上缺乏客观的标准,治疗时具有盲目性,多凭经验和手感,容易造成副损伤,存在安全隐患;治疗后除了主观症状缓解外,缺少客观的评估指标。超声技术的发展,恰恰弥补了这些不足,可以做到精确诊断,精准治疗和客观评估,应用超声导引下小针刀治疗骨与软组织疾病做到可视化、精准化,拓展了传统医学的应用范围,做到了安全、有效。

第一节 传统的小针刀疗法的理论与技术

小针刀疗法的理论基础是动态平稳失调理论,其病理基础是软组织的粘连、瘢痕、挛缩和堵塞。无论哪一种软组织疾病,只要动态平衡恢复,疾病即可得到根本的治疗。针对此基本病变,小针刀疗法治疗学上提出了闭合手术的理论体系。治疗慢性软组织损伤的机制是:剥离粘连,疏通阻滞,流畅气血,刮除瘢痕,松解肌肉,镇痉止痛。传统上的针刀技术把中医理论和西医技术完美的结合,是中西医结合的典范。其闭合性手术理论包括八个方面,即微观解剖、立体解剖学、动态解剖学、体表定位学、闭合手术的进针刀方法、闭合手术的手术入路、闭合手术的手术方法以及适合闭合手术的工具。在进行小针刀术治疗时,朱汉章老师提出的四步23种方法,四步即定点、定向、加压分离和刺入。

一、以病理学、解剖学和临床学为基础的治疗理念

1. 以病理学为基础确定病变部位和治疗点。病变部位和治疗定点正确与否直接影响治疗效果。其确定是基于病因病理的精准诊断。肌肉、肌腱的损伤性疾病,其病变多集中在起止点的高应力点处。病灶点常有明显的压痛,可触及病理性的痛性结节,结合压痛点和病理反应点确定针刀松解点。

2. 以局部解剖结构为基础的定向、加压分离和针刀刺入。定向是针刀走行方向。其方向掌握与大血管、神经和肌肉纤维走向相平行。加压分离的目的是手法分离开重要的神经和血管,避免副损伤。刺入时要准确掌握深度,这些都要以局部解剖学为基础。

3. 以影像学检查为客观依据。由于存在个体差异和解剖变异,在小针刀术前必须拍病变部位的X线平片,以此为依据,结合临床表现进行定点。针刀医学要求应用针刀的每位医生必须有亲自阅片的本领,且不能简单按传统X线片诊断标准定病态与否,而应按针刀医学的X线影像学重新认识。另外,影像学检查不仅是精确定位的依据,而且有助于确定病变的程度,以确定是否适合小针刀疗法。定点时要结合临床表现明确是哪块肌肉、肌腱的损伤,是起点还是止点的损伤,找准痛点进行小针刀术松解。

4. 以临床表现和神经定位为依据准确定位。对于累及神经干、神经根的疾病,痛麻症状多表现在神经末端的支配区,病灶处可无症状。在行小针刀疗法时,必须熟悉疾病的临床特点,根据相应的神经定位病变来确定神经卡压的病灶点进行小针刀术松解。切忌完全以痛为腧进行定点。

二、针刀疗法的适应证与禁忌证

(一) 针刀疗法的适应证
1. 各种慢性软组织损伤引起的顽固性疼痛点。
2. 部分骨刺或骨质增生。
3. 滑囊炎、腱鞘炎。
4. 肌肉和韧带积累性损伤,外伤性肌紧张和肌痉挛,损伤后遗症。
5. 关节内骨折、骨折畸形愈合。
6. 部分肛肠病、皮肤病、妇科病、外科和内科疾病。

(二) 针刀疗法的禁忌证
1. 一切严重内脏病的发作期。
2. 施术部位有皮肤感染,肌肉坏死者。
3. 施术部位有红肿、灼热,或在深部有脓肿者。
4. 施术部位有重要神经血管或有重要脏器而施术时无法避开者。
5. 凝血机制不良或有其他出血倾向者。
6. 体质极度虚弱不能耐受手术者。
7. 血压较高,且情绪紧张者。
8. 有以上7种情况之一者,即使有针刀疗法适应证,也不可施行针刀手术。

三、针刀的技术要领

小针刀疗法是由金属材料做成的在形状上似针又似刀的一种针灸用具。是在古代九针中的镵(音"缠")针、锋针等基础上,结合现代医学外科用手术刀而发展形成的,是与软组织松解手术有机结合的产物,已有十多年的历史、近几年有进一步发展的趋势,并为世人所重视。小针刀一般为 10~15cm 左右,直径为 0.4~1.2mm。分手持柄、针身、针刀三部分。针刀宽度一般与针体直径相等,刃口锋利(图 10-1-1)。

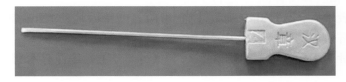

图 10-1-1 针刀形状

1. **术前准备**

(1) 体位的选择以医生操作时方便、患者被治疗时自我感觉体位舒适为原则。如在颈部治疗,多采用坐位;头部可根据病位选择仰头位或低头位。

(2) 在选好体位及选好治疗点后,作局部无菌消毒,可用碘伏或者碘酒、酒精消毒,铺无菌巾。

(3) 医生戴无菌手套,最后确认进针部位,并做以标记。

(4) 为减轻局部操作时引起的疼痛,可作局部麻醉,阻断神经痛觉传导。常用的注射药物:利多卡因。

2. **常用的剥离方式**

(1) 顺肌纤维或肌腱分布方向做铲剥,即针刀尖端紧贴着欲剥的组织做进退推进动作(不是上下提插),使横向粘连的组织纤维断离、松解。

(2) 做横向或扇形的针刀尖端的摆动动作,使纵向粘连的组织纤维断离、松解。

(3) 做斜向或不定向的针刀尖端划摆动作,使无一定规律的粘连组织纤维断离松解。

(4) 每次每穴切割剥离 2~5 次即可出针,一般治疗 1~5 次即可治愈,治疗间隔时间一般 5~7 天。

3. **注意事项**

在操作过程中注意快、慢、稳、准、松。

(1) 进针刀时破皮要快。因为皮肤表面感觉神经末梢丰富,痛觉敏感,所以进针刀时要快速刺破皮肤直达皮下,这样可减少病人的疼痛感,从而缓解病人的紧张情绪(也可以先在进行小针刀术操作前在进刀点注射 0.25%~0.5% 的利多卡因局麻后再进针刀)。

(2) 针刀达皮下后要慢。密切结合患者的感觉和术者指下的感觉,做到手应心、心应手,当进针刀过程中患者突感剧烈疼痛,多为针刃触及血管壁,当患者有触电样感觉甚至会向远端放射时,表明针刃触及神经干,此时要迅速上提针刀 2~3mm,然后稍变方向后再继续深入。

(3) 进针刀时持刀要稳。确保垂直进针,不要抖动、偏歪、提插,否则会偏离病灶。

(4) 针刀抵达病灶点要准。针刃触及粘连、瘢痕灶时有韧性、紧涩感,患者觉酸胀,抵骨面时有硬的阻挡感。

（5）针刀时松解时要松。切忌只针不松,术毕患者应有轻松感,否则便未达到针刀松解的目的。

四、小针刀术术后处置及护理

（1）出针刀后针孔如有出血用无菌棉球按压2~3分钟止血。

（2）术毕术野用75%乙醇溶液常规消毒,然后用创可贴或无菌纱布覆盖,24小时后去除,3天内针孔勿沾湿或污染。

（3）对有骨错缝、移位者,术后进行手法整复。

（4）部分患者术后2天针孔有刺激性痛,可给氨酚待因片（对乙酰氨基酚）、散利痛片（对乙酰氨基酚）等镇痛药物口服2天。

（5）深部小针刀术后患者要密切观察0.5~1小时,注意是否有术后出血,如有意外要及时妥善处理。

（6）要求患者要密切配合,通常术后2天内要严格制动,3天后开始进行功能锻炼,要循序渐进,这有利于粘连的松解,促进康复,同时可预防失用性萎缩的发生。

（7）7~10天后,待针孔完全愈合后方可进行第二次小针刀术,否则针孔未愈合者,针孔的压痛会误导定点,通常3~5次为1个治疗周期。

五、注意手术后随访

对于部分病例短期疗效很好,1~2个月后或更长一些时间,疼痛复发,又恢复原来疾病状态,尤其是负荷较大的部位如膝关节、肩肘关节、腰部等。应注意下述因素:病人的习惯性生活、走路姿势、工作姿势等造成复发;手术解除了局部粘连,但术后创面因缺乏局部运动而造成粘连;局部再次遭受风、寒、湿邪的侵袭所致。因此,生活起居尤当特别注意。

第二节　超声可视化精准针刀治疗技术

一、传统针刀疗法的不足与改进

尽管传统的小针刀治疗技术得到了广泛的应用,取得了令人满意的效果,但是,传统的针刀治疗技术仍然存在不足,特别是治疗前的诊断和对疾病程度的判定缺乏客观依据,只是根据临床症状和患者的主诉进行诊断;治疗时定位主要是依靠压痛点确定治疗部位,虽然强调局部解剖的重要性,但是操作起来仍然是凭借临床经验,特别是部位比较深的损伤,因此治疗不精准,如果出现解剖变异会导致医源性损伤,特别是对神经血管周围疾病治疗时,很难精准避开,存在盲目性和安全隐患;治疗后除了主观症状缓解外,缺少客观的评估指标。超声作为现代医学影像学的一个重要组成部分在临床应用越来越广泛,也得到了临床医生的认可。近几年,在肌肉骨骼疾病诊断治疗中临床价值日益受到关注。高频超声能够提供较其他影像更加细微的软组织分辨率,其无创、可重复性、实时动态等特性使之成为了一种理想的介入导引设备,为临床治疗提供了安全、便捷、有效的方法。应用超声介入导引下小针刀治疗能够明确病变部位,客观判定病变程度,能够清晰显示穿刺的位置、避开重要的神经血管,同时可以客观评估治疗效果,应用超声导引下小针刀治疗骨与软组织疾病做到可视化、精准化,做到了安全、有效。其优点在于:①无X线辐射,特别有利于儿童和孕妇;②能够实时监控进针的方向和位置,准确性高;③图像分辨率高,可以清晰显示软组织病灶的细微结构和边界,为治疗提供准确定位;④清晰显示病变周围神经血管等重要组织结构,可以避免损伤;⑤操作可重复性强;⑥相对价廉。

二、超声可视化针刀技术要点

(一) 超声可视化针刀的技术原则

因为有超声的导引,因此其治疗技术有别于传统的针刀技术。总结为:定点、定位、定线和定量四个技术原则。

1. **定点**　就是确定穿刺点。传统的穿刺点就是痛点部位和病变部位,但是由于是超声导引超声探头需要放置在病变部位,因此针刀的穿刺点往往不在痛点和病变部位,因此治疗前需要确定穿刺点。穿刺点一般本着距离最近,穿刺最直接,最安全。

2. **定位**　确定病变部位,也是治疗的位置,结合临床查体,根据超声扫查结果确定。软组织疾病要根据组织的形态学变化,如肌肉增厚、回声不均匀、弹性增高、有血流等确定、卡压性疾病,如腱鞘炎要动态观察准确的卡压部位,扫查、纵轴和横轴位。

3. **定线**　确定穿刺路线。本着最近、最直接、最安全的原则。超声扫查周围,根据穿刺点和病变部位确定穿刺路线,避开重要的神经血管甚至肌腱和肌肉。

4. **定量**　确定剥离次数。根据病变程度,确定剥离的次数,一般3~5次为宜。卡压性疾病一般是根据松解程度,可以动态观察卡压是否松解彻底。

(二) 术前准备

患者接受介入治疗前必须检验血常规、出血时间、凝血时间,必要时检查肝肾功能、乙型肝炎免疫学检查、胸部X线以及心电图等。必须与患者及家属进行术前谈话,并签署正式手术同意书。

介入手术前施术医生和超声医生要进行会诊,复习患者病史和影像学资料,会诊确定患者的最佳体位、最佳穿刺路径和手术注意的问题等。

(三) 穿刺器具准备

消毒用具,无菌包,穿刺针和应用药物。根据穿刺治疗部位选用不同型号的针刀,药物主要为局麻药物和糖皮质激素。

(四) 穿刺操作

穿刺时一般不需要使用穿刺架,使用普通探头在超声引导下进行徒手穿刺即可。要求穿针刀与探头声束垂直或者基本垂直,针刀成为镜面反射体,常振铃伪像,此时能够清晰地显示针刀针尖。徒手穿刺的主要优势在于灵活方便,可以单独移动针刀或者探头,方便选择合理的穿刺路径。

提高针尖的显示率可以缩短穿刺时间,减少损伤。主要方法有:①注射少量的空气微泡、局麻药物或者生理盐水;②上下移动穿刺针,利用彩色多普勒超声的运动伪像发现和确定针尖。

穿刺过程中注意避开重要的神经血管。

三、超声可视化针刀治疗的适应证与禁忌证

(一) 临床适应证

超声引导下的介入性操作适应证应满足以下几点:

1. 患者有明确的疼痛,疼痛来自肌肉、肌腱、腱鞘、关节附近滑囊等疾病,介入治疗有助

于疾病的诊断与治疗。

2. 超声能够清晰显示病灶。

3. 介入操作能够安全实施。

4. 患者身体状况能够耐受、术中能够配合医生操作。

5. 患者凝血机制正常。

（二）禁忌证

1. 一切严重内脏病的发作期。

2. 施术部位有皮肤感染，肌肉坏死者。

3. 施术部位有红肿、灼热，或在深部有脓肿者。

4. 施术部位有重要神经血管或有重要脏器而施术时无法避开者。

5. 凝血机制不良或有其他出血倾向者。

6. 体质极度虚弱不能耐受手术者。

7. 血压较高，且情绪紧张者。

四、超声可视化针刀技术超声设备要求

超声设备一般选用高频彩色超声机。探头选择：对于表浅部位如腕关节、踝关节，最佳探头选择是宽频线阵探头，频率 7~13MHz；对于深部组织结构如髋部肌腱，选择相控阵探头较好，频率 3.5~7.5MHz。探头的选择原则是尽可能选用高频线阵探头。如果由于高频探头穿透性不够，不得不加大发射功率和总增益产生一定的杂波时也是如此，不要轻易换成低频探头。选择合适的探头频率对轴向分辨力和组织结构的成像影响很大。声像图的优化：声像图的优化在肌肉骨骼介入超声中有十分重要的意义。如果使用不当，即使是高档的超声仪也可能产生差的图像。图像优化因人而异，因仪器而异。一般遵循如下基本原则：①尽可能大的动态范围。一般需要较宽的动态范围，以便显示组织结构的细节。动态范围一般设置为 60dB 以上，原则上在不产生杂波的情况下尽可能大。②适当调节灰阶水平，以不产生背景噪声又能显示低回声结构为佳。过度使用后处理来增加对比度会丢失低回声信息。③合理调整仪器的各种参数，诸如输出功率、增益等。输出功率太大会增加混响伪像，最好开始将输出功率设置为 50%，然后再根据情况进行微调。将均匀度调整为中等，可以改善组织结构的显示，同时不降低帧频。

五、超声扫查技术

一般病例直接扫查即可获得满意效果。如果病灶表浅，可多涂抹耦合剂或加用水囊。扫查过程中操作者通过多断面显示，建立立体病灶的概念，使得局部结构显示清晰，便于导引治疗。彩色多普勒或能量多普勒超声可以提供更多的信息，血流增加提示炎症的部位，如肌腱血流增加提示腱鞘炎，而不是单纯的腱鞘积液，有助于临床医生准确定位治疗。

正确的体位有利于检查，更要患者舒适。双侧对比检查尤为重要，对照检查时要求处于相同的体位，避免误差，并且扫查平面和探头按压力度要一致。

六、超声可视化针刀治疗规范

1. 术前基本规范

（1）医生在治疗前应该详细了解患者的病情，超声医生和骨科医生要集体会诊阅读相

关的医学影像资料,了解以前是否进行过手术或者介入性操作以及操作中遇到的困难,以便在治疗中加以预防,询问有无麻药及消毒剂过敏史,有无出血性疾病及手术后或拔牙后异常出血史,了解患者是否服用影响凝血功能的药物和扩张血管药物。

（2）操作医生必须明确实施超声可视化针刀治疗的临床原因和预期结果,严格掌握治疗的适应证。

（3）操作医生在操作前必须征得患者的同意,并请患者在知情同意书上签字,应对患者详细解释操作过程,使患者了解操作所需要配合的体位、时间以及可能出现的不适反应。

（4）治疗前必须检查血常规、凝血五项,老年人要查血糖、心电图等。

（5）治疗前超声医生先行进行超声检查,了解解剖位置以及病灶周围重要的脏器、血管神经的关系,避免严重的并发症。与穿刺医生共同分析制定合理的最佳穿刺点和穿刺路径,要求便捷、安全,尽量避开血管神经,缩短穿刺距离为原则。

2. 治疗中的基本规范

（1）操作中必须严格遵守无菌操作规范。

（2）超声医生和操作医生要紧密配合,针刀和超声探头声束垂直或者基本垂直,可以提高穿刺刀尖的显示率。

（3）穿刺过程中应对穿刺针具体位置进行有效、实时监视,避免损伤周围的重要神经血管。

（4）穿刺过程要保留图像,记录病灶图像特征以及术中、术后的声像图变化。

（5）对感染病灶或者免疫功能低下的患者进行治疗时常规使用抗生素。对黄疸患者,术前 3 天使用维生素 K。

3. 介入操作术后基本原则

（1）介入术后根据穿刺部位的深浅,穿刺点局部加压 5~10 分钟,尤其是浅表器官、病灶血运较丰富者。门诊患者应该留观 1~2 小时,如局部穿刺点无渗血,全身血压、脉搏情况无异常,无不适感方可离院。一旦出现心慌、头晕、伤口出血、局部突然肿胀、胸闷、胸痛等情况立即请相关科室处理。

（2）手术后注意及时随访,观察疗效,必要时重复进行。

第三节　超声可视化针刀治疗技术的临床应用

超声可视化针刀治疗技术可以广泛应用于肌肉、肌腱、腱鞘、骨关节等部位的各种疾病,最大的优点就是可以明确诊断,引导针刀到达准确位置,监测穿刺和治疗过程,使得诊断和治疗更加安全、准确、有效,为多种疾病提供了全新的微创治疗手段。由于篇幅有限,本节对几种常见疾病的临床应用进行介绍,起到抛砖引玉的作用。

一、针刀剥离治疗软组织疾病

软组织疾病是软组织受到各种形式的损伤后,在特定的条件下产生一系列的临床症状的疾病。常发生在肌肉、韧带、筋膜、关节囊、滑囊、腱鞘等部位。针刀理论认为产生的根本病因是动态平衡失调,造成动态平衡失调的病理因素是瘢痕、粘连、挛缩、堵塞。针刀的治疗目的就是恢复动态平衡,而肌筋膜肌间膜在恢复平衡中有重要的作用,因此在软组织疾病的剥离治疗中,剥离松解是治疗的关键。

（一）针刀剥离治疗头夹肌慢性损伤

随着电子设备的广泛普及,低头族越来越多,头夹肌长时间处于紧张状态,因此头夹肌慢性损伤疾病的发病率越来越高。常规的药物、理疗方法效果不佳,针刀的疗效较好。

【病因和病理】头夹肌起自第1~4胸椎和第7颈椎的棘突和项韧带,止于枕骨上项线(图10-3-1)。单侧收缩使头转向同侧,双侧收缩使头后仰。其浅层有斜方肌和颈阔肌,深层有颈半棘肌。头颈部的活动以第1胸椎为支点,第1胸椎本身活动较小,头颈部在频繁大幅度的活动时,第7颈椎棘突成为应力的中心。因此,头夹肌第7颈椎的附着处极易受到损伤。头夹肌的附着处有其他肌肉活动,影响头夹肌的修复。

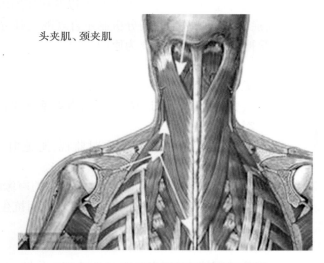

图 10-3-1　头夹肌及颈夹肌解剖示意图

【临床表现】患者枕骨缘的上项线或第7颈椎棘突处疼痛,转头或仰头受限,颈项部有僵硬感。可以伴有偏头痛,严重者影响睡眠,着凉可以加重。查体第7颈椎棘突旁压痛,将颈部下压使其低头,然后抗阻力抬头伸颈可使疼痛加剧。

【超声影像学表现】正常头夹肌位于斜方肌深层,两侧对称,肌纤维清晰,回声均匀。头夹肌损伤后肌肉增厚,肌纤维混乱,回声不均匀(图10-3-2),弹性增加(图10-3-3)。

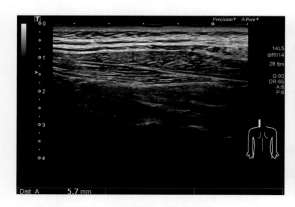

图 10-3-2　头夹肌损伤后肌肉增厚,肌纤维混乱,回声不均匀

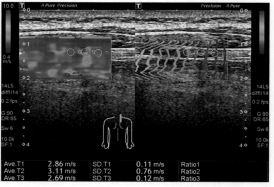

图 10-3-3　头夹肌损伤后肌肉弹性增加

【针刀治疗方法】

1. **适应证**　有明确的临床症状,查体有扳机点和条索,超声肌肉或筋膜有典型表现。无治疗禁忌证。

2. **操作步骤**　患者俯卧位,胸部垫枕,低头,项部肌肉紧张状态(图10-3-4)。常规消毒铺无菌巾,根据患者病情程度选择一个或者两个点进行治疗。一个是第7颈椎棘突旁,另外一个是枕骨上项线,超声显示病灶部位,穿刺点位于探头前端,与探头平行进刀(图10-3-5),显示针刀,穿过斜方肌到达头夹肌筋膜,顺肌纤维方向平刀剥离2~3刀(图10-3-6),如肌肉内有血流,在血流部位剥离1~2刀,一般3~5刀,结束治疗。穿刺点加压5分钟,创可贴覆盖。

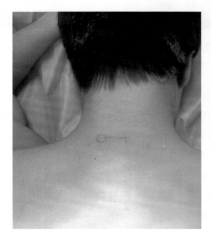

图10-3-4　体位,○为病变部位,×为进刀点

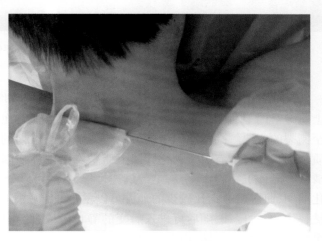

图10-3-5　操作图

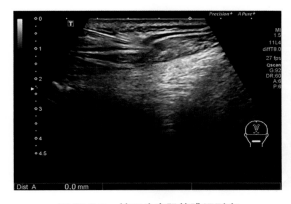

图10-3-6　针刀头夹肌筋膜层剥离

【治疗效果】　患者一般一次治疗即可有效,2~3基本痊愈,疼痛症状消失,局部无压痛,超声显示头夹肌形态和弹性恢复正常(图10-3-7)。

【注意问题】

1. 治疗时俯卧时胸部垫一软枕,确保颈部屈曲,充分暴露便于操作。

2. 针刀是在筋膜层剥离,不进入肌肉。

(二) 针刀捣碎治疗钙化性冈上肌腱炎

钙化性冈上肌腱炎是一种常见但又容易被忽视的肩关节疾病。临床上患者肩部疼痛剧烈,活动受限,影响患者的日常生活。一般患者采用服用镇痛药物、理疗或者是局部封闭等保守治疗,效果有时并不理想,手术或者是关节镜治疗效果好,但是因为医院设备条件所限以及手术后出现的一些并发症,患者不容易接受。应用超声诊断和导引下经皮针刀捣碎治疗具有安全、准确、创伤小、疗效好。

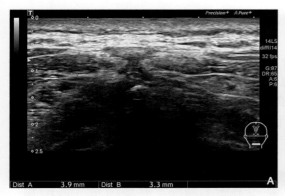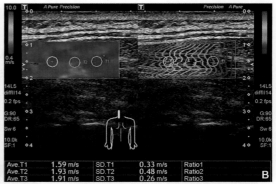

图 10-3-7　治疗后超声评价图像
A:治疗后头夹肌厚度恢复;B:治疗后头夹肌弹性降低

【病因和病理】 肩部钙化性肌腱炎是引起肩关节疼痛的常见原因之一,绝大部分累及冈上肌腱。冈上肌腱离肱骨大结节止点 1cm 内存在乏血管区,被认为是造成冈上肌腱变性甚至撕裂的主要解剖学原因(图 10-3-8)。病因与长期的各种原因造成的肌腱磨损、退变及钙质代谢失常可能有关。钙化性冈上肌腱炎是一种病因不明的疾病,表现为关节周围的羟基磷灰石晶体沉积,有一个特定的病理过程,一般可以分为钙化前期、钙化期、钙化后期。在钙化前期,肌腱中血运比较少的地方可以发生纤维软骨转化;钙化期,钙质逐渐沉积,软骨逐渐被替代,有时侵蚀,随后可进入病变的静止阶段,此期长短不一,直至钙化开始吸收,由肉芽组织填充。钙化后期,肉芽组织逐渐转变成成熟的胶原组织。

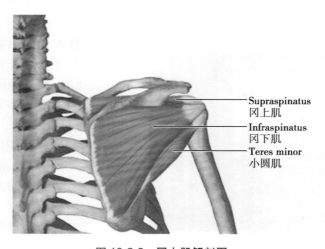

图 10-3-8　冈上肌解剖图

【临床表现】 患者肩部均有疼痛,疼痛剧烈,夜间影响睡眠,需要口服镇痛药物。查体:肩峰下压痛明显;肩关节外展、前屈、后伸以及旋转功能均受限。患者的临床症状与病理分期有关。钙化前期患者没有临床症状,钙化期,患者可以没有症状。此期长短不一,直至钙化开始吸收,吸收阶段开始出现剧烈疼痛,影响功能,一般就诊多在此时。钙化后期,也可以有疼痛。劳累或者轻微外伤后大部分患者诱发临床症状。

CT、X 线平片显示肩峰下肱骨大结节处有一个或者大小不等多个圆形或者弧形钙化块影(图 10-3-9、图 10-3-10)。

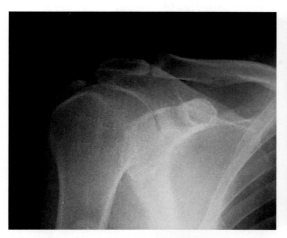

图 10-3-9　右肩正位 X 线片可见一个圆形钙化块影

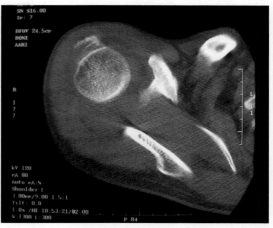

图 10-3-10　CT 片显示右肩关节大结节处有一钙化块

【超声影像学表现】能清晰地显示组成肩袖的各个肌腱以及周围滑囊的较细微结构,可以确定具体发生病变的肌腱位置,更为重要的是实时超声能动态检测肌腱运动状态下的形态学信息,这是其他影像学检查所不能比拟的。钙化肌腱炎在症状时期检查可以发现受累肌腱内有大小不等的弧形或者斑点状的回声增强点,后方有不同程度的声衰减,周围肌腱增厚,内部回声不均匀,说明肌腱在此时处于炎性期,符合吸收期的表现。超声高频探头还能够多方位、多切面、实时动态观察钙化部位以及与周围组织的关系,钙化灶与肱骨不连接,超声探头加压钙化部分可以随之活动(图 10-3-11)。

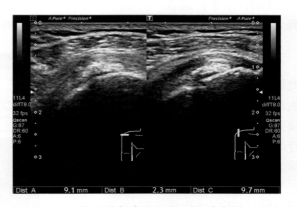

图 10-3-11　治疗前超声显示冈上肌腱内有一强回声团

【实验室检查】血常规、尿常规、血糖、类风湿因子、抗链球菌溶血素"O"、红细胞沉降率(血沉)、C 反应蛋白一般正常。

【使用仪器】采用高频彩色超声诊断仪,线阵探头频率 7~14MHz。对组成肩袖的各个肌腱以及肱二头长头肌腱做系列扫查。

【针刀治疗方法】

1. 适应证　病人肩部疼痛剧烈,影响正常生活;患肩的肱骨大结节处或肩峰下间隙压痛阳性;高频超声检查肌腱内有大小不等的弧形或者斑点状的回声增强团,后方有不同程度的声衰减,受累肌腱回声不均匀,结构紊乱;排除肩袖损伤。

选择非吸收期,有临床症状患者。

2. 操作步骤　病人坐位或者仰卧位,肩关节中立位,常规消毒,铺无菌巾,超声探头放置充足的耦合剂后以无菌橡皮手术手套包裹扫描病灶,超声频率一般为 7～14MHz。确定最近穿刺点后局部麻醉,0.8～1.0mm 针刀在超声导引下刺入病灶(图 10-3-12),术者可以感觉触及坚韧物质,在超声检测下反复在病灶内穿刺,一般持续时间 3～5 分钟,直至超声显示原有强回声团块分散(图 10-3-13)。穿刺点应用创可贴覆盖。穿刺点压迫 5 分钟,无菌敷料包扎。

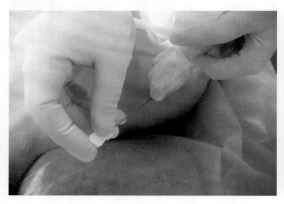

图 10-3-12　操作图

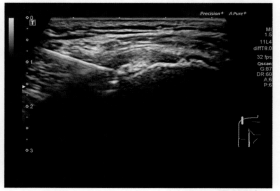

图 10-3-13　在超声导引下针刀在钙化灶内捣碎治疗

【治疗效果】　患者一次治疗后疼痛明显减轻,一般治疗 2～3 次痊愈,疼痛症状消失,局部无压痛,超声显示钙化明显缩小或者消失(图 10-3-14)。

【注意问题】

1. 治疗时机最好掌握在非吸收期,此期是产生临床症状最严重时期,超声表现肌腱增厚,周围回声不均匀,钙化团块强回声,后方有不同程度的声衰减,治疗时穿刺感觉钙化灶坚韧,但穿刺不困难,捣碎相对容易。

2. 捣碎在超声实时检测引导下进行,针刀保证在钙化病灶部位,而不是在正常肌腱组织内,防止对肌腱造成损伤。

3. 治疗时首先将钙化灶捣碎,反复穿刺时间要足够,一般在 3～5 分钟,能够起到对肌腱的刺激和对钙化灶的破坏作用。

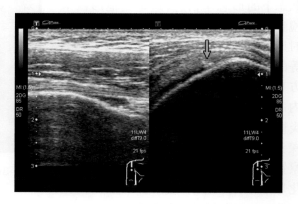

图 10-3-14　3 周后复诊钙化明显缩小

4. 治疗 3 次后症状不缓解,持续 2 个月以上,或者超声发现合并有肩袖损伤者建议应用关节镜进行清理并修复。

5. 超声的检查结果很大程度上取决于操作者,由于超声医生对该疾病认识不足以及对局部解剖不熟悉直接影响超声结果,因此需要骨科医生现场指导配合。

(三) 肱骨内上髁炎

肱骨内上髁炎主要是由于前臂屈肌起点肱骨内上髁处反复牵拉累积性损伤所致,与网球肘的发病机制类似,因常见于高尔夫球运动员、学生、矿工,故俗称高尔夫球肘或学生肘。

【病因和病理】　前臂屈肌总腱、屈腕肌和前臂旋前肌合起附于肱骨内上髁（图10-3-15），与肱骨外上髁炎的病理相似，多因腕关节背伸，前臂半旋前位时，受到肘的外翻伤力，使紧张的屈腕肌群突然被动过牵，造成前臂屈肌总腱在肱骨内上髁附着处损伤，或经常用力作屈腕，屈指或前臂旋前动作时，屈腕肌和旋前圆肌反复紧张收缩，使肱骨内上髁附着处长期受牵拉，而发生疲劳性损伤，急性损伤常见于前者，慢性损伤多见于后者。急性牵拉和慢性劳损导致肱骨内上髁处的屈肌总腱和旋前圆肌腱止点部分撕裂、出血、渗出，在修复过程中出现粘连、挛缩、瘢痕而引起临床症状。

【临床表现】　肘内侧疼痛或酸痛，尤其是在做前臂旋前并主动屈腕时疼痛加重，可沿尺侧屈腕肌向下放射，屈腕无力，提水桶等困难。查体时肱骨内上髁处有明显压痛，肘关节无肿胀，活动正常。前臂屈肌腱牵拉试验阳性：伸肘腕背伸握拳，然后前臂外旋或后旋，引起肘内侧疼痛。

【超声影像学表现】　肘关节纵向切面扫查显示肱骨内上髁表面回声粗糙，不光滑，前臂屈肌群（屈肌总腱、屈腕肌和前臂旋前肌）起始部肌肉增厚，不均匀，可见片状低回声（图10-3-16），或回声增强，肌肉羽状结构模糊不清，肌腱周围偶尔有少量积液。急性期彩色多普勒有血流，血流指数增加，弹性增加（图10-3-17）。

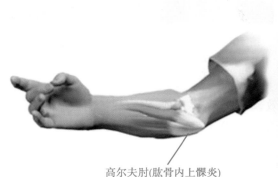

高尔夫肘(肱骨内上髁炎)

图 10-3-15　肱骨内上髁炎示意图

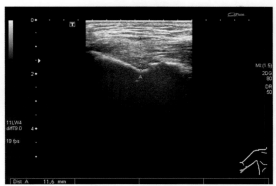

图 10-3-16　屈肌群（屈肌总腱、屈腕肌和前臂旋前肌）起始部肌肉增厚，不均匀，可见片状低回声

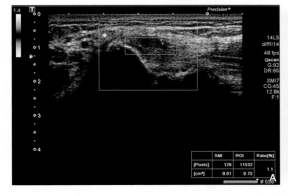

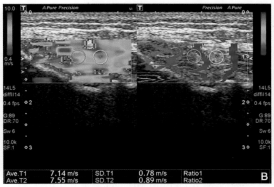

图 10-3-17　急性期血流及弹性变化

A：屈肌群（屈肌总腱、屈腕肌和前臂旋前肌）起始部肌肉急性期彩色多普勒有血流，血流指数增加；
B：弹性增加

【针刀治疗方法】

1. **适应证** 明确临床诊断,有典型的超声影像学表现,无治疗禁忌证。

2. **操作步骤** 患者俯卧位,患肢掌心朝上置于诊断床上,碘伏消毒,铺无菌巾,超声探头置于患处,长轴观察,显示屈肌腱止点,先行入针点麻醉,超声观察,针尖到达屈肌腱表面,注射2%利多卡因1ml,然后用0.8mm或1.0mm针刀在进刀点进刀(图10-3-18)。超声导引下在屈肌腱表面及内上髁附着点处剥离,使用平刀,刀口线与屈肌腱的纵轴平行(图10-3-19)。剥离3~5次出针,治疗结束,进针点创可贴覆盖。

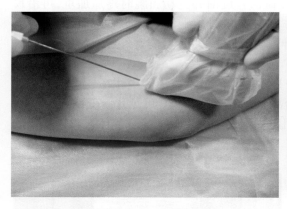

图 10-3-18 操作图

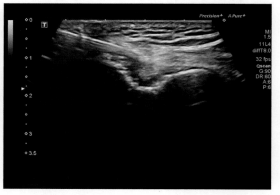

图 10-3-19 超声导引下在屈肌腱表面及内上髁附着点处剥离,使用平刀,刀口线与屈肌腱的纵轴平行

【治疗效果】 患者一般治疗一次后即可见效,2~3次基本痊愈,疼痛症状消失,局部无压痛,超声显示肌腱形态、血流指数和弹性恢复正常(图10-3-20)。

【注意问题】

1. **保持正确的体位** 病人体位对成功完成检查至关重要,只有通过正确的探头放置位置和病人体位才可能获得清晰的结构图像。正确的体位可以帮助取得重复性好的超声图像,以利于诊断,对初学者尤为重要。

2. **注意扫查时的探头角度** 只有超声声束完全垂直于肌腱的纤维束才可以避免出现伪像病理(artifactual pathology)和各向异性效应(anisotropic effect)。初学者应多在正常人体上练习,通过调整探头的垂直与非垂直状态,找到最佳角度和手法而熟悉这一操作。

3. **与对侧对比** 不管是初学者还是有经验医生都应通过扫查对侧肢体相应部位和结构来协助诊断,对比时要确保体位和探头放置位置正确。

4. 常规应用SMI和血流指数,评价炎症病变的程度。

5. 治疗时针刀在肌腱表面进行,如果显示肌腱内部有血流可在血流丰富部位剥离1~2次。

(四) 针刀剥离治疗腰段棘上韧带损伤

腰段是人体负重和活动多大的部位,棘上韧带附着在棘突上,腰部弯曲活动或者弯腰搬起重物时容易造成损伤,造成局部疼痛和活动受限。治疗不及时会造成慢性疼痛,影响生活质量。

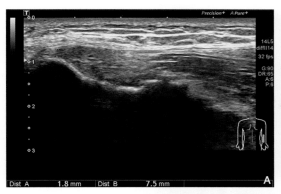
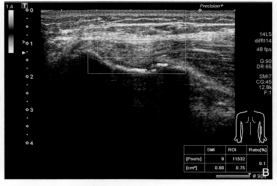
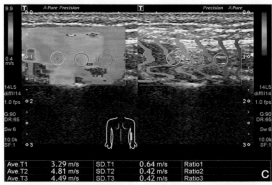

图 10-3-20　治疗后超声评价图像

A：屈肌群（屈肌总腱、屈腕肌和前臂旋前肌）起始部肌肉厚度恢复正常，回声均匀；B：血流指数正常图；C：弹性恢复正常

【病因和病理】　棘上韧带起于第 7 颈椎棘突，向下止于骶中嵴，附着于这些椎体的棘突上（图 10-3-21），其功能是限制脊柱过度屈曲，脊柱在过度前屈时棘上韧带负荷增加，容易造成牵拉损伤。如果脊柱过度前屈或者在屈曲位突然受到纵轴外力打击均可受损。棘上韧带损伤多为棘突顶部的上下缘，引起局部的瘢痕、粘连，出现临床症状。

【临床表现】　腰部多有外伤或者劳损病史，上后腰部疼痛，弯腰时加重，很少出现放射痛，疼痛局限，卧位坐起或者坐位站起时疼痛。查体：受累棘突压痛，有时局部可触及结节，拾物试验阳性。

【超声影像学表现】　超声看见患处棘上韧带增厚，回声减低，不均匀，有时有少许积液，棘突表面不光滑（图 10-3-22）。

【针刀治疗方法】

1. 适应证　明确临床诊断，有典型的超声影像学表现，无治疗禁忌证。

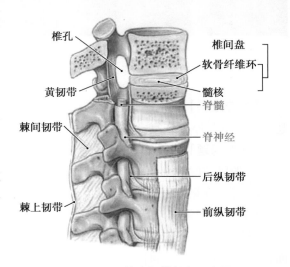

图 10-3-21　棘上韧带解剖示意图

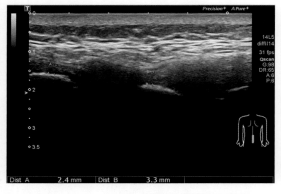

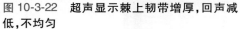

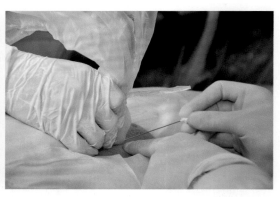

图 10-3-22　超声显示棘上韧带增厚,回声减低,不均匀　　　　　　　　　　图 10-3-23　操作图

　　2. 操作步骤　患者俯卧,腹部垫一小枕,腰部后凸,碘伏消毒,铺无菌巾,超声探头置于患处,长轴观察,显示棘上韧带,先行入针点麻醉,超声观察,针尖到达棘上韧带表面和棘上韧带棘突附着处,然后用 0.8mm 或 1.0mm 针刀选择进刀点进刀(图 10-3-23),超声导引下在韧带表面和棘突附着点处剥离,刀口线与脊柱的纵轴平行(图 10-3-24),剥离 3~5 次出针,治疗结束,进针点创可贴覆盖。

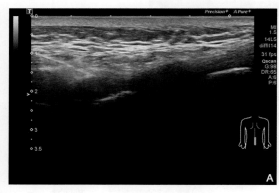

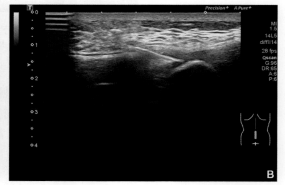

图 10-3-24　超声引导下针刀松解过程
A:针刀在韧带表面进行剥离;B:针刀在棘上韧带棘突附着点进行剥离

　　【治疗效果】患者一般治疗一次后即可见效,2~3 次痊愈,疼痛症状消失,局部无压痛,超声显示韧带厚度恢复,回声均匀(图 10-3-25)。
　　【注意问题】
　　1. 俯卧位时腹部垫一小枕,使腰部后凸便于进刀操作。
　　2. 针刀在韧带表现和棘突附着点处分别进行剥离松解,疗效好。
　　(五) 针刀剥离治疗梨状肌综合征
　　梨状肌位于小骨盆后壁,呈三角形,起自骶骨两侧部的盆面,肌纤维绕过髋关节囊的后面,止于大转子。收缩时可使大腿外旋,由第 1、2 骶神经前支支配。该肌通过坐骨大孔,将该孔分为梨状肌上孔和梨状肌下孔。臀上动、静脉及臀上神经通过上孔。臀下动、静脉,臀

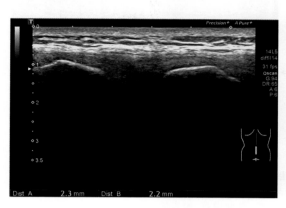

图 10-3-25　治疗后超声显示韧带厚度恢复，回声均匀

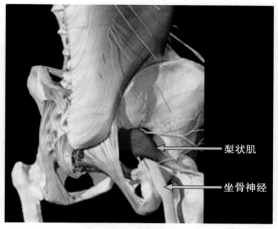

梨状肌

坐骨神经

图 10-3-26　梨状肌与坐骨神经关系解剖示意图

下神经,股后皮神经,坐骨神经,阴部神经及阴部内动、静脉通过下孔(图 10-3-26)。急性或慢性腰臀腿部损伤可使梨状肌拉长或过牵而受伤。从而出现相关症状及体征,病变严重者使坐骨神经受累而出现坐骨神经痛。

【病因和病理】

1. 外伤　髋部的扭闪,髋关节的急剧外旋,使梨状肌突然、猛烈的收缩;髋关节骤然内收、内旋,使梨状肌受到猛力的牵拉,可使梨状肌及其筋膜撕裂损伤。

2. 慢性劳损或感受风寒湿　工作、生活环境潮湿,长期频繁活动髋关节或持续保持一种姿势。

3. 周围炎症影响　慢性盆腔炎、腹膜炎、骶髂关节炎等炎症蔓延到梨状肌,使梨状肌发炎。

4. 腰骶椎病变　如腰椎间盘突出、腰椎滑脱等,因腰骶神经受累,体姿变化,骨盆旋转使梨状肌在变异的情况下活动而损伤,属继发性损伤。这种情况在临床中多见。

梨状肌反复受到损伤后,由肿大、肥大变性、增生,甚至持续挛缩,影响其周围的神经、血管功能而生病。

【临床表现】起病可急可缓。骤然发病,臀后部及大腿后侧疼痛并可放射到下肢。重者似"刀割样"剧痛,翻身困难。走路时,身体呈半屈曲位,严重者行走困难,跛行。部分病例,有小腿后外侧酸胀、麻木感,臀部深在性酸胀感。逐渐出现症状的患者,患肢多表现为酸胀、麻痛、自觉患肢变短,间歇性跛行。活动或劳动后,疼痛加重,休息后可减轻。有时,疼痛可向会阴部放射,会阴部坠胀感,阴囊、睾丸抽痛、排尿异常等。有些患者可出现患肢发绀、发凉等症状。

【超声影像学表现】梨状肌综合征时,声像图表现患侧梨状肌较对侧增大,增厚,肿大的梨状肌内部呈低回声,或虽不肿大但包膜增厚不光滑,内部回声不均匀或呈弥漫性稍强回声。部分患者因梨状肌肿大,梨状肌下孔相应变窄,坐骨神经受压呈凹弧状或坐骨神经走行较对侧明显变异(图 10-3-27)。梨状肌有时可见滑囊形成压迫坐骨神经。

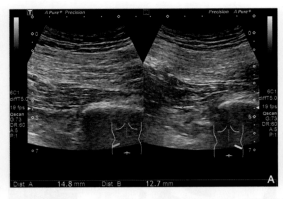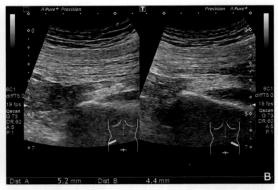

图 10-3-27　梨状肌综合征超声图像表现

A:患侧梨状肌较对侧增大,增厚,肿大的梨状肌内部呈低回声,或虽不肿大但包膜增厚不光滑,内部回声不均匀或呈弥漫性稍强回声;B:患侧坐骨神经受压,水肿增粗,回声低

【针刀治疗方法】

1. **适应证**　临床和影像学明确梨状肌综合征诊断;超声检查典型的梨状肌水肿、充血变现急性期症状;局部皮肤无感染及皮损;排除椎管内疾病。

2. **操作步骤**　患者俯卧位或者侧卧位,侧卧位时患侧在上,屈髋屈膝下肢内旋位(图10-3-28),确定穿刺点位置,碘伏消毒,铺无菌巾,按照穿刺点进针,超声探头放置充足的耦合剂后以无菌橡皮手术手套包裹扫描病灶(图10-3-29),超声频率一般为 7~14MHz。穿刺点局部麻醉,用 1.0mm×10cm 针刀在超声引导下穿刺到穿梨状肌内侧抵止点至梨状肌中点间针入梨状肌肉表面(图10-3-30),刀口线与梨状肌的纵轴平行,不同方向剥离 3~5 次出针,治疗结束,进针点创可贴覆盖。

【治疗效果】患者一般治疗一次后即可见效,2~3 次痊愈,疼痛症状消失,局部无压痛,超声显示梨状肌厚度恢复,神经治疗前后对比变细,回声均匀(图10-3-31)。

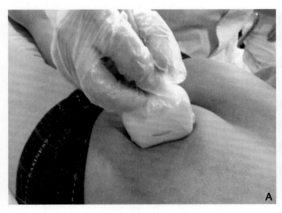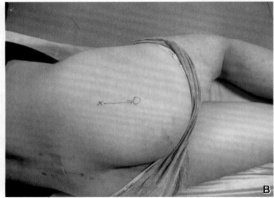

图 10-3-28　操作体位及操作示意图

A:卧位操作图;B:侧卧位操作图

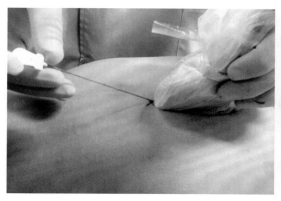

图 10-3-29　针刀操作图

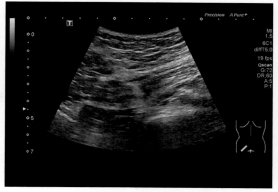

图 10-3-30　针刀在梨状肌表面进行剥离

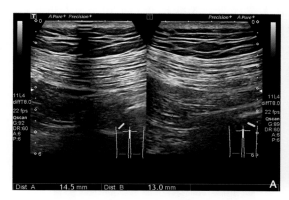

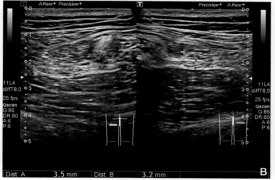

图 10-3-31　治疗后超声对梨状肌及坐骨神经效果评价图像
A：梨状肌厚度恢复，回声均匀；B：坐骨神经治疗前后对比变细，回声均匀

【注意问题】

1. 超声检查时要进行对比观察，患者俯卧位患侧略垫高，下肢适当内旋，探头放置于结节间沟处，先扫查梨状肌短轴断面，再扫查长轴断面。

2. 注射时机最好掌握在梨状肌充血水肿期。

3. 治疗时要严格无菌操作，避免引起感染。

4. 针刀剥离时要在超声导引下进行，一般在肌肉表面的筋膜层。

5. 超声引导避开坐骨神经及知名血管。

6. 因为梨状肌血运丰富，治疗时容易出现出血，如果出现小的血肿局部压迫，冰敷一般3天后即可吸收，不需特殊处理。

（六）针刀剥离治疗足底跖筋膜炎

足底跖筋膜炎（plantar fascitis）是运动引起的慢性损伤，好发于较肥胖中年妇女和喜爱运动者，如长时间跑跳的专业运动员、舞蹈演员以及长距离行走的普通人，有人把足底跖筋膜炎称为"网球跟"，喜好穿软底鞋和大运动量的人也多见。一般保守治疗效果不佳，针刀治疗效果良好。

【病因和病理】 引起损伤的主要病因和病理确切原因目前还不清楚，可能有以下几个方面。①步行时,跖趾关节背伸,牵拉足底筋膜,从而牵拉跟骨结节。随着年龄增大,足部肌肉、韧带力量减弱,足底筋膜牵拉跟骨结节的力量增大,长期反复牵拉使足底筋膜起点部发生微小撕裂,继发炎症,引起疼痛;②足底筋膜跟骨止点处的骨膜炎和跟骨内侧结节的疲劳骨折;③屈趾短肌止点炎症和水肿及其增生的骨刺导致足底外侧神经第一支神经的卡压。足部的一些其他疾病,如足弓下降、胫骨内翻、跟腱挛缩、跟骨外翻、足旋前畸形,中老年人的足部肌腱、韧带发生退变后足弓的改变等,都会使足底筋膜承受更大的应力,长期慢性的牵拉可使局部腱膜发生微小撕裂,局部水肿产生无菌性炎症(图10-3-32)。

【临床表现】足底靠近足跟或足部中央等有疼痛感,通常发病缓慢。在早晨下床或行走头几步时感疼痛较重,进一步活动后疼痛可部分缓解,但长时间活动后又可加重症状。除了足跟疼痛外,另有10%的患者感到足弓或前足疼痛。查体时可见足跟部前内侧肿胀。跟骨内侧结节及跖腱膜起点2~3cm处有明显压痛。还要观察有无足部力线异常,有无胫骨内翻,足内翻及平足、高弓足,跟腱有无挛缩等。X线检查:约50%病人可见跟骨结节跖侧有骨刺(图10-3-33)。超声检查发现足底近端筋膜增厚及回声减低可确诊本病。

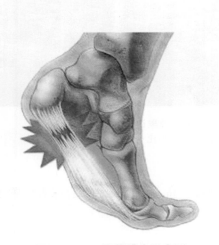

图 10-3-32　跖筋膜炎示意图

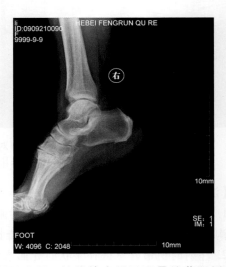

图 10-3-33　X 线检查显示跟骨结节跖侧有骨刺

【超声影像学表现】足底筋膜炎患者其足底筋膜增厚超过4mm以上,最多可达到5.2mm(图10-3-34)。足底筋膜炎可伴有钙化并伴有筋膜周围积液,多普勒超声可以显示明显血流(图10-3-35),筋膜弹性增加(图10-3-36)在严重情况下,足底筋膜增厚可成结节状,或伴有钙化(图10-3-37)。对仅有轻微改变的患者,通过双侧对比观察并结合临床症状可明确诊断。需要注意的是,运动员的足底筋膜异常可能是双侧。

【针刀治疗方法】

1. 适应证　症状明显,经过系统保守治疗2个月无效,影响行走,超声显示筋膜增厚超过4mm,回声低,有血流,无针刀治疗禁忌证。

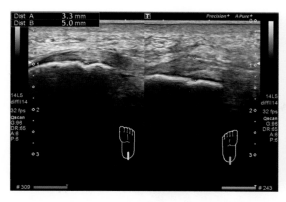

图 10-3-34　超声显示足底筋膜炎患者足底筋膜增厚,而正常对照小于 4mm

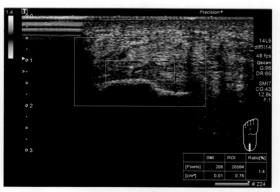

图 10-3-35　超声显示多普勒超声可以显示明显血流,血管指数 1.4

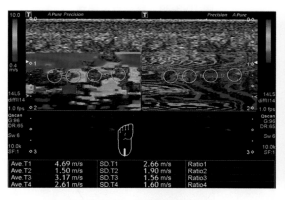

图 10-3-36　跖筋膜弹性增加

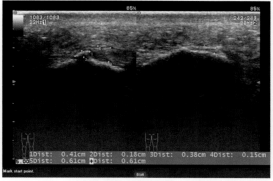

图 10-3-37　足底筋膜增厚可成结节状,或伴有钙化

2. **操作步骤**　俯卧位,下肢伸直,将受检足置于床边,足尽量背伸,使足底紧张状(图 10-3-38)。进行纵行面和横断面两个方向的扫查。治疗时探头一般在长轴位,确定穿刺点位置在足跟后部角化皮与正常皮肤交界处中点,穿刺路线向足底内侧(图 10-3-39),碘伏消毒,铺无菌巾,按照穿刺点进针,超声探头放置充足的耦合剂后以无菌橡皮手术手套包裹扫描病灶(图 10-3-40),超声频率一般为 7~14MHz。穿刺点局部麻醉,用 1.0mm×10cm 针刀在超声引导下穿刺到跖筋膜表面,使用平刀刀口线与筋膜的纵轴平行(图 10-3-41),不同方向剥离3~5 次出针,治疗结束,进针点创可贴覆盖。

【治疗效果】患者一般治疗一次后即可见效,2~3 次基本痊愈,疼痛症状消失,局部无压痛,超声显示跖筋膜形态、血流指数和弹性恢复正常(图 10-3-42)。

【注意问题】

1. 采取适合体位,一般为俯卧位,将受检足置于床边,足尽量背伸,使足底紧张状。
2. 超声探头长轴位导引。
3. 进刀在足跟后部,与跖筋膜长轴平行。

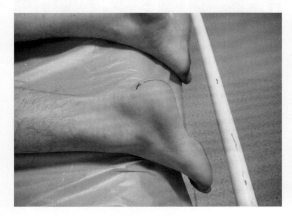

图 10-3-38　体位

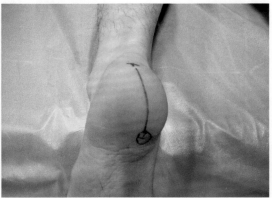

图 10-3-39　穿刺点及路线

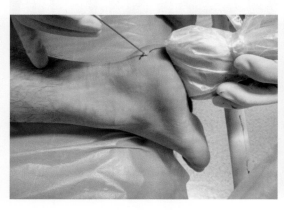

图 10-3-40　操作图

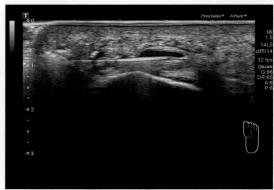

图 10-3-41　针刀剥离松解

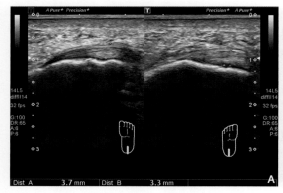

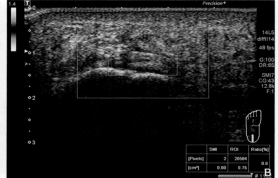

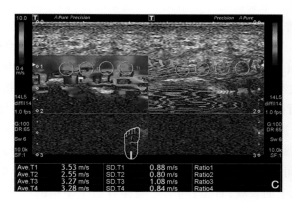

图 10-3-42　治疗后超声跖筋膜效果评价图像
A:跖筋膜厚度恢复,回声均匀;B:血流指数恢复正常;C:弹性恢复正常

4. 针刀剥离在筋膜表面进行,如跖筋膜内有血流,在血流丰富部位松解 1~2 次。

二、针刀松解治疗狭窄性腱鞘炎

腱鞘炎系指因机械性摩擦而引起的慢性无菌性炎症改变。常见于手指或拇指屈肌纤维腱鞘起始部、桡骨茎突处拇短伸肌腱及拇长展肌的腱鞘,以及肱二头肌长头肌腱的腱鞘等。采用皮质类固醇局部注射治疗是公认的有效方法。但是注射的准确性对疗效有明显的影响,同时如果盲目注射,将药物注射到肌腱内可以引起肌腱断裂严重并发症,高频超声可以实时清晰显示肌腱、腱鞘等软组织结构,在其导引下针刀松解治疗具有安全、准确、无创等优点。

（一）针刀松解治疗拇指屈指肌腱狭窄性腱鞘炎

【病因和病理】 发病部位在掌骨头相对应的屈指肌腱纤维鞘管的起始部。此处由较厚的环形纤维性腱鞘与掌骨头构成相对狭窄的纤维性骨管（图 10-3-43）。指屈肌腱通过此处受到机械性刺激而使摩擦力加大,加之该部掌骨头隆起,手掌握物时,腱鞘受到硬物与掌骨头两方面的挤压损伤,逐渐形成环形狭窄。指屈肌腱也变形形成梭形或者葫芦形膨大,因而通过困难,引起患指屈伸障碍和疼痛。

【临床表现】 起病多较缓慢,早期在掌指关节关节掌侧局限性酸痛,晨起或工作劳累后加重,活动稍受限,逐渐发展,疼痛可以向腕部及手指远侧发散,可以有急性发作。随着腱鞘狭窄和肌腱变性增粗的发展,肌腱滑动时通过越来越困难,手指屈伸时产生扳机样动作及弹响。

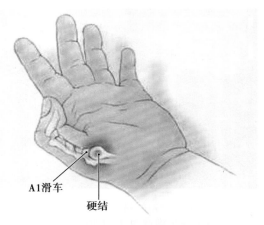

A1滑车

硬结

图 10-3-43　拇指腱鞘解剖示意图

严重时不能主动屈曲或交锁在屈曲位不能伸直。查体:患指掌骨头掌侧皮下可触及一结节,手指屈伸时可以感到结节滑动及弹跳感,有时有弹响,局部明显压痛。如果狭窄严重时,手指多固定于伸直位不能屈曲或固定于屈曲位不能伸直。

【超声影像学表现】　主要表现为掌指关节处腱鞘增厚,回声减低。动态扫查可见屈指肌腱滑动受阻。彩色多普勒超声显示增厚的腱鞘内血流信号丰富。根据腱鞘的厚度和血流情况将其超声表现分期。患指的早期超声表现:单纯屈指肌腱增粗或者 A1 滑车增厚为 0.8～1.0mm,腱鞘血流丰富(图 10-3-44);中期的超声表现为肌腱增粗水肿明显和 A1 滑车增厚为1.0～1.2mm,鞘管内狭窄明显,血流较早期减少(图 10-3-45);晚期患指超声表现为肌腱增粗明显和 A1 滑车增厚可达 1.2～1.5mm,可看到掌指关节内有积液,还伴有肌腱的增粗,甚至肌腱和腱鞘有粘连,血流少或无血流,动态观察可见卡压(图 10-3-46)。根据临床表现和超声检查并综合王澍寰、戴学山诊断标准后将屈指肌腱狭窄性腱鞘炎分为 3 型。Ⅰ 型:掌指关节疼痛或者表现为指间关节疼痛,关节活动正常,超声为早期表现;Ⅱ 型:掌指关节疼痛伴有活动时弹响,超声表现中期表现;Ⅲ 型:局部疼痛伴有整个手指的疼痛,关节不能活动,超声为晚期表现。

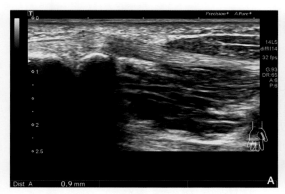
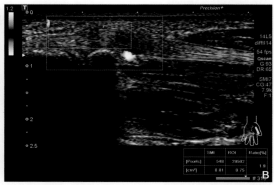

图 10-3-44　患指 A1 滑车早期超声形态及血流变化

A:早期超声表现,A1 滑车增厚为 0.9mm,腱鞘血流丰富;B:早期超声表现,腱鞘有血流,血管指数 1.9

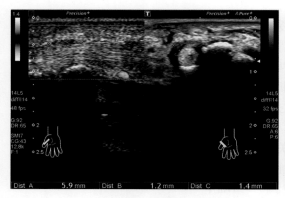
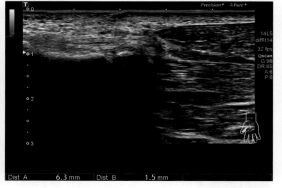

图 10-3-45　中期的超声表现肌腱增粗水肿明显和 A1 滑车增厚为 1.2mm,鞘管内狭窄明显,有血流

图 10-3-46　晚期患指超声表现为肌腱增粗明显和 A1 滑车增厚 1.5mm,还伴有肌腱的增粗

【针刀治疗方法】

1. 适应证　选择临床 Ⅱ、Ⅲ 型患者,穿刺局部皮肤无感染,无凝血机制障碍。

2. 操作步骤　明确适应证后,患者采取座位或者仰卧位,患手置于操作台上,一般选用

10MHz 超声探头,穿刺区域常规消毒,探头涂抹耦合剂后装入无菌手套碘伏消毒。将探头置于患者皮肤表面,首先仔细观察腱鞘周围结构及腱鞘、肌腱情况,然后嘱患者活动手指,进一步观察肌腱在腱鞘内的活动情况,彩色多普勒超声观察血流情况。用一次性 5ml 注射器抽吸 2%利多卡因 2ml,从距离腱鞘入口端 2cm 处穿刺,方向沿肌腱纵轴方向(图 10-3-47),调整穿刺针与探头角度,确定针尖在腱鞘内,明确后推注药物进行鞘管内麻醉(图 10-3-48),应用 1.0mm,长 10cm 针刀超声直视下切割 A1 滑车(图 10-3-49),观察切开彻底后,嘱患者屈伸手指,无卡压和弹响后治疗结束,创可贴局部覆盖。

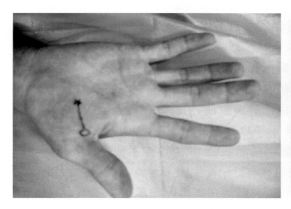

图 10-3-47　进刀点与穿刺路线

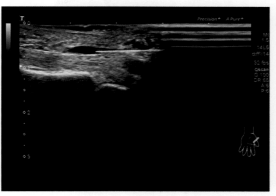

图 10-3-48　超声引导下鞘管内麻醉

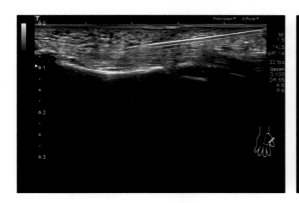

图 10-3-49　超声引导下针刀切开 A1 滑车

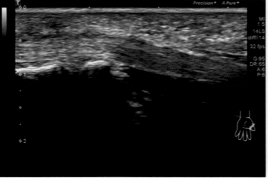

图 10-3-50　显示 A1 滑车处卡压松解,肌腱
无压迫

【治疗效果】患者一般治疗后拇指屈伸功能能够恢复正常,弹响和卡压消失,超声显示 A1 滑车处卡压松解,肌腱无压迫(图 10-3-50),进刀处留有微小针眼(图 10-3-51)。

【注意问题】

1. 严格掌握时候时机。选择Ⅱ、Ⅲ型患者治疗。

2. 严格无菌操作,避免医源性感染。

3. 超声探头最好选择 10MHz 引导,图像清晰。

4. 进刀时要在超声引导下进行,注意避开正中神经返支。

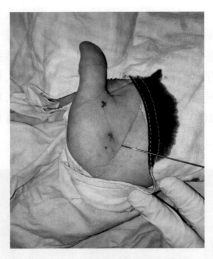

图 10-3-51　进刀处留有微小针眼

5. 穿刺时要实时动态扫查,确定针刀在 A1 滑车,避免损伤肌腱,导致肌腱断裂。

6. 根据临床检查和超声影像学检查,排除细菌感染性腱鞘炎。

（二）针刀松解治疗桡骨茎突狭窄性腱鞘炎

桡骨茎突狭窄性腱鞘炎是门诊常见的痛症之一。此病起病缓慢,逐渐加重,出现腕部拇指一侧的骨突（桡骨茎突）处及拇指周围疼痛,拇指活动受阻,经保守治疗效果不佳,多行手术切开狭窄的腱鞘,但创伤较大,针刀在超声下可视化松解疗效良好。

【病因和病理】 在腕部桡骨远端茎突处有一个腱鞘,鞘内有拇长展肌腱和拇短伸肌腱通过（图 10-3-52）。由于腱沟表浅且狭窄,底面凹凸不平,沟的表面又覆盖着伸腱支持带。正常情况下,两条肌腱只能紧密地通过这一坚韧的腱鞘。由于拇指或腕部活动频繁,使拇短伸肌和拇长展肌腱在桡骨茎突部腱鞘内长期相互反复摩擦,导致该处肌腱与腱鞘产生无菌性炎症反应,局部出现渗出、水肿和纤维化,鞘管壁变厚,肌腱局部变粗,造成肌腱在腱鞘内的滑动受阻而引起疼痛、活动受限的临床症状。

【临床表现】本病多见于中年以上,女多于男（约 6∶1）,好发于家庭妇女和手工操作者（如纺织工人、木工和抄写员等）,哺乳期及更年期妇女更易患本病。起病缓慢,在桡骨茎突处出现疼痛,严重时可以放射到手指和前臂,活动腕及拇指时疼痛加重,不能提重物。查体桡骨茎突处肿胀,有压痛及摩擦感,有时在桡骨茎突有轻微隆起豌豆大小的结节。若把拇指紧握在其他四指内,并向腕的内侧（尺侧）做屈腕活动（握拳尺偏试验 Finkelstein 征）,则桡骨茎突处出现剧烈疼痛（图 10-3-53）。

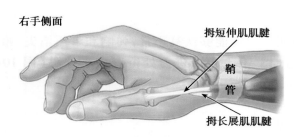

图 10-3-52　桡骨茎突腱鞘解剖示意图

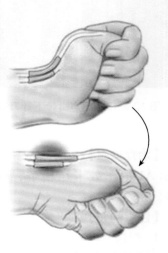

图 10-3-53　握拳尺偏试验 Finkel-stein 征

【**超声影像学表现**】　超声显示桡骨茎突腱鞘增厚,鞘内有积液,回声减低,有时拇长展肌腱和拇短伸肌腱增粗,彩色多普勒超声显示有血流(图 10-3-54)。

【**针刀治疗方法**】

1. **适应证**　症状明显,经过系统保守治疗 2 个月无效,影响功能者,无针刀治疗禁忌证。

2. **操作步骤**　患者坐位,患手置于手术床上,腕部垫一软枕,尽量使腕部尺偏,进刀点一般选在腱鞘的远端,进刀线路顺腱鞘长轴(图 10-3-55),碘伏消毒,铺无菌巾,超声探头长轴顺肌腱方向置于患处,长轴观察,显示桡骨茎突腱鞘,先行入针点麻醉,超声观察,针尖到腱鞘内,注入 2% 利多卡因 1~2ml,应用 1.0mm×10mm 针刀立刀顺腱鞘在超声导引下逐渐切开腱鞘(图 10-3-56),活动腕部和伸直拇指,无卡压,超声观察肌腱滑动顺畅,治疗结束出刀,进针点创可贴覆盖。

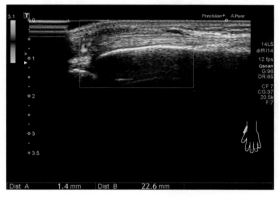

图 10-3-54　桡骨茎突腱鞘增厚,鞘内有积液,回声减低,彩色多普勒超声显示有血流

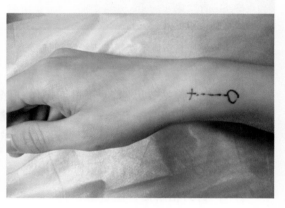

图 10-3-55　体位及进针刀和线

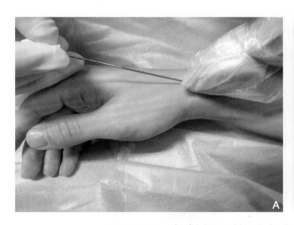

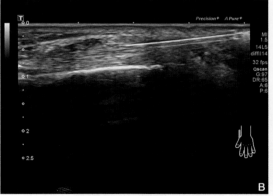

图 10-3-56　超声引导下针刀松解桡骨茎突腱鞘操作示意图及松解过程
A:针刀操作图;B:超声导引下针刀松解腱鞘

【**治疗效果**】　患者一般治疗后拇指伸直功能能够恢复正常,桡骨茎突处疼痛缓解弹响和卡压消失,Finkelstein 征阴性。超声显示腱鞘卡压松解,肌腱无压迫(图 10-3-57)。

【**注意问题**】

1. 严格掌握时机,一般经过保守治疗无效方可手术针刀松解,早期可做腱鞘内注射。

2. 桡神经浅支距离腱鞘很近,进刀时要避免损伤,可用超声寻找到神经,进刀时避开(图 10-3-58)。

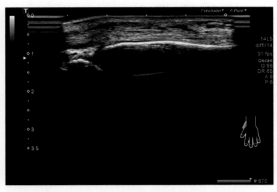

图 10-3-57　超声显示腱鞘卡压松解,肌腱无压迫

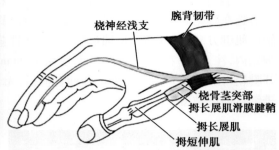

图 10-3-58　桡神经浅支与桡骨茎突腱鞘关系解剖示意图

3. 手术时腕关节尺偏,便于进刀操作;麻醉时将麻醉药注入腱鞘内。
4. 穿刺时要实时动态扫查,确定针刀在腱鞘上,避免损伤肌腱,导致肌腱断裂。
5. 根据临床检查和超声影像学检查,排除细菌感染性腱鞘炎。

三、针刀松解治疗周围神经卡压

(一) 针刀松解治疗腕管综合征

腕管综合征(carpal tunnel syndrome)是周围神经卡压综合征中最为常见的一种,中年人好发,为正中神经在腕部受到卡压而引起的一系列症状和体征。Paget 于 1853 年首先描述此病。腕管综合征又称正中神经卡压综合征,一些特殊工种腕部活动多,造成劳损引起腕管狭窄,产生临床症状,保守治疗无效时多采用开放手术,切开腕横韧带,但是创伤大,手术后还会出现一些并发症。超声可视化针刀治疗创伤小,疗效好,并发症少。

【病因和病理】腕管是由腕骨沟和腕横韧带共同组成的骨性纤维性隧道。其内部有四条指浅屈肌腱、四条指深屈肌腱和一条拇长屈肌腱以及正中神经通过。腕横韧带厚而坚韧,宽约 2.5cm,弹性差(图 10-3-59)。当腕部反复刺激可以造成韧带炎症、充血、增厚,引起腕管狭窄,导致正中神经受压,缺血产生临床症状。

【临床表现】腕管综合征好发于 30~50 岁年龄,女性为男性的 5 倍。两只手都发病者占患者总数的 1/3~1/2,而女性双侧发病者与男性之比,提高到 9∶1。腕管综合征的临床表现主要为正中神经受压,

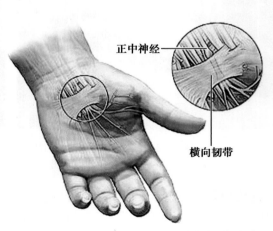

图 10-3-59　腕管正中神经解剖示意图

拇指、示指、中指和环指一半麻木、刺痛或呈烧灼样痛（图10-3-60），白天劳动后夜间加剧，甚至睡眠中痛醒；局部性疼痛常放射到肘部及肩部；拇指外展肌力差，偶有端物、提物时突然失手。检查：压迫或叩击腕横韧带、背伸腕关节时疼痛加重；病程长者，可有大鱼际肌萎缩。叩击腕部掌侧正中，造成正中神经支配区的麻木、疼痛，此即Tinel征阳性。部分病人手腕关节极度屈曲60秒后手指感觉异常加重，此为Phalen试验阳性。

【超声影像学表现】 屈肌支持带增厚压迫正中神经，正中神经在腕管内远端变细，在腕管近端肿胀增粗（图10-3-61）。

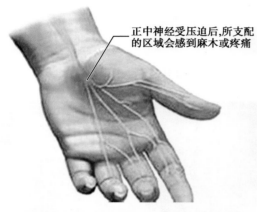

图10-3-60　腕管综合征正中神经受压感觉异常分布示意图

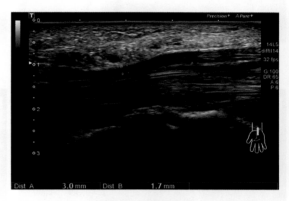

图10-3-61　屈肌支持带增厚压迫正中神经，神经在腕管内远端变细，在腕管近端肿胀增粗

【针刀治疗方法】

1. **适应证**　有典型的临床症状，正规保守治疗3个月无效；出现大鱼际肌萎缩，对掌功能受限尽早手术，穿刺局部皮肤无感染，无凝血机制障碍。

2. **操作步骤**　明确适应证后，患者采取坐位或者仰卧位，患手置于软枕上，掌心朝上，腕关节尽量背伸，定点距离腕横韧带近端2~3cm处，方向指向第三、四指缝之间（图10-3-62），一般选用10MHz超声探头，穿刺区域常规消毒，探头涂抹耦合剂后装入无菌手套碘伏消毒或使用无菌耦合剂。将探头置于患者皮肤表面，首先仔细观察腕管内部结构，确定腕横韧带的部位，用一次性5ml注射器抽吸2%利多卡因2ml，从腕管近端穿刺，沿正中神经表面纵轴方向，调整穿刺针与探头角度，确定针尖在腕管内，没有穿刺到神经，明确后推注药物进行麻醉，应用1.0mm，长10cm针刀沿穿刺点和路线进行穿刺（图10-3-63），超声直视下切割腕横韧带，观察切开彻底后，观察神经松解情况，可观察到神经压迫解除（图10-3-64），治疗结束，创可贴局部覆盖。

【治疗效果】 患者一般治疗后拇指、示指、中指和环指一半麻木、刺痛或呈烧灼样痛减弱或消失，Tinel征和Phalen试验阴性。超声显示正中神经卡压松解，无压迫（图10-3-65）。

【注意问题】

1. 严格掌握时候时机，一般经过保守治疗无效方可手术针刀松解，早期可做腕管内注射。

2. 腕管内麻醉时在超声引导下进行，尽量将药物注射到神经与腕横韧带之间，将正中神经与韧带分离，便于松解，避免损伤神经。

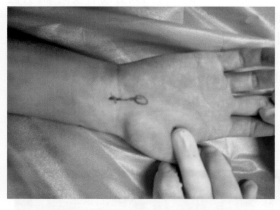

图 10-3-62 体位与穿刺点和路线

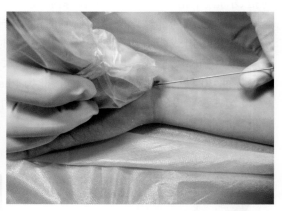

图 10-3-63 操作图

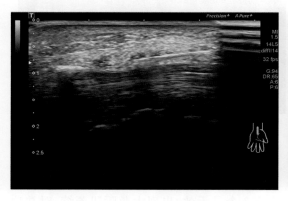

图 10-3-64 超声引导下针刀松解腕横韧带

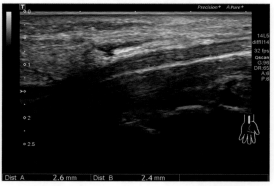

图 10-3-65 腕横韧带松解正中神经无压迫

3. 手术时腕关节尽量背伸,便于进刀操作。

4. 穿刺时要实时动态扫查,确定针刀在腕横韧带上,避免损伤神经。

5. 手术后根据神经症状加用神经营养药物。

（二）针刀松解治疗肘管综合征

尺神经在肱骨内上髁后方及尺骨鹰嘴间(尺神经沟)的一段接近浅表,易因骨折、脱位或者其他原因导致尺神经沟狭窄,产生尺神经麻痹的典型症状。保守治疗无效时可行手术前置,但手术创伤大,手术后出现新的卡压,因此选择合理的适应证,应用超声引导下针刀松解,有很好的临床效果。

【病因和病理】内上髁与尺骨鹰嘴之间形成一个弧形的骨沟,有深筋膜覆盖其表面,组成肘管(图 10-3-66)。因为肘关节骨折肘外翻畸形愈合,局部炎症、肘管内肿物压迫以及尺神经脱位等因素导致尺神经沟的狭窄,尺神经受压、缺血而出现临床症状。

【临床表现】本病是爪形手畸形,因手部小肌肉萎缩而手掌凹陷,掌指关节过伸,指间关节屈曲,因示指、中指的蚓状肌受正中神经支配,故手指屈曲畸形以环指、小指为著,拇指常处于外展状态,手指分开、合并动作受限,小指动作丧失(图 10-3-67)。感觉丧失区主要在手背尺侧,小鱼际、小指和环指的尺侧一半(图 10-3-68)。小指夹持动作丧失,腕和手指屈曲力弱,拇指不能内收及对掌,屈腕时手偏向桡侧,肌电图和神经传导速度有异常。

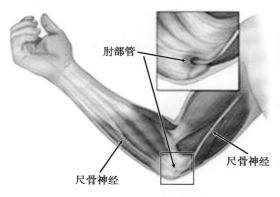

图 10-3-66　肘管解剖示意图

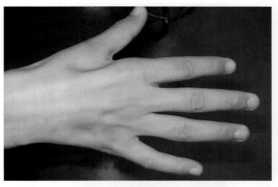

图 10-3-67　尺神经卡压手部内在肌萎缩,手外形

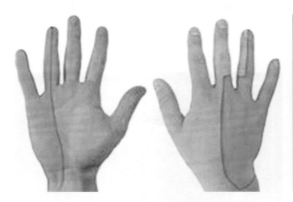

图 10-3-68　肘管综合征感觉丧失区域

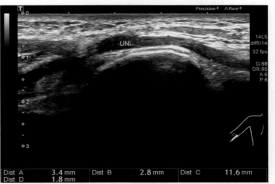

图 10-3-69　尺神经受压变形,病变近端水肿增粗,回声不均匀,束状结构不清晰

【超声影像学表现】　超声可见尺神经受压变形,病变近端水肿增粗,回声不均匀,束状结构不清晰,在髁上尺神经截面积超过 0.075cm^2 或者横断面上直径的最短直径大于 0.19cm,可作为诊断肘管综合征的参考值(图 10-3-69)。

【针刀治疗方法】

1. **适应证**　有典型的临床症状,正规保守治疗 3 个月无效;出现小鱼际肌萎缩,内在肌功能受限尽早手术,穿刺局部皮肤无感染,无凝血机制障碍。

2. **操作步骤**　明确适应证后,患者采取俯卧位,患侧上肢背伸置于床上,掌心朝上,肘关节伸直(图 10-3-70),一般选用 10MHz 超声探头,穿刺区域常规消毒,探头涂抹耦合剂后装入无菌手套碘伏消毒或使用无菌耦合剂。将探头置于患者皮肤表面,定点距离肘管近端或者远端 2~3cm 处,方向与肘管一致(图 10-3-71),用一次性 5ml 注射器抽吸 2% 利多卡因 2ml,从近端穿刺,沿尺神经表面纵轴方向,调整穿刺针与探头角度,确定针尖在肘管内,没有穿刺到神经,明确后推注药物进行麻醉,应用 1.0mm,长 10cm 针刀超声直视下切割肘管支持韧带,观察切开彻底后,观察神经松解情况,可观察到神经压迫解除(图 10-3-72),治疗结束,创可贴局部覆盖。

【治疗效果】　患者一般治疗后小指和环指的尺侧一半麻木、刺痛或呈烧灼样痛减弱或消失。超声显示尺神经卡压松解,无压迫(图 10-3-73)。

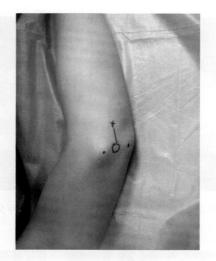

图 10-3-70 **体位**

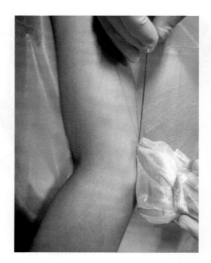

图 10-3-71 **操作图**

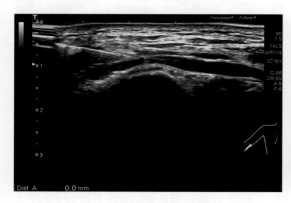

图 10-3-72 **超声引导下松解肘管支持韧带**

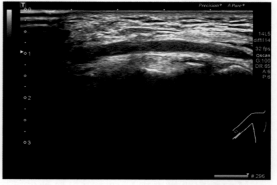

图 10-3-73 **尺神经卡压松解,形态恢复**

【注意问题】

1. 严格掌握时候时机,一般经过保守治疗无效方可手术针刀松解,早期可做肘管内注射。

2. 肘管内麻醉时在超声引导下进行,尽量将药物注射到神经与肘管支持韧带之间,将尺神经与韧带分离,便于松解,避免损伤神经。

3. 手术时肘关节伸直,便于进刀操作。

4. 穿刺时要实时动态扫查,确定针刀在肘管支持韧带上,避免损伤神经。

5. 手术后根据神经症状加用神经营养药物。

四、针刀囊内切割治疗腱鞘囊肿

腱鞘囊肿(thecal cyst)是腕背侧最常见的一种肿物,身体其他部位的关节囊、腱鞘上也可发生。本症的主要表现是局部有一个发展缓慢的半球形包块凸起,如在关节部位,关节功能受限。

【病因和病理】 目前多数人认为,是关节囊、韧带、腱鞘上的结缔组织因局部营养不良,发生退行性变形成囊肿。部分病例与外伤有关。腱鞘囊肿的囊壁为致密的纤维结缔组织,囊壁内无衬里细胞,囊内为无色透明胶冻黏液,囊腔多为单房,也有多房者。囊肿与关节囊或腱鞘密切关联,有人认为囊腔与关节腔或腱鞘滑膜腔相通,有人则认为只是根部相连,并不相通(图10-3-74)。

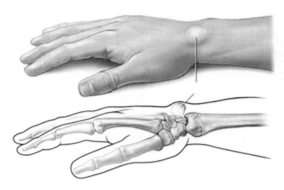

图 10-3-74 腱鞘囊肿示意图

【临床表现】 腱鞘囊肿可发生于任何年龄,多见于青年和中年,女性多于男性。囊肿生长缓慢,圆形,直径一般不超过2cm。少数可自行消退,也可再长出。部分病例除局部肿物外,无自觉不适,有时有轻度压痛。多数病例有局部酸胀或不适,影响活动。查体:可触及一外形光滑、边界清楚的圆形包块,表面皮肤可推动,无粘连。囊肿多数张力较大,肿块坚韧,少数柔软,但都有囊性感。囊肿的根基固定,几乎没有活动。足踝部以足背腱鞘囊肿较多见,多起源于足背动脉外侧的趾长伸肌腱腱鞘。踝管内的腱鞘囊肿可压迫胫神经,是踝管综合征的原因之一。X线检查无异常发现。

【超声影像学表现】 表现为囊壁光滑的无回声肿物,内部多无分隔,回声清亮,后方回声增强明显,复发性囊肿内壁回声增多,可见分隔,也可以有实物回声表现(图10-3-75)。

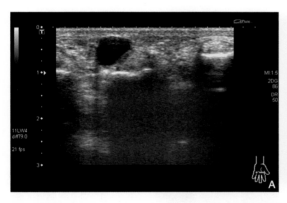
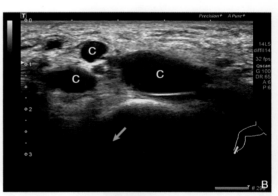

图 10-3-75 踝管内复发腱鞘囊肿超声图像

A:囊壁光滑的无回声肿物,内部多无分隔,回声清亮,后方回声增强;B:复发性囊肿内壁回声增多,可见分隔

(一)针刀囊内切割治疗手部腱鞘囊肿

手腕部腱鞘囊肿多发生于腕背侧,少数在掌侧。最好发的部位是指总伸肌腱桡侧的腕关节背侧关节囊处,其次是桡侧腕屈肌腱和拇长展肌腱之间。少数腱鞘囊肿可发生在掌指关节以远的手指屈肌腱鞘上,米粒大小,硬如软骨。

【针刀治疗方法】

1. **适应证** 手及腕部的囊肿,有不适临床症状,无表面皮肤破损和全身凝血疾病,能够耐受手术者。

2. **操作步骤** 以腕部背侧为例（图 10-3-76），患者坐位，患手置于治疗床，掌心朝下，腕关节背伸，腕部可置一软垫，尽可能背伸（图 10-3-77），一般选用 7~10MHz 超声探头，穿刺区域常规消毒，探头涂抹耦合剂后装入无菌手套碘伏消毒。将探头置于患者皮肤表面（图 10-3-78），超声显示囊肿，寻找避开血管神经安全区域，根据习惯进刀路线可从近端到远端，也可以从远端到近端，根据囊肿大小，用一次性 5ml 注射器抽吸 2% 利多卡因 3~5ml，超声引导下经皮分层麻醉，囊内也要注射适量麻药，应用 0.8mm，长 10cm 针刀超声导引下在囊肿内对内壁由内向外不同的方向、角度进行反复切割（图 10-3-79），直至囊肿消失，胶冻样液体自然流到组织内，结束治疗，无菌辅料覆盖，弹力绷带加压包扎，术毕。

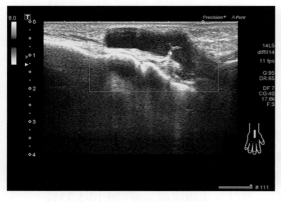

图 10-3-76 腕背腱鞘囊肿

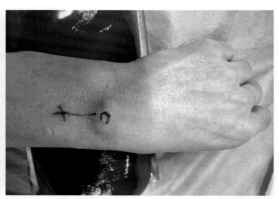

图 10-3-77 体位

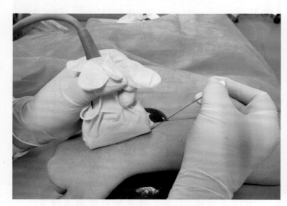

图 10-3-78 操作图

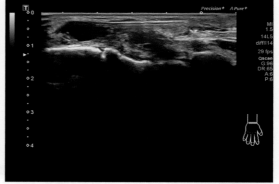

图 10-3-79 超声引导下针刀切割

【治疗效果】 肿物消失，超声显示无囊肿（图 10-3-80）。

【注意问题】

1. 针刀在囊内由内向外进行切割，确保内壁充分破坏，胶冻液体不需要特殊处理，自然流注至软组织内吸收。

2. 治疗后弹力绷带加压包扎，使得囊壁充分粘连闭塞，减少复发。

（二）针刀囊内切割治疗足踝部腱鞘囊肿

足踝部共有 8 个腱鞘：前方 3 个（胫前肌腱、拇长伸肌腱和趾长伸肌腱）、内侧 3 个（胫后

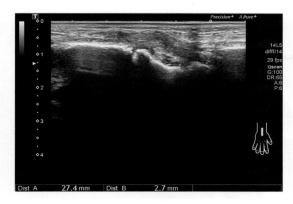

图 10-3-80　治疗后超声显示囊肿消失

肌腱、拇长屈肌腱和趾长屈肌腱）、外侧 1 个（腓骨长、短肌腱）、后侧 1 个（跟腱）。以足背腱鞘囊肿较多见，多起源于足背动脉外侧的趾长伸肌腱腱鞘。跗管内的腱鞘囊肿可压迫胫神经，是跗管综合征的原因之一，外踝部也可以发生，对穿鞋，行走有一定的影响。采用挤压、针刺、抽吸等方法治疗，复发率高，超声引导下针刀切割治疗可有效降低复发率。

【针刀治疗方法】

1. **适应证**　足及踝部的囊肿，有不适临床症状，无皮肤表面破损和全身凝血疾病，能够耐受手术者。

2. **操作步骤**　外踝部位为例，患者侧卧位，患足在上足部可置一软垫（图 10-3-81），一般选用 7~10MHz 超声探头，穿刺区域常规消毒，探头涂抹耦合剂后装入无菌手套碘伏消毒。将探头置于患者皮肤表面，超声显示囊肿（图 10-3-82），寻找避开血管神经安全区域，根据习惯进刀路线可从近端到远端，也可以从远端到近端（图 10-3-83），根据囊肿大小，用一次性 5ml 注射器抽吸 2% 利多卡因 3~5ml，超声引导下经皮分层麻醉，囊内也要注射适量麻药，应用 0.8mm，长 10cm 针刀超声导引下在囊肿内对内壁由内向外不同的方向、角度进行反复切割，直至囊肿消失（图 10-3-84），胶冻样液体自然流到组织内，结束治疗，无菌辅料覆盖，弹力绷带加压包扎，术毕。

【治疗效果】肿物消失，超声显示无囊肿（图 10-3-85）。

【注意问题】

1. 针刀在囊内由内向外进行切割，确保内壁充分破坏，胶冻液体不需要特殊处理，自然流注至软组织内吸收。

2. 治疗后弹力绷带加压包扎，使得囊壁充分粘连闭塞，减少复发。

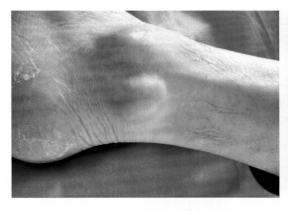

图 10-3-81　外踝部位腱鞘囊肿体位

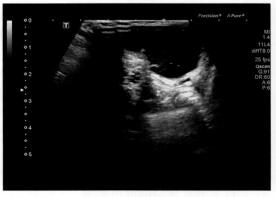

图 10-3-82　表现为囊壁光滑的无回声肿物，内部多无分隔，回声清亮

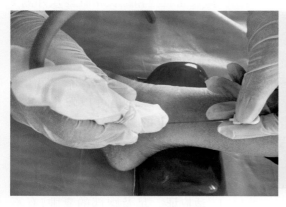

图 10-3-83　操作图

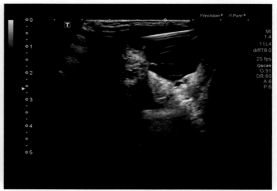

图 10-3-84　超声导引下针刀切割治疗

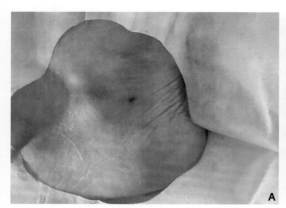

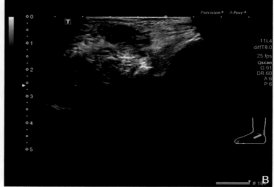

图 10-3-85　囊肿切割治疗后超声评价图像
A：肿物外形消失；B：超声显示囊肿消失

五、针刀囊内切割治疗半月板囊肿

半月板囊肿发病年龄主要为年轻人，运动员较多见，多数发生在外侧半月板，与内侧之比为（5~10）∶1。其形成多数与外伤有关。保守治疗效果不佳，一般手术切除，针刀治疗有一定疗效。

【病因和病理】半月板囊肿多见于膝外侧，常见于外侧半月板软骨外周，成因尚存争议，但往往与膝关节外伤有关（图 10-3-86）。半月板的磨损，引起水平方向的撕裂，在该处积聚滑液，形成囊肿，并向关节外突出。囊肿大小不一，可呈多房性。较大的囊肿有纤维壁，可有扁平细胞衬里，囊内含有腱鞘囊肿样黏稠物质。

【临床表现】囊肿发病年龄主要为年轻人，运动员较多见，多数发生在外侧半月板，与内侧之比为（5~10）∶1。其形成多数与外伤有关。主要表现膝外侧疼痛性肿物。肿物一般较小，在膝关节外侧间隙可以触及，张力大，可有波动感，伸膝时肿物明显，屈膝时肿物消失。患膝活动时加重，休息后好转。

【超声影像学表现】半月板周边的无回声或者低回声囊肿性肿物，陈旧性囊肿可以类似实性肿物，有时可见半月板周边撕裂（图 10-3-87）。

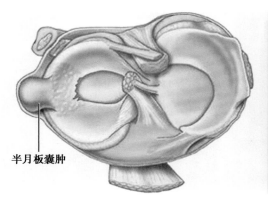

图 10-3-86 半月板囊肿解剖示意图

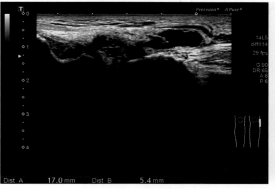

图 10-3-87 外侧半月板周边的无回声或者低回声囊肿性肿物

【针刀治疗方法】

1. 适应证 明确半月板囊肿诊断,有临床症状,需要手术者,穿刺局部皮肤无感染,无凝血机制障碍。

2. 操作步骤 患者仰卧位,患膝屈曲 30°(图 10-3-88),一般选用 10MHz 超声探头,穿刺区域常规消毒,探头涂抹耦合剂后装入无菌手套碘伏消毒或使用无菌耦合剂。将探头置于患者皮肤表面,找到囊肿,一般进刀点在远端(图 10-3-89),用一次性 5ml 注射器抽吸 2% 利多卡因 3ml 自进刀点至囊肿进行分层注射麻醉,囊内也要注射适量麻药,根据囊肿大小选用应用 0.8~1.0mm,长 10cm 针刀超声直视下在囊肿内对内壁由内向外不同的方向、角度进行反复切割,直至囊肿消失(图 10-3-90),液体自然流到组织内,结束治疗,无菌辅料覆盖,弹力绷带加压包扎,术毕。

【治疗效果】肿物消失,超声显示无囊肿(图 10-3-91)。

【注意问题】

1. 针刀在囊内由内向外进行切割,确保内壁充分破坏,液体不需要特殊处理,自然流注至软组织内吸收,治疗后弹力绷带加压包扎,使得囊壁充分粘连闭塞,减少复发。

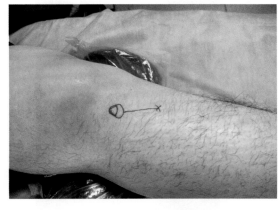

图 10-3-88 仰卧位,患膝屈曲 30°

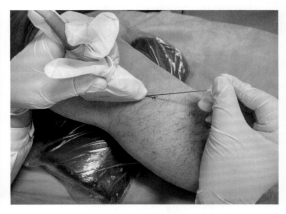

图 10-3-89 操作图

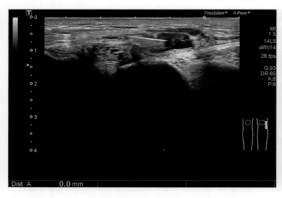
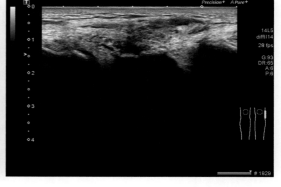

图 10-3-90　超声引导下切割半月板囊肿　　　　图 10-3-91　超声显示囊肿消失

2. 因为半月板囊肿多合并半月板撕裂,复发率相对较高,治疗前要和患者沟通说明,如果复发建议手术切除。

六、针刀切割治疗腘窝囊肿

腘窝囊肿又叫"Baker 囊肿",是腓肠肌内侧头的滑膜囊肿。腘窝囊肿是腘窝内滑液囊肿的总称。一般抽吸、穿刺注射药物疗效差,手术创伤大,有一定的复发率,针刀切割治疗有满意疗效。

【病因和病理】腘窝囊肿是滑囊本身的疾病,但有一部分患者是并发于慢性膝关节病变,常因慢性损伤(重复轻微的或单次的强烈肌肉的收缩)、感染(炎症积液膨胀,内深部向后膨出)或在膝关节病理情况下(30%~45%与此有关),囊内液体经关节与滑囊间的孔道溢出而引起(图 10-3-92),如骨性关节炎、类风湿关节炎及半月板损伤等。多数为成年后发病。Rupp 等(2002 年)对腘窝囊肿与关节内相关疾病进行了研究,发现 70% 腘窝囊肿与内侧半月板损伤有关,85% 与关节软骨退变损伤有关。Handy 进行流行病学调查发现,35~70 岁的膝关节疾病患者,合并腘窝囊肿者占 5%~32%。

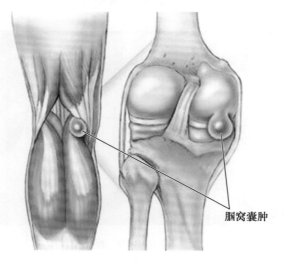

腘窝囊肿

图 10-3-92　腘窝囊肿解剖关系示意图

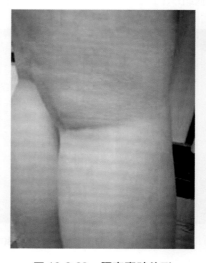

图 10-3-93　腘窝囊肿外形

【临床表现】临床上多见于中年以上发病率最高,男性多于女性,导致机械性伸膝和屈膝受限,疼痛较轻,紧张膨胀感明显。初期症状不明显,仅于膝后稍感不适,行走时有胀感。晚期可伴有关节退行性变、积液,股四头肌萎缩,胫神经或腓神经的放射性疼痛觉症状不多。囊肿长大到一定程度则膝关节屈伸活动受限。老年人多表现为膝关节无力、软弱、关节后部疼痛等。囊肿较大时可妨碍膝关节的伸屈活动,甚至可影响腘窝的静脉回流,出现局部或膝关节以下部位水肿。查体:膝关节后方肿块,大小不等,多位于腘窝内侧,呈圆形或椭圆形,囊性、有张力、光滑,囊肿边界触不清,有压痛,膝关节伸直时肿块增大凸起明显,张力增加,半屈时肿块可上下、左右推移,有饱满波动感(图 10-3-93)。超声检查可以明确诊断。

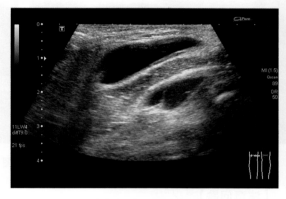

【超声影像学表现】 在腘窝部位可见无回声囊肿,形状不规则,一般为圆形或者椭圆形,其发出部位在腓肠肌内侧头与半膜肌之间(图 10-3-94)。如果囊肿破裂可见液体流注至腓肠肌与比目鱼肌之间,较大囊肿可以压迫静脉,引起静脉血栓,因此超声检查时要注意检查小腿的深静脉。

图 10-3-94 腘窝部位腓肠肌内侧头与半膜肌之间可见无回声囊肿,形状不规则,椭圆形

【针刀治疗方法】

1. **适应证** 明确腘窝囊肿诊断,有临床症状,需要手术者,穿刺局部皮肤无感染,无凝血机制障碍。

2. **操作步骤** 患者俯卧位,进刀点选在远端,方向顺腓肠肌内侧头与半膜肌之间斜向外上(图 10-3-95),一般选用 10MHz 超声探头,穿刺区域常规消毒,探头涂抹耦合剂后装入无菌手套碘伏消毒或使用无菌耦合剂。将探头置于患者皮肤表面,找到囊肿,观察囊肿周围组织,避开血管神经,一般进刀点在远端,用一次性 5ml 注射器抽吸 2% 利多卡因 3ml 自进刀点至囊肿进行分层注射麻醉,囊内也要注射适量麻药,根据囊肿大小选用应用 0.8~1.0mm,长 10cm 针刀按照定点进行穿刺(图 10-3-96),超声直视下进入囊肿内对内壁由内向外不同

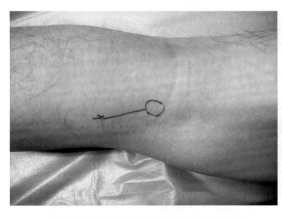

图 10-3-95 **体位与穿刺点、穿刺路线**

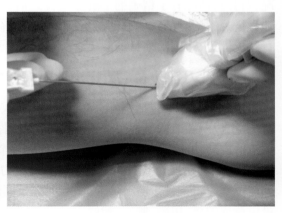

图 10-3-96 **操作图**

的方向、角度进行反复切割（图 10-3-97），直至囊肿消失，液体自然流到组织内，结束治疗，无菌辅料覆盖，弹力绷带加压包扎，术毕。

【治疗效果】肿物消失，超声显示无囊肿（图 10-3-98）

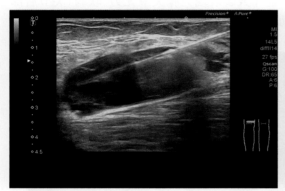
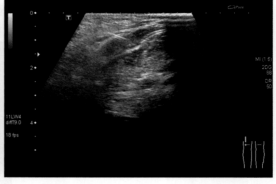

图 10-3-97　超声导引下针刀切割治疗　　　　图 10-3-98　腘窝囊肿切割后，超声显示囊肿消失

【注意问题】

1. 针刀在囊内由内向外进行切割，确保内壁充分破坏，液体不需要特殊处理，自然流注至软组织内吸收，治疗后弹力绷带加压包扎，使得囊壁充分粘连闭塞，减少复发。

2. 因为腘窝囊肿与关节腔相同，复发率相对较高，治疗前要和患者沟通说明。

七、针刀辅助固定治疗关节内微小骨折

关节内骨折的复位问题，一直是中西医常规治疗方法棘手的问题，通常骨科都是采用金属内固定和骨片摘除法进行治疗，虽然骨质都可以愈合，手术治疗对关节周围的软组织必须进行切开，缝合后的瘢痕组织或骨质缺损大多数影响关节的功能，造成关节功能障碍。中医用正骨手法进行闭合性的复位，骨折片的背面大多朝向关节腔，手法的作用力很难左右骨折片的移动，所以很难达到复位的目的，更难做到解剖对位，而最后造成关节功能障碍，无法挽回。关节内骨折要求解剖复位，早期活动，才可以获得良好的功能。

超声可视化针刀对关节内骨折进行复位，特别是微小骨折，可以观察到周围软组织情况，对骨折情况有了精确的了解和定位之后，将针刀刺入骨折片背面的中间或一侧的皮下，让骨折片按治疗的目的移动，当骨折片基本解剖对位时，针刀维持复位位置，再用克氏针进行经皮固定，达到治疗目的。

八、针刀辅助固定治疗桡骨小头骨折

桡骨小头骨折包括桡骨头和桡骨颈，成人和儿童均可发生。桡骨头关节面与肱骨头相对应，组成肘关节的肱桡关节，桡骨颈还与尺骨相关节组成上尺桡关节（图 10-3-99），主管肘关节的旋转功能。如果复位不良会导致肘关节旋转功能障碍。

【病因和病理】桡骨头骨折多有间接暴力所引起。跌倒时手掌着地，肘伸直，前臂处于旋前位暴力沿桡骨干向上传导，引起肘部过度外翻，与肱骨头撞击导致骨折。根据暴力大小可以造成裂纹、塌陷、倾斜、粉碎等骨折类型（图 10-3-100）。严重者可以合并肘关节脱位、韧带损伤等。

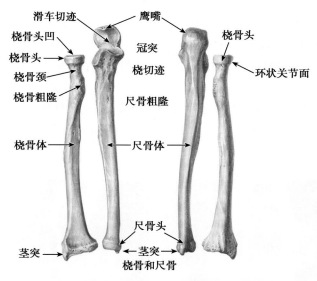

图 10-3-99　桡骨小头解剖示意图

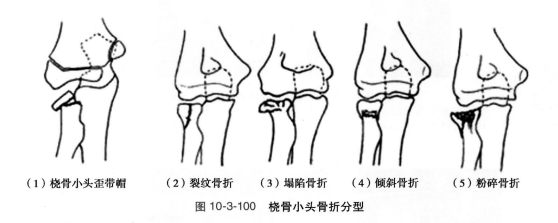

（1）桡骨小头歪带帽　　（2）裂纹骨折　　（3）塌陷骨折　　（4）倾斜骨折　　（5）粉碎骨折

图 10-3-100　桡骨小头骨折分型

【临床表现】肘关节外侧肿胀，疼痛，前臂旋转受限，旋后位尤为明显。查体：局部压痛，可及骨擦音，活动受限。X 线检查或者 CT 扫描明确诊断（图 10-3-101）。

【超声影像学表现】超声显示桡骨小头骨折块，以及骨折块移位，周围有血肿形成（图 10-3-102）。

【针刀治疗方法】

1. 适应证　选择塌陷、倾斜骨折类型进行。粉碎骨折，合并关节脱位的患者不适合。能够配合治疗者。

2. 操作步骤　明确适应证后，患者卧位，上肢伸肘 30°，前臂旋前位置于手术床，穿刺点选在距离骨折 2~3cm 处，穿刺线向近端骨折块（图 10-3-103）。一般选用 10MHz 超声探头，穿刺区域常规消毒，探头涂抹耦合剂后装入无菌手套碘伏消毒。将探头置于患者皮肤表面，首先仔细观察桡骨头的骨折移位和周围软组织情况，用一次性 5ml 注射器抽吸 2% 利多卡因 5ml，超声引导下经皮分层麻醉，骨折断端和关节囊麻醉药充分，应用 1.0mm，长 10cm 针刀按照设计点进行穿刺(图 10-3-104),超声直视下复位骨折块,观察复位满意后针刀固定维持复位(图 10-3-105),经皮应用两枚直径 1.0mm 克氏针对骨折块固定,观察克氏针穿出桡骨头的长短(在软组织内扫查寻找),固定牢固后退出针刀,剪短多余的克氏针,折弯置于皮外,活动肘关节,超声观察骨折块稳定,结束治疗,无菌辅料包扎,术毕。4~6 周拔出克氏针开始功能练习。

【治疗效果】手术后即刻 X 线片显示骨折解剖复位,克氏针固定满意(图 10-3-106),4~6 周拔出克氏针,术区只留有两个微小针眼(图 10-3-107),复诊骨折愈合(图 10-3-108),功能正常。

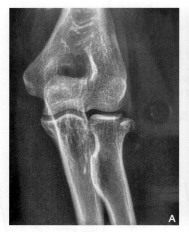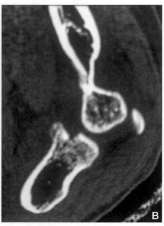

图 10-3-101　桡骨小头骨折 X 线和 CT 图像
A:肘关节正位片显示桡骨小头塌陷型骨折;B:肘关节 CT 显示桡骨小头塌陷型超过 2mm

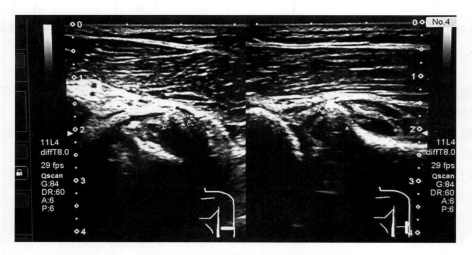

图 10-3-102　超声显示桡骨小头骨折,骨折块移位,周围有血肿形成

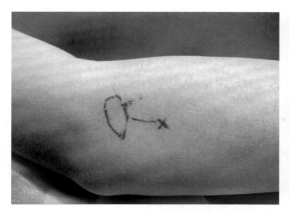

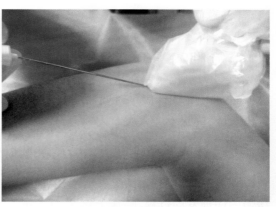

图 10-3-103 体位,穿刺点、穿刺路线

图 10-3-104 操作图

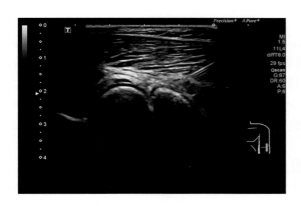

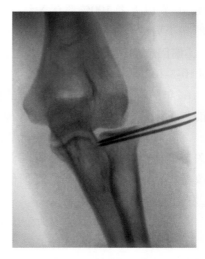

图 10-3-105 超声导引下针刀复位骨折块

图 10-3-106 X 线片显示骨折解剖复位,克氏针固定良好

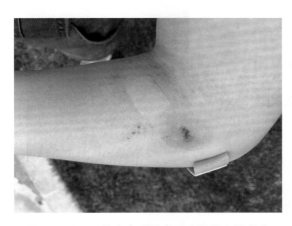

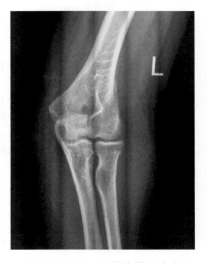

图 10-3-107 拔出克氏针术区遗留微小针眼痕

图 10-3-108 X 线片骨折愈合

【注意问题】

1. 体位要自然舒适,有利于手术进行。

2. 局部麻醉要将关节囊内骨折块周围进行浸润麻醉,确保手术无痛。

3. 针刀复位时要在超声导引下进行,复位满意后针刀不动,由助手把持。

4. 进行克氏针固定时要做交叉固定,打入克氏针时超声要观察克氏针是否穿出,检测穿出长度,确保不穿入关节内。

九、针刀选择性剥离治疗膝关节骨性关节炎

膝关节骨性关节炎,又称增生性、肥大性或退行性骨关节炎等。由于骨性关节炎是一种缓慢的病理发展过程,临床上多为中老年人患病,故又称老年性骨关节炎。据有关文献报道,膝骨性关节炎约占全身各骨性关节炎的 31%。从年龄来看,50 岁者约有 80%、60 岁者90%、70 岁以上者 100%都有 X 线影像学的表现,但出现临床症状者仅占 18%左右。发病率女性高于男性。

【病因和病理】 原发性膝骨关节炎的发病原因目前尚不清,可能为多因素作用的结果(图 10-3-109)。

1. **年龄** 本病的发生率随年龄的增长而上升,特别是到中老年期,患病率明显升高。可能与下列因素有关:①中年以后神经-肌肉功能逐渐减退,由于运动不协调而导致关节损伤。②随着年龄的增长,骨中无机盐的含量进行性增高,导致骨的弹性和韧性减低。同时供应关节的血流量减少,关节软骨因营养减少而变薄、基质减少、纤维化,使关节内负重分布发生改变,关节面及关节软骨易受损伤。③绝经前后的妇女,由于雌激素失衡而使骨质丢失增加,发生骨质疏松。

2. 损伤和过度使用是较为公认的原因之一。

3. **肥胖** 国外有人统计发现,37 岁时超过标准体重 20%的男性,其患原发性膝骨关节炎的危险性较标准体重者高 1.5 倍,而女性肥胖者患病的危险性较标准体重者高 2.1 倍。

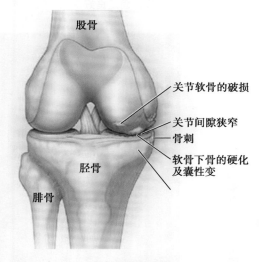

图 10-3-109　膝关节骨性关节炎解剖示意图

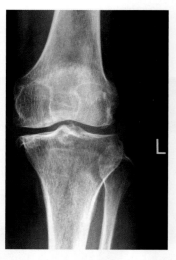

图 10-3-110　X 线片检查可见骨赘形成、关节间隙变窄

也可能与关节负重增大和肥胖引起的姿势、步态、运动习惯等有关。

4. **遗传** 许多继发性膝骨关节炎有明显的遗传倾向。

【临床表现】膝骨关节炎是疼痛门诊的常见病，患者主要表现为关节疼痛、交锁、功能障碍。关节疼痛在早期可仅表现活动时隐痛，随着患者病情的发展，疼痛逐渐加重，性质改变为胀痛，在上下楼、下蹲、起立时明显，严重时在静止状态也可有疼痛发作。有的表现为在行走过程关节腔内弹响音，关节打软、交锁。有的表现为关节僵直。严重的膝骨关节炎患者还可伴有关节肿胀、周围水肿、肌肉萎缩、屈伸功能受限、关节畸形等。查体：膝关节周围可有压痛点、水肿，有关节积液时浮髌征可阳性。膝关节 X 线片检查可见骨赘形成、关节间隙变窄、骨质疏松等（图 10-3-110）。

【超声影像学表现】骨性关节炎的超声变现比较复杂，不同阶段有不同的表现。扫查时可以观察到髌上囊积液，半月板的突出，副韧带增厚，回声不均匀，可有血流，骨赘形成，关节软骨变薄等（图 10-3-111）。

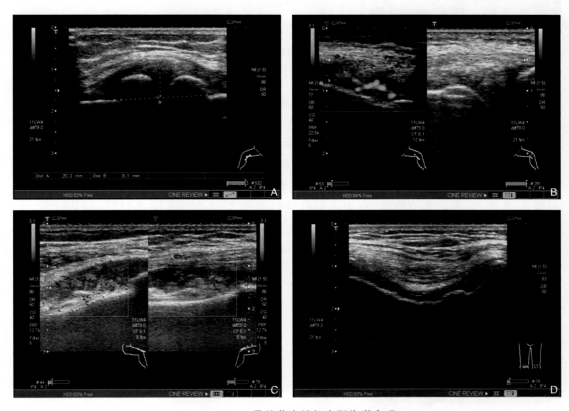

图 10-3-111 **骨关节炎的超声影像学表现**
A：内侧半月板的突出，有骨赘形成；B：副韧带增厚，回声不均匀，可有血流；C：髌上囊积液，可有血流；D：关节软骨不整齐，薄厚不一

【针刀治疗方法】根据临床症状和查体，确定引起症状的主要原因后进行针刀处理，最常见的原因是软组织和骨赘引起的疼痛，针刀进行剥离松解缓解临床症状，有一定的疗效，但是不能够彻底根除病因，解决全部临床症状，治疗时要和患者充分沟通，获得理解。

（一）针刀剥离松解内侧副韧带治疗膝内侧疼痛

1. **适应证**　膝关节内侧疼痛，查体：内侧副韧带起止点处肿胀、压痛，内侧分离试验阳性。超声检查内侧副韧带增厚，回声不均匀，合并有血流（图 10-3-112）。局部皮肤无破损，无凝血机制障碍，能够耐受治疗。

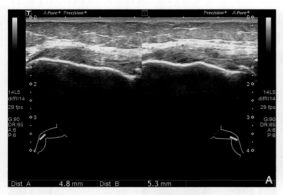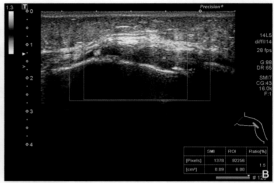

图 10-3-112　膝内侧副韧带炎超声影像学变化
A：内侧副韧带增厚，回声不均匀；B：内侧副韧带内有血流，血管指数增加

2. **操作步骤**　以胫骨侧副韧带炎为例，患者卧位，膝关节屈曲 30° 关节下垫一软枕，进刀点选在近侧，方向由头侧向尾侧进刀（图 10-3-113），一般选用 10MHz 超声探头，穿刺区域常规消毒，探头涂抹耦合剂后装入无菌手套碘伏消毒。将探头置于患者皮肤表面，用一次性 5ml 注射器抽吸 2% 利多卡因 5ml，超声引导下经皮分层麻醉，应用 0.8mm，长10cm 针刀按照设计进刀（图 10-3-114），超声导引下在病变部位的韧带表面使用平刀进行剥离 3~5 次，如果内部有血流，在血流部位进行剥离 2~3 次（图 10-3-115），结束治疗，无菌辅料包扎，术毕。

【治疗效果】膝关节内侧疼痛症状缓解，局部无压痛，超声显示副韧带厚度恢复，无血流（图 10-3-116）。

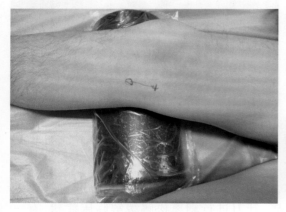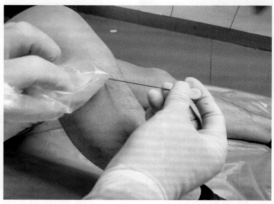

图 10-3-113　体位，进刀点和穿刺路线　　　　　图 10-3-114　操作图

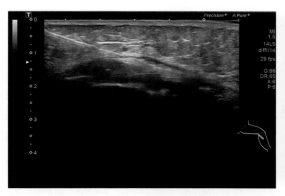

图 10-3-115 超声导引下针刀松解

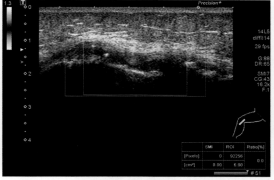

图 10-3-116 超声显示副韧带厚度恢复,无血流,血管指数为 0

【注意问题】

1. 针刀在韧带表面进行剥离,如有血流可在韧带血流部位剥离。

2. 如果仍有疼痛一周后再次同法治疗,一般 1~3 次即可治愈。

3. 如果病变在股骨侧进刀点在股骨侧,方向由头侧向尾侧进刀,如果病变在胫骨侧,方向由尾侧向头侧。

(二) 针刀铲剥关节内骨赘治疗骨性关节炎

1. **适应证** 骨赘部位疼痛,查体:骨赘部位压痛。超声检查关节内骨赘形成,周围软组织水肿(图 10-3-117)。局部皮肤无破损,无凝血机制障碍,能够耐受治疗。

2. **操作步骤** 患者卧位,膝关节屈曲 90°,进刀点选在近端,方向向下指向骨赘(图 10-3-118),一般选用 10MHz 超声探头,穿刺区域常规消毒,探头涂抹耦合剂后装入无菌手套碘伏消毒。将探头置于患者皮肤表面,按照设计好的点和路线进行穿刺(图 10-3-119),超声显示骨赘,用一次性 5ml 注射器抽吸 2% 利多卡因 5ml,超声引导下经皮分层注射直至骨赘,应用 1.0mm,长 10cm 针刀超声导引下在骨赘的尖端做铲剥(图 10-3-120),使用平刀铲剥 3~5 次,结束治疗,无菌辅料包扎,术毕。

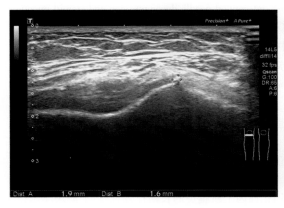

图 10-3-117 股骨髁关节表面骨赘形成,周围软组织水肿

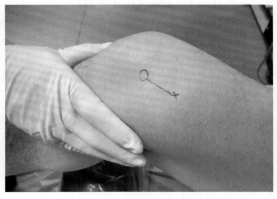

图 10-3-118 体位、进针点和路线

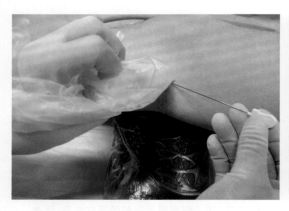

图 10-3-119 操作图

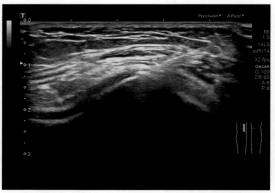

图 10-3-120 超声导引下进行剥离骨赘

【治疗效果】

膝关节内侧疼痛症状缓解,局部无压痛,超声骨赘变化不大。

【注意问题】

1. 针刀在骨赘表面进行铲剥。

2. 如果骨赘局部关节囊增厚有血流,可在关节囊部位剥离 2~3 次。

3. 如果仍有疼痛一周后再次同法治疗,一般 1~3 次即可。

4. 如骨赘在关节间隙韧带附着点处,对韧带和软组织进行剥离,剥离时在韧带表面进行,不要将附着点铲起。关节内骨赘操作时严格无菌操作。

（宓士军 马秀清 曹文）

参 考 文 献

1. 俞凤雷,李瑛,丁鹏东,等.彩色多普勒超声在四肢肌腱闭合性损伤诊断中的应用价值.宁夏医学杂志,2015,37(2):167-168.

2. 李雯,齐杰,刘艳杰,等.彩色多普勒超声在手屈指肌腱损伤急诊手术中的应用.中国介入影像与治疗学,2010,7(2):167-170.

3. Yoo JC,Koh KH,Park WH,et al. The outcome of ultrasound-guided needle decompression and steroid injection in calcific tendinitis. J Shoulder Elbow Surg,2010,19(4):596-600.

4. 胡麦果.超声引导下治疗肌腱炎的临床应用进展.中国介入影像与治疗学,2013,10(3):179-182.

5. 王萍.高频超声在断裂修复术后随访中的应用.江苏医药,2013,39(23):2901.2902.

6. Mishra A,Pavelko T. Treatment of chronic elbow tendinosis with buffered platelet-rich plasma. Am J SportsMed,2006,34(11):1774-1778.

7. 宓士军,马秀清,周广军,等.下肢钙化性肌腱炎的超声诊断和导引下捣碎抽吸治疗.中国矫形外科杂志,2011,19(1):74-76.

8. 宓士军,马秀清,周广军,等.钙化性冈上肌腱炎的超声诊断与导引下经皮抽吸封闭治疗.中华手外科杂志,2010,26(1):62-63.

9. 朱家安,蒋业清,胡一宙,等.超声引导下针刺治疗钙化性冈上肌腱炎的长期疗效观察.上海医学影像,2008,17(4):286-287.

10. Hofstee DJ,Gosens T,Bonnet M,et al. Calcifications in the cuff:Take it or leave it. Br J Sports Med,2007,41(10):832-835.

11. 周广军,宓士军,马秀清,等.手指屈指肌腱狭窄性腱鞘炎的超声诊断与导引下治疗.中华手外科杂志,2009,25:316-317.

12. 任新平,詹维伟,周萍,等.实时超声弹性成像及灰阶超声检查在甲状腺占位性病变诊断的对比研究.中国超声医学杂志,2009,25(2):128-132.

13. 柳俊,詹维伟,周明炀,等.实时虚拟超声引导下冈上肌腱超声弹性成像.中国医学影像技术,2011,27(8):1668-1671.

14. 蔡文佳,何文,金占强,等.新型实时剪切波弹性成像诊断甲状腺疾病.中国医学影像技术,2016,32(5):651-654.

15. 何文,金占强.超声新技术在浅表器官中的应用.中国医学影像技术,2016,32(5):643-645.

16. 朱汉章.小针刀疗法.北京:中国中医药出版社,1992.

17. 杨克勤.脊椎疾患的临床与研究.北京:北京出版社,1993.

18. 庞继光.针刀医学临床规范治疗手册.北京:中国中医药学出版社,1998.

第十一章

盆底超声在康复疾病中的临床应用

第一节　概　述

女性盆底功能障碍(female pelvic floor dysfunction,FPFD)性疾病包括一组盆腔支持结构缺陷或退化、损伤及功能障碍造成的疾病。以盆腔器官脱垂、女性压力性尿失禁和生殖道损伤为常见问题。女性盆底器官正常位置的维持依靠盆底多层肌肉、筋膜及韧带解剖和功能的正常。当盆底结构退化、创伤、先天发育不良或某些疾病引起盆底损伤、张力减低,使盆底脏器支持功能减弱,导致盆底器官脱垂。FPFD 的危险因素有妊娠、阴道分娩损伤、长期腹压增加(肥胖、咳嗽)、先天缺陷及盆肌退化薄弱等,使得支持盆腔器官的盆底肌肉组织结构进而功能异常。

20 世纪中叶我国妇产科医生和泌尿科医生开展了"两病"(生殖道瘘和子宫脱垂)的防治。近十年来,妇科泌尿学和盆底重建外科学是在古老的、传统的外科基础上的新型亚学科,虽然年轻,但是发展迅速。2005 年 12 月在广州成立了中华医学会妇产科学会女性盆底学组,在郎景和院士的带领下,在全国推广盆底解剖及手术治疗的新观念、新技术,提升了中国妇科泌尿的学术水平,促进了我国妇科泌尿及盆底重建外科的建立和发展。至此,中国的妇科泌尿学和盆底重建外科学已经立于世界学术之林。

超声作为一种检查工具,在临床各学科及妇产科领域应用成就卓越。而盆底超声是近几年发展起来的新型学科,是被明显忽略的研究领域,在国内盆底超声尚未得到应有的重视,至今仍然有许多妇科泌尿医生对这一领域也缺乏足够的认识。利用盆底超声对女性盆底功能障碍性疾病康复治疗的评估方面的研究很少见到报道。目前,在妇产科医生、泌尿科医生、肛肠科医生、康复科医生和超声医学科医生"公裁"般地划分了各自的领地,各自提出"方案"来对待这一空间发生的问题。不得不承认,在各学科发展的新时期,我们已经共同认识到多学科合作(multi-disciplinary team,MDT)的重要性,才能降低女性盆底疾病的危险性、治疗及手术概率。在樊代明院士率先提出了"整体整合医学"(holistic integrative medicine)的概念,对比较相近的专科之间进行整合,统一认识和方法,通过它形成新的医学知识体系。盆底超声作为盆底整合医学中的对疾病的诊断、治疗及手术效果,尤其是康复治疗中的作用将成为一种无可替代的、重要的影像学方法。

国外从 1980 年开始,经腹、经会阴、经直肠和经阴道超声已经开始用于研究女性盆底功能障碍性疾病(pelvic floor dysfunctional disease,FPFD),主要用于女性尿失禁和盆腔器官脱垂的研究。盆底超声(pelvic floor ultrasound,PFU)使用标准化的腹部和产科凸阵探头,提供盆底器官结构和动力的高质量、无伪像的图像,具有动态、无创、检查方便、所成图像无变形失真(相对于阴超)等优点,目前还可进行三维和四维成像显示轴向平面,即肛提肌裂孔平面,展示了全新的盆底影像诊断模式。Hans Peter Dietz 医生是经会阴/经阴唇超声的先驱者之一,已经在这个领域研究了 20 余年,他运用二维、三维及四维盆底成像把超声在女性压力性尿失禁和盆底脱垂研究中的优势淋漓尽致地展现在我们眼前,使得盆底超声在女性尿失禁和脱垂研究中的优势得到了有效的发挥和证实。

PFU 可以定量评估盆底器官脱垂,不仅用于前盆腔,也用于中盆腔和后盆腔的评估。经耻骨联合后下缘做一条水平参考线,在 Valsalva 动作时,可以测量膀胱、子宫、道格拉斯陷凹和直肠壶腹的最大下移距离。膀胱下移达耻骨联合以下 10mm 或者大于 10mm 时与前盆腔脱垂症状明显相关。膀胱颈或膀胱膨出的前缘常用于定量判断阴道前壁的下移;宫颈最低点或道格拉斯窝用于定量判断中盆腔的下移;直肠壶腹的最尾侧或直肠膨出内容物的前缘用于定量判断后盆腔的下移。对比研究显示,超声定量评估中盆腔和后盆腔脱垂似乎与临床上的评估有很好的一致性。

此外,临床工作中,由于目前使用的网片植入体在磁共振和 X 线检查中难以发现,所以超声在盆底植入材料成像方面有独特的优势。近 10 年来,采用人工合材料合成的尿道下悬吊带术如经阴道无张力尿道中段悬吊术(TVT)、耻骨联合上悬吊术(SPARC)、经阴道悬吊带术(IVS)、经闭孔阴道无张力尿道中段悬吊术(TOT)等发展迅速。超声成像不仅用于了解体内吊带的位置和功能,显示各种吊带位置上的改变如尿道不对称、宽度改变、吊带分离和吊带扭转,还可以评估术后体内吊带的生物学特点。另外,某些手术并发症如 SUI 复发、排泄功能障碍、吊带侵蚀、术后刺激性膀胱等都可以应用超声进行评估。三维超声成像可对盆底的植入材料进行全程定位。四维超声可以动态观察及相关图像的储存、回放和分析。

20 世纪 80 年代出现的磁共振成像技术使盆底结构成像进入了一个新阶段。MRI 显示盆底脱垂尽管分辨率高,但是需用快速显像技术,静态及动态成像时间均长、且价格昂贵、再者部分患者需要坐位或站立位的图像分析评估盆底功能,但是 MRI 无法满足未来需要。MRI 系统是纯粹的身体结构检查,因此无法观察患者动作完成是否到位,因为当医生要求患者做盆底收缩动作时,50% 的妇女都无法真正完成,而 Valsalva 实验时通常又会伴有盆底收缩动作,而只有实时观察才能控制患者动作质量;还有患者普遍存在"幽闭恐惧症",故其实用性差,不易临床推广应用。与 MRI 相比,四维超声(动态三维)对盆底结构的评估更有优势,超声设备广泛使用、超声检查费用低廉、临床医生经培训后能熟练操作、方便快捷,对于产后及不能移动的患者还可以进行床边盆底超声检查,患者容易接受,最重要的是可以进行动态盆底生物动力学的研究,广泛应用的实时二维超声能在 Valsalva 动作和盆底肌肉收缩时实时观察盆底解剖结构的变化,可以更全面地了解盆底结构,而这在评估盆底解剖结构和功能中十分重要,并有助于发现缺陷。目前超声已进入了一个崭新的三维、四维成像时代,它能帮助获得动态轴平面来研究肛提肌裂孔,并且能够对整个盆底建立非常好的超声断层成像(tomographic ultrasound imaging,TUI),且动态观察可以多次重复,从而所得结果准确性较高,故超声检查评估盆底脏器脱垂康复疗效方面具有很大的优势。

参 考 文 献

1. White RD,McQuown D,McCarthy TA,et al. Real-time ultrasonography in the evaluation of urinary stress incontinence. Am J Obstet Gynecol,1980,138(2):235-237.

2. Bernaschek G, Spernol R, Wolf G, et al. Comparative determination of the vesico-urethral angle in incontinence via ultrasound and lateral urethrocystogram (author's transl). Geburtshilfe Frauenheilkd, 1981, 41 (5): 339-342.

3. Grischke EM, Dietz HP, Jeanty P, et al. A new study method: the perineal scan in obstetrics and gynecology. Ultrasound Med, 1986, 7(4):154-161.

4. Kohorn EI, Scioscia AL, Jeanty P, et al. Ultrasound cystourethrography by perineal scanning for the assessment of female stress urinary incontinence. Obstet Gynecol, 1986, 68(2):269-272.

5. Bergman A, McKenzie CJ, Richmond J, et al. Transrectal ultrasound versus cystography in the evaluation of anatomical stress urinary incontinence. Br J Urol, 1988, 62(3):228-234.

6. Quinn MJ, Beynon J, Mortensen NJ, et al. Transvaginal endosonography: a new method to study the anatomy of the lower urinary tract in urinary stress incontinence. Br J Urol, 1988, 62 (5):414-418.

7. Di H, Bennett M. The effect of childbirth on pelvic organ mobility. Obstetrics & Gynecology, 2003, 102(2):223-228.

8. Dietz HP, Shek C, Clarke B. Biometry of the pubovisceral muscle and levator hiatus by three-dimensional pelvic floor ultrasound. Ultrasound in Obstetrics and Gynecology, 2005, 25(6), 580-585.

9. Dietz H. Pelvic floor ultrasound. Current Medical Imaging Reviews, 2006, 2(2):271-290.

10. Pirpiris A, Shek KL, Dietz HP. Urethral mobility and urinary incontinence. Ultrasound in Obstetrics and Gynecology, 2010, 36(4):507-511.

11. Dietz H. Pelvic floor ultrasound in prolapse: what's in it for the surgeon? International Urogyneco-logy Journal, 2011, 22(10):1221-1232.

12. Creighton SM, Pearce JM, Stanton SL. Perineal vodeo-ultrasonography in the assessment of vaginal prolapse: early observations. Br J Obstet Gynaecol, 1992, 99(4):310-313.

13. Dietz HP, Haylen BT, Broome J. Ultrasound in the quantification of female pelvic organ prolapse. Ultrasound Obstet Gynaecol, 2001, 18(5):511-514.

14. Dietz HP, Wilson PD. The "iris effect": how tow-dimensional and three-dimensional ultrasound can help us understand anti-incontinence procedures. Ultrasound Obstet Gynaecol, 2004, 23(3):267-271.

第二节 女性盆底解剖基础

一、女性盆底解剖结构

女性盆底是由封闭骨盆下口的多层肌肉和筋膜组成。尿道、阴道和直肠则经此贯穿而出。盆底肌肉群、筋膜、韧带及其神经构成了复杂的盆底支持系统,其互相作用和支持,承托并保持膀胱、子宫和直肠等盆腔脏器在正常位置(图 11-2-1)。

盆底前方为耻骨联合下缘,后方为尾骨,两侧为耻骨降支、坐骨升支及坐骨结节。盆底由外层、中层和内层共三层组织构成。

外层为浅层筋膜与肌肉:包括会阴浅横肌、球海绵体肌、坐骨海绵体肌和肛门外括约肌。均会合于阴道后方与肛门之间,形成会阴中心腱(图 11-2-2A)。

中层即泌尿生殖膈:覆盖在耻骨弓及两坐骨结节间所形成的骨盆下口前部的三角平面上。由上下两层坚韧的筋膜及一层薄肌肉组成,包括会阴深横肌及尿道括约肌。

内层称为盆膈,为盆底最坚韧的一层,由肛提肌及盆筋膜所组成,为尿道、阴道、直肠所贯穿(图 11-2-2B、C)。

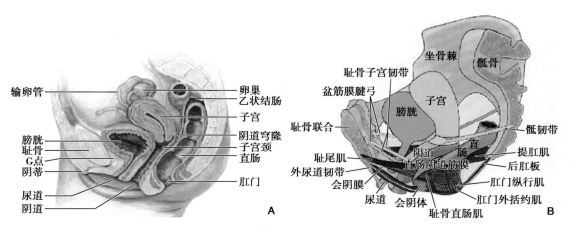

输卵管
卵巢
乙状结肠
子宫
膀胱
耻骨
G点
阴蒂
尿道
阴道
阴道穹隆
子宫颈
直肠
肛门

A

坐骨棘
骶骨
耻骨子宫韧带
盆筋膜腱弓
膀胱
子宫
耻骨联合
骶韧带
耻尾肌
提肛肌
外尿道韧带
阴道
直肠
直肠阴道筋膜
后肛板
会阴膜
肛门纵行肌
尿道
会阴体
肛门外括约肌
耻骨直肠肌

B

图 11-2-1　女性盆底器官及支持结构

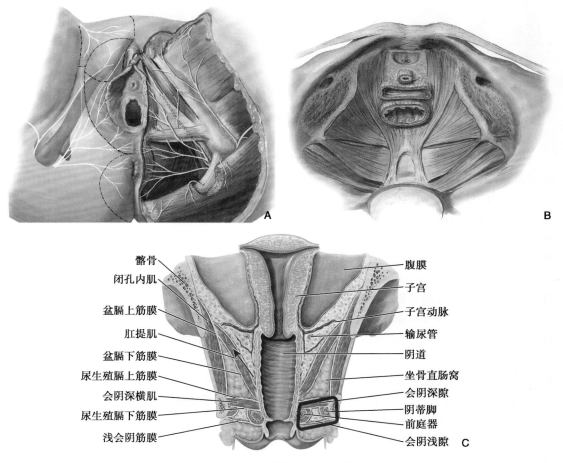

A

B

髂骨
闭孔内肌
盆膈上筋膜
肛提肌
盆膈下筋膜
尿生殖膈上筋膜
会阴深横肌
尿生殖膈下筋膜
浅会阴筋膜

腹膜
子宫
子宫动脉
输尿管
阴道
坐骨直肠窝
会阴深隙
阴蒂脚
前庭器
会阴浅隙

C

图 11-2-2　盆底浅、中、深层组织

（一）盆底支持系统主要包括盆底肌和盆底结缔组织

1. **盆底肌** 在盆底肌肉中，肛提肌起着最重要的支持作用。

（1）肛提肌（levator ani muscle）：它是一对三角形肌肉，两侧对称，尸体解剖中成漏斗形，由两侧盆底向下向中线走行。起自耻骨联合后面、肛提肌腱弓（tendinous arch of levator ani）和坐骨棘，止于尾骨、肛尾韧带和会阴中心腱。在左右两肌的前内缘与耻骨联合后面之间一空隙称作肛提肌裂孔。两肌的后缘与尾骨肌相邻接。在直肠后方左、右肛提肌有部分肌纤维汇合形成 U 形肌束，盘绕直肠和阴道后壁，参与形成肛门直肠环。该肌按纤维起止和排列不同可分为四部分，右前内向后外依次为耻骨阴道肌、耻骨直肠肌、耻尾肌、髂尾肌（图11-2-3、图11-2-4）。肛提肌发育因人而异，发育良好者肌束粗大密集，发育较差者肌束薄弱稀疏，甚至出现裂隙。

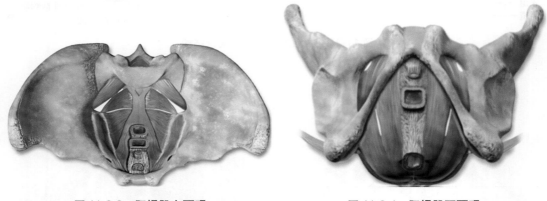

图 11-2-3　肛提肌上面观　　　　　图 11-2-4　肛提肌下面观

1）耻骨阴道肌（pubovaginalis）：位于前内侧，起自耻骨盆面和肛提肌腱弓前份，肌纤维沿尿道、阴道两侧排列，与尿道壁、阴道壁肌互相交织，并与对侧肌纤维构成"U"行袢围绕阴道、尿道，有协助缩小阴道的作用。

2）耻骨直肠肌（puborectalis）：位于中间部，是肛提肌中最强大的部分。自耻骨体后面和尿生殖膈，肌纤维向后止于肛管的侧壁、后壁和会阴中心腱。该肌束较发达，绕直肠肛管移行处周围，是肛直肠环的主要组成部分。

3）耻尾肌（pubococcygeus）：是肛提肌中最靠前内侧的部分，起于耻骨体后面（但高于耻骨直肠肌平面）和肛提肌腱弓的前部，向后下方，向后止于骶尾骨和肛尾韧带。

4）髂尾肌（iliococcygeus）：位于后外侧部，宽而薄，发育因人而异，有时该肌大部分纤维化呈半透明的膜状。通常认为该肌起于坐骨棘盆面及肛提肌腱弓的全长。但有学者认为只起自肛提肌腱弓的后半。肛提肌腱弓在肛提肌附着处以上，位于闭孔筋膜上部，由闭孔筋膜、肛提肌筋膜及肛提肌起始端退化的纤维共同体形成，呈腱样肥厚，附着于耻骨体后面与坐骨棘之间的连线上。髂尾肌纤维向内、下、后方，其后部纤维止于尾骨的侧缘、尾骨尖和肛尾韧带（anococcygeal ligament），又称肛尾缝。

目前对肛提肌的基础研究发现，肛提肌作为一个整体发挥作用，但将其分成两个主要部分描述：盆膈部分（尾骨肌和髂尾肌）和支持脏器部分（耻骨尾骨肌和耻骨直肠肌）。这些肌肉来源于两侧骶骨和尾骨的侧壁。盆腔肌肉功能正常时，盆腔器官保持在肛提肌板之上，远离生殖裂孔，腹腔内压力增加将盆腔内器官向骶骨窝推挤，肛提肌板能防止其下降。

（2）会阴体：由阴道下段、会阴皮肤和肛门所围成的一块连续性组织。由会阴浅、深横肌、球海绵体肌及肛门外括约肌等肌腱联合组成的中心腱，称为会阴体，厚3~4cm，表层较宽厚，深部逐渐变窄呈楔形。会阴体通过肛门外括约肌间接地与尾骨相连。表层为皮肤及皮下脂肪，内层为中心腱。会阴的伸展性很大，妊娠后组织松软，有利于阴道口扩张，胎儿娩出（图11-2-5、图11-2-6）。

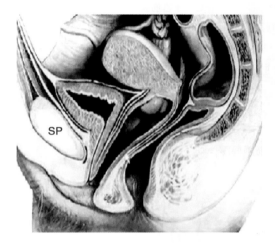

图11-2-5　会阴体示意图

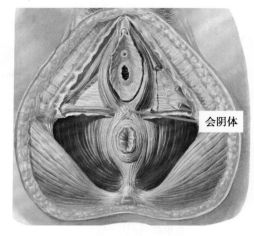

图11-2-6　会阴体示意图

2. 盆底结缔组织

（1）盆筋膜：盆筋膜是腹内筋膜的直接延续，可分为盆筋膜壁层、盆膈筋膜和盆筋膜脏层（图11-2-7）。

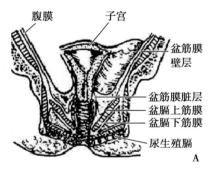

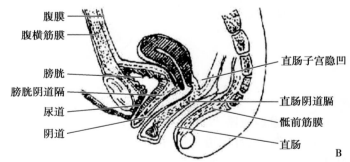

图11-2-7　盆筋膜

（2）盆筋膜间隙：盆壁筋膜与覆盖盆腔的腹膜之间，形成潜在的筋膜间隙。其主要有：耻骨后间隙；膀胱旁间隙、直肠旁间隙、直肠后间隙、骨盆直肠间隙（图11-2-8）。这些筋膜间隙有利于手术分离脏器，血、液体也易于在间隙内聚集。后三个间隙是肛周脓肿的好发部位。

（3）腹膜陷凹：是腹膜在盆腔器官之间形成的凹陷，在男性主要有直肠膀胱陷凹，在女性有膀胱子宫陷凹和直肠子宫陷凹（图11-2-9），直肠子宫陷凹又称Douglas腔，是立位和半卧位女性腹膜腔的最低位置，腹膜腔积液常积于此，可经阴道穹隆后部穿刺或者引流，陷凹内有肠管凸入时，可形成内疝，属于盆底器官脱垂的一种表现。

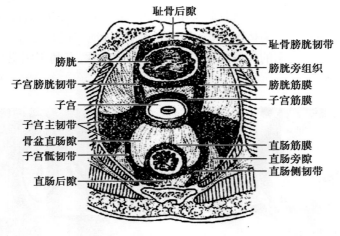

图 11-2-8　盆筋膜间隙

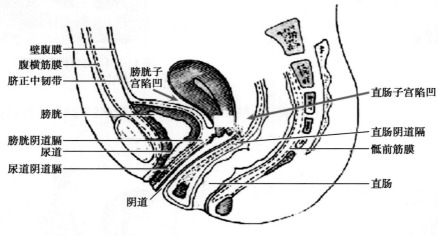

图 11-2-9　腹膜陷凹

（二）盆腔脏器

1. **尿道**　女性尿道甚短,长仅 2.5~5cm,平均为 3.5cm,直径约为 0.8cm,易于扩张,可达 10~13mm,没有弯曲,在阴道之前耻骨联合之后,自膀胱颈部开始向下向前止于尿道口。女性尿道在会阴穿过尿生殖膈时,有尿道阴道括约肌环绕,该肌为横纹肌,也受意志控制(图 11-2-10)。

2. **膀胱**　膀胱是一个储尿器官。在哺乳类,它是由平滑肌组成的一个囊形结构,位于骨盆内,其后端开口与尿道相通。膀胱与尿道的交界处有括约肌,可以控制尿液的排出(图 11-2-10)。

3. **阴道**　阴道位于膀胱、尿道和直肠之间。是由黏膜、肌层和外膜组成的肌性管道,富伸展性,连接子宫和外生殖器。阴道的结构主要是下部较窄,下端以阴道开口于阴道前庭。上端环绕子宫颈,称阴道穹隆,分为前、后及左右侧部,其中后部较深,与直肠子宫陷凹相邻。

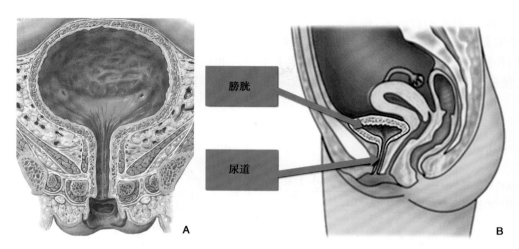

图 11-2-10　尿道、膀胱示意图

4. **子宫**　位于盆腔中部,膀胱与直肠之间。其位置可随膀胱与直肠的充盈程度或体位而有变化。直立时子宫体几乎与水平面平行,子宫底伏于膀胱的后上方。子宫颈保持在坐骨棘平面以上。子宫的正常位置主要依靠子宫诸韧带、盆膈、尿生殖膈及会阴中心腱等结构维持,这些结构受损或松弛时,可引起子宫脱垂(图 11-2-11)。

5. **肛管**　肛管是消化道的末端,上自齿线,下至肛缘,长 3~4cm。外科学肛管指肛管直肠环平面至肛缘。肛管的前方与会阴体,在女性,借会阴体与阴道前庭、阴道下 1/3 部相邻,后方借肛尾韧带连于尾骨两侧为坐骨直肠窝,周围有肛门内、外括约肌、联合纵肌围绕。肛管由内向外分五层:黏膜层、黏膜下层、肛门内括约肌、联合纵肌和肛门外括约肌(图 11-2-12)。

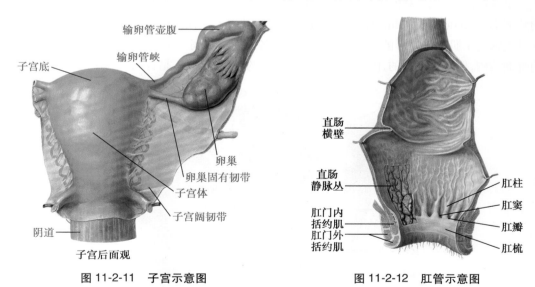

图 11-2-11　子宫示意图　　　　　图 11-2-12　肛管示意图

(1) 肛门内括约肌:直肠的环形肌在直肠下端的增厚部分,环绕在肛管上 2/3,属平滑肌,受自主神经支配。内括约肌的作用主要是参与排便(图 11-2-13)。

(2) 肛门外括约肌(图 11-2-14):肛门外括约肌是包裹肛管直肠内层平滑肌管道的横纹肌,被直肠纵肌和肛提肌纤维穿过而分为皮下部、浅部、深部,有较强的控制排便功能。肛门外括约肌平时能闭合肛管,排粪时舒张以帮助排粪。Shafik 提出肛门外括约肌三部分组成三个 U 形环,顶环是肛门外括约肌深部与耻骨直肠肌,中间环是肛门外括约肌浅部,底环是肛门外括约肌皮下部,三者同时收缩的状态下顶环和底牵拉肛管后壁,中间环牵拉肛管前壁,使肛管闭合。手术时不慎损伤浅部或深部可引起肛门失禁。

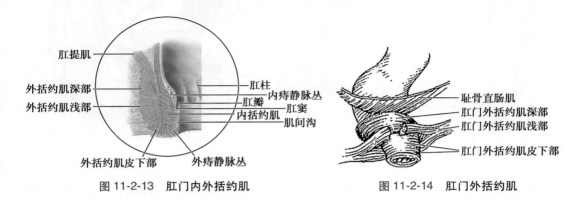

图 11-2-13　肛门内外括约肌　　　　　　图 11-2-14　肛门外括约肌

完整的盆底是一个密切联系的整体,完整的盆底功能是在盆底肌、盆底结缔组织及盆腔器官的密切配合下完成的。

二、盆底功能性解剖理论及概念

盆底功能性解剖的变迁

女性盆底解剖,尤其是与控制排尿及器官支持相关的部分一直被认为是比较复杂的问题,也是泌尿科医生、妇产科医生、肛肠科医生及解剖学家间存在争议的领域。早在 16 世纪,著名的解剖学家 Andreas Vesalius 就描述了盆底结构及其内容物;最典型的是 20 世纪早期两位英国外科大师关于肌肉与韧带的作用孰重孰轻的著名争论。盆底结构已经是清晰的、立体的、整体的解剖结构,但也是动态的,因此决定了盆底功能的复杂性,并不是各部分简单的累加。

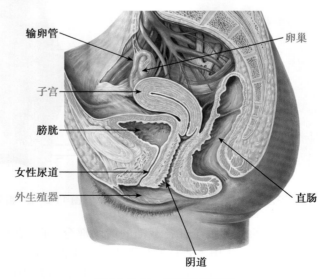

图 11-2-15　盆底"三腔室"

1. **女性盆底解剖结构的三腔室概念**　腔室理论从垂直方向将盆底结构分为前盆腔(anterior compartment)、中盆腔(middle compartment)和后盆腔(posterior compartment)。前盆腔包括阴道前壁、膀胱、尿道;中盆腔包括阴道顶部、宫体部;后盆腔包括阴道后壁、肛管及直肠。由此将脱垂量化到各个腔室(图 11-2-15)。

2. **女性盆底阴道支持结构三个水平理论**　Delancey 于 1994 年提出了阴道支持结构的三个水平的理论,即在水平方向上将阴道支持轴分为三个水平。第一水平(level 1):顶端悬吊支持(suspension),侧方子宫骶韧带(lateral uterosacral ligament)向中间与宫颈周围环(pericervical ring)连接,即由骶韧带-子宫主韧带复合体垂直悬吊支持子宫、阴道上 1/3,是盆底最为主要的支持力量;第二水平(level 2):侧方水平支持(lateral attachment),直肠阴道筋膜(rectovaginalfascia)、耻骨宫颈筋膜(pubocervical fascia)向两侧与盆筋膜腱弓(arcus tendineus fascia pelvis)相连,即由耻骨宫颈筋膜附着于两侧腱弓形成的白线和直肠阴道筋膜及肛提肌(levator ani)水平支持膀胱、阴道上 2/3 和直肠;第三水平(level 3):远端融和支持(distal fusion),耻骨宫颈筋膜体和直肠阴道筋膜远端延伸融合于会阴体,在会阴中心腱与会阴体近段融合,支持尿道远端(图 11-2-16、图 11-2-17)。

3. **女性盆底结构解剖学的整体理论(integrity theory)**　腔室理论和阴道支持轴三个水平概念代表了现代解剖学对盆底结构的描述。1990 年 Petros 和 Ulmsten 提出了 integrity theory,即不同腔室、不同阴道支持轴水平共同构成一个解剖和功能的整体,在现代盆底解剖学中不再被孤立理解。不同腔室和水平的脱垂之间相对独立,例如阴道支持轴的 Delancey 第一水平缺陷可导致子宫脱垂和阴道顶部脱垂,而 Delancey 第二、第三水平缺陷常导致阴道前壁和后壁膨出;不同腔室和水平的脱垂之间又相互影响,例如压力性尿失禁在行耻骨后膀胱颈悬吊术(Burch 术)后常有阴道后壁膨出发生,阴道顶部脱垂在行骶棘韧带固定术(Fixation of sacrospinal ligament)后可发生阴道前壁膨出。总之,以上不同腔室、不同阴道支持轴水平共同构成一个解剖和功能的整体,在这类疾病的诊治过程中应注重"整体理论"指导下的特异位点的修复(site-specific repair)。

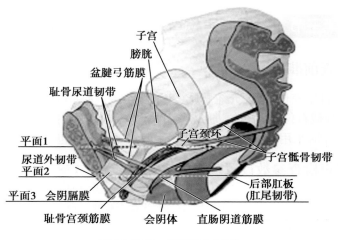

图 11-2-16　盆底"三水平"

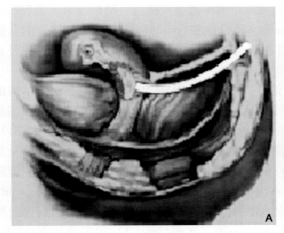
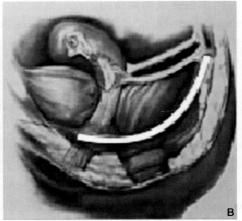
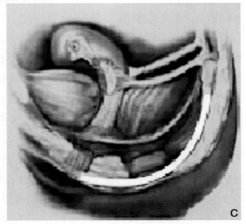

图 11-2-17　盆底"三水平"示意图

第三节　盆底超声检查方法及正常声像图表现

一、超声扫查前准备

超声扫查前需排空粪便,适度充盈膀胱(有利于最大 Valsalva 动作的完成和后盆腔的观察)。患者可取膀胱截石位或站立位,膀胱截石位时臀部要稍屈曲、外展。有些女性无法有效完成 Valsalva 动作时采用站立位。探头要用手套或塑料薄膜包裹以避免感染。

二、盆底超声检查参数设置(表 11-3-1)

表 11-3-1　盆底超声检查参数

二维参数	四维参数
探头:RAB4-8/RAB6/RM6C	容积角度:85°(调到最大)
二维扫描角度:80°	兼顾速度和图像分辨率:Mid2-High1
频率:HAR High/Mid	显示模式:双幅

续表

二维参数	四维参数
深度:8~9cm	观察方向:上-下
聚焦:一个,放置在近场	重建模式:表面模式
复合成像:3	
斑点噪声抑制:3	
动态范围:7-8	
灰阶图像:7/14	

三、超声检查途径

采用标准的腹部和产科凸阵探头、或者腔内探头以及高频探头经会阴/阴唇扫查,探头与盆底距离较近,观察盆底的腔室结构可以避免干扰,图像清晰;常规观察静息状态(rest)、缩肛运动(contrast)及最大 Valsalva 动作时盆底器官的位置和运动及相关支持结构的情况。

扫查切面:正中矢状切面二维超声扫查,观察盆底器官的位置和运动,旁矢状切切面观察肛提肌的情况;三维/四维超声轴平面探测,观察盆底重要支持结构(如肛提肌等)、肛门内外括约肌是否损伤及肛提肌裂孔的形态及大小。

四、盆底超声扫查技巧

标准的正中矢状面,切面需包括耻骨联合、尿道及膀胱颈、肛直连接部四个标志性结构。耻骨联合(symphysis pubic,SP)为非滑膜性的微动关节,是盆腔最重要的指示点(图11-3-1);其余结构分别代表前、中、后三个盆腔的指示点。超声检查示意图及声像图(图11-3-2)。

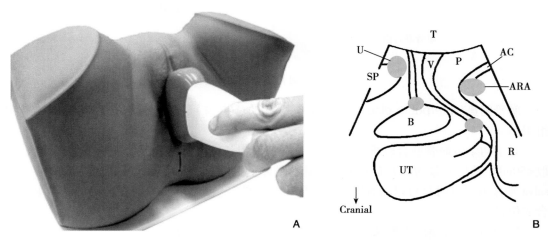

图11-3-1　经会阴超声扫查二维图像

AC:肛管;ARA:肛门直肠角;B:膀胱;P:会阴;R:直肠;SP:耻骨联合;T:探头;U:尿道;UT:子宫;V:阴道;Cranial:头侧

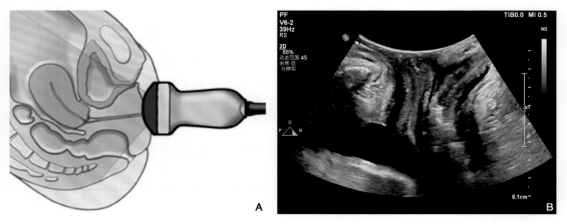

图 11-3-2　经会阴正中矢状切面示意图及声像图

耻骨联合：非滑膜性的微动关节的耻骨联合（symphysis pubic，SP）是盆腔最重要的指示点（图 11-3-3）；耻骨联合由两侧的耻骨联合面藉纤维软骨连接而成。上、下面及前面都有韧带加强，上方的叫耻骨上韧带，下方的叫耻骨弓状韧带。耻骨联合的活动甚微，女性的耻骨联合有一定的可动性，在妊娠后期，耻骨联合可出现轻度的分离，使骨盆的径线暂时性的增大，以利于分娩。

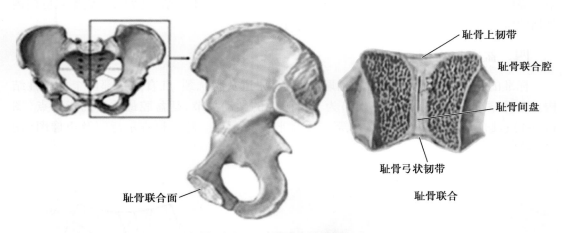

图 11-3-3　耻骨联合及耻骨间盘

耻骨间盘（interpubic disc）：盆底超声检查的透声窗，是两耻骨联合面间的纤维软骨组织。

对于初学者耻骨联合较难识别，适度充盈膀胱以清晰显示膀胱颈及膀胱三角区为宜（一般<50ml），适度充盈膀胱亦有利于显示耻骨联合全貌（图 11-3-4）。此外，耻骨后间隙在 Valsalva 动作或提肛时是可以随着膀胱颈和尿道运动的，这也可以使我们更准确的定位耻骨联合的位置。

（一）前盆腔超声观察及扫查方法（以腹部容积探头为例）

将探头轻放在耻骨联合下缘处，取盆腔正中矢状切面，尽可能清晰显示耻骨联合及其下缘。采用双幅超声声像图比较静息状态下及最大 Valsalva 动作时的尿道及膀胱的运动变化情况（图 11-3-5）。

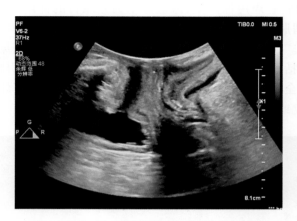

图 11-3-4　适度充盈膀胱显示耻骨联合全貌

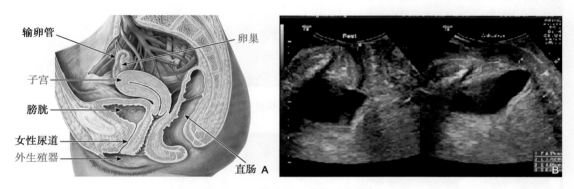

图 11-3-5　前盆腔示意图及声像图

1. **耻骨后间隙（Retzius 间隙、膀胱前间隙）**　位于膀胱前下壁与耻骨联合有一层疏松结缔组织及密布的静脉丛，内有重要的韧带（耻骨膀胱韧带、耻骨尿道韧带等）通过（图 11-3-6）。

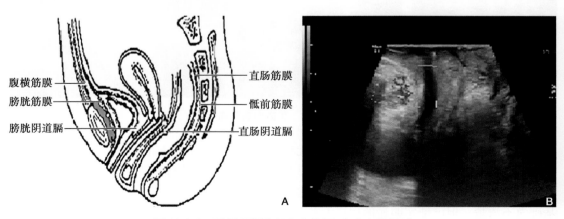

图 11-3-6　耻骨后间隙超声声像图，内有血管通过

2. **尿道**　在经阴唇超声声像图上,尿道显示为一纵行的低回声区。这一区域包括黏膜、血管丛和尿道平滑肌。尿道低回声表现在很大程度上是由于黏膜层和平滑肌层正好与入射波束平行造成的。当有明显的尿道旋转时,使入射声束更垂直于尿道,则这一结构表现为等回声。尿道横纹括约肌围绕着这一低回声结构,静息状态下经阴唇超声在尿道的腹侧和背侧表现为一条完全双边高回声条纹(图 11-3-7)。尿道内高回声灶较常见,可能是钙化的尿道腺体,可为孤立或者多发的(图 11-3-8)。

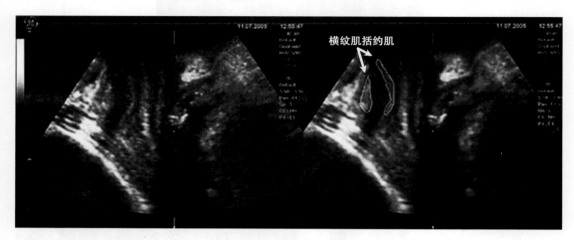

图 11-3-7　尿道横纹括约肌

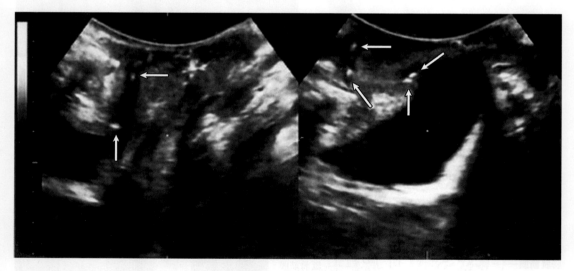

图 11-3-8　尿道内高回声

3. **尿道漏斗形**　在 SUI 患者中,包括无症状的女性,尿道内口呈漏斗形可以在 Valsalva 动作时甚至在静息状态时被观察到(图 11-3-9)。尿道漏斗形常与漏尿有关。尿道漏斗形也可以在急迫性尿失禁的患者中观察到,因此它不一定是压力性尿失禁的证据。目前其解剖基础尚不清楚。但已证实明显的尿道漏斗形与低的尿道关闭压相关。

4. **膀胱颈的位置和移动度**　膀胱颈(bladder neck,BN):膀胱在与尿道连接处,膀胱各层肌肉相互交叉形成肌肉襻,即膀胱内括约肌,这一部分常称膀胱颈(图 11-3-10)。

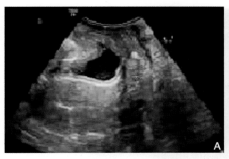
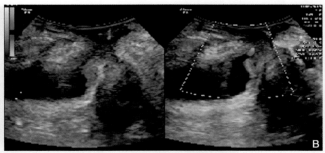

图 11-3-9　SUI 患者,尿道漏斗形,漏尿(红色部分)

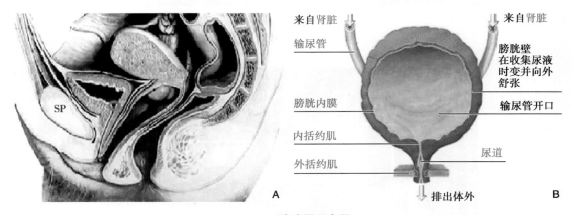

11-3-10　膀胱颈示意图

膀胱颈的移动度是经阴唇超声应用最早的参数之一。膀胱颈移动度的增加已被认为是女性压力性尿失禁一个重要的病因学因素。膀胱颈位置和移动度的评估具有高度的可靠性,参考点是耻骨联合的中轴线或者耻骨联合下缘。Valsalva 动作(增加腹压)膀胱颈向背尾侧移动,提肛(收缩肛门)膀胱颈向头腹侧移动(图 11-3-11~图 11-3-13)。

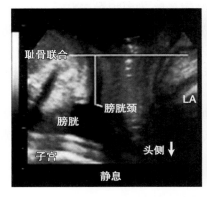
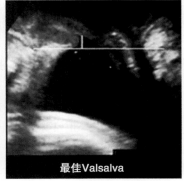

图 11-3-11　Ⅱ度膀胱脱垂患者 BN 位于耻骨联合以下

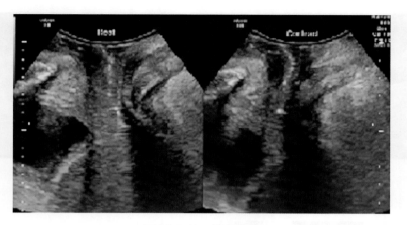

图 11-3-12　缩肛状态

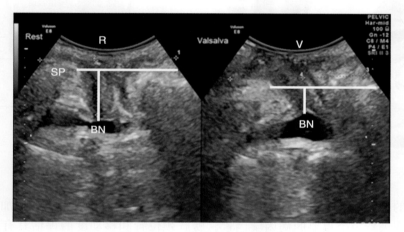

图 11-3-13　膀胱颈移动度测量

SP：耻骨联合；BN：膀胱颈

通常在静息状态下和最大 Valsalva 动作时测量膀胱颈相对于耻骨联合的位移，得到的膀胱颈下降（bladder neck descent，BND）值差异较大。在 Valsalva 动作时可见近端尿道向下向后旋转。为了研究膀胱颈是否过度活动，一些研究者测量近端尿道和膀胱三角区之间的膀胱后角（retrovesical angle，RVA）或称膀胱尿道后角（posterior urethrovesical angle，PUA）（图 11-3-14）。

尿道旋转角是静息和最大屏气用力向下加腹压动作时人体中轴线与近端尿道轴线间的夹角的变化情况（图 11-3-15）。正常尿道旋转角 30°~40°，角度增大，可以预测尿道的过度活动。

（二）中盆腔超声观察及扫查方法

声束与阴道平行，可见子宫及高回声的气体线（图 11-3-16）。

1. 宫颈外口　子宫颈管下端称子宫颈外口，即宫颈阴道部下端。声像图表现为阴道气体线的顶端。

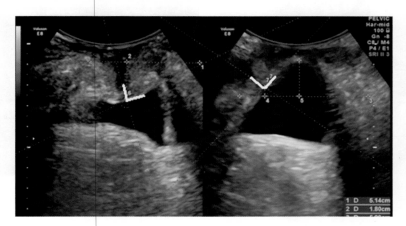

图 11-3-14　膀胱后角测量

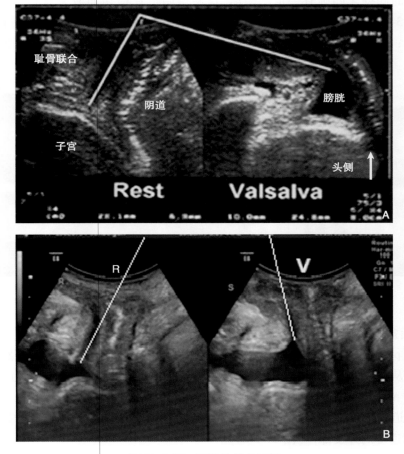

图 11-3-15　尿道旋转角测量

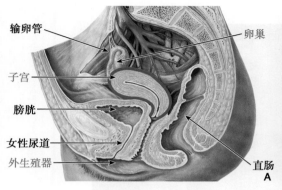
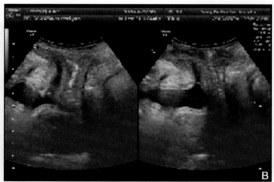

图 11-3-16　中盆腔示意图及声像图

（输卵管　卵巢　子宫　膀胱　女性尿道　外生殖器　直肠）

2. **阴道**　阴道形态由其周围的组织和阴道附着在盆腔上的位置所决定，这些附着处位于阴道侧缘，因此阴道腔内形成一个横向的狭缝，导致阴道前后壁相互紧贴，而阴道左右两侧的侧壁之间则有一定的距离，这使得阴道在横切面看来犹似空心的 H 形或 U 形（图 11-3-17）。阴道上 1/3 段：前方与膀胱和子宫相邻，后方是道格拉斯窝。阴道中 1/3 段：前方与膀胱颈和膀胱三角，后方是直肠。下 1/3 前方是尿道，后方是会阴体。

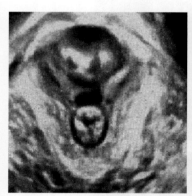
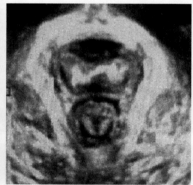
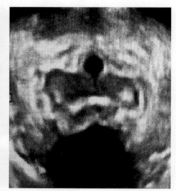

图 11-3-17　第一水平"一"字形，第二水平"H"形，第三水平弧形

（三）后盆腔的超声观察及扫查方法

后盆腔（posterior compartment）包括阴道后壁、会阴体、直肠阴道隔、直肠及肛管（图 11-3-18）。直肠从阴道后方经过，下段肠腔膨大，为直肠壶腹部在穿盆膈处移行为肛管，构成弯曲的肛直角（Ano-rectal angle，<90°~120°）（图 11-3-19）。

直肠-阴道膈（Denonvilliers 筋膜）：上端与道格拉斯窝处的腹膜相连，下端与会阴体相连，是直肠阴道瘘的好发部位（图 11-3-20）。

后盆腔扫查方法：正中矢状切面和横切面，探头方向指向骶尾部。使声束方向与直肠肛管垂直。观察静息和最大 Valsalva 动作时后盆腔的移动情况。然后由矢状切面旋转 90°观察横切面上肛门括约肌的情况（图 11-3-21 ~ 图 11-3-23）。

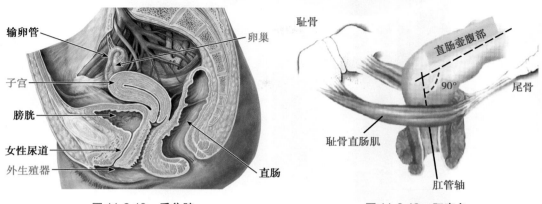

图 11-3-18　后盆腔

图 11-3-19　肛直角

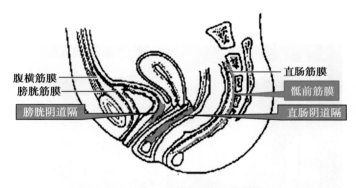

图 11-3-20　直肠-阴道膈示意图

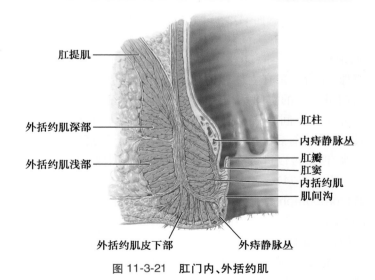

图 11-3-21　肛门内、外括约肌

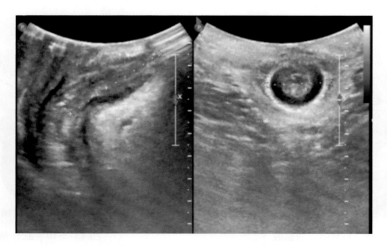

图 11-3-22　直肠肛管矢状面及其逆时针旋转 90° 后横断面声像图

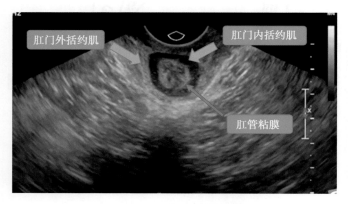

图 11-3-23　直肠肛管横切面

（四）三维/四维超声

即超声容积成像,指看起来有立体感的超声图像处理技术。三维是指在平面二维系中又加入了一个方向向量构成的空间系,三维既是坐标轴的三个轴,即 x 轴、y 轴、z 轴,其中 x 表示左右空间,y 表示上下空间,z 表示前后空间,这样就形成了人的视觉立体感。三维具有立体性,但我们俗语常说的前后、左右、上下都只是相对于观察的视点来说,没有绝对的前后,左右,上下。三维/四维可以进行立体成像、图像切割、图像旋转及高平面图像分析,但是分辨率较二维低。（图 11-3-24）。扫描参数设置见表 11-3-1。

超声断层成像(tomographic ultrasound imaging,TUI) 可显示与 CT 和 MRI 相似的多幅图像信息,且图像的位置、数目、间距以及切面的倾斜度仍可任意调节,对盆底评估方法的标准化有辅助作用,并且有助于对各种异常进行精确分类和定量评估。

1. **肛门括约肌三维/四维成像**　探头横切面扫查,嘱患者缩肛状态下采集图像（采用多平面模式）,后处理采用 TUI 成像,观察从肛门外括约肌出现到内括约肌结束层面（图 11-3-25～图 11-3-27）,层厚据此调整,观察有无肛门括约肌连续性中断等。

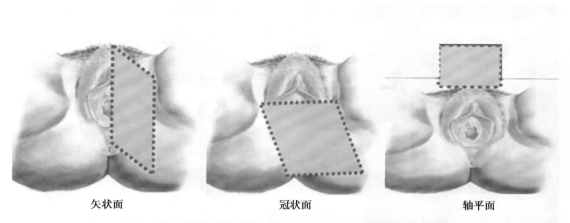

矢状面　　　　　　　　　冠状面　　　　　　　　　轴平面

图 11-3-24　盆底三维成像示意图（正中矢状面、冠状面、横切面）

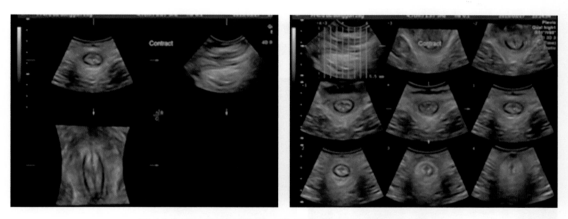

图 11-3-25　肛门括约肌三维/四维成像及超声断层成像

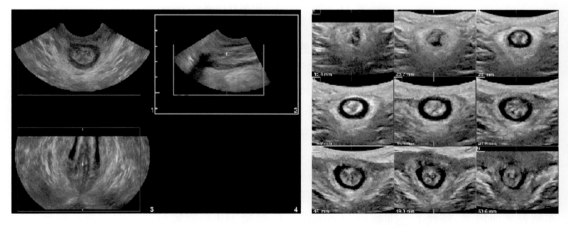

图 11-3-26　肛门括约肌三维/四维成像及超声断层成像

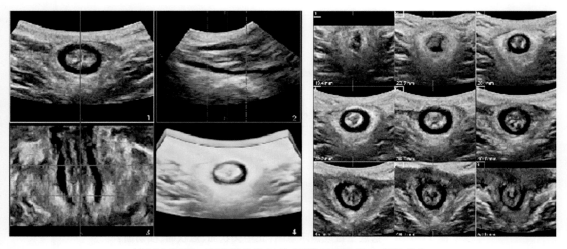

图 11-3-27 肛门括约肌三维/四维超声及超声断层成像

2. 肛提肌二维超声的扫查手法 可用腹部容积、腔内及高频探头扫查。取旁矢状切面;观察静息和缩肛运动时肛提肌变化情况(图 11-3-28)。

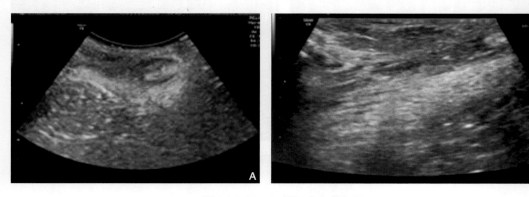

图 11-3-28 肛提肌旁矢状切面

3. 肛提肌及肛提肌裂孔三/四维超声的扫查手法 盆膈是由肛提肌、尾骨肌及其上、下筋膜构成的漏斗形肌板,在额状面呈"M"形,"M"的中央 V 字表示盆膈,尖端表示肛门,其前部有盆膈裂孔,由会阴部的尿生殖膈将其封闭。尿生殖膈是由会阴深横肌及其筋膜构成的三角形肌板。裂孔两侧的部分肛提肌纤维在此交叉,由肛提肌围成,又称肛提肌裂孔(levator hiatus,LH),即由耻骨联合下缘与左右肛提肌共同围成。将肛提肌裂孔分为前、后两部,前部称尿生殖裂孔(urogenital hiatus),又称盆膈裂孔(urogenital hiatus)在女性有尿道和阴道穿过,在男性有尿道穿过;后部称直肠裂孔,有直肠通过(图 11-3-29、图 11-3-30)。

通过三维/四维立体成像完成对任意观察角度的成像,可以观察盆底肌肉是否完整、有无断裂缺损情况,弥补了二维超声的局限性。特别是 TUI 可以定量及定性观察肛提肌的损伤。还可以观察静息、缩肛运动和最大 Valsalva 动作时肛提肌裂孔的变化情况(图 11-3-31、图 11-3-32)。

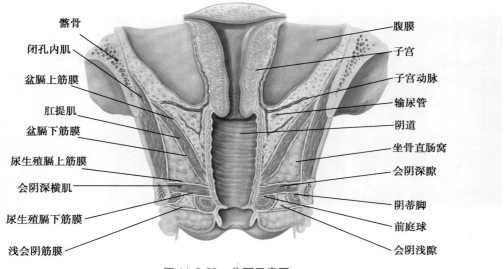

髂骨
闭孔内肌
盆膈上筋膜
肛提肌
盆膈下筋膜
尿生殖膈上筋膜
会阴深横肌
尿生殖膈下筋膜
浅会阴筋膜

腹膜
子宫
子宫动脉
输尿管
阴道
坐骨直肠窝
会阴深隙
阴蒂脚
前庭球
会阴浅隙

图 11-3-29 盆膈示意图

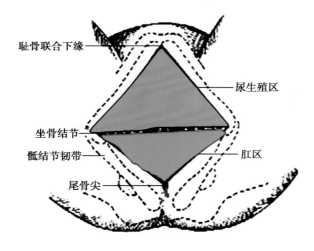

耻骨联合下缘
尿生殖区
坐骨结节
骶结节韧带
尾骨尖
肛区

图 11-3-30 肛提肌裂孔示意图

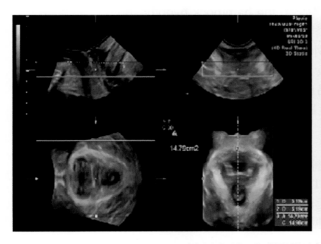
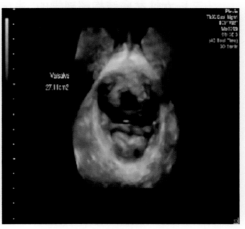

图 11-3-31 肛提肌裂孔超声断层成像

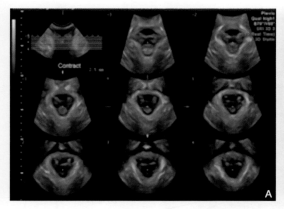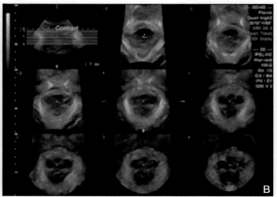

图 11-3-32　肛提肌裂孔静息及 Valsalva 状态三维/四维声像图

第四节　盆底超声在女性压力性尿失禁中的应用

一、尿失禁定义、尿失禁的分型及病因

根据国际尿控协会（ICS），尿失禁是指"任何不自主漏尿症状"。尿失禁分为 3 个类型：压力性尿失禁（SUI）：当咳嗽、运动、打喷嚏、负重或体位改变时发生的不自主漏尿；急迫性尿失禁（UUI）：不能自主控制，或有尿意还未进入卫生间即发生漏尿；混合性尿失禁（MUI）：SUI 与 UUI 症状均存在。压力性尿失禁的病因有：①妊娠与阴道分娩，这是主要病因；②尿道、阴道手术；③功能障碍；④盆腔肿物；⑤体重指数过大及腹型肥胖；⑥周期性压力性尿失禁，即月经后半期的压力性尿失禁症状更明显。

二、女性压力性尿失禁的压力传导理论及盆底解剖新概念

（一）压力传导理论（pressure transmission theory）

1961 年 Enhorning 提出压力传导理论是尿失禁发病机制的最初理论，正常排尿是由于膀胱压力大于尿道压力，各种尿失禁的共同特征都是膀胱压力大于尿道压力。

（二）女性盆底结构解剖学的"吊床"假说（the hammock hypothesis）

20 世纪 90 年代，尿失禁的发病机制转向盆底肌肉、筋膜和脏器协调作用的研究，主要理论除 Petros 和 Ulmsten 提出的整体理论外，还有 1994 年 DeLancey 提出的"吊床"假说（the hammock hypothesis）。该理论是将支持女性尿道和膀胱颈的盆腔内筋膜和阴道前壁比喻成吊床样结构。如果这些起支持作用的"吊床"被破坏，膀胱尿道产生过度活动，腹压增加时，尿道不能正常闭合而增加抗力，从而发生尿失禁。

三、超声观察及测量指标

静息与 Valsalva 状态的对比，观察解剖结构的变化：膀胱逼尿肌厚度、膀胱颈开放与否、膀胱颈移动度、尿道倾斜角（urethra angle，UTA）、尿道膀胱后角（retrovescical angle，RA）、尿道旋转角（urethra rotation angle，UTA）、尿道有无开放及尿道内有无彩色信号（图 11-4-1~图 11-4-2）。

超声检查可结合临床和尿动力学数据观察与压力性尿失禁有关的解剖学改变，帮助临床选择最佳治疗方案。在做最大 Valsalva 动作时压力性尿失禁的主要超声表现：①漏斗形尿道内口；②膀胱尿道后角增大，大于 120°；③尿道倾斜角常增大，大于 60°；④膀胱颈至耻

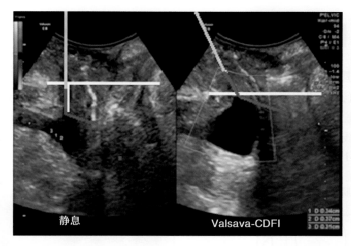

图 11-4-1 膀胱逼尿肌厚度;BND(白);RVA(红);尿道旋转角(粉)

SUI 患者 Valsalva 动作时的主要超声表现:膀胱颈下降距离增大,膀胱后角增大或消失、尿道倾斜角增大、尿道内口漏斗化。其中膀胱颈下降距离与 SUI 相关性最强。

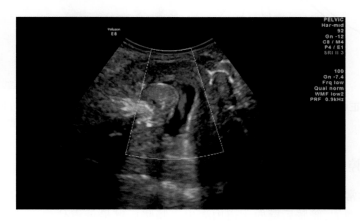

图 11-4-2 尿道开放,漏尿(红色部分)

骨联合下缘的垂直距离变小。Dietz 等认为膀胱颈的下降与压力性尿失禁的相关性最强,且随压力性尿失禁程度加重而增大;下移距离>15mm 作为诊断膀胱颈活动度增大的参考值,其敏感度为98%,特异度为85%。

参 考 文 献

1. Shek Kl,Dietz HP. The urethral motion profile:a novel method to evaluate urethral support and mobility. Aust N Z J Obstet Gynaecol,2008,48(3),337-342.

2. Pirpiris A,Shek Kl,Dietz HP. Urethral mobility and urinary incontinence. Ultrasound Obstet Gynecol,2010,36 (4):507-511.

3. Shek Kl,Chantarasorn V,Dietz HP. The Urethral Motion Profile Before and After Suburethral Sling Placement. J Urol,2010,183(4):1450-1454.

4. Dietz HP,Clarke B. The urethral pressure profile and ultrasound imaging of the lower urinary tract. Int Urogynecol J Pelvic Floor Dysfunct,2001,12(1):38-41.

5. Sen dag F,Vidinli H,Kazandi H,et al. Role of perineal sonography in the evaluation of patient s with stress urinary incontinence. Aust NZ J Ob stet Gynaecol,2003,43(1):54-57.

第五节　盆底超声在盆腔器官脱垂中的应用

当盆底组织退化、创伤、先天发育不良或某些疾病引起损伤、张力减低导致其支持功能减弱,使女性生殖器官和相邻脏器向下移位,称为盆腔器官脱垂。包括阴道前壁脱垂、阴道后壁脱垂和子宫脱垂。经会阴超声可以量化分析盆腔器官的脱垂。在正中矢状面经耻骨联合下缘作一参考线,在 Valsalva 动作时,可以测量膀胱、子宫、道格拉斯陷凹和直肠壶腹的最大下移距离(图 11-5-1、图 11-5-2)。

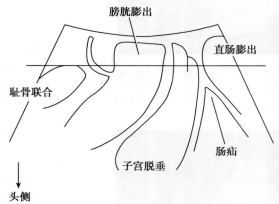

图 11-5-1　正中矢状面脱垂量化示意图

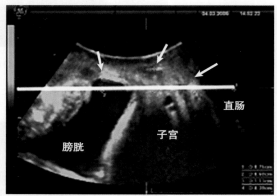

图 11-5-2　Ⅱ度膀胱脱垂和Ⅱ度子宫脱垂

白色箭头:脱垂器官位置

一、前盆腔器官脱垂的超声表现

前盆腔脱垂常表现为阴道前壁膨出(图 11-5-3),包括膀胱脱垂或合并尿道脱垂,表现为膀胱颈的活动度增加,膀胱后壁向阴道内膨出。膀胱后壁最低点位置下移等(图 11-5-4~图 11-5-5)。

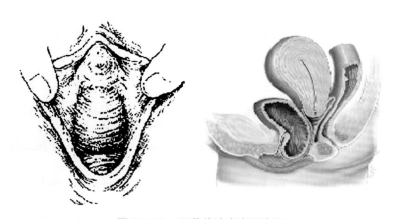

图 11-5-3　阴道前壁膨出示意图

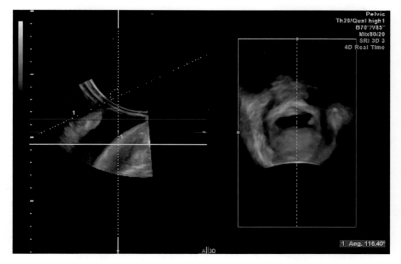

图 11-5-4　膀胱脱垂

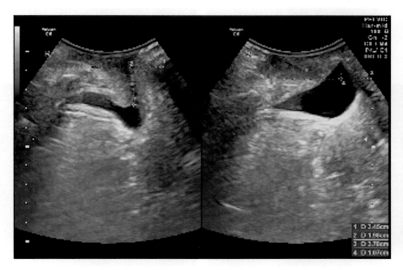

图 11-5-5　膀胱脱垂

经会阴盆底超声对严重的前盆腔脱垂检查有一定的局限性,不能像 POP-Q 那样具体,目前国内还没有我们自己的超声评估标准,根据王慧芳等对两者的对比研究,初步得出经会阴盆底超声对前盆腔脱垂的定性参考指标:

轻度:脱垂的最远点位于耻骨联合下缘及以下 10mm 内。

中度:脱垂的最远点位于耻骨联合下缘及以下 10~20mm 内。

重度:脱垂的最远点位于耻骨联合下缘及以下 20mm 以下。

此外经会阴超声还可以根据膀胱后角及尿道旋转角对膀胱脱垂进行分型:①正常膀胱;②Green Ⅰ 型,膀胱后角开放≥140°,尿道旋转角<45°;③Green Ⅱ 型,膀胱后角开放≥140°,尿道旋转角 45°~120°;④Green Ⅲ 型,膀胱后角完整(图 11-5-6),盆底超声声像图见图 11-5-7。

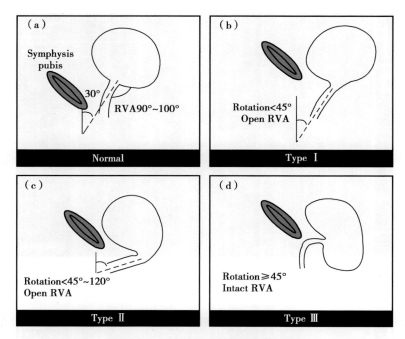

图 11-5-6　膀胱脱垂分型 Green 分型

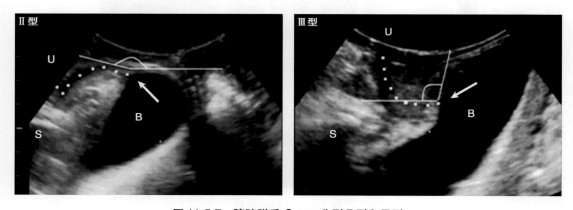

图 11-5-7　膀胱脱垂 Green 分型 Ⅱ 型和 Ⅲ 型
B：膀胱；U：尿道；S：耻骨联合

二、中盆腔器官脱垂的超声表现

中盆腔脱垂包括子宫或阴道穹隆脱垂（图 11-5-8）。病例见图 11-5-9～图 11-5-11。

目前超声分级：轻度，脱垂最远处位于耻骨联合下缘上方 10mm 以内；中度，脱垂最远处位于耻骨联合下缘及下方 20mm 以内；重度，脱垂最远处位于耻骨联合下缘下方 20mm 以上。

三、后盆腔脱垂的超声表现

后盆腔脱垂临床常表现为阴道后壁膨出。主要有直肠膨出、肠疝、会阴体过度活动、直肠套叠及直肠脱垂等，这些疾病常与出口梗阻型便秘有关。

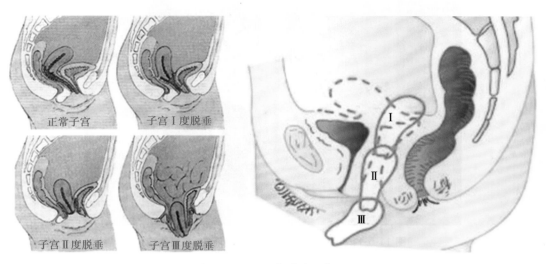

图 11-5-8　子宫脱垂示意图

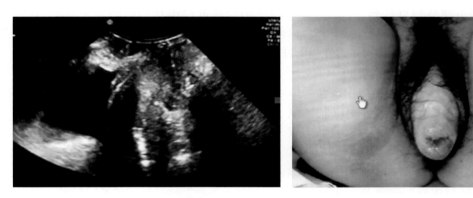

图 11-5-9　子宫重度脱垂声像图和外观图

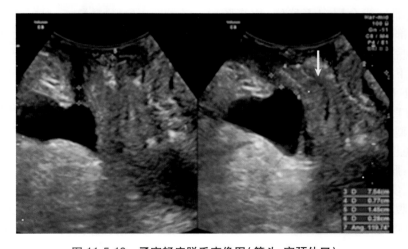

图 11-5-10　子宫轻度脱垂声像图（箭头：宫颈外口）

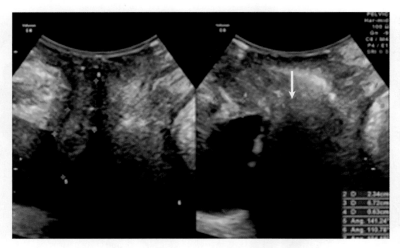

图 11-5-11　子宫轻度脱垂声像图（箭头：宫颈外口）

直肠膨出有前壁膨出和后壁膨出。其中前壁膨出最常见（图 11-5-13），后壁膨出常发生在便秘或排便功能不良的儿童中，在成年人中罕见。直肠阴道膈缺损是直肠前壁真性膨出的主要原因，膨出部分与肛管约呈 90°。测量膨出相对于肛门内括约肌的最大高度，在做 Valsalva 动作时，内括约肌的延长线作为基准线，测量直肠壶腹部膨出的最大高度（参考排粪造影方法），与放射摄片有很好的一致性（图 11-5-12~图 11-5-14）。目前分度：6~15mm 为轻度，15~30mm 为中度，>30mm 为重度。

正常人做 Valsalva 动作时盆底出现会阴体下降。会阴体过度活动在放射学中以耻尾距（耻骨联合与尾骨的连线）为参考线，直肠壶腹相对于其下降的距离大于 3cm 即诊断会阴体过度活动。超声上为直肠壶腹部至耻骨联合下缘的垂直距离，下降程距离>15mm 诊断会阴体过度活动，常合并直肠前壁膨出，会阴体过度活动膨出物与肛管夹角呈钝角（图 11-5-15）。

直肠壁部分或全层向下移位，称直肠脱垂。直肠壁部分下移，即直肠黏膜下移，称黏膜脱垂或不完全脱垂；直肠壁全层下移称完全脱垂。若下移的直肠壁在肛管直肠内肠腔称内脱垂；下移至肛门外称为外脱垂。临床三大症状为直肠脱出肛门外、便秘和腹泻。

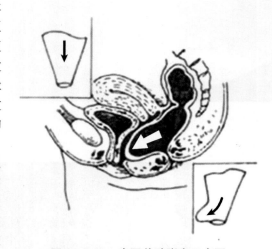

图 11-5-12　直肠前壁膨出示意图

直肠脱垂类型：黏膜脱垂（Ⅰ型），直肠壁完全脱垂（Ⅱ型），结肠套叠脱垂（Ⅲ型）（图 11-5-16）。病例见图 11-5-17~图 11-5-19。

肠套叠：肠壁和小肠进入近端肛管，在 Valsalva 动作时使近端肛管开放并产生一个箭头形状的扩张，实则为直肠脱垂的 Ⅲ 型（图 11-5-20）。

肠疝指腹膜、小肠、乙状结肠或网膜离开其正常解剖部位，通过先天或后天形成的薄弱点、缺损或孔隙进入直肠壶腹部与阴道之间。盆底超声主要表现为包含液体的小肠、乙状结肠、腹膜或网膜进入直肠壶腹部与阴道之间（图 11-5-21）。病例见图 11-5-22~图 11-5-23。子宫切除被认为是肠疝的一个重要原因。

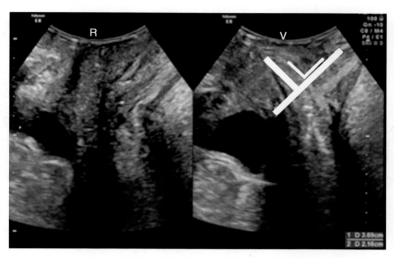

图 11-5-13　直肠前壁膨出的测量（膨出部分与肛管约 90°）

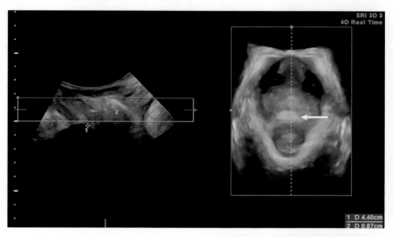

图 11-5-14　三维超声直肠前壁膨出（肛提肌裂孔阴道、肛管之间高回声箭头所示）

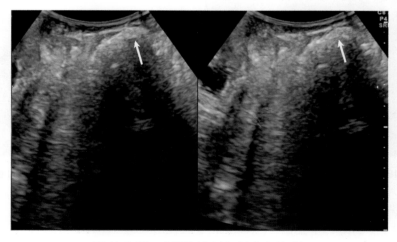

图 11-5-15　会阴体过度活动（白色箭头）

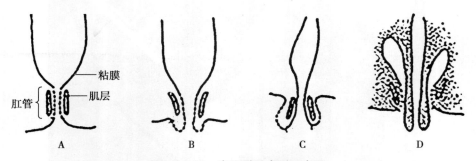

图 11-5-16　直肠脱垂类型示意图

A:正常肛管;B:黏膜脱垂Ⅰ型;C:直肠壁全层脱垂Ⅱ型;D:结肠套叠脱垂Ⅲ型

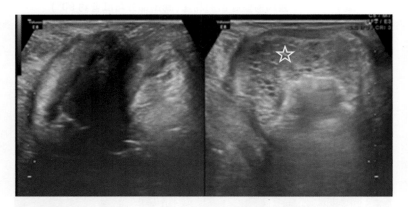

图 11-5-17　直肠脱垂Ⅰ型合并痔疮(星号:黏膜,痔疮呈蜂窝状)

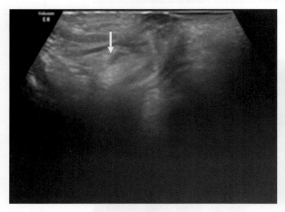

图 11-5-18　直肠脱垂Ⅰ型(箭头示黏膜)

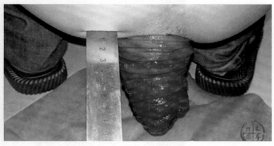

图 11-5-19　直肠脱垂Ⅱ型

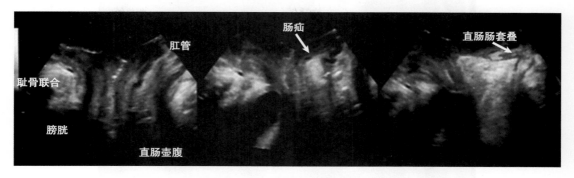

图 11-5-20　肠疝、直肠肠套叠

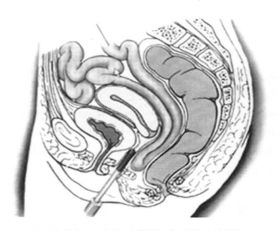

图 11-5-21　肠疝示意图（内容物为小肠）

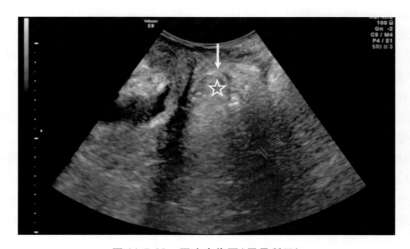

图 11-5-22　肠疝声像图（星号所示）

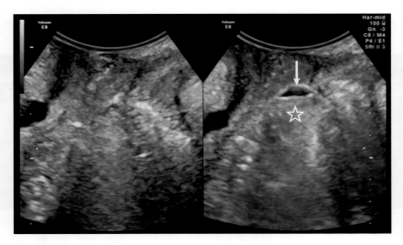

图 11-5-23　肠疝(星号所示)

参 考 文 献

1. 王慧芳,陈华,折瑞莲,等. 经会阴超声评估前盆腔器官脱垂程度与临床盆腔器官脱垂定量分期的相关性研究. 中华超声影像学杂志,2013,22(8):684-687.

2. Tunn R,Goldammer K,Gauruder-Burmester A. Pathogenesis of urethral funneling in women with stress urinary incontinence assessed by introital ultrasound. Ultrasound Obstet Gynecol,2005,26(3): 287-292 .

3. Dietz HP. Translabial ultrasound in the assessment of pelvic floor and anorectal function in women with defecatory disorders. Tech Coloproctol,2014,18(5):481-494.

第六节　超声在产后盆底常见疾病及其康复中的应用

　　女性盆底功能障碍性疾病(female pelvic floor dysfunction,FPFD)主要包括 SUI 和盆腔脏器脱垂(pelvic organ prolaps,POP),其次还有肛提肌的撕脱、会阴的撕裂等,其发生与妊娠、分娩密切相关。20%~30% 的女性在妊娠期会发生不同程度的尿失禁。研究表明,分娩后 3 个月内发生尿失禁的女性,92% 的人 5 年后仍然存在尿失禁。即便是分娩后没有发生尿失禁的女性,产后 5 年尿失禁的发病率也高达 19%。产后早期 FPFD 主要以轻度尿失禁为主,早期进行盆底康复疗效显著。

　　目前盆底功能及盆底康复疗效评估的方法主要有:患者临床症状的程度、尿垫实验、盆底肌力测试等,但均有一定的局限性。盆底超声检查弥补了传统盆底检查缺陷,尤其是现在有了三维、四维成像技术,可以获得普通超声无法获取的轴平面,提供多种成像模式及后处理技术,可以系统全面观察评估整个盆底支持结构的形态与功能。

　　盆底超声既能客观且直观地看到问题所在,也能评估已有症状的患者在通过功能训练后的恢复情况。国内有研究指出盆底超声可作为盆底康复疗效评估的客观影像学指标,有望为临床评估康复疗效提供一种新的重要手段。还有研究指出经会阴超声在评估盆底康复治疗近期疗效中具有重要的临床价值。

　　总之,盆底超声:①可以评估产后盆底解剖层面的变化,如盆腔脏器的形态、位置及移动、肛提肌裂孔的形态及大小等；②评估某些盆底功能障碍性疾病的程度（图 11-6-1～图 11-6-5）；③可以发现及评估肛提肌及肛门括约肌的损伤及程度（图 11-6-6～图 11-6-11）；④评估盆底康复治疗的疗效（图 11-6-12）。

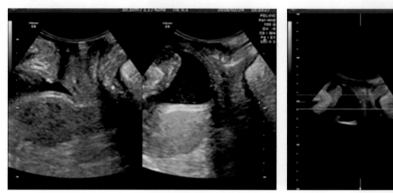
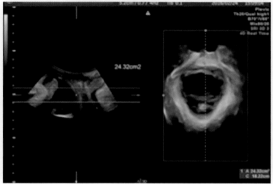

图 11-6-1　产后 42 天，顺产 1，膀胱中度脱垂Ⅲ型，肛提肌裂孔增大

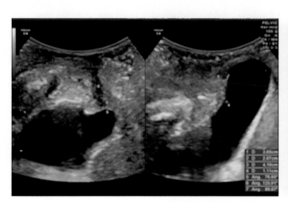
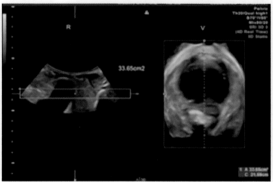

图 11-6-2　产后 44 天，顺产 2，膀胱中度脱垂Ⅱ型，肛提肌裂孔增大

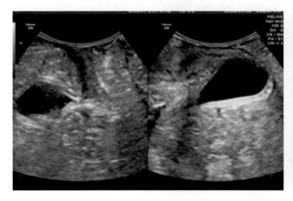
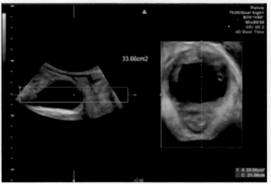

图 11-6-3　产后 42 天（顺产 1，无临床症状），尿道漏斗形，膀胱中度脱垂Ⅱ型

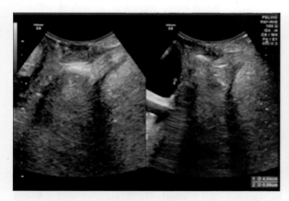
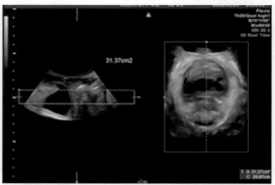

图 11-6-4　产后 42 天,顺产 1,尿道漏斗形,膀胱中度脱垂Ⅱ型,直肠前壁膨出,肛提肌裂孔增大

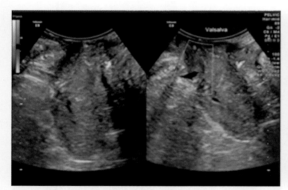
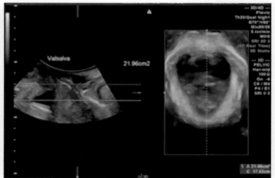

图 11-6-5　产后 43 天(剖腹产 1,便秘),子宫轻度脱垂

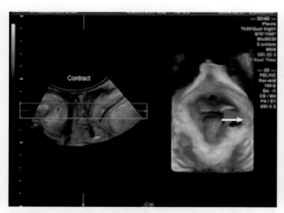
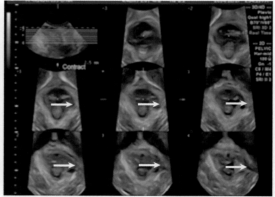

图 11-6-6　产后顺产,产钳助产,左侧肛提肌撕脱(箭头示)

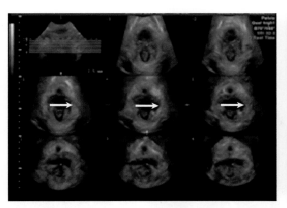
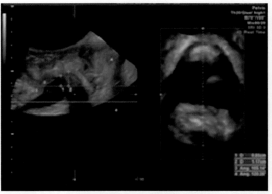

图 11-6-7　63 岁,顺产,产钳助产,左侧肛提肌撕脱(箭头示),膀胱脱垂,肛提肌裂孔增大

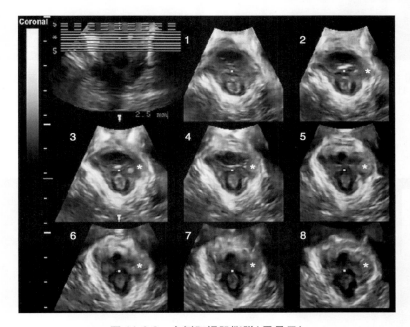

图 11-6-8　左侧肛提肌撕脱(星号示)

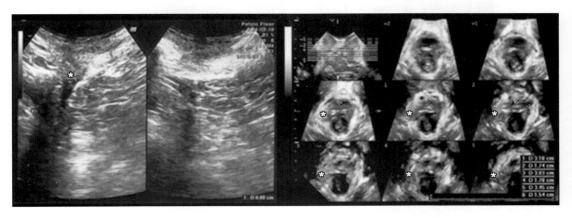

图 11-6-9　二维旁矢状切面耻骨直肠肌右侧损伤,星号示(a);TUI 右侧耻骨直肠肌多个层面损伤(星号示)

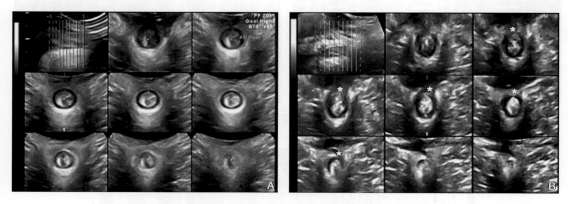

图 11-6-10　超声断层成像第 2~6 幅图肛门括约肌损伤,损伤角度>30°即可诊断
A:TUI 晚孕肛门括约肌;B:产伤性会阴Ⅲ度撕裂术后——内外括约肌损伤依然存在

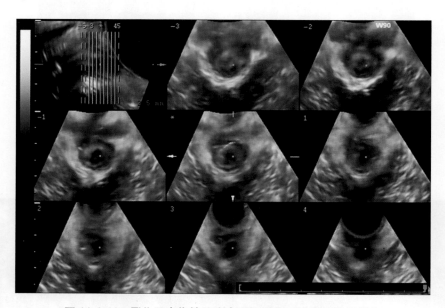

图 11-6-11　TUI 示产伤性Ⅲ度会阴撕裂术后残留括约肌损伤

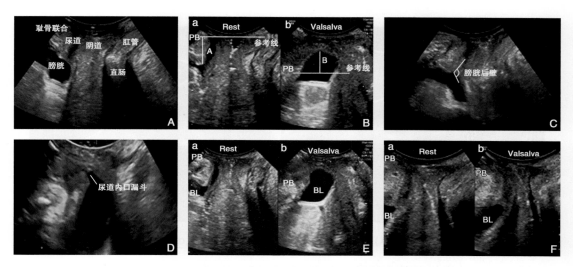

图 11-6-12　盆底声像图表现、测量及康复疗效评估

A:平静呼吸盆底标准正中矢状切面显示耻骨联合、尿道、膀胱、阴道、肛管、直肠;B:参考线指过耻骨联合后下缘的水平线;a)静息状态下膀胱颈与参考线之间垂直距离;b)为 Valsalva 状态下膀胱颈与参考线之间垂直距离(若 b 位于参考线下,以负值表示),a 与 b 图之差为膀胱颈下移距离,即膀胱颈移动度(PB 指耻骨联合);C:膀胱尿道后角指膀胱后壁(三角区)与近段尿道之间的夹角;D:Valsalva 呼吸后,尿道内口开放呈漏斗样改变;E 女,G1P1A0,顺产 1 女孩(3.6kg),咳嗽后有漏尿情况,a):康复治疗前盆底超声静息状态图像;b):Valsalva 状态膀胱颈移动度、膀胱尿道后角增大(BL 指膀胱,PB 指耻骨联合);F a):盆底康复治疗后静息状态图像;b):盆底康复治疗后,咳嗽后漏尿情况明显改善,膀胱颈移动度、膀胱尿道后角较前减小。

　　Dietz 等通过对 544 个病例的研究提出肛提肌裂孔(levator hiatus,LH)量化诊断标准:最大 Valsalva 动作后 LH 面积:<25cm^2 为正常;25~29.9cm^2 轻度扩张;30~34.9cm^2 为中度扩张;35~39.9cm^2 为重度扩张;≥40cm^2 即严重的气球样扩张。LH 面积越大,临床症状越明显,提示肛提肌损伤程度越严重。我国的研究证明,肛提肌裂孔面积正常值为(17.36±2.80)cm^2。

　　肛提肌的观察:收缩状态下轴平面 TUI 超声断层成像;层间距 2.5mm;中间三个层面的图像为开、闭、闭状态。

　　此外,还可用肛提肌-尿道间隙来评估,肛提肌-尿道间隙来评估为尿道中心与耻骨直肠肌插入点的距离,与肛提肌撕裂高度相关。正常情况下,两侧对称,间距相等,如果双侧不对称或数值不等,则提示肛提肌损伤。25mm 是诊断肛提肌损伤的临界值,亚洲人也可用 23.4mm 作为临界值。

　　国外的文献报道,初次经阴道分娩 25% 会出现肛门括约肌的损伤,有时不能被临床诊断,被认为是出现粪失禁的重要因素。肛门括约肌的显著损伤须累及 4 个平面,损伤范围超过 30°。TUI 模式下平移图像,在 8 幅图像上,第一幅显示为肛门外括约肌的开始,最后一幅为肛门内括约肌的结束。

　　基于超声在盆底方面的作用与优势,盆底康复疗效的评估同样可以用盆底超声测量移动度、脱垂程度、收缩力等来评估(图 11-6-12)。

　　提肌板角:提肌板角为耻骨联合中轴线与耻骨联合后下缘与肛直连接部的连线的夹角,缩肛运动时提肌板角较静息增大,肛提肌裂孔前后径及面积较静息减小,即可以判断盆底肌肉的收缩力的康复效果较好(图 11-6-13)。

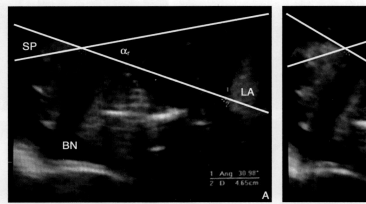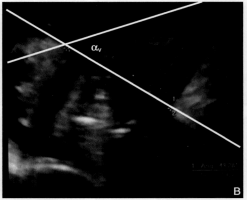

图 11-6-13　正常静息状态(A)提肌板角度 30.58°、缩肛动作时(B,d2)测量提肌板角度 45.98°

综上所述,盆底超声则可有效评估盆底功能。建议所有经产妇常规进行"盆底功能检查"及每位产妇均行"盆底超声筛查",做到早筛查、早诊断、早治疗,从而远离盆底功能障碍性疾病。产后 42 天的女性会应常规进行盆底肌力检测和盆底超声检查;产后 42 天进行早期盆底康复治疗,可有效提高盆底功能,预防产后尿失禁及盆腔器官脱垂的发生。

参 考 文 献

1. Meyer S,Hohlfeld P,Achtari C,et al. Pelvic floor education after vaginal delivery. Obstet Gynecol,2001,97:673-677.
2. 文建国,朱文,杨黎,等.动态尿动力学与常规尿动力学检查评估女性压力性尿失禁的对比研究.中华泌尿外科杂志,2013,34:116-119.
3. Dietz H,Barry C,Rane A,et al. Is the cough test necessary? Australian and New Zealand Continence Journal,2006,12:50-53.
4. 黄淑卿,张新玲,吴静.盆底超声在产后康复疗效评估中的应用.影像诊断与介入放射学,2015,24:138-141.
5. 陈华,王慧芳,陈梦华,等.经会阴超声评估盆底康复治疗近期疗效.中国医学影像技术,2016,32,1240-1243.
6. Dietz H,Shek C,De Leon J,et al. Ballooning of the levator hiatus. Ultrasound in Obstetrics and Gynecology,2008,31(6):676-680.
7. 刘菲菲,徐莲,陶均佳,等.超声对产后女性盆底三腔室运动的观察.中华超声影响学杂志,2013,22(9):796-799.

第七节　盆底植入性材料的超声评估

临床工作中,目前使用的网片植入体在磁共振和 X 线检查中难以发现,所以超声在盆底植入材料成像方面有独特的优势。

虽然不同吊带及网片回声不同,但在超声检查时大多呈高回声。超声可以评估术后体内吊带的生物学特点,对于尿道中段悬吊术,超声可以通过观察吊带与尿道之间的距离,以及腹压增加时吊带形态的变化情况来判断手术疗效(图 11-7-1)。三维/四维超声成像可对盆底的植入材料进行全程定位,了解吊带的类型、位置和功能(图 11-7-2~图 11-7-4)。某些

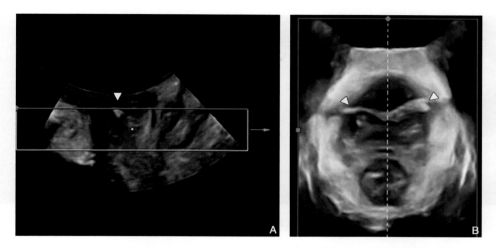

图 11-7-1　吊带在二维超声呈高回声，四维超声呈"U"形高回声，位于近端尿道后方

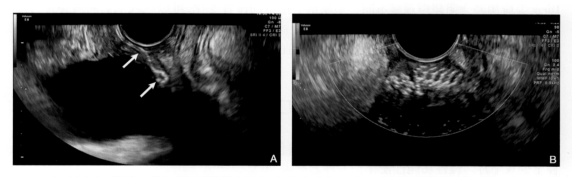

图 11-7-2　网片二维超声呈折叠状高回声，在膀胱后方，四维超声显示网片呈网格状高回声

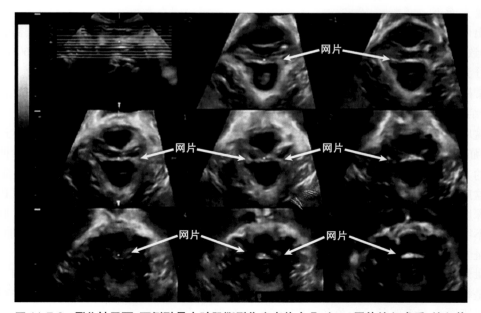

图 11-7-3　TUI 轴平面，两侧耻骨内脏肌撕裂伤患者体内 Perigee 网片植入术后，植入体横跨撕裂伤的缺损处

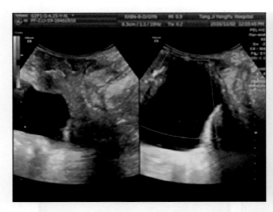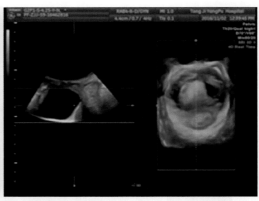

图 11-7-4　植入术后,膀胱脱垂,裂孔面积较大

并发症如 SUI 复发、排泄功能障碍、吊带侵蚀、术后刺激性膀胱等都可以应用超声进行评估。Dietz 等应用经会阴超声观察不同类型尿道下吊带的位置变化,可以明确术后膀胱颈位置改变及吊带扭转、断裂和侵蚀等现象。

盆底超声在盆底植入材料方面成像的价值:构建立体结构,明确移植物类型,静息/运动状态下确定解剖和功能,评估疗效及并发症。

第八节　盆底超声在出口梗阻型便秘方面的应用

便秘(constipation)是指排便次数减少、粪便量减少、粪便干结、排便费力。慢性便秘病程至少 6 个月。慢性功能性便秘是一种常见病、多发病。

慢性便秘的类型:分为慢传输型、出口梗阻型和混合型。盆底超声主要应用在出口梗阻型便秘方面。

出口梗阻型便秘又称直肠型便秘或盆底肌功能不良,是指排便出口附近组织、器官的改变,导致排便困难或羁留性便秘的一种综合征。出口梗阻型便秘占慢性便秘的 60% 左右。临床分为三型:直肠无力型或称弛缓型、痉挛型、肠外梗阻型。

常用的检查方法:视诊、直肠指诊、乙状结肠镜或肛门直肠镜检查、排粪造影、肛管直肠测压、结肠传输试验、肌电图以及球囊逼出试验。

盆底超声在出口梗阻型便秘方面的应用国外早有报道。对于直肠前突、会阴体过度活动、肠疝、肠套叠、直肠黏膜脱垂等均可较准确诊断。这一节我们主要介绍引起出口梗阻型便秘的其他几种疾病:盆底痉挛综合征、耻骨直肠肌肥厚症、内括约肌失弛缓症、盆底疝。

盆底痉挛综合征:排粪造影表现主要反映在肛直角(ARA)和有否耻骨直肠压迹(PRMI)及其深度上,力排相肛管直肠角不变大甚至变小。而盆底超声可以通过观察力排时肛直角增大不明显(仍保持 90° 左右或更小),及肛提肌的状态(耻骨直肠肌长度无明显增加,且多出现耻骨直肠骨压迹)来辅助临床诊断(图 11-8-1A、B、C)。

耻骨直肠肌肥厚症:直角小,肛管变长,排钡很少或不排,且出现"搁架征"(shelf sign)。该征是指肛管直肠结合部向上方在静坐、力排时,均平直不变或少变,状如搁板。它对耻骨直肠肌肥厚症有重要的诊断价值,同时可作为与耻骨直肠肌失弛缓症的鉴别要点(图 11-8-2)。盆底超声可以通过测量肛提肌的厚度来协助诊断。

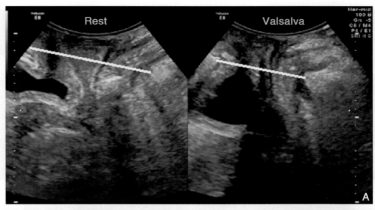

图 11-8-1　女性,52 岁,便秘 1 年余,G0P0

A:二维 Valsalva 肛提肌裂孔前后径减小,肛直角减小;B、C:四维轴平面 Valsalva 动作肛提肌裂孔面积较静息状态减小

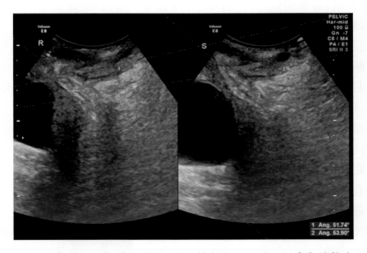

图 11-8-2　患者女,62 岁,自小排便不好,静息及 Valsalva 肛直角均偏小,<90°

　　内括约肌失弛缓症:亦称肛管内括约肌痉挛性收缩。正常情况下,直肠或直肠乙状结肠的扩张可立刻引起肛管内括约肌(IAS)反射性松弛,此反射称为直肠括约肌松弛反射,或称为直肠抑制反射,对排便很重要。若 IAS 呈痉挛性收缩不能松弛,将导致出口处梗阻型便秘。

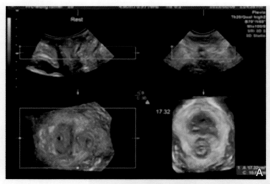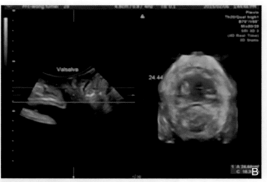

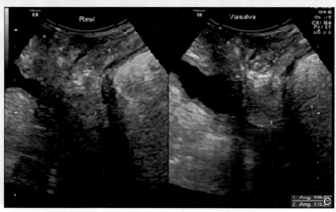

图 11-8-3　患者 61 岁,间断便秘十余年,无明显便意
A,B,C:肛提肌裂孔面积,Valsalva>静息状态,肛直角变化不明显

常用的检查方法:直肠指诊、排粪造影、肛管直肠压力测定、盆底肌电图等。关于超声对本病的诊断目前尚鲜见报道(图 11-8-3)。

此病例肛提肌裂孔面积 Valsalva 状态大于静息状态,可以判断 Valsalva 动作肛提肌舒张,而肛直角变化不大,且直肠测压结果力排时肛管括约肌无松弛,可见矛盾运动;初时感觉减退,建议生物反馈治疗,再结合其临床症状最接近的诊断为肛门括约肌失迟缓症。

盆底疝:盆底疝是指疝囊在骨盆盆缘以下的腹内疝,包括闭孔疝,Miles 术后,子宫切除术后会阴疝,直肠(内)脱垂伴发的直肠壁内疝及 Douglas 陷凹疝及会阴疝(图 11-8-4)。大多数患者有出口梗阻型便秘症状,同时伴有会阴部坠胀、便次频繁、排便不尽感、阴部胀痛等。直肠指诊时,蹲位做排便动作时,有阴道后壁及两侧大阴唇隆起,有咳嗽冲击感。阴道直肠双合诊检查时,嘱患者用力排便,可在示指和中指间触及膨出的囊性包块。

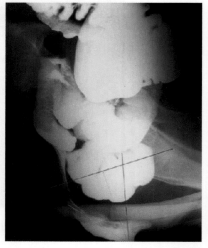

图 11-8-4　盆底疝、直肠前突合并会阴下降,排粪造影检查示:结肠及小肠位置下降紧贴直肠前壁,远端直肠前壁囊袋样突出(直肠前突中度)肛管功能长度增加

第九节　盆底超声展望

超声成像,特别是经阴唇和经会阴超声成像已经成为妇科泌尿学中新的诊断标准。这一现状是由多种因素造成的,其中最重要的因素是超声仪器的普遍应用,妇科泌尿超声的一些新进展,诸如对肛提肌活动和脱垂的评估以及多普勒技术检测漏尿的运用,增加了盆底超声临床应用的实用性。

随着三维/四维超声的进展,其三个平面的分辨率已经可以与磁共振相媲美,而且四维超声还可以提供优异的时间分辨率,三维容积超声增加的不是一维而是多维的盆底成像,特别是自动容积取样和容积超声 4D 电影回放的应用。基于软件功能的增强,例如运用重建(渲染)技术提高所用平面的分辨率,以及断层超声成像或者多切面成像等还在不断提高其性能。三维/四维技术为观察盆底的功能解剖和检查盆底的肌肉和筋膜结构开辟了全新的视野。数据采集和存储的简化、研究能力的提高以及手术医师的加入,这都将会促进这一领域发生重大改革;无与伦比的三维、四维超声图像将会让所有的专业人士相信超声在评价盆底疾病中的作用是独一无二的。

目前患者和临床医生对 FPFD 的认识不足,因而早期就诊的病人少,绝大多数患者是在出现明显临床症状,甚至影响日常生活后才就诊,最后需要通过手术治疗才能改善症状,错过了早期诊断和及时康复(通过盆底肌锻炼、生物反馈和盆底磁疗等物理治疗)的无创治疗时期,有待于加强宣传教育。

盆底超声这一新技术这几年在国内超声医学专业的推广风生水起,但是临床医生对盆底超声的应用还是不甚了解,未来的应用主要是临床医生还是影像医生,取决于当地的医疗条件和医院临床需求,其发展速度在很大程度上还取决于影像医生和临床医生之间的相互了解和合作的程度,真正广泛应用国内各医院于临床尚待时日,故对盆底超声技术的推广、对应用医生的规范培训及多学科的密切合作和整合医学的发展、突出交叉学科的特点显得十分紧迫和尤为重要。

总之,盆底超声操作简便易行,安全快速、检查时间短,病人易接受,可以广泛应用于女性压力性尿失禁、盆底器官脱垂、便秘、大便失禁、产前、产后随访、盆底康复训练指导、FPFD 手术前后对比、随访及植入性材料的评估、产后康复疗效评估等,盆底超声蕴含着巨大的发展潜力。我们确信规范的盆底超声检查将使我们对每一位妇女的盆底做一解剖及功能上的全面了解,从而做到预防、早期诊断、治疗及其疗效评估;盆底超声在我国将逐渐受到临床的关注,一定会成为盆底疾病诊断、治疗和康复中不可替代、最重要的影像学技术。

(雷凯荣)

第十二章

超声引导穿刺在疼痛的应用

超声引导穿刺在颈部疼痛的应用

一、颈椎超声解剖

颈椎由(C1~C7)7 个椎体组成,每个椎体包含横突、关节突关节、棘突(C1 缺如)等结构,其中横突结构是超声定位扫查中的重要标志,但其在 7 个椎体中各有特点:C1 横突较大,向外侧突出,C2 横突通常发育不全,缺少前结节,C3~C6 横突有前后结节,且 C6 的前结节最大,C7 横突没有前结节;8 对颈神经根(C1~C8)出椎间孔后走行于相应横突前后之间或后结节的前方,C1~C7 由相应椎体上方穿出,C8 则出自第 7 颈椎椎体下方;椎动脉发出后,在各自相应钩状突水平位于神经孔的腹侧,自下而上越过 C7 横突前方(椎前部),向上走行于 C6~C1 横突孔内(横突孔部),转而水平向内位于寰椎椎动脉沟内(寰椎部),进而经枕骨大孔入颅(颅内部)(图 12-1-1)。

超声下观察颈椎结构,一般多采用高频线阵探头(肥胖者可用凸阵探头),扫查方法上一般可采取后方或侧方扫描。后方扫描:患者可取俯卧位,从中线向两侧移动探头可观察到棘突、椎板、关节突关节和横突(图 12-1-2),其中棘突比较表浅,是理想的定位标志,从枕骨开始扫描(图 12-1-3),寰椎缺少典型的椎体和棘突,由前弓和后弓组成,这些骨性表面可被用作寰枕关节(AOJ)或寰枢关节(AAJ)关节入路以及枕大神经阻滞的定位标志;侧方扫描:患者仰卧,颈部偏向对侧,主要观察横突,包括起始段、前后结节,以及颈部血管,包括颈总动脉、颈内静脉、椎动脉等。

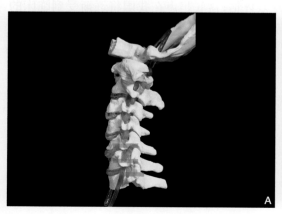

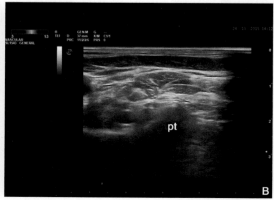

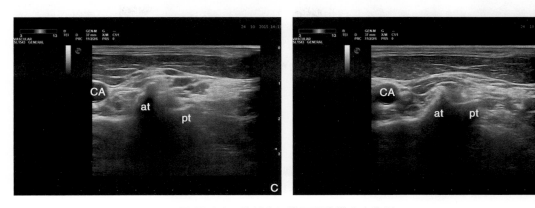

图 12-1-1　前侧方扫描下颈段横突声像图

A：为探头放置位置；B：pt 为 C7 横突后结节；C：at、pt 分别为 C6 横突前后结节；D：at、pt 分别为 C5 横突前、后结节；CA：颈动脉，其中 C6 的横突前结节巨大，C7 横突只有后结节

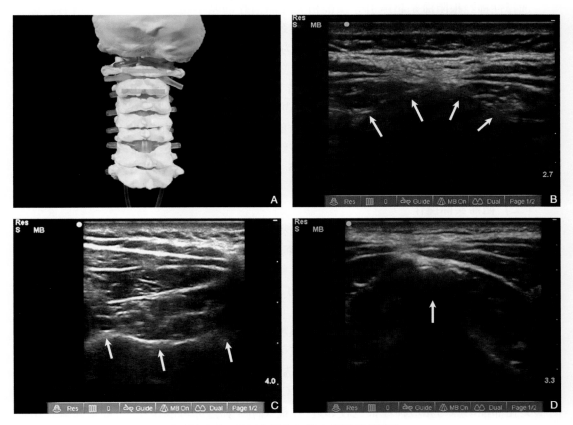

图 12-1-2　后侧方横向扫描上颈段椎体结构

A：为探头放置位置；B：为寰椎后弓（箭头所示）；C：为枢椎，箭头从内到外依次是棘突、椎板、关节突；D：箭头处为枢椎棘突（分叉）

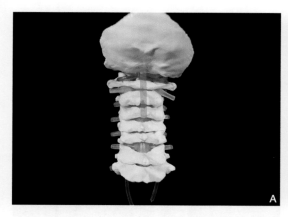
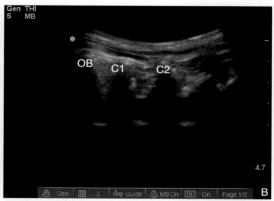

图 12-1-3 后侧方纵向扫描上颈段棘突

A:为纵轴扫描上位颈椎探头位置;B:OB 为枕骨;C1:寰椎;C2:枢椎

二、超声引导选择性颈神经根阻滞

（一）识别正确节段

选择性神经根阻滞是超声引导颈椎相关疼痛治疗的基本功。一般采用侧方扫描,患者仰卧,头偏向对侧,暴露待扫查部位,根据上述颈椎解剖特点,一般从中线向两侧,从下向上,运动对比,逐步对靶点进行扫描确证。以 C6 为例,可以自环状软骨水平从中线向患侧扫描,浅部结构可依次扫查到气管(环)、甲状腺、颈总动脉、颈内静脉、前中斜角肌等,深部结构可依次扫查到 C6 椎体、横突起始段、高耸的前结节和相对较低的后结节,并通过上下微幅平移可以获得进出在前后结节之间的类圆形低回声结构,此即 C6 神经根声像图;探头向下平移约 2cm,可以扫查到仅有后结节(前结节缺如)的 C7 横突,以及其前内侧方的 C7 神经根和椎动脉(注意应用彩色多普勒鉴别),而原 C6 神经根则参与组成臂丛神经,后者"斜躺"在 C7 横突上;探头向上平移约 2cm,则可扫查到 C5 横突前后结节以及在两结节之间的 C5 神经根。C4～C2 神经根可同法依次扫查获得。

（二）阻滞实际操作

颈椎节段确定之后,对皮肤进行消毒,给探头包上无菌塑料套,并涂抹无菌超声耦合凝胶。可以在实时超声引导下用 22～25G 细穿刺针从外侧向内侧穿刺,使用平面内技术向相应神经根穿刺(C3～C8),目标在于横突前、后结节之间的椎间孔外口(图 12-1-4)。在超声实时监测下可以观察到药物在神经根周围的扩散情况。

（三）注意事项

从颈椎前外方向后内侧方穿刺,即使在超声引导下(特别是平面外技术)仍有可能误伤到穿刺路径中的组织器官,尤其是重要脏器或可能已被恶性细胞侵袭的淋巴结等结构,因此要熟悉解剖结构,并在穿刺前扫查周围组织,选择优化穿刺路径,尽可能选用平面内技术;椎动脉走行于 C7 颈椎横突后结节前方,较易与 C7 神经根混淆,注意采用彩色多普勒鉴别,同时横突孔部椎动脉与相应神经根也较邻近,在横突间穿刺过深可能误伤之,如果实验性给药后,药液没有绕神经根扩散则提示可能出现意外的血管内注射;虽然理论上为提高"疗效",应当将药液注射在横突前后结节根部,但此法存在误入蛛网膜下腔的风险,可造成全脊麻等严重后果,因此,注药前回抽以及先给少量实验剂量是必要的防范措施,治疗之前均应备好抢救预案。

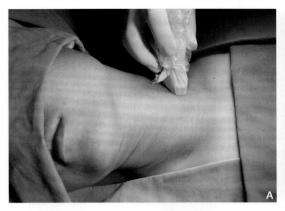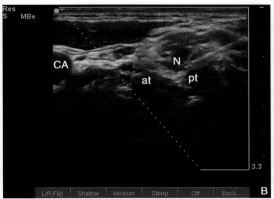

图 12-1-4　超声引导选择性颈神经根 C6 阻滞

A:探头所在位置;B:C6 横突的短轴超声图像;at:前结节;pt:后结节;N:神经根;CA:颈动脉,穿刺针针尖位于椎间孔的后部

三、超声引导下颈神经后内侧支阻滞

(一) 识别正确节段

从颅底部开始,使用高分辨率超声探头进行扫描,探头的头侧置于乳突上,纵向扫描(图 12-1-5)。

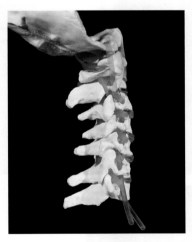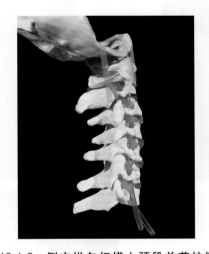

图 12-1-5　侧方纵向扫描上颈段横突探头位置
为了辨认 C2~C3 关节突关节,扫描从颅底开始,探头一侧置于乳突上,方向平行于颈椎长轴。浅蓝色矩形显示探头放置位置

图 12-1-6　侧方纵向扫描上颈段关节柱探头位置
从图 12-1-5 所示探头位置向颈后部移动约 6mm,可以看到 C1 的后弓和 C2 的关节柱

　　缓慢前后平移探头,距乳突尾侧几毫米处,可以看到 C1 的横突,此为上颈段最表浅的骨性标志。再向尾侧移动并轻轻旋转探头,可在同一个超声图像中见到 C2 横突,距 C1 横突尾侧约 2cm 处。这三个骨性标志一般都相对表浅,并产生一个典型的带有骨性结构阴影的高亮反射。借助多普勒技术,在 C1 和 C2 横突之间、1~2cm 深的位置可看到椎动脉的搏动,在此处动脉越过 C1~C2 关节的前外侧部。

　　将探头向背侧移动约 6cm(图 12-1-6),可在画面尾侧 1/3 看到 C1 后方和 C2 的关节柱(C2~C3 关节突关节的头侧部分)。保持探头与颈椎长轴平行,并继续向尾侧移动

（图 12-1-7），可以观察到 C2~C3 和 C3~C4 的关节图像（图 12-1-8）。还可通过轻轻转动探头以辨别出越过 C2~C3 关节的第三枕神经（TON）。在此平面，TON 从距骨面约 1mm 处越过 C2~C3 关节突关节。其典型表现：椭圆形低回声区域内出现被一圈高回声视野包围的高回声斑点。

从 C2~C3 开始我们沿纵轴继续向尾侧移动探头，可一次扫查到"山峰-山谷"征象，其中"山峰"即为颈椎关节突关节。继续向尾侧移动探头，可得到 C3~C4 及以下水平的图像（图 12-1-9）。将关节移到画面中心，还可以看到支配关节的两个后内侧支。值得注意的是，只有 C2~C3 的关节被一个单独的神经支配（TON），所有更尾侧的关节都由两个后内侧支支配，分别起源于关节头侧和尾侧的两个神经。不像 TON，这些后内侧支并不越过关节的最高点，而是从前向后穿过两个关节间的最低点。

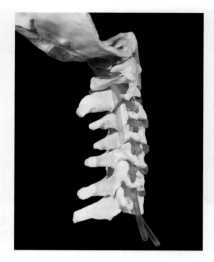

图 12-1-7　侧方纵向扫描 C2~C4 小关节探头位置
从图 12-1-6 所示探头位置（C2 关节柱），向尾侧移动探头，可依次显示出 C2~C3、C3~C4 关节突关节

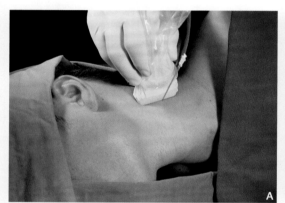

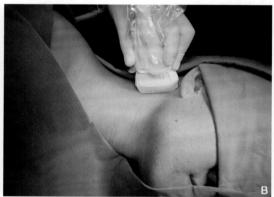

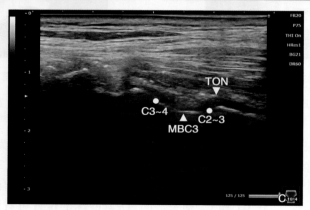

图 12-1-8　颈神经后内侧支阻滞，侧方纵向扫描第三枕神经声像图
A 和 B：患者体位及探头位置；C：第三枕神经（TON）越过 C2~3 关节突关节，而 C3 的后内侧支（MBC3）则穿过 C2~3 和 C3~4 关节突关节间的最低点。神经在超声下的典型图像：一个椭圆形的内含高回声斑点的低回声结构

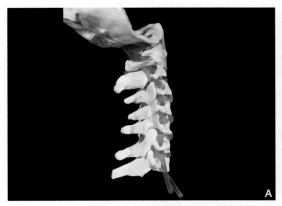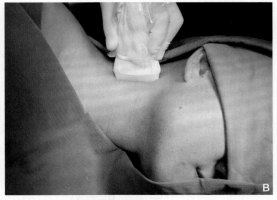

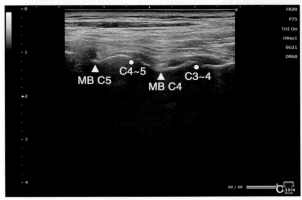

图 12-1-9　侧方纵向扫描 C3-C5 小关节及后内侧支

A：模型探头位置：在图 12-1-7 基础上继续向尾侧移动探头；B：真人模特上探头所在位置；C：C3～C5 小关节及后内侧支像图：C3～C4 及 C4～C5 关节呈高回声结构，关节突关节之间的最低点可见 C4 后内侧支（MBC4）和 C5 后内侧支（MBC5）

（二）阻滞实际操作

患者取侧卧位。在扫描颈部并确认目标神经后，对皮肤进行消毒，给探头包上无菌塑料套，并涂抹无菌超声耦合凝胶，全程无菌操作。从探头稍前方进针并向波束方向缓慢进针（图 12-1-10）。选用 24G 斜面针并通过延长管连上注射器，注射器由助手进行操作。进针直至看到针尖到达神经旁边。在这个位置，注入局麻药（0.5%～1% 利多卡因），每次推注0.1ml，直到它充分接触到神经。必要时可稍微调整针尖位置。Samer N Narouze 等经验表明，在超声引导下 0.5ml 的利多卡因足够阻滞第三枕神经。阻滞其他后内侧支时通常只需 0.3ml 的利多卡因。总的用量取决于利多卡因的弥散范

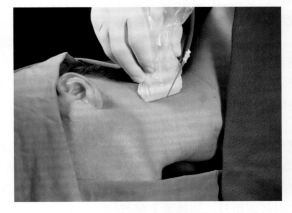

图 12-1-10　超声引导颈神经后内侧支阻滞

C4～C5 水平进行超声引导下颈神经后内侧支阻滞时穿刺针与探头的关系

围。建议每一个神经给药不超过 0.5ml,因为过高的剂量会阻滞后内侧支周围可能引起疼痛的结构,降低阻滞的特异性。

（三）注意事项

由于颈神经后内侧支位于相应脊神经根出口与椎动脉稍后方,与选择性颈神经根阻滞一样,也存在误伤椎动脉以及硬脊膜的风险,应予充分重视与防范,特别建议从前向后进行穿刺,这会降低由于没能正确识别针尖位置而误入这些组织的风险。然而并不建议缺乏超声引导注射经验的人执行此操作,这项操作应在接受足够的穿刺针引导训练后才能进行。同时采用此法治疗头痛的患者,笔者建议术前先行头颈部磁共振等检查,明确诊断,排除其他病变是必要的。

四、超声引导下颈椎关节突关节阻滞

（一）应用解剖

颈椎关节突关节,又称颈椎间关节或颈椎小关节,除寰枕、寰枢关节外,均是由颈椎下位的上关节突与上位椎体的下关节突在椎板和椎弓根交界处组成的动关节。关节成角向尾侧逐渐增大,在上颈段与横断面呈 45°,移行至上胸段则转为接近垂直位。同时,在上颈段上关节突的关节面更多地朝向后内侧,而在下颈段关节面则更多地朝向后外侧,其中 C6 是过渡最明显的节段。

颈椎关节突关节均为真性关节,其表面覆盖有滑膜,并有关节囊,关节囊处分布着丰富的神经末梢,因此,其过度受压及囊韧带牵拉可在挥鞭样损伤之后,导致颈部疼痛。关节突关节和关节囊本身也被发现存在致痛成分,提示它们在疼痛的产生中起着独立的作用。关节退行性变在老年人中普遍存在,而且小关节参与慢性颈部痛的发生率为 35%~55%。但值得注意的是,寰枕关节和寰枢关节并不是真正意义上的小平面关节,不受内侧支支配,而是受 C1 神经与 C2 神经腹侧支支配。

（二）阻滞实际操作

1. 外侧入路　常用于单侧注射患者,患者取侧卧位,用高频线阵探头进行短轴扫描,方法同颈神经后内侧支扫查法,正确识别颈椎节段。上关节突和下关节突构成的小关节呈高回声信号,二者之间的关节腔呈现为无回声间隙,从探头尾侧进针,在平面内由后向前穿刺,在实时的超声引导下到达靶点(关节间隙)。

2. 后侧入路　对于需要双侧注射的患者,此法相对外侧入路更加实用,因为患者采用俯卧位,双侧注射不需要改变体位。首先从中线位置进行矢状位扫描来确定正确的颈椎水平。C1 颈椎没有或只有退化的棘突基部,所以首先看到的分叉的棘突即为 C2 棘突(图 12-1-11)。然后,可以继续向尾侧计数。

线性或者曲面探头的选择取决于患者的体型。首先在正中线上进行长轴扫描(棘突),然后向侧方扫描,可以很容易地看到椎板,继续向外侧扫描就可以看到小关节的图像表现为"锯齿征"(图 12-1-12)。下关节突在上方,上关节突在下方呈现为高回声信号,关节腔在二者之间表现为无回声间隙(图 12-1-13)。从探头尾侧进针,在平面内从尾侧向头侧穿刺,在实时超声引导下到达关节尾部(图 12-1-12、图 12-1-13)。我们相信,这是超声引导的另一优势,因为从尾侧向头侧的方向正好与颈椎小关节的成角相匹配,使穿刺针很容易进入关节间隙。

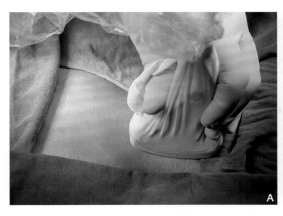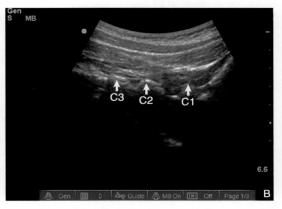

图 12-1-11 后方纵向扫描颈椎棘突声像图

A:探头所在位置,在中线通过颈椎棘突进行长轴扫描;B:C1~C3 棘突声像图。注意 C1 紧邻枕骨的尾侧,且只有一个退化的棘突

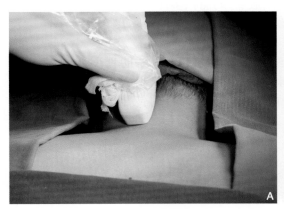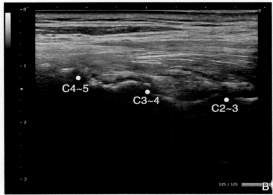

图 12-1-12 侧后方纵向扫描颈椎小关节声像图

A:真人模特扫描探头位置;B:小关节声像图:矢状位长轴扫描显示出小关节的关节突呈"锯齿征"或"波浪征"

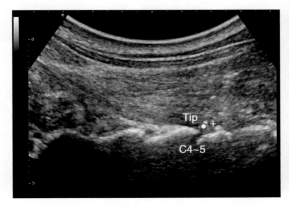

图 12-1-13 超声引导平面内穿刺颈椎小关节

从探头尾侧进针,平面内技术,针尖进入 C4~C5 关节突关节内

（三）注意事项

颈椎关节突关节是由上下两个颈神经后支共同支配,因此诊治关节突关节紊乱综合征等所导致的头颈部疼痛,不能仅仅单一阻滞病变小关节,更应联合相应颈神经后支阻滞来综合治疗,提高疗效;谙熟穿刺入路周围局部解剖十分重要,因为后路法可能误伤硬膜囊,侧路法可能误伤椎动脉或神经根。

第二节　超声引导星状神经节阻滞在疼痛治疗中的应用

根据基础解剖可知,两条颈交感神经链分别位于椎体两侧,发出交感神经纤维至头部和颈部结构。颈交感神经链共分为颈上、颈中和颈下神经节。其中,颈下神经节和第 1 胸神经节融合为颈胸交感神经,因其外形类似星星,故又称星状神经节。星状神经节是颈交感神经链的重要组成结构,来自 T1、T2 中间及外侧细胞柱的节前纤维,在颈交感链神经元换元后,发出节后纤维,部分分布于血管、汗腺、骨和关节的灰交通支,部分加入心交感丛,部分分布于椎动脉、颈内动脉和锁骨下动脉丛。因此,星状神经节阻滞可抑制其分布区域的相关交感神经活性,用于诊治反射性交感神经萎缩症(幻肢痛,灼痛)、多汗症、心肌梗死后交感性疼痛等头、颈及上肢交感神经相关疼痛。

（一）应用解剖

星状神经节是由颈下神经节和第 1 胸神经节融合而成,位于第一肋骨小头与 C7 横突下缘之间,颈长肌表面,椎动脉内侧,颈总动脉的后方,紧邻胸膜顶部。星状神经节周围注射局麻药可干预头颈部及上肢交感神经信号向节前和节后纤维的传导,可用于诊治包括上肢和面部的反射性交感神经营养不良症,上肢灼性神经痛与急性血管功能不全性疾病等。

（二）阻滞技术

患者取仰卧位,颈部稍后仰。高频线阵探头置于 C6 水平,观察该部位横断面解剖结构,包横突和前结节、颈长肌和椎前筋膜、颈动脉和甲状腺(图 12-2-1、图 12-2-2)。设计穿刺路径,避开路径上可能出现的食管和甲状腺下动脉,两者位于气管和颈动脉之间。

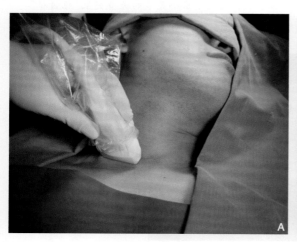
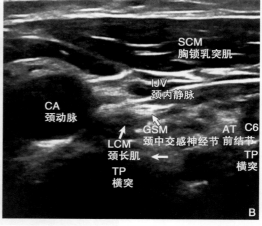

图 12-2-1　横向扫描颈部 C6 示意图
A:患者体位及探头所在位置;B:C6 水平横断面相关超声影像图

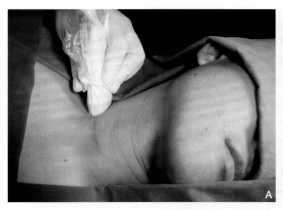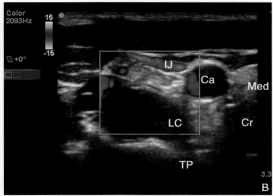

图 12-2-2　超声引导选择性颈神经根 C6 阻滞
A:探头所在位置;B:C6~C7 水平超声影像图。Ca:颈动脉;TP:C6 横突;LC:颈长肌;IJ:颈内静脉;
Cr:环状软骨;Med:内侧

　　采用侧入路使针尖直接达到椎前筋膜即椎动脉与 C6 横突前结节间或 C7 横突近根部
（图 12-2-3）。该进针入路可避免刺伤颈神经根。颈内静脉在探头压迫时消失，抬起探头时充盈。局部可注射 5ml 麻醉药。实时扫描可见药物扩散是非常重要的,提示药物没有误入血管。

　　（三）注意事项

　　根据局部解剖,理论上,在 C7 横突处行星状神经节阻滞,可以取得更好的疗效,但由于肺尖即位于 C7~T1 处,星状神经节紧邻胸膜顶,此处穿刺较易引发气胸,而经 C6 横突水平阻滞,少量药液即可以良好扩散至星状神经节周围,疗效与 C7 水平阻滞相当,而并发气胸的风险下降,因此更多学者主张经 C6 横突水平完成阻滞。同时,尽管超声引导大

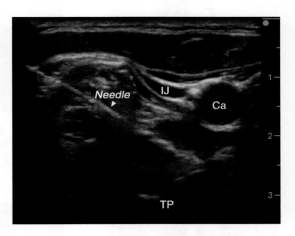

图 12-2-3　C6 水平椎旁超声影像图
N:穿刺针;Ca:颈动脉;IJ:颈内静脉;TP:C6 横突前结节,可见在颈长肌浅面,颈动脉后方注射局麻药后,动脉"上移",颈长肌"下沉"

大提高了星状神经节阻滞的安全性,但操作不慎还仍有可能出现血管内注射、喉返神经阻滞等并发症,应予注意。

（武百山）

第三节　超声引导穿刺在腰部疼痛的应用

一、腰部超声检查

　　腰椎有 5 块椎骨,椎骨由椎体、椎弓和突起组成,突起包括棘突、上关节突、下关节突和横突。腰椎椎体大而厚,主要由松质骨组成。椎体和椎体之间由椎间盘连接。

（一）腰椎超声纵向长轴检查

腰椎纵向长轴扫查主要检查棘突、关节突、横突及棘上、棘间韧带和腰大肌等。

检查时，患者俯卧位，腹部垫薄枕减少腰椎前凸，一般用低频（3～8MHz）凸阵探头。需根据受试者体型调整机器参数以获得最优图像。检查前，可根据体表骨性标志，用记号笔在皮肤标记，初步定位腰椎节段。超声探头纵向置于腰部后正中线，从骶骨开始，显示棘突长轴声像图，靠近皮肤的倒"U"形高回声为棘突，棘突间分别为棘上、棘间韧带（图12-3-1、图12-3-2）。探头缓慢向侧方移动，可出现关节突关节长轴的高回声"锯齿征"线，其骨性结构为上、下关节突（图12-3-3、图12-3-4）。探头继续向侧方进一步移动，可显示横突长轴特征"三叉戟"征，横突之间低回声软组织为腰大肌（图12-3-5、图12-3-6）。

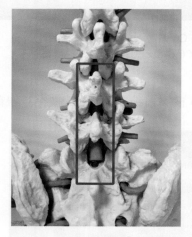

图12-3-1　腰椎棘突长轴超声定位示意图

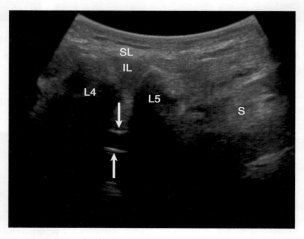

图12-3-2　腰椎棘突长轴声像图
SL：棘上韧带；IL：棘间韧带；L4、L5：腰4、腰5棘突；S：骶骨；白色箭头：背侧、腹侧硬脊膜，中间为硬膜外腔

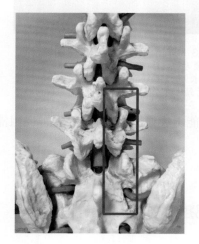

图12-3-3　腰椎关节突关节长轴超声定位示意图

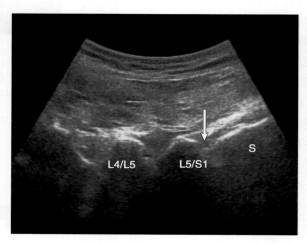

图12-3-4　腰椎关节突关节长轴声像图
L4/L5、L5/S1：腰4/5、腰5/骶1：关节突关节；S：骶骨；白色箭头：骶后孔

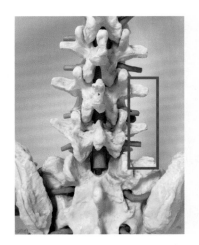

图 12-3-5　腰椎横突长轴超声定位示
意图

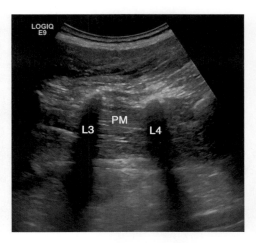

图 12-3-6　腰椎横突长轴声像图
PM：腰大肌；L3、L4：腰 3、腰 4 横突

（二）腰椎超声横向短轴检查

腰椎横向短轴扫查主要检查棘突短轴和关节突关节短轴。

检查体位和腰椎纵向长轴检查。超声探头横向置于骶骨，从骶骨开始往头侧进行扫描。棘突短轴可显示腰椎棘突、椎板的骨性结构，声像图中最表浅的高亮回声为棘突，底部延伸的高回声线为椎板，由于超声不能穿透椎板，中间为椎体；在椎体外侧上、下微移动可显示腰神经根（图 12-3-7、图 12-3-8）。关节突关节短轴可显示腰椎椎体的三层结构，声像图中最表浅的高回声为棘间韧带，底部外侧高回声分别为上关节突、下关节突，其外侧、深层的高回声线为横突（图 12-3-9、图 12-3-10）。

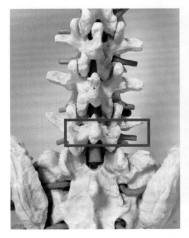

图 12-3-7　腰椎棘突短轴超声定
位示意图

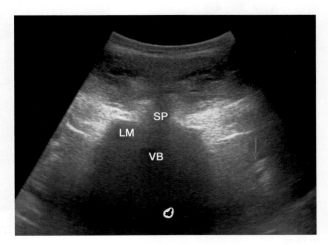

图 12-3-8　腰椎棘突短轴声像图
SP：棘突；LM：椎板；VB：椎体；红色箭头：神经根

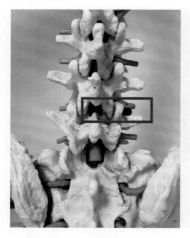

图 12-3-9　腰椎关节突关节短轴
超声定位示意图

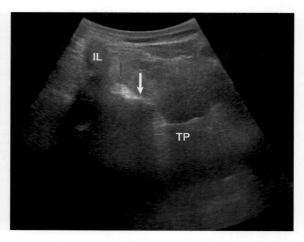

图 12-3-10　腰椎关节突关节短轴声像图
IL:棘间韧带;TP:横突;红色箭头:下关节突;白色箭头:
上关节突

（三）骶管超声检查

骶管超声检查:患者俯卧位,腹部垫薄枕减少腰椎前凸,一般用低频(3~8MHz)探头。首先触诊确定两侧骶骨角,将超声探头横向置于两侧骶骨角之间(图 12-3-11),骶骨短轴声像图表现为两个 U 形的高信号,及中间稍高回声的骶尾韧带和下方极高回声的骶骨,见图 12-3-12。再将探头选择 90°(图 12-3-13),显示骶管长轴,在声像图中可清晰显示骶尾韧带和硬膜外腔(图 12-3-14)。

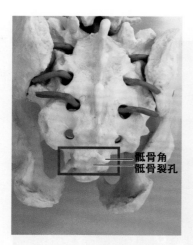

图 12-3-11　骶管短轴超声定位
示意图

骶骨角
骶骨裂孔

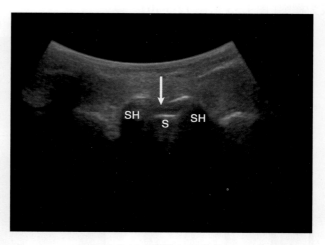

图 12-3-12　骶管短轴声像图
SH:骶骨角;S:骶骨;白色箭头:骶尾韧带

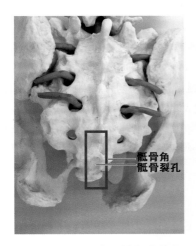

图 12-3-13 骶管长轴超声定位
示意图

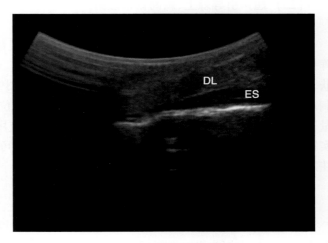

图 12-3-14 骶管长轴声像图
DL：骶尾韧带；ES：硬膜外腔

二、腰部超声引导介入操作

腰部常见疼痛疾患的注射治疗主要包括慢性腰肌筋膜炎，棘上、棘间韧带损伤，慢性腰大肌损伤，腰椎间盘突出症等。

（一）超声引导腰肌筋膜注射

1. 适应证 慢性腰肌筋膜炎。

2. 超声引导腰肌筋膜注射 慢性筋膜炎的超声表现：痛侧浅层筋膜致密结缔组织层较健侧增厚、局部回声增强（图 12-3-15）。

患者俯卧位，应用高频探头置于痛点处，寻找及确定局部异常筋膜处，并标记。常规消毒皮肤，以标记痛点为进针点，采用平面外成像方式，在声像图中测量皮肤至筋膜的距离，可用细针刺入，穿刺深度按测量距离；穿刺过程仔细观察针尖位置，至靶点处可注入少量生理盐水，观察其弥散的局部低回声区域位置，或应用彩色多普勒显示局部彩色区域；证实针尖位置正确后再注入药物。注药时实时超声观察可见药液在筋膜层弥散（图 12-3-16）。

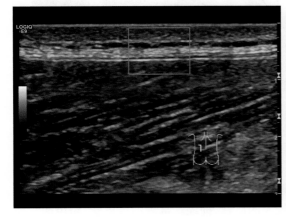

图 12-3-15 慢性筋膜炎声像图

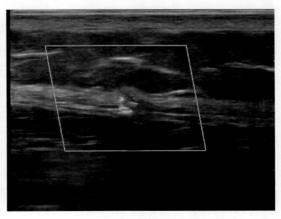

图 12-3-16 慢性筋膜炎注射声像图

（二）超声引导棘上、棘间韧带注射

1. 适应证 棘上、棘间韧带慢性损伤。

2. 超声引导棘上、棘间韧带注射 患者俯卧位,腹部垫薄枕减少腰椎前凸,应用低频凸阵探头。超声探头纵向置于后正中线、压痛最明显处,显示棘突长轴声像图。常规消毒皮肤,标记痛点为进针点,采用平面外成像方式,在声像图中测量皮肤至韧带的距离,可用细针刺入,穿刺深度按测量距离,及穿刺过程仔细观察针尖位置,回抽无血和脑脊液后,可注入少量生理盐水,观察其弥散的局部低回声区域位置,或应用彩色多普勒显示局部彩色区域;证实针尖位置正确后再注入药物。注药时实时超声观察可见药液在韧带中弥散(图12-3-17)。注意进针深度,避免将药物注入椎管。

（三）超声引导腰大肌注射

1. 适应证 腰大肌慢性损伤。

2. 超声引导腰大肌注射 患者俯卧位,腹部垫薄枕减少腰椎前凸,应用低频(3~8MHz)凸阵探头。超声探头纵向置于后正中线,按前述方法探头逐渐向侧方移动至显示横突长轴声像图。常规消毒皮肤,标记痛点为进针点,采用平面外成像方式,在声像图中测量皮肤至腰大肌的距离,穿刺深度按测量距离,及穿刺过程仔细观察针尖位置,回抽无血后,可注入少量生理盐水,观察其弥散的局部低回声区域位置,或应用彩色多普勒显示局部彩色区域;证实针尖位置正确后再注入药物。注药时实时超声观察可见药液在腰大肌中弥散(图12-3-18)。

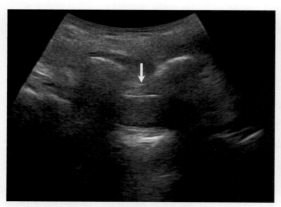 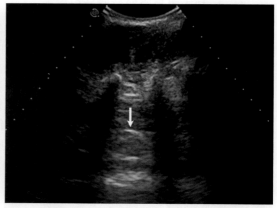

图 12-3-17　棘间韧带注射声像图　　　　图 12-3-18　腰大肌注射声像图

（四）超声引导腰神经根注射

1. 适应证 腰椎间盘膨出/突出、腰椎管狭窄、腰椎退行性变等并神经根受压,引起相应的症状和体征者。

2. 超声引导腰神经根注射 患者俯卧位,腹部垫薄枕减少腰椎前凸,一般用低频(3~8MHz)凸阵探头。需根据受试者体型调整机器参数以获得最优图像。按上述腰椎超声检查顺序扫描腰椎,根据患者症状、体征结合 MRI 结果,确定注射的靶节段。平面内成像法:显示靶节段腰椎棘突短轴声像图,在图像上模拟画出穿刺路径,并测量穿刺角度和深度,在皮肤上标记进针点;打开彩色多普勒,仔细辨认路径中有无较大的血管、神经。常规消毒皮肤,超声探头横向置于腰椎棘突,显示棘突短轴声像图;穿刺针从平行于探头压迹长轴的中间位置进针(图12-

3-19)，22G 穿刺针按拟定路径刺入，接近靶点时需缓慢进入，并实时观察穿刺针方向有无偏离；可注入少量生理盐水用彩色多普勒确定针尖位置是否接近靶神经根；证实针尖位置正确后再注入药物。注药时实时超声观察可见药液在靶神经根周围弥散（图 12-3-20）。

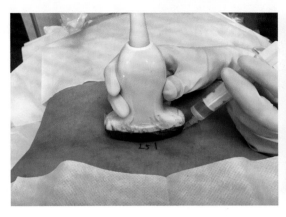

图 12-3-19　超声引导平面内成像法腰神经根注射

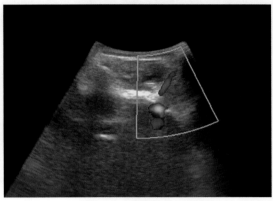

图 12-3-20　平面内成像法腰神经根注射声像图

（五）超声引导腰脊神经后支注射

1. **适应证**　腰脊神经后支痛。

2. **超声引导腰脊神经后支注射**　患者俯卧位，腹部垫薄枕减少腰椎前凸，一般用低频（3~8MHz）凸阵探头。需根据受试者体型调整机器参数以获得最优图像。按上述腰椎超声检查顺序扫描腰椎，根据患者症状、体征结合 MRI 结果，确定注射的靶节段。平面内成像法：显示靶节段腰椎关节突关节短轴声像图，注射靶点为腰椎横突上缘、与相应椎体下关节突外侧的连接处；在图像上模拟画出穿刺路径，并测量穿刺角度和深度，在皮肤上标记进针点；打开彩色多普勒，仔细辨认路径中有无较大的血管、神经。常规消毒皮肤，超声探头横向置于腰椎关节突关节水平，显示关节突关节短轴声像图，穿刺针从平行于探头压迹长轴的中间位置进针；22G 穿刺针按拟定路径刺入，接近靶点时需缓慢进入，并实时观察穿刺针方向有无偏离；可注入少量生理盐水用彩色多普勒确定针尖位置是否接近靶点；证实针尖位置正确后再注入药物。注药时实时超声观察可见药液在靶脊神经后支周围弥散（图 12-3-21）。

（六）超声引导骶管注射

1. **适应证**　L5/S1 椎间盘膨出/突出、腰椎管狭窄等并神经根受压，引起相应的症状和体征者；尾骨痛；会阴区疼痛。

2. **超声引导骶管注射**　患者俯卧位，腹部垫薄枕减少腰椎前凸，触诊初步确定骶管裂孔，并标记；一般用低频（3~8MHz）探头。按上述方法扫查骶管，并显示骶管长轴，在图像上模拟画出穿刺路径，并测量穿刺角度和深度；常规消毒皮肤，超声探头纵向置于骶管裂孔上，以两骶骨角中点为进针点，采用平面内成像方式，按拟定角度穿刺，刺破骶尾韧带时可有突破感；需缓慢进针，及并实时观察穿刺针方向有无偏离和深度；回抽无血和脑脊液后，可注入少量生理盐水用彩色多普勒确定针尖位置是否在骶骨；证实针尖位置正确后再注入药物。注药时实时超声观察可见药液在骶骨弥散（图 12-3-22）。注意穿刺深度，避免将药物注入蛛网膜下腔。

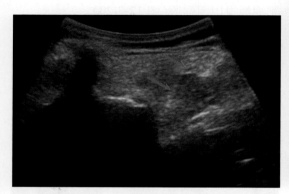

图 12-3-21 腰脊神经后支注射声像图
箭头为注射针道

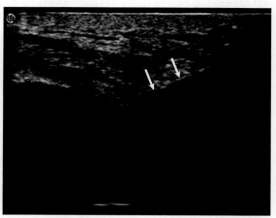

图 12-3-22 骶管注射声像图
箭头为注射针道

（马超 伍少玲）